Pneumologie

Dennis Bösch

Pneumologie

Entscheidungsfindung zu Diagnostik und Therapie fallbasiert lernen

Springer

Dennis Bösch
Lungenpraxis Dr. Bösch
Landshut, Deutschland

ISBN 978-3-662-71443-0 ISBN 978-3-662-71444-7 (eBook)
https://doi.org/10.1007/978-3-662-71444-7

Die Deutsche Nationalbibliothek verzeichnet diese Publikation in der Deutschen Nationalbibliografie; detaillierte bibliografische Daten sind im Internet über https://portal.dnb.de abrufbar.

Umschlaggestaltung: deblik Berlin

Springer ist ein Imprint der eingetragenen Gesellschaft Springer-Verlag GmbH, DE und ist ein Teil von Springer Nature.
Die Anschrift der Gesellschaft ist: Heidelberger Platz 3, 14197 Berlin, Germany

Dieses Buch ist meiner Familie gewidmet, die mich nicht zuletzt mit unendlicher Geduld über die ganze Zeit unterstützt hat.

Geleitwort

Herr Dr. Dennis Bösch ist vielen Pneumologen und Internisten durch sein Fachbuch „Lungenfunktionsprüfung – Interpretation – Befundung“ bekannt, das bereits in seiner 4. Auflage 2019 erschienen ist und allein in der letzten Ausgabe von den Leserinnen und Lesern mit über 63000 elektronischen Zugriffen intensiv genutzt wurde. Die Idee, über praxis- und fallbasierte Diskussionen dem Leser die oft schwierige Interpretation der Lungenfunktion vertiefend zu erklären, hat er im vorliegenden Buch aufgegriffen und neben der Lungenfunktion die zur Diagnose führenden Befunde aus Anamnese, Klinik, Radiologie und vielen weiteren Untersuchungen praxisnah zusammengefasst und diskutiert.

Seine 25-jährige klinische Erfahrung, lange Jahre als Oberarzt/Sektionsleiter und Chefarzt und seit 2022 in ambulanter Tätigkeit in eigener pneumologischer Praxis in Landshut sowie seine wissenschaftliche Arbeit in Leitliniengremien seit 2015, mit aktuellen Empfehlungen 2024 und als Mitautor des Kompendiums Lungenfunktionsdiagnostik 2025 sowie sein Engagement in der Weiterbildung über zwölf Jahre und über 150 Fortbildungen für Fachkollegen, Hausärzte, Studenten und Patienten reflektieren sein breites Wissen und Engagemant in der Pneumologie. Sein Talent, klinische Erfahrung und wissenschaftliche Neuerungen dem Leser durch fallbasierte Darstellung und Diskussion nahezubringen, hat schon sein erstes Buch vor mittlerweile 18 Jahren zu großem Erfolg geführt. Das Lehrbuch „Lunge und Atemwege“ setzte das Konzept 2014 fort, und das nun vorliegende Buch knüpft ebenfalls an diese Idee an und ist eine Bereicherung der Lehrbücher auf dem umfassenden Gebiet der Pneumologie.

Göttingen
im Oktober 2025

Prof. Dr. Carl-Peter Criée
Vorsitzender der Deutschen Atemwegsliga

Geleitwort

Obwohl die Medizin naturwissenschaftliche Grundlagen hat, basiert die Ausübung der ärztlichen Tätigkeit auf Erfahrung. Diese Erfahrung wird während der klinischen Ausbildung erworben und gefestigt. Neben dem Aufbau der klinischen Erfahrung sind die Beschäftigung mit systematischen Lehrbüchern ebenso wie das kontinuierliche Studium wissenschaftlicher Artikel in Fachzeitschriften weitere unverzichtbare Grundsteine der fundierten medizinischen Ausbildung.

Das hier vorliegende Fachbuch von Dr. Dennis Bösch verspricht für die Weiterbildung von Ärztinnen und Ärzten zusätzlichen Nutzen. Die, im Vergleich zu einem konventionellen Lehrbuch, andersartige Gliederung seiner einzelnen Kapitel verspricht eine Symbiose zwischen der praktischen klinischen Herangehensweise und den wissenschaftlichen Hintergründen der dargestellten Erkrankungen. Dies wird vor allem durch die Fallberichte erreicht, die konkrete klinische Fragestellungen aufzeigen und an der Praxis orientierte Lösungsmöglichkeiten darstellen. Dabei kommt der wissenschaftliche Hintergrund, knapp, aber fundiert, nicht zu kurz und kann bei Bedarf durch die weiterführenden Literaturverweise vertieft werden.

Insofern ist Dr. Bösch ein sehr gutes und angenehm lesbares Lehrbuch gelungen, mit dem die Beschäftigung mit der Pneumologie Freude macht und praktischen Nutzen verspricht. Insbesondere in der Weiterbildung wird die Herangehensweise von Dr. Bösch eine exzellente Quelle für den Wissenserwerb darstellen.

Rotenburg (Wümme)
im September 2025

Prof. Dr. Tom Schaberg

Diese Herangehensweise faszinierte mich erstmals in meinen US-amerikanischen Ausbildungsabschnitten in den späten 90er-Jahren und prägten mich nachhaltig hinsichtlich eigener zahlloser Lehrveranstaltungen der letzten 20 Jahre. Die Idee über praxis- und fallbasierte Diskussionen Wissen und Zusammenhänge systematisch zu vertiefen, erhielt auch Einzug in die Lehrvisiten meiner langjährigen Ober- und Chefarztzeit. Die Erfahrungen meiner letzten 25 Jahre auf dem breiten Feld der Pneumologie sind die Basis und Inspiration zu diesem Buch. Unzählige Befunddarstellungen und Fälle sollen die Materie lebendig machen, die Leserinnen und Leser motivieren, aktiv mitzudenken und vorhandenes Wissen mit neuen Erkenntnissen zu verknüpfen und Zusammenhänge zu verstehen, um so alltägliche Fragen der modernen pneumologischen Versorgung souverän und effizient lösen zu können.

Ich wünsche allen Leserinnen und Lesern eine interessante sowie hoffentlich lehrreiche und gewinnbringende Lektüre

Landshut
im Oktober 2025

Dr. Dennis Bösch

Interessenkonflikt Der/die Autor*in hat keine für den Inhalt dieses Manuskripts relevanten Interessenkonflikte.

Inhaltsverzeichnis

Abkürzungsverzeichnis

%vS	Prozent vom Soll
Abb	Abbildung
ABPA	Allergisch Bronchopulonale Aspergillose
ACE	Angiotensin Converting Enzyme
ACP	Advanced Care Planning
ACT	Asthma Control Test
AF	Atemfrequenz
AHI	Apnoe-Hypopnoe-Index
BIA	Bioelektrische Impedanzanalyse
BK	Berufskrankheit
BMI	Body-Mass-Index
CAP	Community Acquired Pneumonia
CAT	COPD Assessment Test
CF	Cystic Fibrosis
COP	Kryptogene Organisierende Pneumonie
COPD	Chronic Obstructive Pulmonary Disease
CRP	C-reaktives Protein
CT	Computertomografie
DXA	Dual Energy X-ray Absorptiometry
EAA	Exogen Allergische Alveolitis
EBUS	Endobronchialer Ultraschall
ECMO	Extrakorporale Membranoxygenierung
EILO	Exercise Induced Laryngeal Obstruction
EKG	Elektrokardiogramm
ESS	Epworth Sleepiness Scale
FeNO	Fraction Exspiratory Nitric Oxide
FEV1	Forciertes Exspiratorisches Volumen der ersten Sekunde
FFM	Fettfreie Masse
FFMI	Fettfreie Masse Index
GERD	Gastroesophageal Reflux Disease

HAP	Hospital Acquired Pneumonia
HF	Herzfrequenz
HFOT	High-Flow-Sauerstofftherapie
HRCT	High-Resolution Computed Tomography
ICS	Inhalatives Corticosteroid
ILA	Interstitielle Lungenauffälligkeit
ILD	Interstitielle Lungenerkrankung
ILO	Induzierbare Laryngeale Obstruktion
IPF	Idiopathische Pulmonale Fibrose
LLN	Lower Limit of Normal
LTBI	Latente Tuberkulöse Infektion
LTOT	Longterm Oxygen Therapy
MTB	Mykobakterium Tuberkulosis
NIV	Nichtinvasive Ventilation
NSCLC	Non Small Cell Lung Cancer
NTM	Nichttuberkulöse Mykobakterien
NTM-LD	Nontuberculous Mycobacterial Lung Disease
OSA	Obstruktive Schlaf Apnoe
OSAS	Obstruktives Schlaf Apnoe Syndrom
PCD	Primäre Ciliäre Dyskinesie
pCO_2	Kohlendioxidpartialdruck
PCR	Polymerase Chain Reaction
PCT	Procalcitonin
PND	Postnasal Drip Syndrome
pO_2	Sauerstoffpartialdruck
PPF	Progrediente Pulmonale Fibrose
PPI	Protonenpumpen Inhibitor
PSP	Primärer Spontaner Pneumothorax
RCC	Refractory Chronic Cough
RH	Rundherd
RL	Raumluft
RSI	Reflux Symptom Index
RSV	Respiratorisches Synzytial-Virus
RV	Residual Volumen
SCLC	Small Cell Lung Cancer
SIADH	Syndrom der Inadäquaten ADH-Sekretion
SpO_2	Pulsoximetrische Sauerstoffsättigung
SSP	Sekundärer Spontaner Pneumothorax
STIKO	Ständige Impfkommission
Tab	Tabelle
TBC	Tuberkulose
TLC	Totale Lungenkapazität

UACS	Upper Airways Cough Syndrome
UCC	Unexplained Chronic Cough
ULN	Upper Limit of Normal
VATS	Videoassistierte Thorakoskopie
VC	Vitalkapazität
VCD	Vocal Cord Dysfunction

1 Medical Grand Rounds – Was ist das Besondere?

In Nordamerika sind Medical Grand Rounds seit Jahrzehnten fester Bestandteil der ärztlichen Aus- und Weiterbildung und werden meist in Form von wöchentlichen Konferenzen in den Lehrkrankenhäusern veranstaltet. Sie haben einen hohen Stellenwert und erfreuen sich seit jeher großer Beliebtheit. Auch bei uns finden sich in Anlehnung an dieses Konzept seit Jahren zunehmend praktisch orientierte Lehrmodelle.

Der Begriff „Rounds" bezeichnet die tägliche Visite, bei der Ärztinnen und Ärzte ihre zu behandelnden Patienten im Krankenhaus aufsuchen. Grand Rounds sind hingegen große und meist auch großartige Lehrveranstaltungen, bei denen häufig die gesamte Fachabteilung regelmäßig zusammenkommt. Definierte Themen werden in den Grand Rounds anhand von alltäglichen Fällen, quasi in einer virtuellen Visite, aufgearbeitet und das Wissen so fallbasiert und praxisorientiert vermittelt. Im Gegensatz zur Lehrvisite am Patientenbett geht es in den Grand Rounds um die Darstellung des Falles in einem größeren übergreifenden Kontext. Hierzu werden Hintergrundwissen, aktuelle Studien oder auch Langzeitdaten des Patienten eingearbeitet. Hierbei sind Grand Rounds nicht nur bei Medizinstudenten beliebt, sondern sind auch ein wichtiger Teil der Fort- und Weiterbildung der ärztlichen Kollegen. Mitunter werden medizinische Fälle auch interdisziplinär diskutiert und die Veranstaltungen fördern ganz nebenbei auch noch den Austausch zwischen den Fachbereichen. Letztlich geht es nicht nur um den edukativen Aspekt, sondern die Veranstaltungen fördern auch die Kontakte untereinander und das soziale Miteinander. Die Ursprünge der Medical Grand Rounds gehen auf William Osler zurück, der Ende des 19. Jahrhunderts als erster Professor der renommierten Johns Hopkins Universität in Baltimore (Maryland, USA) Vorlesungen hielt, in denen echte Patienten vorgestellt und in den Unterricht integriert wurden (siehe Abb. 1.1). Er wurde aufgrund seines Bedside Teaching auch als Vater und Pionier der modernen Medizin bezeichnet. Über die Jahrzehnte wurden diverse Abwandlungen des Formats an den verschiedenen Lehrkrankenhäusern in Nordamerika etabliert. Allen gemeinsam ist jedoch bis heute, dass die Vermittlung moderner

D. Bösch, *Pneumologie*, https://doi.org/10.1007/978-3-662-71444-7_1

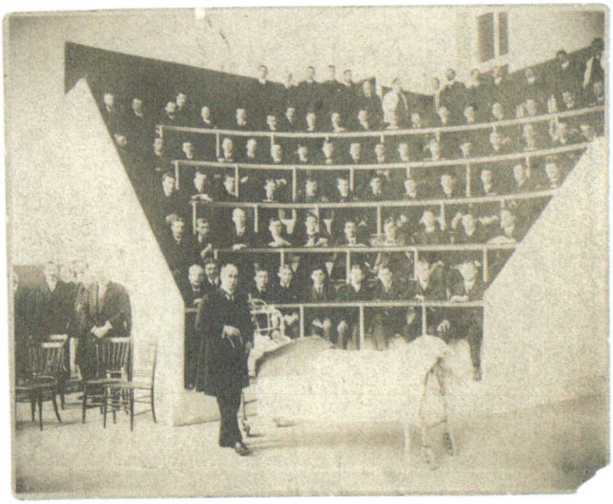

Abb. 1.1 William Osler, 1905 (by Osler Library of the History of Medicine, McGill University; CC, National Library of Medicine)

Medizin mit problemorientiertem klinischem Fokus über die Verknüpfung mit Patienten bzw. Fallvorstellungen erfolgt.

Schaut man heute auf die Webseite des Medical Departments der Johns Hopkins University School of Medicine, so findet sich folgende Einführung in die dort weiterhin wöchentlich veranstalteten Grand Rounds:

> „The tradition of Medical Grand Rounds at Johns Hopkins can be traced back to William Osler, the first professor of medicine, beginning in 1889. Although for a long time they have been amphitheater rounds, not bedside rounds, the patient and specific clinical problems have always been the focus of discussion.
>
> The objective is to demonstrate the best in the analysis and treatment of difficult clinical problems in real-life patients who often tell their own story. The patient remains our link between current research and modern therapeutics."

Der Geist und das didaktische Konzept von Medical Grand Rounds soll sich in diesem Lehrbuch widerspiegeln. Themen der alltäglichen pneumologischen Versorgung werden praxis- und fallbasiert vermitteln und in besonderem Maße motivierend und unterhaltsam präsentiert, wobei versucht wurde, aktuelle Hintergrundinformationen und wichtige Details mit unzähligen Befundbeispielen und wertvollen Tipps aus langjähriger klinischer Erfahrung zusammenzufügen.

Chronischer Husten

2

2.1 Einleitung

Husten ist ein wichtiges Element der respiratorischen Clearance und stellt einen wichtigen Schutzreflex der Atemwege dar. Aufgrund dessen ist das Husten per se als physiologisch zu betrachten. Gleichzeitig ist Husten jedoch auch eines der häufigsten Krankheitszeichen in der Pneumologie. Er ist Ausdruck verschiedenster Erkrankungen der Bronchien und Lungen oder kann auch extrapulmonal verursacht sein. Husten kann, etwa im Rahmen eines Atemwegsinfektes, akut und limitiert für einige Tage oder Wochen auftreten oder chronisch persistierend über Monate und Jahre vorliegen. Die Prävalenz von chronischem Husten ist hoch und liegt bei etwa 10 % in der erwachsenen Bevölkerung. Die Folgen gehen oftmals über die eigentlichen Beschwerden weit hinaus und umfassen z. B. Harninkontinenz, Heiserkeit, Schlafstörung, soziale Isolation und Weiteres mehr. Da das Spektrum möglicher Ursachen sehr weit gefasst ist, sollte initial eine systematische und umfangreiche Anamnese erfolgen, um die Notwendigkeit technischer Untersuchungen sinnvoll eingrenzen zu können. Es empfiehlt sich hierbei, folgende Charakteristika mit dem Patienten zu erörtern:

- Ist der Husten trocken (und hat er ggf. eine Reizkomponente) oder ist der Husten produktiv (wenn ja, wie ist der Auswurf beschaffen)?
- Wie lange besteht der Husten schon und ist dieser permanent oder intermittierend auftretend?
- Gibt es einen Zusammenhang zu einer Tages-/Nachtzeit, der Nahrungsaufnahme, dem Hinlegen oder bestimmten Orten oder Tätigkeiten?
- Bestehen weitere Symptome wie Fieber, Gewichtsverlust, Luftnot, Sodbrennen, Rhinorrhoe, Räuspern etc.?
- Wird oder wurde geraucht und wenn ja, wie lang und wieviel?

D. Bösch, *Pneumologie*, https://doi.org/10.1007/978-3-662-71444-7_2

- Bestehen Allergien, werden Tiere gehalten, welcher Beruf wird ausgeübt?
- Wurden schon Therapieversuche durchgeführt, wenn ja womit und mit welchem Effekt?
- Werden Medikamente (ACE-Hemmer, Betablocker etc.) eingenommen und wenn ja, seit wann?

Aus einer differenzierten Anamnese ergibt sich meist eine klare Verdachtsdiagnose die dann gezielt mithilfe körperlicher und technischer Untersuchungen verifiziert werden kann. Mitunter ist es auch nötig, mit sinnvollen algorithmischen Untersuchungsabläufen verschiedene Differenzialdiagnosen gegeneinander abzugrenzen.

Grundlegende Überlegungen und vertiefende Diskussionspunkte:

1. Wodurch wird Husten ausgelöst?
2. Nach welchem Zeitraum spricht man von einem chronischen Husten?
3. Welches sind die häufigsten Ursachen für einen akuten, subakuten und chronischen Husten?
4. Welche Alarmzeichen sollten bei akutem bzw. chronischem Husten stets berücksichtigt werden?

2.2 Diskussion

1. *Wodurch wird Husten ausgelöst?*

   Husten kann willkürlich auftreten oder über den Hustenreflex ausgelöst werden und verläuft in vier Phasen: Schnelle Inspiration, Glottisverschluss und Kontraktion der Exspirationsmuskeln mit transbronchialem Druckanstieg, Stimmritzenöffnung mit dynamischer Kompression des Bronchialbaumes und letztlich Expulsion mit hohem exspiratorischem Fluss.

   Der Reflexbogen besteht aus fünf Abschnitten: Hustenrezeptoren, afferenter Schenkel, Hustenzentrum, efferenter Schenkel sowie der Muskulatur als Effektororgan. Der Reflex wird hauptsächlich durch vagale Hustenrezeptoren ausgelöst. Zentral lokalisierte Rezeptoren (z. B. am Larynx) reagieren vornehmlich auf mechanische Reize, während eher peripher lokalisierte Rezeptoren (z. B. in den kleinen Atemwegen) vorwiegend auf chemische Reize (Entzündungsmediatoren o. ä.) reagieren. Die Sensitivität des Hustenreflexes wird hierbei einerseits durch die Intensität des Stimulus, anderseits durch die Empfindlichkeit bzw. Höhe der Reizschwelle bestimmt. Hierbei scheint eine Aktivierung von trigeminalen sensiblen Nervenfasern der Nasen- und Nebenhöhlenschleimhaut ebenfalls in der Lage zu sein, die Triggerschwelle des zentralen Hustenreflexes zu beeinflussen. Bei Erhöhung der Empfindlichkeit kann bereits auf niedrigschwellige Reize (z. B. Temperaturänderung, Reflux etc.) ein Hustenreflex ausgelöst werden (Hyperreagibilität).

2. *Nach welchem Zeitraum spricht man von einem chronischen Husten?*
   Bei Persistieren des Hustens über einen Zeitraum von mehr als acht Wochen wird von einem chronischen Husten gesprochen. Bis zu einer Dauer von drei Wochen geht man von einem akuten und zwischen drei und acht Wochen von einem subakuten Husten aus. Mitunter ist die subjektive Wahrnehmung bzgl. der Dauer des störenden Hustens seitens der Patienten etwas unscharf und emotional verfälscht, daher sollte sie gerade im Grenzbereich von acht Wochen möglichst überprüft bzw. kritisch hinterfragt werden. In diesem Zusammenhang ist auch die Berücksichtigung der Dynamik wichtig. Oftmals wird ein langwieriger akuter Husten nach drei bis vier Wochen besser, Patienten berichten nach sechs Wochen über persistierenden Husten ohne zu erwähnen, das dieser nunmehr nur noch residuell vorliegt. Auch können wiederholte Atemwegsinfekte zu einer Aneinanderreihung von zwei- bis dreiwöchigen Hustenphasen führen, die dann vielfach als chronischer Husten wahrgenommen werden.
3. *Welches sind die häufigsten Ursachen für einen akuten, subakuten und chronischen Husten?*
   Die mit Abstand häufigste Ursache des akuten Hustens ist die akute Bronchitis im Rahmen eines zumeist viralen Atemwegsinfektes mit gleichzeitigem oder vorausgegangenem Befall der oberen Atemwege in Form von Rhinitis, Sinusitis, Pharyngitis oder Laryngitis. Eine unkomplizierte akute Bronchitis klingt meist spontan nach zwei bis drei Wochen komplett ab.

   Ein subakuter Verlauf wird typischerweise nach Mykoplasmen- oder Adenovirusinfekt, bei Pertussis oder bei Entwicklung einer postinfektiösen bronchialen Hyperreagibilität sowie bei verzögertem Ausheilen einer akuten Sinusitis beobachtet. Der Husten kann hierbei bis zu acht Wochen andauern.

   Die Ursachen für einen chronischen Husten liegen neben den chronisch entzündlichen Atemwegserkrankungen (Asthma bronchiale, chronische nicht obstruktive (Raucher-)Bronchitis und COPD) meist in Erkrankungen der oberen Atemwege (allergische Rhinitis, chronische Sinusitis etc.), gastroösophagealem Reflux (mit laryngopharyngealer Affektion) oder der Einnahme von bestimmten Medikamenten begründet. Die Liste potenzieller weiterer Ursachen und Trigger ist vielfältig und lang. Nicht selten handelt es sich auch um ein multifaktorielles Geschehen bei dem verschiedene Ursachen vorliegen, z. B. ein Asthma bronchiale mit postnasal drip bei chronischer Rhinitis sowie einem pharyngealen Magenreflux. Mitunter lässt sich bei Patienten mit chronischem Husten auch keine eindeutige Ursache eruieren. Man spricht dann von einem chronisch idiopathischen Husten (UCC, engl.: unexplained chronic cough) oder von einem refraktärem chronischem Husten (RCC, engl.: refractory chronic cough), wenn eine mögliche Ursache, wie zum Beispiel pharyngealer Magenreflux nicht auf eine Therapie anspricht. Man geht davon aus, dass mindestens 10 % der Patienten mit chronischem Husten ein UCC oder RCC aufweisen.

   Die Ursachen für einen akuten, subakuten oder chronischen Husten sind sehr breit gefächert. Neben einigen typischen Ursachen gibt es eine Vielzahl seltener Ursachen, die im Rahmen einer erweiterten Abklärung bedacht werden sollten. Eine Übersicht ist in Tab. 2.1 dargestellt.

Tab. 2.1 Ursachen von Husten (akut, subakut, chronisch)

Akut (< 3 Wochen)	Subakut (3–8 Wochen)	Chronisch (> 8 Wochen)
Virale Atemwegsinfekte	Postvirale Rhinosinusitis	Asthma bronchiale
Allergische Rhinitis/Sinusitis	Postinfektiöse bronchiale Hyperreagibiität	Eosinophile Bronchitis
Asthma bronchiale	Pertussis, Adenoviren–/Mykoplasmeninfekt	COPD, chronische nicht obstruktive (Raucher-)Bronchitis
Aspiration	Pneumonie	Infektionen (TBC etc.)
Inhalative Intoxikationen	Pleuritis	COVID-19
Pneumonie	COVID-19	Bronchiektasie, zystische Fibrose
Lungenembolie	Aspiration	Interstitielle Lungenerkrankungen
Pneumothorax		Lungen-/Bronchialtumoren
Pleuritis		Aspiration
Herzinsuffizienz		Tracheomalazie o. a. Trachealerkrankungen
		Gastroösophagealer Reflux
		Obstruktive Schlafapnoe/Schnarchen
		Chronische Rhinitis/Sinusitis
		Laryngitis/Laryngeale Hypersensitivität
		Vocal Cord Dysfunction
		Herzinsuffizienz
		Medikamente (ACE-Hemmer etc.)
		Chronische Ohraffektionen (Cerumen/Fremdkörper, Tumor etc.)
		Perikarditis
		Chronisch idiopathischer Husten

4. *Welche Alarmzeichen sollten bei akutem bzw. chronischem Husten stets besonders berücksichtigt werden?*
   Folgende Symptome bzw. Hinweise auf eine vitale Bedrohung sind als Alarmzeichen (engl. Red Flags) zu werten und sind mit einem akuten banalen Infekt der Atemwege nicht in Einklang zu bringen. Sie erfordern die unverzügliche Einleitung einer abklärenden Diagnostik bzw. stationären Einweisung:

- Hämoptysen
- Dünnflüssiger, schaumiger Auswurf
- Ruhedyspnoe, Tachypnoe oder Zyanose
- Akuter Thoraxschmerz
- Stridor
- Fieber >38,5°C
- Tachykardien >120 /min
- Abfall der Sauerstoffsättigung (SpO2 < 90%)

Bei chronischem Husten kommen noch Heiserkeit, Nachtschweiß, Gewichtsverlust, Schluckstörungen, Immunsuppression oder auch eine Änderung der Hustensymptomatik bei älteren Rauchern (> 55 Jahren) hinzu.

▶ **Merke** Die möglichen Ursachen für einen akuten, subakuten oder chronischen Husten sind sehr breit gefächert und die klinische Relevanz reicht von banal bis lebensbedrohlich. Falls keine Alarmzeichen (sog. Red Flags) vorliegen reicht bei akutem und subakutem Husten in der Primärdiagnostik oftmals eine Anamnese und körperliche Untersuchung aus. Red Flags sind meist Hinweise auf eine akute Vitalbedrohung oder folgenschwere Ursache und erfordern umgehendes Handeln. Um keine schwerwiegenden Ursachen zu übersehen, sollte bei chronischem Husten (d. h. Husten >8 Wochen) unverzüglich eine umfassende Abklärung (unter Einsatz verschiedener technischer Untersuchungen) eingeleitet werden.

2.3 Klinische Falldiskussion

Fallschilderung

Eine 63-jährige Patientin (172 cm, 64 kg, BMI 22 kg/m^2) wird zur Abklärung eines chronischen Hustens stationär vorgestellt. Sie berichtet, dass der trockene Husten vor drei Monaten begonnen habe und sie in ihrem Alltag stark einschränke. Eine Reizkomponente des Hustens bestehe allenfalls diskret. Dyspnoe, Fieber, sowie Beschwerden im Bereich der oberen Atemwege, Sodbrennen oder Gewichtsverlust bestünden nicht. Der Husten trete mehrmals täglich zu unterschiedlichen Tageszeiten auf und auch nachts, sodass sie durch die Schlafstörung auch leicht leistungsgemindert sei. Ein Zusammenhang mit dem Hinlegen oder der Nahrungsaufnahme bestehe nicht. Die Frau habe nie geraucht, arbeite in einem Büro und habe keinen Kontakt zu Tieren. Allergien seien nicht bekannt. Ein Therapieversuch des Hausarztes mit einem inhalativen Kortikosteroid (Budesonid 0,2 mg 2-mal täglich via Dosieraerosol) habe nur eine vorübergehende leichte Verbesserung ergeben und wurde daher (nach regelmäßiger Inhalation über 2 Wochen) vor nunmehr vier Wochen wieder eingestellt. Seit zwei Monaten nehme sie bei arteriellem Hypertonus zudem einen ACE-Hemmer ein.

Erster Untersuchungsbefund

Auskultatorisch ergab sich beidseits ein vesikuläres Atemgeräusch, keine Nebengeräusche. Herztöne waren zudem rein und rhythmisch. HF 74 /min, AF 16 /min, SpO2 98% unter RL. Keine Ödeme ersichtlich, Rachen inspektorisch unauffällig. ◀

Falldiskusion

1. Könnte der ACE-Hemmer ursächlich für den Husten sein?
2. Wie ist die vorübergehende leichte Ansprache auf das inhalative Kortikosteroid zu werten?

1. *Könnte der ACE-Hemmer ursächlich für den Husten sein?*
   Es ist unwahrscheinlich, dass der ACE-Hemmer bei der Patientin für den Husten verantwortlich ist, da der Husten bereits Wochen vor Beginn der Medikation mit dem ACE-Hemmer eingesetzt hatte. Es ist aber theoretisch denkbar, dass der ACE-Hemmer im Verlauf durch Steigerung der Sensitivität des Hustenreflexes teilursächlich wurde oder eine passagere Ursache abgelöst hat, wobei sich dann auch die Hustenqualität verändert haben müsste. Sollte sich keine andere Ursache finden, sollte der ACE-Hemmer daher abgesetzt bzw. pausiert werden. Hierbei ist zu bemerken, dass ein überhängender Effekt bis zu vier Wochen beobachtet werden kann und die Pause daher entsprechend lang sein muss. Der ACE-Hemmer könnte aber auch als ein indirekter Hinweis auf das Vorliegen einer möglichen diastolischen Herzinsuffizienz als Ursache gewertet werden. Relativ typisch für eine diastolische Herzinsuffizienz wäre, dass der Husten vornehmlich beim Hinlegen auftritt. Um eine kardiale Ursache nicht zu übersehen, sollte ggf. eine kardiologische Abklärung mittels EKG, BNP-Bestimmung und Echokardiografie erfolgen. Im vorliegenden Fall ist dies jedoch eher unwahrscheinlich.
2. *Wie ist die vorübergehende leichte Ansprache auf das inhalative Kortikosteroid zu werten?*
   Wenn die Symptomatik auch nicht als typisch für das Vorliegen eines Asthma bronchiale (Cough-variant-Asthma) zu werten ist, so ist ein Asthma im vorliegenden Fall jedoch auch nicht sicher auszuschließen. Kurze Versuche mittels inhalativem Kortikosteroid scheitern nicht selten an dem unzureichenden Vermögen, den Inhalator (hier ein Dosieraerosol) effektiv anzuwenden und täuschen ein Nichtansprechen auf inhalative Steroide vor. Da Asthma sehr viele klinische Facetten haben kann, sollte eine Lungenfunktionsprüfung mit ergänzender Hyperreagibilitätstestung und ggf. eine erneute inhalative Kortikosteroidtherapie in höherer Dosis und nach Schulung der effektiven Handhabung eines individuell ausgewählten Inhalationsdevices eingeleitet werden. In diesem Zusammenhang muss auch an das mögliche Vorliegen einer eosinophilen Bronchitis gedacht werden. Bei Nachweis einer Sputumeosinophilie oder Eosinophilie in einer Bronchialschleimhautbiopsie lässt sich mittels unspezifischem inhalativem Provokationstest bei einer eosinophilen Bronchitis typischerweise keine unspezifische bronchiale Hyperreagibilität nachweisen. Sie spricht jedoch sehr gut auf inhalative Kortikosteroide an, was das Vorliegen in diesem Fall ebenfalls sehr unwahrscheinlich macht.

   Letztlich ist bei dem vorübergehenden leichten Ansprechen von einer leichten eher nicht-asthmatischen bronchialen Hyperreagibilität oder auch von einer passageren inzidentellen Besserung (bei lediglich kurzer Behandlungsphase) auszugehen. Eine weitere Abklärung scheint erforderlich.

Fallbericht Fortsetzung

Ein Röntgen-Thoraxbild in zwei Ebenen, EKG, orientierendes Labor sowie eine Lungenfunktionsprüfung mit Spirometrie/Bodyplethysmografie, Diffusionsmessung und unspezifischer bronchialer Provokationstestung mittels Metacholin blieben komplett unauffällig. Es wurde daher eine Bronchoskopie durchgeführt, in der sich ein Fremdkörper im rechten Unterlappenabgang zeigte und im Weiteren problemlos mit der Zange extrahiert und als Maiskorn identifiziert werden konnte (siehe Abb. 2.1). Am nächsten Tag war die Patientin bereits nahezu beschwerdefrei und erinnerte sich auf gezielte Nachfrage, dass sie sich kurz vor Beginn des Hustens (vor über 3 Monaten) beim Essen eines Salates verschluckt habe. Da sie zunächst beschwerdefrei gewesen sei, habe sie dem Ereignis damals keine weitere Bedeutung beigemessen. ◄

Weiterführende Fall-Diskussion

3. Weshalb war die Fremdkörperaspiration im Röntgen-Thoraxbild nicht erkennbar?
4. Wären im Fall einer unauffälligen Bronchoskopie trotz fehlender klinischer Hinweise auch andere Ursachen denkbar gewesen?
5. Wann ist von einem chronisch idiopathischen Husten zu sprechen und welche therapeutischen Optionen gibt es?

3. *Weshalb war die Fremdkörperaspiration im Röntgen-Thoraxbild nicht erkennbar?*

Fremdkörper mit geringer Strahlendichte sind auf dem Röntgenbild nicht direkt erkennbar. Im Gegensatz zu dem Maiskorn in unserem Beispiel, zeigt Abb. 2.2 das Röntgenbild nach Aspirieren einer Zahnkrone, die direkt dargestellt werden konnte. Meist ist die direkte Darstellung in einer Computertomografie deutlich besser. Nicht selten gibt es jedoch auch indirekte Röntgenzeichen in Form von Belüftungsstörungen oder einseitiger Überblähung bei Ventilmechanismus (siehe Abb. 2.3). Während die radiologische Diagnostik bei älteren Patienten unkritisch ist, kann dies bei Kleinkindern problematisch sein, zumal Aspirationen gehäuft im Alter zwischen einem und drei Jahren

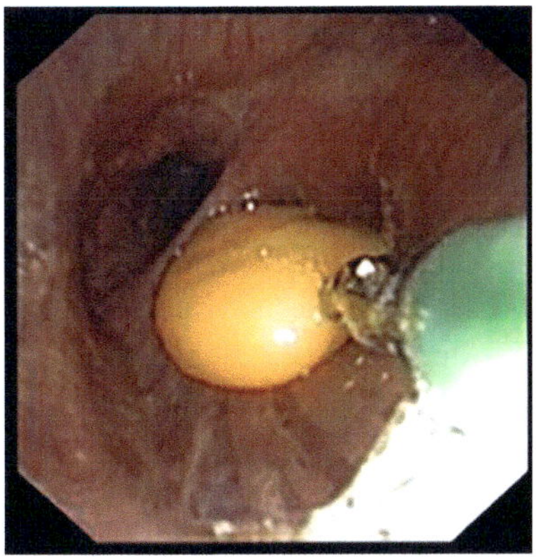

Abb. 2.1 Bronchoskopie mit Blick auf den Mittel- und Unterlappenabgang mit Verlegung durch ein Maiskorn, welches mit einer Zange extrahiert wird

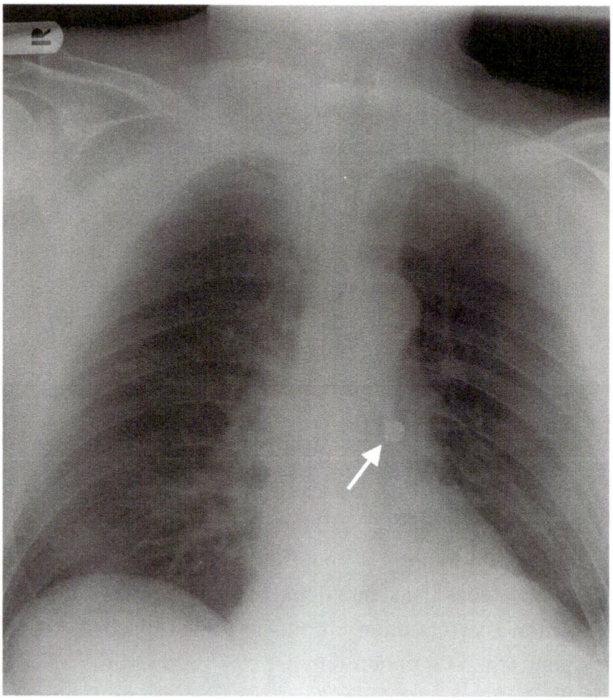

Abb. 2.2 Röntgen-Thoraxbild p. a. mit röntgendichtem Fremdkörper (Zahnkrone) vor dem linken Unterlappenabgang (weißer Pfeil)

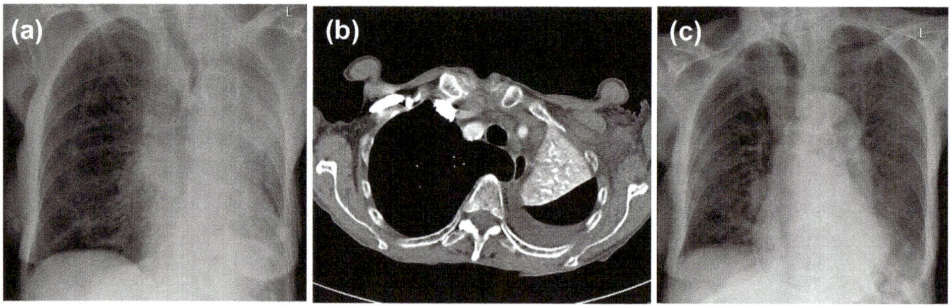

Abb. 2.3 Röntgen-Thoraxbild (**a**) mit Atelektase links, Computertomografie des Thorax (**b**) mit Atelektase linker Oberlappen und Pleuraerguss, Röntgen-Thorax-Kontrolluntersuchung (**c**) nach Fremdkörperextraktion und Entfaltung der linken Lunge

auftreten. Einen weiteren Altersgipfel gehäufter Aspirationen gibt es bei älteren Menschen, insbesondere beim Vorliegen neurologischer Störungen. In dieser Konstellation wird eine Aspiration bei vermindertem Hustenreflex oft zunächst als hartnäckiger Atemwegsinfekt fehlgedeutet.

4. *Wären im Fall einer unauffälligen Bronchoskopie trotz fehlender klinischer Hinweise auch andere Ursachen denkbar gewesen?*

   Das sog. Postnasal-Drip-Syndrom (PND) bzw. Upper Airways Cough Syndrome (UACS) ist in etwa 50 % der Fälle ursächlich bzw. ein relevanter Trigger für das Vorliegen eines chronischen Hustens. Der Begriff des UACS sollte gegenüber PND favorisiert werden, da er weiter gefasst ist und die allergische Rhinitis, nicht allergische chronische Rhinosinusitis u. ä. mit den Phänomenen PND oder sinubronchialem Syndrom beinhaltet und die Erkenntnis würdigt, dass der eigentliche Sekretfluss vermutlich nur teilweise für den Husten verantwortlich ist. Herausfordernd ist der Umstand, dass sich PND-Syndrom nicht objektivieren bzw. quantifizieren lässt. Oft, aber nicht immer, berichten die Patienten mit PND über Sekretfluss im Rachen (seltener auch aus der Nase) sowie Räuspern, behinderte Nasenatmung, Riech- und Geschmacksstörungen und Heiserkeit. Etwa 20 % der Patienten sprechen jedoch auch ohne das Vorliegen typischer Symptome auf eine entsprechende Therapie an und belegen den hohen Anteil des stillen UACS. Dies bestärkt die Annahme, dass es neben dem Sekretfluss mit Reizung vagaler Rezeptoren an Pharynx und Larynx weitere Pathomechanismen gibt. Eine weitere Hypothese besteht darin, dass die bei Rhinosinusitis freigesetzten entzündlichen Mediatoren über afferente Fasern des N. trigeminus den Hustenreflex zentral sensibilisieren. Daher ist insbesondere bei unklaren Fällen eine empirische Behandlung mit einem Antihistaminikum (vorzugsweise der 1. Generation) und ggf. einem nasalen Kortikosteroid zu erwägen. Auch ein gastroösophagealer Reflux (GERD) mit laryngopharyngealer Affektion als mögliche Ursache ist mitunter klinisch stumm (also ohne klassische Zeichen wie Sodbrennen oder saures Aufstoßen) und lässt sich lediglich durch aufwendigere Untersuchungen (z. B. pharyngeale Refluxmessung) nachweisen (siehe Abb. 2.4). Mitunter liefern jedoch auch Basisuntersuchungen (Röntgen-Thoraxaufnahme etc.) indirekte Hinweise auf die Genese (siehe Abb. 2.5). Eine probatorische Behandlung mit einem PPI (über mindestens 2 Monate) ist bei symptomatischer GERD angezeigt, jedoch selten hilfreich, da es den eigentlichen Reflux nicht beeinflusst und oftmals auch ein nichtsaurer Reflux Husten auslösen bzw. begünstigen kann. Besser wirksam ist oftmals die postprandiale Einnahme von Alginaten sowie diätetische Maßnahmen (Verzicht auf Kaffee, Süßigkeiten, säurehaltige Speisen/Getränke etc.) in Kombination mit verhaltenstechnischen Veränderungen (gutes Kauen, vergrößerter Ess-Liege-Abstand, Liegen mit erhöhtem Oberkörper etc.). Bei Adipositas ist eine Gewichtsreduktion zudem oftmals effektiv. Husten und Räuspern durch Reflux betrifft jedoch genauso schlanke Menschen. Letztlich ist die erfolgreiche Behandlung multimodal und erfordert einige Motivation seitens der Patienten. Das eigentliche Schnarchen mit oder ohne obstruktive Schlafapnoe (OSA) ist eine weitere potenzielle Ursache und für die Betroffenen selbst nicht unbedingt erkennbar. Hier kann eine Fremdanamnese hilfreich sein. Chronischer Husten wird von etwas 30 % der Patienten mit OSA berichtet und kann mitunter das einzige Symptom einer OSA sein. Meist handelt es sich in solchen Fällen um multifaktorielle Ursachen, z. B. in Kombination mit einem GERD. Im vorliegenden Fall gab es keine entsprechenden Hinweise und die Konstellation darf auch aufgrund der fehlenden Adipositas als eher unwahrscheinlich interpretiert werden.

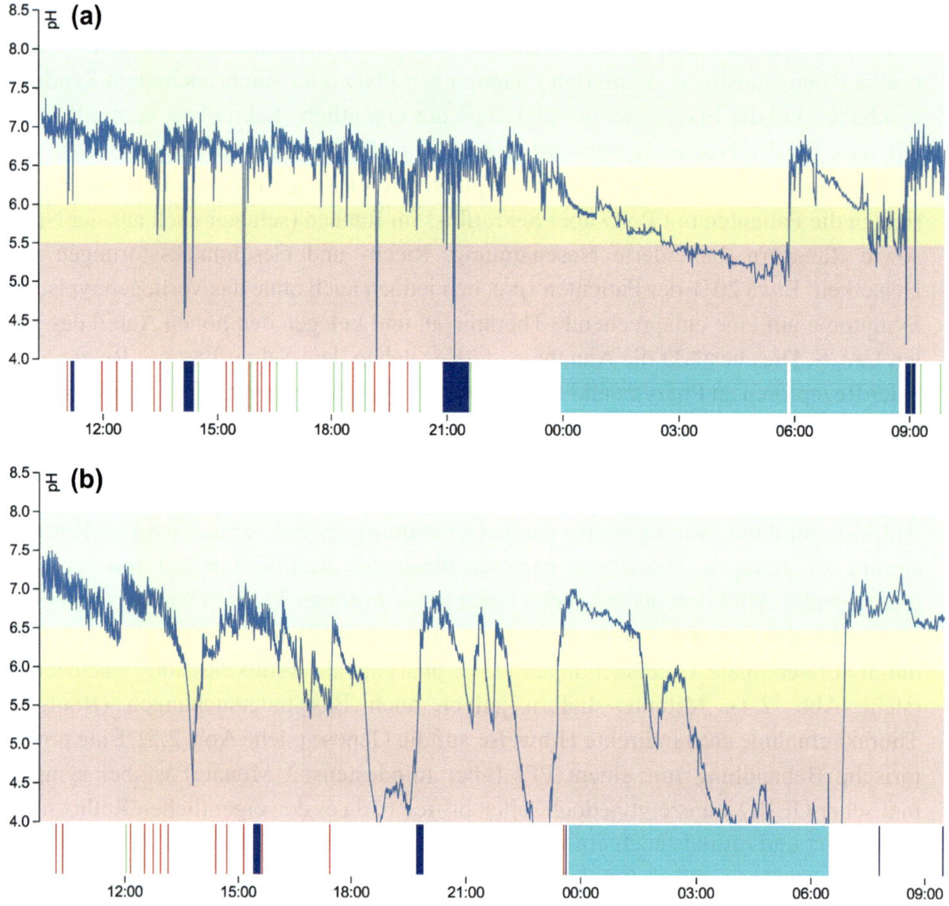

Abb. 2.4 Pharyngeale pH-Metrie (**a**) eines 42-jährigen Patienten (BMI 20 kg/m^2) mit chronischem Husten, Verschleimung und Räuspern, Reflux Symptom Index (RSI) 25 von 45 Punkten. Zweites Beispiel (**b**) eines 50-jährigen Patienten (BMI 24 kg/m^2) mit chronischem Husten und Räuspern, RSI 20 Punkte. In den beiden 24-stündigen Messungen Nachweis von schwerem laryngopharyngealem Reflux. In Beispiel a ist der klar pathologische Bereich (pH < 6) in 30 % der gesamten Zeit bzw. im Liegen 77 % der Zeit erreicht. In Beispiel b entsprechend in 43 und 73 %. Der hellgrüne Balken markiert die Liegephase, der blaue Balken die Nahrungsaufnahme, während die roten Striche Räuspern und die grünen Striche Hustenereignisse kennzeichnen

5. *Wann ist von einem chronisch idiopathischen Husten zu sprechen und welche therapeutischen Optionen gibt es?*

   Bei 5 bis 10 % der Patienten wird man trotz einer vollständigen Diagnostik keine Ursache des Hustens feststellen können, weil dieser nicht das Symptom einer definierten Krankheit, sondern die Erkrankung selbst ist. Hier spricht man von einem chronisch

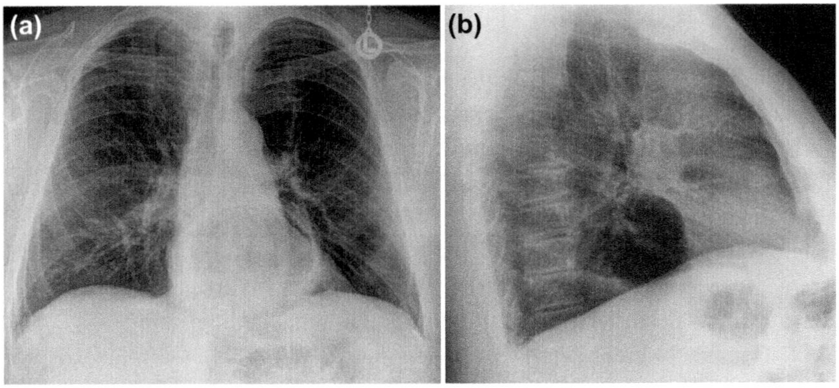

Abb. 2.5 Röntgen-Thoraxbild p. a. mit Darstellung eines Thoraxmagens (Rundstruktur retrokardial) bei einem 70-jährigen Patienten mit chronischem Husten im Rahmen eines Reflux

idiopathischen Husten bzw. UCC (unexplained chronic cough). Hiervon abzugrenzen ist ein refraktärer chronischer Husten bzw. RCC (refractory chronic cough), bei dem die mögliche Ursache nicht hinreichend auf eine adäquate Therapie anspricht. Hierbei ist die nachgewiesene Erkrankung eher als Triggerfaktor denn als eigentliche Ursache des Hustens zu werten.

Bei Patienten mit UCC ist die Sensitivität des Hustenreflexes peripher und/oder zentral deutlich erhöht und der Reflex wird schon durch niedrigschwellige thermische, chemische oder mechanische Reize (z. B. längeres Sprechen, kalte/trockene Luft, Parfümgeruch etc.) ausgelöst. Heilversuche mit niedrigdosiertem retardiertem Morphin, Gabapentin oder Amitryptilin sowie spezielle Logopädie oder die kurzfristige Einnahme von klassischen Antitussiva können in einigen Fällen eine gewisse Linderung bewirken. Antitussiva wie z. B. Codein Retardtabletten sind letztlich jedoch nur bedingt hilfreich und, wenn überhaupt, mit äußerster Vorsicht und vereinzelt bedarfsorientiert (z. B. vor Theaterbesuch o. ä.) einzusetzen. Seit Kurzem hat Gefapixant als P2X3-Rez-Antagonist eine europäische Zulassung erhalten, ist auf dem deutschen Markt jedoch nicht eingeführt. Die orale Einnahme konnte bei den meisten Patienten den Husten verbessern, hatte jedoch oft gewisse Geschmacksstörungen zur Folge. Als weitere Substanz wird Camlipixant derzeit in klinischen Studien geprüft. Durch eine höhere Selektivität am P2X3-Rezeptor ist bei besserer Wirksamkeit gleichzeitig mit weniger unerwünschten Wirkungen zu rechnen. Eine Zulassung steht derzeit noch aus. Von UCC und RCC schwierig abzugrenzen ist das somatische Husten-Syndrom, welches früher auch psychogener oder habitueller Husten genannt wurde. Eine besondere Schwierigkeit besteht bei entsprechendem Verdacht oftmals darin, dass weder Hustencharakteristika noch die Diagnose von Depression und/oder Angststörung eine sichere Differenzierung erlauben.

Clinical Pearls

- Chronischer Husten ist ein häufiges Beschwerdebild und kann die Lebensqualität empfindlich beeinträchtigen oder auch sekundäre Gesundheitsfolgen nach sich ziehen (Schlafmangel, Harninkontinenz etc.).
- Eine differenzierte Anamnese ist für die Ursachenabklärung primär unerlässlich und reduziert häufig den sinnvollen Umfang technischer Untersuchungen.
- Begleitsymptome und sog. Red Flags können bedrohliche oder ersthafte Erkrankungen anzeigen und sind daher stets zu berücksichtigen.
- Ein anhaltender Husten muss nicht immer pulmonal bedingt sein.
- ACE-Hemmer werden vielfach eingenommen und führen oftmals zu einem chronischen Husten oder begünstigen diesen.
- Die Intensität des Hustens bzw. die daraus resultierende Beeinträchtigung kann trotz gleicher Ätiologie zwischen Patienten stark variieren und lässt keine Rückschlüsse auf die Schwere der zugrunde liegenden Erkrankung zu.
- Die häufigsten Ursachen für einen chronischen Husten sind Asthma, chronische nicht obstruktive (Raucher-)Bronchitis, COPD, UACS und GERD.
- Die den Husten triggernden Störungen des UACS oder GERD müssen nicht mit der typischen Symptomatik (der eigentlichen Erkrankung) einhergehen oder werden im Fall von Schnarchen selbst nicht bemerkt.
- Die Dunkelziffer bei rauchenden Patienten mit chronischer Bronchitis und COPD ist hoch, da die Patienten ihren Husten selbst kaum wahrnehmen.
- Die Therapie sollte, soweit möglich, kausal sein und nur vorübergehend symptomorientiert.
- Ein chronisch idiopathischer Husten ist relativ häufig, die Diagnose setzt jedoch eine gründliche Abklärung voraus.
- Differenzialdiagnostisch ist sowohl ein refraktärer Husten als auch ein somatisches Hustensyndrom abzugrenzen, was mitunter Schwierigkeiten bereiten kann.

► **Kapitelhinweis für weiterführende Informationen** Asthma bronchiale, COPD, Pneumonie, Bronchiektasen Erkrankung, Tuberkulose

Weiterführende Literatur

Birring S et al (2003) Eosinophilic bronchitis: clinical features, management and pathogenesis. Am J Respir Med 2(2):169–173

Iyer VN, Lim KG (2013) Chronic cough: an update. Mayo Clin Proc 88(10):1115–1126

Morice AH et al (2019) ERS guidelines on the diagnosis and treatment of chronic cough in adults and children. Eur Respir J 55:1901136

Kardos P (2020) Akuter und chronischer Husten – gibt es etwas Neues? Pneumologe 17:433–442
Spiesshoefer J (2023) Chronischer Husten: diagnose und gezieltes therapeutisches Vorgehen. Dtsch Arztebl 120(40):20. https://doi.org/10.3238/PersPneumo.2023.10.06.03
Kardos P et al. S2k-Leitlinie. Fachärztliche Diagnostik und Therapie von erwachsenen Patienten mit Husten. Unter Federführung der Deutschen Gesellschaft für Pneumologie und Beatmungsmedizin e. V. (DGP) 2025; AWMF online, Register-Nr.020–003
Irwin RS, Madison JM (2025) Unexplained or refractory chronic cough in adults. N Engl J Med 392:1203–1214

Pneumonie

3

3.1 Einleitung

Atemwegsinfekte zählen zu den häufigsten Erkrankungen weltweit. Sie können die oberen oder unteren Atemwege betreffen. Der Kehlkopf wird hierbei als anatomische Grenze gesehen. Pneumonien werden den unteren Atemwegsinfektionen zugeteilt und führen im Gegensatz zur Tracheobronchitis zu einer Entzündung des Lungenparenchyms. Da eine Lungenentzündung mit einer hohen Morbidität und Mortalität einhergeht, ist die Unterscheidung von klinischer Relevanz. Die Infektion kann dabei sowohl von Viren als auch von Bakterien oder selten auch Pilzen ausgelöst werden. Die Einteilung in ambulant erworbene (community acquired pneumonia – CAP) oder nosokomiale, also im Krankenhaus erworbene (hospital acquired pneumonia – HAP) Pneumonie berücksichtigt das jeweils zu erwartende unterschiedliche Erregerspektrum. Hierbei geht man, im Unterschied zur Pneumonie unter schwerer Immunsuppression (als weitere Untergruppe), unabhängig vom Ort des Erwerbs prinzipiell von einer Immunkompetenz aus. Pneumonien können bei Menschen in allen Altersgruppen auftreten. Aufgrund eines altersbedingten Rückgangs der Infektabwehr sind ältere Menschen jedoch besonders gefährdet, insbesondere bei gleichzeitigem Vorliegen von chronischen Grundkrankheiten (z. B. Diabetes, COPD etc.)

Grundlegende Überlegungen und vertiefende Diskussionspunkte:

1. Wie erkennt man eigentlich eine Pneumonie und wie ist sie von anderen Atemwegsinfektionen zu unterscheiden?
2. Wie lässt sich ein schwerer oder auch komplizierter Verlauf nachweisen?
3. Welches ist der häufigste Erreger einer Pneumonie?

D. Bösch, *Pneumologie*, https://doi.org/10.1007/978-3-662-71444-7_3

3.2 Diskussion

1. *Wie erkennt man eine Pneumonie und wie ist sie von anderen Atemwegsinfektionen zu unterscheiden?*

   Die typische Symptomatik der Pneumonie besteht aus Husten, Dyspnoe, Fieber und Abgeschlagenheit. Meist kommt es zu einem Fieber über 39 °C, mitunter begleitet von Schüttelfrost. Der Husten ist meist produktiv, kann aber auch trocken sein. Die Beschwerden können je nach Krankheitserreger variieren und gerade ältere Menschen sind häufig oligosymptomatisch, was besonders tückisch sein kann.

   Laborchemisch kommt es neben einer Leukozytose zu einem deutlichen CRP-Anstieg. Auskultatorisch lassen sich vielfach feinblasige Rasselgeräusche über dem betroffenen Lungenabschnitt hören. Definitionsgemäß muss bei einer Pneumonie radiologisch ein (neues) Infiltrat nachweisbar sein. Mitunter sind die Infiltrationen jedoch so flau, dass sie nur mittels Computertomografie erfasst werden können. Bei klinischem Verdacht soll, sofern möglich, ein Röntgenbild des Thorax zur Erfassung der Befundausdehnung, von Begleiterkrankungen und Komplikationen durchgeführt werden (siehe Abb. 3.1). Periphere Pneumonien und pleurale Affektionen können auch gut mithilfe der Sonografie dargestellt werden.

   Im Gegensatz zu üblichen Atemwegsinfektionen sind die Beeinträchtigungen durch eine Pneumonie häufig schwerwiegender und länger anhaltend. Zudem kommt es zu einem höheren CRP-Anstieg und bildgebend sind Infiltrationen nachweisbar.

2. *Wie lässt sich ein schwerer oder auch komplizierter Verlauf nachweisen?*

   Pneumonien sind unangenehm, verlaufen aber meist komplikationslos. In einigen Fällen ist der Krankheitsverlauf jedoch auch lebensbedrohlich oder von Komplikationen überschattet. Das frühzeitige Erkennen eines erhöhten Risikos ist von elementarer Wichtigkeit.

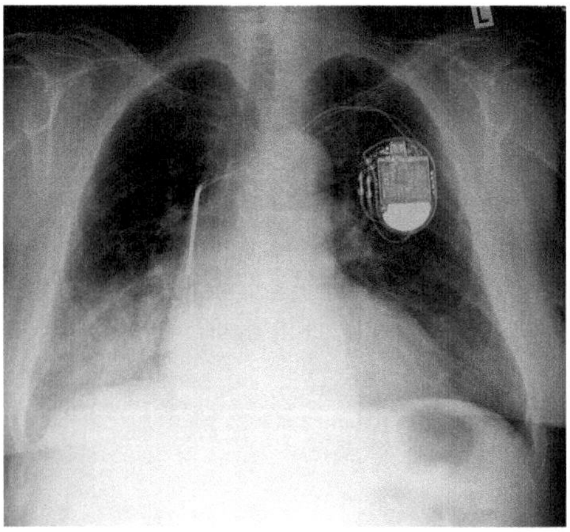

Abb. 3.1 Röntgen-Thoraxbild mit Pneumonie bei Infiltrat im rechten Unterlappen. Das große Herz, die Drahtcerclagen sowie der Schrittmacher bzw. der implantierbare Kardioverter-Defibrillator (ICD) deuten auf eine schwere kardiale Komorbidität hin

Tab. 3.1 CRB-65-Index (0 bis 4 Punkte)

Punkte	Kriterium
1	Atemfrequenz ≥30 /min
2	Diastolischer Blutdruck ≤60 mmHg oder systolischer Blutdruck <90 mmHg
3	Bewusstseinstrübung
4	Alter ≥65 Jahre

Eine erste Risikostratifizierung sollte mittels CRB-65-Index erfolgen (siehe Tab. 3.1). Der CRB-65 wurde vielfach validiert und ermöglicht eine gute Abschätzung des Sterberisikos und ist somit eine Entscheidungshilfe bezüglich einer notwendigen Hospitalisation. Während das Letalitätsrisiko bei 0 Punkten <1 % beträgt, steigt das Risiko bei 3–4 Punkten auf ca. 25 % an.

In der erweiterten Evaluation sollten zudem extrapulmonale (v. a. instabile) Komorbiditäten, das Vorliegen einer chronischen Bettlägerigkeit und die Oxygenierung (Sättigung <92 % unter Raumluft) berücksichtig werden, da diese Parameter einen erheblichen Einfluss auf die Mortalität haben.

Klinisch lässt sich ein schwerer Verlauf vor allem an einer zunehmenden Einschränkung des Allgemeinzustandes, einer Dyspnoe sowie Tachypnoe (>30/min) und Entsättigung (<92 % RL) erkennen. Des Weiteren ist auf Sepsiszeichen und komplikatorische extrapulmonale Organdysfunktionen (z. B. Nierenversagen) zu achten. Die häufigste Komplikation ist der Pleuraerguss, der sich bis zu einem Pleuraempyem entwickeln kann.

Der Krankheitsverlauf hängt, neben weiteren Faktoren, maßgeblich vom Startzeitpunkt und der Effizienz der Therapie ab. Um einen schweren bzw. komplikatorischen Verlauf möglichst frühzeitig zu erfassen, muss jede Pneumonie nach spätestens zwei bis drei Tagen bzw. bei klinischer Verschlechterung auch früher reevaluiert werden. Wichtigste frühe Komplikationen sind hierbei die akute respiratorische Insuffizienz und die komorbiditäts- oder sepsisbedingte akute extrapulmonale Organdysfunktion (z. B. Nierenversagen). Insbesondere bei unzureichender Behandlung können auch bleibende Lungenveränderungen (z. B. Narben, Bronchiektasen, Pneumatozelen) induziert werden. Nicht zuletzt muss beachtet werden, das sämtliche pulmonale Vorerkrankungen (COPD, Lungenfibrose etc.) unter einer Atemwegsinfektion bzw. Lungenentzündung exazerbieren und so mitunter rasch lebensbedrohliche Einschränkungen aufzeigen können.

3. *Welches ist der häufigste Erreger einer Pneumonie?*
Die meisten Pneumonien sind bakteriell bedingt. Pneumokokken (Streptococcus pneumoniae) sind hierbei die häufigsten Erreger der CAP. Seit Jahren wird jedoch eine Verschiebung hin zu mehr Infektionen durch Haemophilus influenzae und Enterobakterien gesehen.

Während eine mikrobiologische Diagnostik bei ambulant behandelbaren Fällen meist nicht erforderlich ist, sollte bei hospitalisierten Patienten eine Blutkultur, ggf. ein Urin-Antigentest auf Legionellen und ggf. eine Sputumdiagnostik erfolgen. Da die Validität der Sputumdiagnostik stark von einer zügigen und korrekten Bearbeitung der Probe abhängt, sollte dies nur bei schneller und adäquater Bearbeitungsmöglichkeit durchgeführt werden. Während der Erregernachweis bei Pneumokokken-Pneumonien in fast 40 % gelingt, ist die Blutkultur unter allen hospitalisierten CAP-Patienten in nur 10 % der Fälle positiv.

Weitere häufige Erreger einer unkomplizierten ambulant erworbenen Pneumonie sind Haemophilus influenzae und bei jungen Patienten oft Mycoplasma pneumoniae. Saisonal (Dezember bis Februar) sind auch häufig Influenzaviren ursächlich.

Bei nosokomialen Pneumonien (48 Stunden nach Einweisung und bis ca. 30 Tage nach Entlassung) ist das zu erwartende Erregerspektrum vor allem vom Vorliegen etwaiger Risikofaktoren für multiresistente Keime (z. B. antimikrobielle Vortherapie, längere Hospitalisation etc.) und zusätzlichen Risikofaktoren für Pseudomonas aeruginosa (vor allem strukturelle Lungenveränderungen, z. B. Bronchiektasen) abhängig. Häufige Erreger bei HAP sind z. B. Escherichia coli und andere gramnegative Enterobacteriaceae sowie Pseudomonas oder auch grampositive Staphylococcus aureus.

Das zu erwartende Erregerspektrum hängt dabei jedoch nicht nur von der Umgebung ab in der die Pneumonie erworben wird, sondern in besonderem Maße auch vom Alter, einer etwaigen Komorbidität und der Immunkompetenz, was daher stets berücksichtigt werden sollte.

▶ **Merke** Die Diagnose einer Pneumonie basiert auf vereinbaren Symptomen und klinischen Zeichen sowie dem Nachweis neuer infiltrativer Parenchymveränderungen mittels geeigneter Bildgebung. Pneumonien sind von anderen Atemwegsinfektionen abzugrenzen, da sie gemeinhin deutlich schwerer und länger verlaufen. Nicht selten sind Lungenentzündungen auch lebensbedrohlich und führen zu schwerwiegenden Komplikationen

3.3 Klinische Falldiskussion

Fallschilderung

Eine 72-jährige Patientin (169 cm, 71 kg, BMI 25 kg/m^2) stellt sich vor und beklagt ein stark zunehmendes Krankheitsgefühl und Abgeschlagenheit seit zwei Tagen. Seit gestern habe sie zudem Schüttelfrost mit Fieber bis 40°C und etwas trockenen Husten. Es bestehe eine leichte Belastungsdyspnoe jedoch keine Atembeschwerden in Ruhe. Sie lebe allein und habe einen Diabetes mellitus Typ 2, der seit Jahren mit oralen Antidiabetika gut eingestellt sei. Relevante kardiopulmonale Vorerkrankungen wurden vereint, ebenso vorbestehende Allergien.

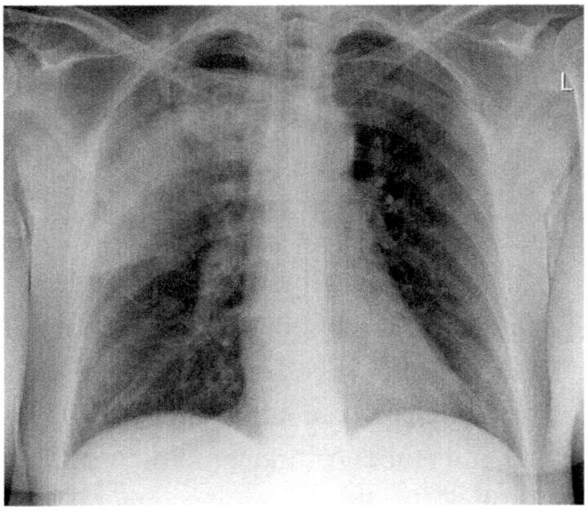

Abb. 3.2 Röntgen-Thoraxbild mit Nachweis eines flächigen Infiltrates im Bereich des rechten Oberlappens

Erster Untersuchungsbefund

Auskultatorisch links vesikuläres Atemgeräusch, rechts apikal Bronchialatmen und zum Teil feinblasige feuchte Rasselgeräusche, Herztöne rein und rhythmisch, HF 90/min, AF 26/min, RR 110/60 mmHg, SpO2 95 % unter RL, leichte Zeichen der Exsikkose, keine Ödeme; die initiale Röntgenaufnahme des Thorax ist in Abb. 3.2 gezeigt. ◄

Fall-Diskussion

1. Wie lautet die Diagnose und wie ist das Risiko für einen komplikatorischen Verlauf einzuschätzen?
2. Welche Therapie ist bei der Patientin angezeigt?

1. *Wie lautet die Diagnose und wie ist das Risiko für einen komplikatorischen Verlauf einzuschätzen?*
   Die Klinik ist typisch für eine Pneumonie. Das Röntgenbild zeigt den Befund einer Lobärpneumonie des rechten Oberlappens. Klinik und Röntgenbefund passen sehr gut zu einer Pneumokokkenpneumonie. Der CRB-65 Index ist mit 2 Punkten moderat erhöht. Die relativ starken Beschwerden, die beginnende Exsikkose, der Diabetes sowie der Umstand der alleinigen Selbstversorgung sprechen für eine stationäre Behandlung, da bei der Konstellation potenziell mit einer raschen Verschlechterung gerechnet werden muss.

2. *Welche Therapie ist bei der Patientin angezeigt?*
   Eine umgehende Einleitung einer adäquaten antibiotischen Therapie ist für den Verlauf oftmals entscheidend. Insbesondere bei schwerer Erkrankung mit Hinweisen für einen septischen Verlauf gehen Verzögerungen mit einer erhöhten Sterblichkeit einher.

   Ambulant behandelbare leichte Pneumonien (leichte Krankheitszeichen, ambulant erworben, keine Komorbidität) sollen gemäß Leitlinie mit einem Breitband-Antibiotikum, in der Regel einem Aminopenicillin wie Amoxicillin p.o. oder alternativ mit Doxycyclin oder Azithromycin behandelt werden. Bei zusätzlich vorliegenden stabilen Komorbiditäten (wie z. B. COPD) sollte möglichst die Therapie mit einem Aminopenicillin mit Betalaktamase-Inhibitor, wie Amoxicillin/Clavulansäure p.o. eingeleitet werden. Eine Behandlungsdauer für fünf Tage ist in der Regel ausreichend. Mykoplasmenpneumonien bilden eine Ausnahme. Sie sind häufig bei Kindern und jungen Erwachsenen zu finden und ähneln oftmals grippalen Infekten. Penicilline und Betalaktam-Antibiotika sind bei diesen zellwandlosen Bakterien (wie auch bei Chlamydien und Legionellen) unwirksam, hier wäre eine primäre Therapie mit Doxycyclin, einem Makrolid oder Chinolon angeraten.

Mittelschwere ambulant erworbene Pneumonien, wie in unserem Fallbeispiel, sollten mit einem Aminopenicillin mit Betalaktamase-Inhibitor evtl. mit Zugabe eines Makrolids für drei Tage oder einem Cephalosporin der Generation 2 oder 3a intravenös behandelt werden. Cephalosporine sind in der Pneumoniebehandlung aufgrund besserer Wirksamkeit und weniger Nebenwirkungen grundsätzlich intravenös zu verabreichen. Bei einer Unverträglichkeit gegenüber der Standardtherapie ist alternativ eine Therapie mit Moxifloxacin angezeigt. Bei guter Bioverfügbarkeit können die Fluorchinolone meist oral gegeben werden.

Entsprechend den Empfehlungen erhielt unsere Patientin initial Amoxicillin und Sulbactam 3-mal täglich i.v. und zusätzlich Azithromycin p.o. für drei Tage. Bei klinischer Stabilität und Entfieberung kann die Antibiose im Verlauf oralisiert und oft bereits nach fünf Tagen beendet werden. Zudem sollte in unserem Fall initial eine intravenöse Flüssigkeitssubstitution erfolgen und die Blutzucker- und Nierenwerte besondere Beachtung erfahren. Regelmäßige Kontrollen der Vitalparameter, Oxygenierung, Organfunktionen sowie klinischen Stabilitätskriterien sind obligat. Eine laborchemische Kontrolle des CRP oder PCT sollte nach drei Tagen erfolgen.

Patienten mit schwerer, ambulant erworbener Pneumonie erhalten im Krankenhaus ein intensiviertes Monitoring, zudem muss eine Aufnahme auf die Intensivstation erwogen werden. Die empfohlene empirische antibiotische Therapie der Wahl ist Piperacillin/Tazobactam i.v., kombiniert mit einem Makrolid. Das Makrolid soll nach drei Tagen abgesetzt werden, wenn keine atypischen bakteriellen Erreger nachgewiesen worden sind. Azithromycin wird den anderen Makroliden vorgezogen, da es das geringste medikamentöse Interaktionspotenzial und die geringste kardiale Toxizität aufweist.

Fallbericht Fortsetzung

Bereits nach drei Tagen zeigt sich eine deutliche klinische Besserung bei der Patientin, das CRP fällt von 120 mg/l auf 45 mg/l. Da das Fieber bereits einen Tag nach der Aufnahme nicht mehr aufgetreten war, konnte mittlerweile eine sequenzielle Oralisierung der antibiotischen Therapie erfolgen. In einer Blutkultur, die bei Aufnahme abgenommen wurde, ließ sich Streptococcus pneumoniae isolieren, sodass sich die Diagnose einer typischen Lobärpneumonie durch Pneumokokken bestätigte und die anti-

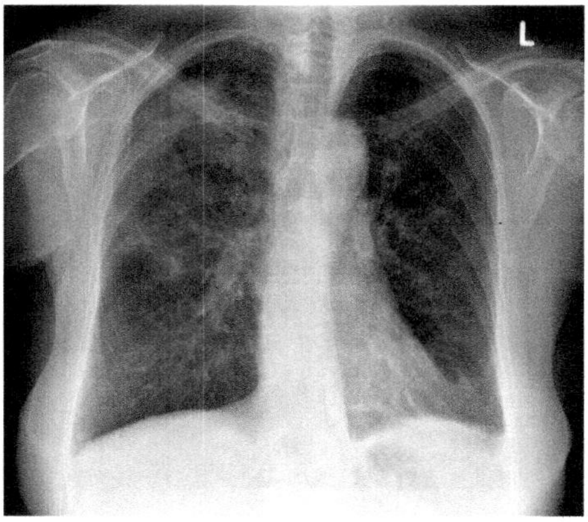

Abb. 3.3 Röntgen-Thoraxbild mit deutlich aufgelockertem Infiltrat nach fünf Tagen Behandlung (im Vergleich zur Voraufnahme, siehe Abb. 3.2)

biotische Therapie in der oralen Fortsetzung auf Amoxicillin mono reduziert werden konnte, da auf den Betalaktamase-Inhibitor (Clavulansäure) bei Nachweis von Pneumokokken in der Regel verzichtet werden kann. Nach erfolgreicher Mobilisation und stabiler Nahrungsaufnahme kann die Patientin bereits am sechsten Tag deutlich beschwerdegebessert entlassen werden. Eine Röntgenkontrolle (siehe Abb. 3.3) zeigt zu diesem Zeitpunkt bereits eine deutliche Rückbildung der Infiltrationen. ◄

Weiterführende Fall-Diskussion

1. Sind nach der Entlassung weitere Maßnahmen bei der Patientin erforderlich?
2. Welche etwaigen Komplikationen sollte man bei einer Pneumonie immer bedenken bzw. ausschließen?
3. Können Impfungen vor Pneumonie schützen?
4. Wie ist der Stellenwert von Viruspneumonien?

1. *Sind nach der Entlassung weitere Maßnahmen bei der Patientin erforderlich?*
   Eine ambulante klinische und ggf. auch laborchemische Kontrolle sollte ca. eine Woche nach Entlassung erfolgen. Zudem ist insbesondere bei Rauchern, älteren Patienten ($\geq$ 65 Jahren) bzw. Patienten mit schweren Begleiterkrankungen zum Ausschluss von nichtinfektiösen Verschattungen (z. B. Lungenkarzinom) prinzipiell eine abschließende radiologische Kontrolle durchzuführen. Diese sollte jedoch frühestens zwei Wochen nach der Entlassung erfolgen, da die Rückbildung von Lungeninfiltraten mitunter vier Wochen erfordern kann.

2. *Welche etwaigen Komplikationen sollte man bei einer Pneumonie immer bedenken bzw. ausschließen?*
   Als primäres Therapieversagen bezeichnet man eine progrediente Pneumonie oder ein verzögertes Ansprechen nach drei Tagen. In diesem Zuge kann es insbesondere bei Komorbiditäten rasch zu lebensbedrohlichem Organversagen (respiratorische Insuffizienz, Niereninsuffizienz etc.) kommen. Ursächlich hierfür kann eine inadäquate Therapie

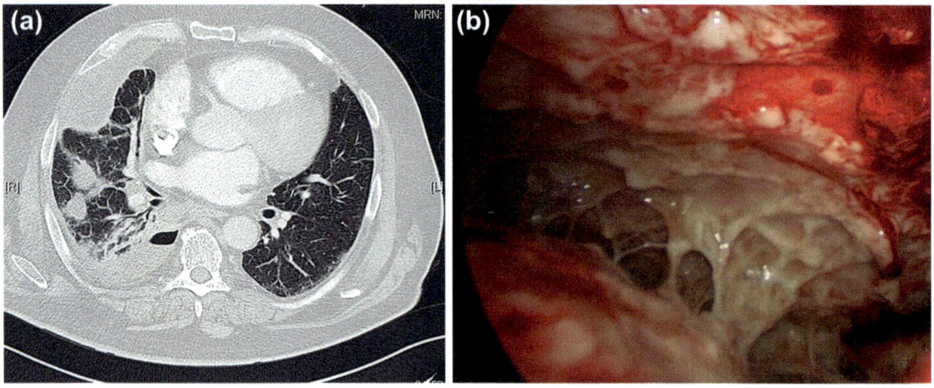

Abb. 3.4 Computertomografie des Thorax (a) mit rechtsseitigen multilokulären pneumonischen Infiltrationen und einem gekammerten Pleuraerguss ventral und dorsal. Das endoskopische Bild in der VATS (b) zeigt den Blick in die Pleurahöhle mit ausgeprägten fibrinösen Strukturen bei vorliegendem Pleuraempyem

oder eine Antibiotikaresistenz sein. Bei verzögerter oder inadäquater Therapie sowie Aspiration oder bronchialen Obstruktionen entwickeln sich zudem gehäuft Abszedierungen. Ein Lungenabszess stellt eine schwerwiegende Komplikation dar und bedarf der besonderen therapeutischen Aufmerksamkeit. Weitaus häufiger finden sich überdies parapneumonische Pleuraergüsse. In ca. ⅓ der Fälle wird zu Beginn oder im Verlauf ein begleitender exsudativer Pleuraerguss gefunden. Bei sonografischem Nachweis eines Pleuraergusses sollte mittels diagnostischer Punktion ein Empyem (makroskopisch eitriges Sekret) und laborchemisch zudem ein komplizierter parapneumonischer Erguss (pH $<7{,}3$; LDH >1000 U/l) ausgeschlossen werden. Eine mikrobiologische Untersuchung des Punktates ist zudem obligat. Ein Erregernachweis gelingt in etwa der Hälfte der Fälle. Neben einer verlängerten antibiotischen Therapie ist, je nach Ausdehnung und Beschaffenheit des Ergusses, eine einmalige Drainage, die Anlage einer Pleuradrainage mit regelmäßigen Spülungen oder auch eine thoraxchirurgische Intervention mittels VATS (videoassistierte Thorakoskopie) angezeigt (siehe Abb. 3.4 a und b).

3. *Können Impfungen effektiv vor Pneumonien schützen?*

Die Pneumokokkenimpfung wird im Säuglingsalter (bis zum Alter von zwei Jahren) mit einem Konjugatimpfstoff PCV13 oder 15 und allen Erwachsenen ab 60 Jahren mit PCV20 (20-valenter Pneumokokken-Konjugatimpfstoff) empfohlen. Kinder, Jugendliche und Erwachsene mit erhöhter gesundheitlicher Gefährdung infolge einer Grundkrankheit (Immundefekte oder chronische Erkrankungen wie Asthma, Diabetes etc.) sollen bis zum 18. Lebensjahr eine sequentielle Impfung (PSV13 oder 15 gefolgt von PPSV23, 23-valenter-Polysaccharid-Impfstoff) erhalten und ab dem 18. Lebensjahr eine Impfung mit PCV20. Erwachsene Patienten, die bereits eine sequentielle Impfung (PCV13 und PPSV23) erhalten haben, sollen in einem Mindestabstand von sechs

Jahren eine Impfung mit PCV20 bekommen. Die STIKO hat hier 2024 umfangreiche Neuerungen herausgegeben. Der PCV20 deckt ⅔ der Serotypen ab, die invasive Pneumokokken-Erkrankungen bei Erwachsenen verursachen. Somit schützt die Impfung recht zuverlässig vor schweren Erkrankungen mit Pneumokokken, die nicht nur Pneumonien verursachen können.

Letztlich gibt es jedoch noch viele weitere Erreger die eine Lungenentzündung hervorrufen können, sodass es keinen vollständigen Schutz geben kann.

Die STIKO empfiehlt zudem die jährliche Influenza-Impfung für Personen ab dem 60. Lebensjahr sowie Menschen mit erhöhtem Gesundheitsrisiko (z. B. durch chronische Erkrankungen), Begleitpersonen von Risikopatienten oder auch beruflich gefährdete Menschen. Seit Kurzem wird zudem die RSV-Impfung für Personen ab 75 Jahren bzw. Menschen ab 60 Jahren mit schweren Grunderkrankungen angeraten.

4. *Wie ist der Stellenwert von Viruspneumonien?*
Etwa 5–10 % aller Pneumonien sind durch Viren verursacht. Das Influenzavirus wird außerhalb einer pandemischen Situation (z. B. mit SARS-CoV-2) am häufigsten nachgewiesen. Es kann sowohl eine primäre Viruspneumonie verursachen als auch eine sekundär bakterielle Pneumonie begünstigen. Daher wird neben einer frühzeitigen antiviralen Therapie (insbesondere bei schwereren Pneumonien) zusätzlich eine antibakterielle Therapie empfohlen. Neben Influenzaviren, spielen vor allem RS-Viren eine Rolle. Sie treten zusammen mit Influenzaepidemien vor allem bei älteren Patienten mit schlechter Funktionalität auf. Schutzimpfungen gegen Influenza- und RS-Viren sind verfügbar und gut wirksam. Auch andere Erkältungsviren (Rhinovirus, Adenovirus) können zu Pneumonien führen, die bei gesunden Erwachsenen meist unkomplizierte Verläufe nehmen, bei immungeschwächten Patienten hingegen zu erheblichen Einschränkungen führen können (siehe Abb. 3.5). Varizellenpneumonien sind

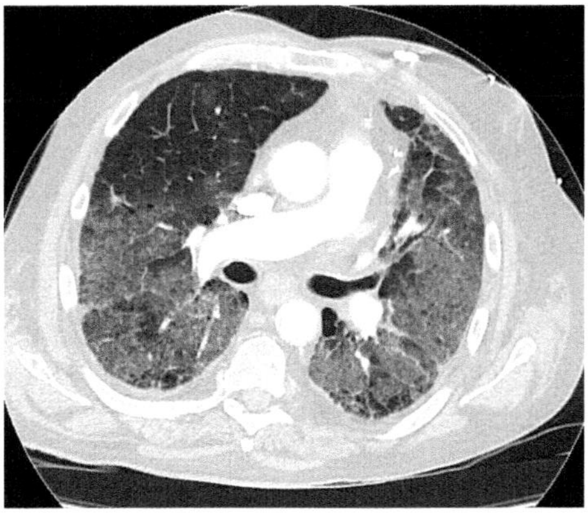

Abb. 3.5 Computertomografie des Thorax mit ausgeprägter beidseitiger Pneumonie bei interstitiellen Infiltrationen und PCR-Nachweis von Rhinoviren

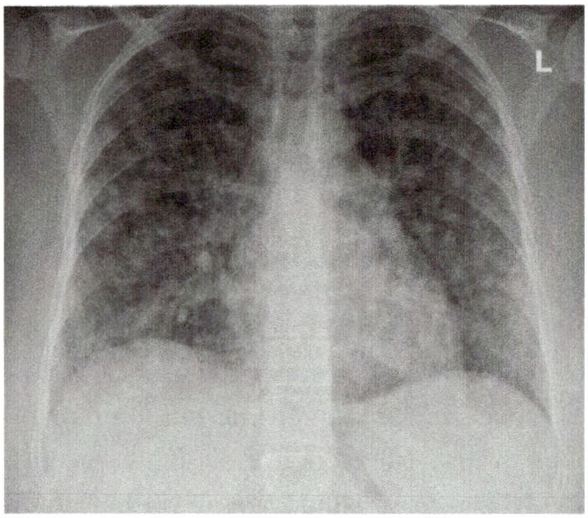

Abb. 3.6 Röntgen-Thoraxbild einer jungen Frau mit schwerer Varizellenpneumonie. Beidseits zeigen sich ausgeprägte fleckig-noduläre Infiltrationen

selten, können jedoch bei Erwachsenen sehr schwere Verläufe auslösen (siehe Abb. 3.6). Die therapeutischen Optionen sind bei Viruspneumonien begrenzt. In der Regel erfolgt eine symptomatische Therapie. Bei Virusnachweis kann zudem eine spezifische Therapie mit entsprechenden Virustatika eingeleitet werden. Die Bedeutung und Versorgung von Covid-19 wird an anderer Stelle erörtert und ist aufgrund ihrer besonderen Stellung hier ausgenommen.

Clinical Pearls

- Bei älteren Menschen ist die Klinik nicht selten oligosymptomatisch, bei Multimorbidität oder Immobilität sind die Beschwerden zudem mitunter verschleiert oder überlagert, was die Pneumonie gerade bei dieser vulnerablen Patientengruppe besonders gefährlich macht.
- Streptococcus pneumoniae ist der häufigste Erreger einer Pneumonie und sollte daher stets bei der Auswahl der Behandlung bedacht werden.
- Für die Entscheidung einer ambulanten oder stationären Therapie sind folgende Umstände bzw. Parameter zu berücksichtigen: klinische Stabilität, CRP-65-Index, Oxygenierung, Stabilität von Komorbiditäten und funktionelle Einschränkungen sowie chronische Bettlägerigkeit.
- Die meisten ambulanten Patienten mit leichter CAP können mit einer empirischen antibiotischen Therapie erfolgreich behandelt werden und benötigen primär keine mikrobiologische Abklärung.
- Da es nach zwei bis drei Tagen nicht selten zu einer klinischen Verschlechterung kommt, sollten auch ambulant behandelte Patienten nach 48 bis 72 Stunden kontrolliert und reevaluiert werden.

- Die Einleitung einer antibiotischen Therapie sollte so rasch wie möglich erfolgen, das vermeintliche Erregerspektrum erfassen und das Antibiotikum ausreichend hoch dosiert sein.
- Die zu erwartenden Krankheitserreger werden durch verschiedene Faktoren maßgeblich determiniert: Ort der Ansteckung (ambulant/ im Krankenhaus), Alter, Komorbidität, Immunstatus, Jahreszeit, Impfstatus etc.
- Komplikationen wie parapneumonischer Pleuraerguss oder Abszedierungen müssen beachtet und adäquat behandelt werden.
- Nach erfolgreicher Beendigung der Therapie sollte mittels radiologischer Kontrolle die Rückbildung der Infiltrationen kontrolliert werden um keine assoziierten oder differenzialdiagnostischen Veränderungen zu übersehen.
- Viruspneumonien sollten vor allem in der Erkältungssaison und bei immungeschwächten Patienten ebenfalls in Betracht gezogen werden.
- Impfungen gegen Pneumokokken, Influenza- und RS-Viren sind für bestimmte Menschengruppen empfohlen und gut wirksam.

▶ **Kapitelhinweis für weiterführende Informationen**
COPD, Bronchiektasie, Tuberkulose, Covid-19, Pleuraerguss

Weiterführende Literatur

Ewig S, Kolditz M, Pletz M et al (2021) S3-Leitlinie – Behandlung von erwachsenen Patienten mit ambulant erworbener Pneumonie – update 2021. Pneumologie 75(09):665–729

Braeken DCW et al (2021) Shift in bacterial etiology from the CAPNETZ cohort in patients with community-acquired pneumonia: data over more than a decade. Infection 49(3):533–537

File TM, Ramirez JA (2023) Community-acquired pneumonia. N Engl J Med 389:632–641

Ewig S (2023) Infektionen der oberen und unteren Atemwege: Zielgerichtete Diagnostik und Therapie. Deutscher Ärzteverlag,

RKI (2024) Empfehlungen der Ständigen Impfkommission bei Robert Koch-Instituts 2024. Epid Bull:4

Rademacher J, Ewig S, Grabein B, Nachtigall I et al. Update der S3-Leitlinie: Epidemiologie, Diagnostik und Therapie erwachsener Patienten mit nosokomialer Pneumonie. Langversion 3.0 Januar 2024, AWMF-Registernummer: 020–013

Persistierende Belastungsdyspnoe

4

4.1 Einleitung

Die Dyspnoe gehört neben dem Husten zu den häufigsten Symptomen in der Pneumologie. Dyspnoe beschreibt eine unangenehme rein subjektive Wahrnehmung. Die Schilderung und Wortwahl kann daher erheblich unterschiedlich ausfallen, was bei der Anamnese stets bedacht werden muss. Nicht immer ist es das typische „nicht genug Luft bekommen" oder die „erschwerte Atmung". Einige Asthma-Patienten sprechen zum Beispiel von einem Unbehagen aufgrund einer gewissen Beklemmung oder dem Gefühl nicht frei durchatmen zu können und meinen dabei Atembeschwerden die durch eine obstruktive Ventilationsstörung mit nachfolgender Überblähung (durch gefesselte Luft) begründet ist.

Gerade weil das Beklagen von Kurzatmigkeit so häufig ist und verschiedenste Ursachen zugrunde liegen können, ist es essenziell, zunächst das Symptom sehr differenziert zu anamnestizieren. Eine Dyspnoe sollte hinsichtlich nachfolgender Kriterien im Rahmen einer gründlichen Anamnese charakterisiert werden:

- Wie lange bestehen die Beschwerden schon und ist die Dyspnoe permanent oder nur intermittierend auftretend?
- Treten die Atembeschwerden in Ruhe oder nur unter Belastung auf, ggf. bei welcher Belastungsgrenze?
- Ist die Dyspnoe von schwankender Intensität oder gibt es eine Dynamik über den Verlauf?
- Gibt es einen Zusammenhang zur Körperlage (z. B. Liegen) oder bestimmten Tageszeit (z. B. nachts) oder lassen sich die Beschwerden durch bestimmte Trigger (Umgebung, Wetter, Staub, Belastung etc.) reproduzieren?
- Bestehen Begleitsymptome wie z. B. Husten, Thoraxschmerzen oder Ödeme?

D. Bösch, *Pneumologie*, https://doi.org/10.1007/978-3-662-71444-7_4

Die Einschränkungen chronisch progredienter Erkrankungen (z. B. COPD) werden von den Betroffenen häufig kaum wahrgenommen, was die Anamnese erschweren kann. Dies erklärt sich durch eine gewisse Gewöhnung, eigene Erklärungsmodelle wie etwa allgemeine Alterung oder Fitnessverlust oder auch durch alters- oder komorbiditätsbedingte Einschränkung des Aktivitätsradius. Häufig werden pulmonale oder kardiale Funktionseinschränkungen daher erst in fortgeschrittenem Stadium wahrgenommen bzw. aufgedeckt.

Grundlegende Überlegungen und vertiefende Diskussionspunkte:

1. Was ist eigentlich Dyspnoe und wodurch entsteht sie?
2. Was sind die häufigsten Ursachen von Atembeschwerden?
3. Wie sollte man bei der Abklärung einer chronischen Dyspnoe diagnostisch sinnvoll vorgehen?

4.2 Diskussion

1. *Was ist eigentlich Dyspnoe und wodurch entsteht sie?*

   Unter Dyspnoe werden verschiedene unangenehme Empfindungen beim Atmen zusammengefasst. Diese können recht unterschiedlich sein: erhöhte Atemanstrengung, Erstickungsgefühl, Lufthunger und weitere mehr – wichtig ist zu verstehen, dass es sich um ein Gefühl, also eine rein subjektive Wahrnehmung handelt. Die Beschwerden setzen sich dabei aus qualitativ unterschiedlichen Empfindungen verschiedener Intensität zusammen und hängen zudem von Interaktionen zwischen verschiedenen physiologischen, psychologischen, sozialen sowie Umgebungsfaktoren ab. Sie führen im Weiteren zu sekundären physiologischen Antworten und Verhaltensänderungen, die auch einen Einfluss auf das weitere Erleben haben können.

   Für die Entstehung gibt es Pathophysiologisch verschiedene Modelle. Dyspnoe entsteht grundsätzlich, wenn die Stimulation zentraler Areale (pH-Wert, CO_2- und O_2-Sensoren) sowie Mechanorezeptoren aus der Muskulatur, den Sehnen und intrapulmonalen Rezeptoren (C- bzw. J-Fasern im Lungenparenchym bzw. den Bronchien und Gefäßen) nicht zu einer ausreichenden bzw. zu der erwarteten ventilatorischen Antwort führt. Letztlich handelt es sich um eine Abweichung von aktuellen/momentanen afferenten bzw. efferenten Informationen im Vergleich zu abgespeicherten Werten. Das Ausmaß des Mismatches bestimmt die Intensität der Dyspnoe.

   Die Symptomwahrnehmung ist hierbei jedoch multidimensional und umfasst die Empfindung „Atemnot" (sensorische Komponente) sowie eine individuelle Reaktion auf diese Empfindung (affektive Komponente), ähnlich dem Modell der Schmerzempfindung.

   Bei der Berücksichtigung sollte bedacht werden, dass die Intensität der Atembeschwerden nur schwach mit dem Ausmaß der pulmonalen Funktionseinschränkung korreliert.

2. *Was sind die häufigsten Ursachen von Atembeschwerden?*
Die Verteilung der Häufigkeiten ist stark vom Setting abhängig. Ein Hausarzt sieht andere Patienten als das Personal im Rettungsdienst oder der Notaufnahme. Während beim Hausarzt primär Patienten mit akuten infektiösen Atemwegserkrankungen vorstellig werden, sind es im Rettungsdienst und in der Notaufnahme neben Patienten mit Pneumonien vornehmlich solche mit exazerbierten chronischen Erkrankungen wie COPD oder Herzinsuffizienz. Akute Beschwerden im Rahmen eines akuten Koronarsyndroms, Asthma bronchiale oder Lungenembolie sind hingegen etwas seltener.
Ursachen für chronische Dyspnoe sind meist auf wenige Ursachen zurückführen: Chronische Herzinsuffizienz, COPD, (unkontrolliertes, unbehandeltes) Asthma bronchiale, interstitielle Lungenerkrankungen oder auch psychosomatische Störungen. Auch wenn mehr als ¾ der Fälle durch kardiale oder pulmonale Erkrankungen verursacht sind, dürfen andere seltenere Ursachen, wie zum Beispiel eine Anämie, nicht außer Acht gelassen werden, zumal mitunter auch zusätzliche Ursachen zu eruieren sind, die nicht selten der Grund für eine Verschlechterung von chronischen Beschwerden bzw. Einschränkungen sind.

3. *Wie sollte man bei der Abklärung einer chronischen Dyspnoe diagnostisch sinnvoll vorgehen?*
Unabdingbar ist zunächst eine ausführliche Anamnese, die sodann von einer körperlichen Untersuchung und Erfassung der Vitalparameter gefolgt wird. Es sollte nunmehr eine Verdachtsdiagnose vorliegen, die durch weitere Untersuchungen gesichert und weiter spezifiziert werden sollte. Mittels ergänzender Diagnostik muss auch das Ausmaß quantifiziert und ggf. spezifische Behandlungsansätze ermittelt werden.
Für die Durchführungen der Basisdiagnostik sind im Wesentlichen folgende Untersuchungen zu erwägen:
   - Lungenfunktionsprüfung (Spirometrie, Bodyplethysmografie, Diffusionsmessung, ggf. Bronchospasmolyse-/Provokationstestung, Blutgasanalyse)
   - Röntgen-Thoraxaufnahme
   - Elektrokardiogramm (EKG)
   - Labor (Blutbild, TSH, Kreatinin, Glukose, BNP/NT-ProBNP).
   - Bei einer akuten Verschlechterung eines chronischen Zustandes sollte zudem eine CRP-, Troponin- und D-Dimerbestimmung erwogen werden.
   - Bei unzureichender Abklärung stehen als spezielle Verfahren noch die Spiroergometrie, Computertomografie, Perfusions-/Ventilationsszintigrafie bzw. eine Echokardiografie, Myokardszintigrafie, Kardio-MRT oder eine Herzkatheteruntersuchung zur Verfügung. Auch eine Erweiterung des laborchemischen Panels ist vielfach sinnvoll bzw. notwendig.

▶ **Merke** Atembeschwerden sind primär subjektiver Natur und daher in Intensität und Qualität mitunter schwierig zu interpretieren. Die zugrunde liegenden Ursachen sind zudem sehr mannigfaltig und die Verteilung der Häufigkeiten hängt stark vom jeweiligen Setting ab. Eine chronische Dyspnoe ist meist durch pulmonale oder kardiale Erkrankungen bedingt. Nicht selten gibt es jedoch auch Überlappungen verschiedener Ätiologien und mitunter führt eine weitere (ggf. auch extrathorakale Ursache) zu einer Verschlechterung chronischer Beschwerden.

4.3 Klinische Falldiskussion

Fallschilderung

Eine 74-jährige Patientin (158 cm, 68 kg, 27 kg/m^2) wird mit zunehmender Dyspnoe zur stationären Behandlung eingewiesen. Es lässt sich eine Kurzatmigkeit eruieren, die schon vor Monaten begonnen und sich in den letzten Wochen schleichend verschlechtert hätte. Zunächst seien die Atembeschwerden nur bei starker körperlicher Belastung aufgetreten und nun führten leichteste Anstrengungen zu schwerer Luftnot. Sie könne ihren Alltag kaum mehr bewältigen. Nachts bestünden keine Beschwerden. Ein leichter chronischer Husten sei seit Jahren stabil und wird durch die Patientin selbst durch regelmäßiges Zigarettenrauchen (ca. 35 Packungsjahre) erklärt. Auswurf bestehe kaum und wird als hell, glasig beschrieben. Thorakale Schmerzen träten nicht auf. Das Gewicht sei stabil. Ödeme seien nicht beobachtet worden.

Die Vormedikation bestehe aus Candesartan und L-Thyroxin, die Dosen seien seit einem Jahr nicht verändert worden. In den letzten Wochen habe sie wegen chronischer Kniegelenksbeschwerden zudem öfter Diclofenac eingenommen.

Erster Untersuchungsbefund

Auskultatorisch beidseits abgeschwächtes Atemgeräusch, keine Nebengeräusche, Herztöne rein und rhythmisch, HF 80/min, RR 130/70 mmHg, AF 14/min, SpO2 95 % unter RL, keine Ödeme. ◀

Fall-Diskussion

1. Was sind wahrscheinliche Ursachen für die Dyspnoe?
2. Was sollte in der Primärdiagnostik durchgeführt werden?

1. *Was sind wahrscheinliche Ursachen für die Dyspnoe?*
   Offenbar handelt es sich um eine Erkrankung, die seit Monaten voranschreitet und (nach gewissem Neglect) nun ein stark einschränkendes Maß erreicht hat oder durch eine zusätzliche Störung in ihren Auswirkungen (sprunghaft) verstärkt wurde. Der Verlauf aus progredienter Belastungsdyspnoe mit nächtlicher Beschwerdefreiheit sowie chronischem Husten bei Zigarettenrauchen spricht stark für das Vorliegen einer COPD. Eine abrupte Verschlechterung wird meist im Rahmen eines unteren Atem-

wegsinfekts gesehen. Eine koronare Herzerkrankung mit Herzinsuffizienz ist (insbesondere bei fortgesetztem Zigarettenrauchen) zwar nicht ausgeschlossen, jedoch aufgrund der fehlenden Angina oder auch weiterer kardialer Symptome wie Orthopnoe oder Ödemen eher unwahrscheinlich. Eine diastolische Herzinsuffizienz bei arteriellem Hypertonus ist verstärkend denkbar aber sicher nicht führend. Die Vormedikation deutet zudem auf eine Hypothyreose hin, bei der zu klären wäre, ob das L-Thyroxin regelmäßig genommen und die Schilddrüsenfunktion laborchemisch kontrolliert wurden bzw. eine Euthyreose vorliegt.

2. *Was sollte in der Primärdiagnostik durchgeführt werden?*
   In der Primärdiagnostik sollte im vorliegenden Fall ein Test der Lungenfunktion durchgeführt werden, um die Wahrscheinlichkeit einer COPD abzuklären und ggf. das Ausmaß zu bestimmen. Zudem sollte ein Röntgen-Thoraxuntersuchung zur Bestimmung der Herzgröße, dem Ausschluss einer Stauung sowie eines (fortgeschrittenen) Lungenkarzinoms oder weiterer etwaiger ursächlicher Veränderungen (Pleuraerguss, Pleurachwielen, Infiltrate, Belüftungsstörungen etc.) durchgeführt werden. Mittels EKG können der Rhythmus (Sinusrhythmus, Absolute Arrhythmie oder andere Herzrhythmusstörungen) analysiert sowie indirekte Zeichen einer kardialen Störung (Erregungsausbreitung, Hypertrophie etc.) ausgeschlossen werden. Ein Labor sollte das Blutbild (mit Differenzierung), orientierende Werte von Nieren, Leber sowie ein BNP, TSH sowie CRP enthalten. Die Bestimmung von D-Dimeren kann bei Exazerbationen, die offenbar nicht durch Infekte bedingt sind, erwogen werden, um bei niedriger Vortestwahrscheinlichkeit eine tiefe Venenthrombose bzw. Lungenembolie relativ sicher auszuschließen. Es sollte jedoch beachtet werden, dass die D-Dimere bei moderater CRP-Erhöhung (ab 50 mg/l) häufig erhöht und daher nur bedingt diagnostisch hilfreich sind und der Normwert ab 50 Jahren mit zunehmendem Alter physiologisch etwas höher liegt. Unüberlegte D-Dimer-Bestimmungen führen nicht selten zu unnötigen Untersuchungen, was vermieden werden sollte.

Fallbericht Fortsetzung

In der Primärdiagnostik wurde eine Lungenfunktion durchgeführt, die eine mittelgradige Obstruktion und mittelgradige Überblähung/Airtrapping (siehe Abb. 4.1) mit lediglich diskreter Teilreversibilität in der Bronchospasmolysetestung zeigte. Zudem wurde eine mittelgradige Transferstörung (siehe Abb. 4.2) nachgewiesen. Der Befund muss in Zusammenschau mit der Klinik als fortgeschrittene COPD gewertet werden. Im EKG ergab sich ein unauffälliger Befund. Das Röntgenbild des Thorax zeigte eine Überblähung bzw. einen Emphysemaspekt, weitere Auffälligkeiten lagen nicht vor (siehe Abb. 4.3a und b). Laborchemisch ließ sich eine leichte Anämie mit einem Hb von 11,2 g/dl nachweisen, während Nieren- und Leberwerte normwertig waren. Erhöhte Entzündungszeichen bestanden nicht. Das BNP war ebenfalls normwertig. Die TSH-Bestimmung ergab eine leichte Erhöhung auf 6,5 mU/l (0,4–4), das fT3 und fT4 waren zudem jeweils leicht vermindert. Somit bestand trotz regelmäßiger Hormonsubstitution eine leichte Hypothyreose. ◀

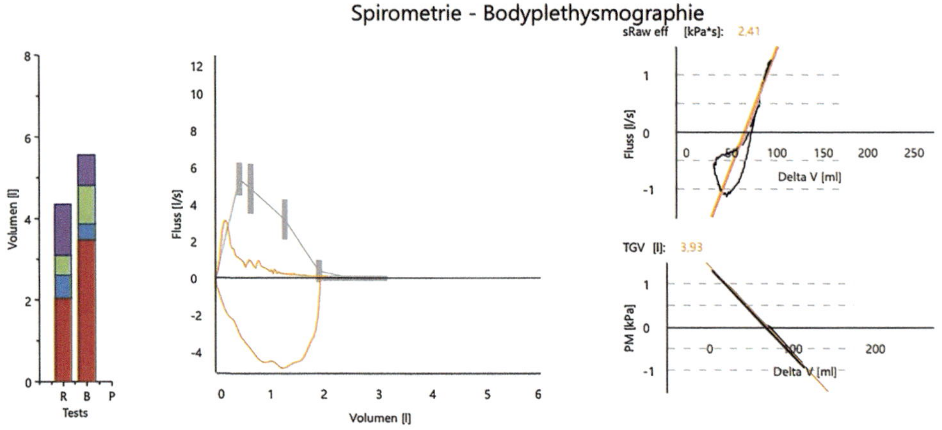

		Soll	LLN	Pre	% Soll	Z-Score
VC IN	**[L]**	2,31	1,62	1,95	85 %	-0,9
FVC	**[L]**	2,55	1,83	2,08	81 %	-1,1
FEV 1	**[L]**	1,97	1,41	0,98	50 %	-2,9
FEV1%FVC	**[%]**	77,89	64,03	47,07	60 %	-3,3
PEF	**[L/s]**	5,36	3,88	3,13	58 %	-2,5
FEF 75	**[L/s]**	0,38	0,14	0,18	46 %	-1,2
FEF 50	**[L/s]**	3,18	1,38	0,41	13 %	-2,5
FEF 25	**[L/s]**	4,84	2,62	0,85	17 %	-3,0
sRaw eff	**[kPa*s]**	0,96	0,96	2,41	251 %	
Raw eff	**[kPa*s/L]**	0,30	0,30	0,61	205 %	
sRaw tot	**[kPa*s]**	0,96	0,96	3,38	352 %	
Raw tot	**[kPa*s/L]**	0,30	0,30	0,86	287 %	
sGaw eff	**[1/(kPa*s)]**	1,04	1,04	0,41	40 %	
TLC	**[L]**	4,64	3,65	5,56	120 %	1,5
FRC	**[L]**	2,61	1,79	3,86	148 %	2,5
ERV	**[L]**	0,57	0,57	0,39	68 %	
RV	**[L]**	2,04	1,47	3,48	170 %	4,1
IC	**[L]**	1,74	1,74	1,69	97 %	
RV%TLC	**[%]**	44,12	34,56	62,61	142 %	3,2

Abb. 4.1 Spirometrie/Bodyplethysmografie: Zeichen der mittelgradigen Atemflussbehinderung (FEV1, Raw eff) mit bronchialer Instabilität in der Fluss-Volumen-Kurve sowie Atmungsschleife, zudem mittelgradige Überblähung (TLC) bei gefesselter Luft/Airtrapping (RV)

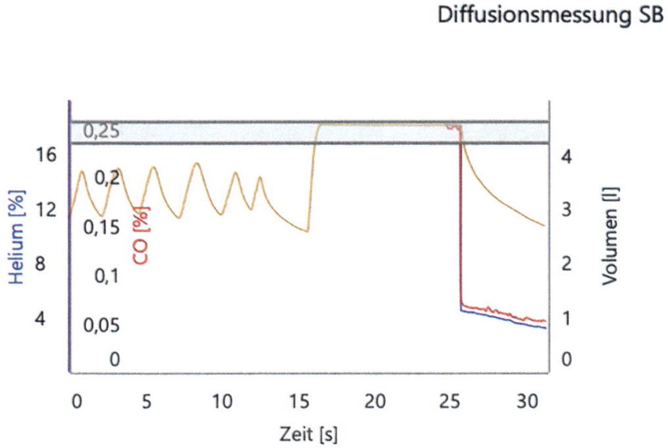

		Soll	LLN	Pre	% Soll	Z-Score
DLCO	**[mmol/min/kPa]**	6,04	4,42	2,88	48 %	-3,7
KCO	**[mmol/min/kPa/L]**	1,41	1,07	0,66	47 %	-4,1
VA	**[L]**	4,33	3,44	4,38	101 %	0,1
VC IN	**[L]**	2,31	1,62	1,96	85 %	-0,8
T hold	**[sec]**	-	-	10,95	-	
TLC	**[L]**	4,64	3,65	4,53	98 %	-0,2
FRC	**[L]**	2,61	1,79	2,69	103 %	0,2
RV	**[L]**	2,04	1,47	2,56	125 %	1,5

Abb. 4.2 Diffusionsmessung mit Nachweis einer mittelgradigen Transferstörung, die bei recht homogen eingeschränkter DLCO und KCO sowie normalem VA am ehesten emphysembedingt ist, prinzipiell aber auch durch eine pulmonale Hypertonie oder auch Anämie bedingt bzw. verstärkt sein könnte

Weiterführende Fall-Diskussion

3. Wie ist die plötzliche klinische Verschlechterung zu erklären?
4. Ist es ungewöhnlich, dass die COPD erst jetzt festgestellt wurde?
5. Wie sollte die Patientin nun behandelt werden?
6. Gibt es Fälle von Belastungsdyspnoe, bei denen sich keine relevante Funktionseinschränkung nachweisen lässt?

3. *Wie ist die plötzliche klinische Verschlechterung zu erklären?*
   Letztlich ist davon auszugehen, dass eine Überlagerung der COPD durch die leichte Anämie und die Hypothyreose zu der Verschlechterung der Beschwerden geführt

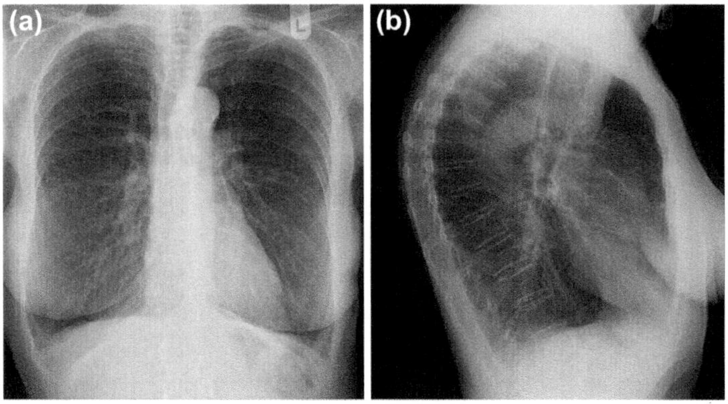

Abb. 4.3 Die Röntgen-Thoraxaufnahmen p.a. (**a**) und lateral (**b**) zeigen einen typischen Befund bei vorliegender COPD mit Emphysem und entsprechender Hypertransparenz und Überblähung mit erweiterten Intercostalräumen, tiefstehenden abgeflachten Zwerchfellen und Fass-Thorax

haben. Während die Patientin sich über Jahre und Monate an die sich langsam verschlechternde Lungenfunktion adaptieren und gewöhnen konnte, haben die zusätzlichen Einschränkungen die kleinen Reserven, die die Patientin noch hatte, aufgebraucht und somit die Leistungsfähigkeit weit in den Alltag hinein eingeschränkt. Während die Anämie die Transferleistung und letztlich die systemische Oxygenierung eingeschränkt haben, führte die Hypothyreose über verschiedene Mechanismen zu einer zusätzlichen Belastungsintoleranz, Abgeschlagenheit und Belastungsdyspnoe. Die Ursache der kurzfristig zugenommenen Hypothyreose wäre zu klären. Die Ursache der leichten Anämie ließ sich durch eine diffuse erosive Blutung der Magenschleimhaut bei verstärktem NSAR-Gebrauch in den letzten drei Wochen begründen. Arthrotische Kniebeschwerden hatten die Patientin schon länger davon abgehalten, sich in besonderem Maße körperlich zu belasten, sodass belastungsinduzierte Atembeschwerden lange Zeit kaum evident waren.

4. *Ist es ungewöhnlich, dass die COPD erst jetzt festgestellt wurde?*
Es ist nahezu klassisch, dass die Erstdiagnose der COPD Jahre nach Beginn der Lungenfunktionseinschränkungen erfolgt. Die funktionellen Einschränkungen sind zunächst nur diskret und schreiten in der Regel nur schleichend voran. Diese Limitationen werden von den Patienten, die sich meist in ihrer 5. oder 6. Lebensdekade befinden, als Alterungserscheinungen selbst interpretiert. Eine leichte chronische Bronchitis geht meist der funktionellen Einschränkung voraus und wird, wenn überhaupt bemerkt, als typische Rauchfolge toleriert oder auch verdrängt. Letztlich gewöhnen sich die meisten Patienten über Jahre an stetig zunehmende Beschwerden. Ein moderner Lebensstil ohne größere körperliche Belastung führt außerdem dazu, dass viele Patienten zunächst gar nicht an ihre Beschwerde- bzw. Leistungsgrenze herangeführt werden. Erst wenn die Symptome bei alltäglichen Belastungen einsetzen, merken viele Patienten,

dass etwas nicht stimmt und stellen sich zur Abklärung vor. Mitunter wird eine COPD auch nebenbefundlich auffällig, da Komorbiditäten, alleine aufgrund des Rauchens, häufig sind.

5. *Wie sollte die Patientin nun behandelt werden?*
Die Behandlung sollte die verschiedenen Aspekte berücksichtigen. Bei Patienten mit ausgeprägten Beschwerden (CAT-Symptomscore 10 und mehr) ist primär eine duale Bronchodilatation (LAMA und LABA) empfohlen. Die Gabe eines inhalativen Glucocorticosteroids (ICS) ist initial nur bei deutlich erhöhter Blut-Eosinophilenzahl von >300 Zellen/µl empfohlen, was bei reinen COPD-Patienten eher selten ist.
Zudem sollte die Rauchaufgabe unterstützt und der Beginn eines leichten körperlichen Trainings angestrebt werden. Dies lässt sich nur durch ambulante pneumologische Anbindung bzw. Betreuung sicher realisieren. Die Anämie müsste sich bei Behandlung der Erosionen und gefüllten Eisenspeichern kurzfristig selber limitieren und sollten sicherheitshalber verlaufskontrolliert werden. In diesem Zuge sollte auch geklärt werden, wie die Kniegelenksbeschwerden verbessert werden könnten um erhöhte NSAR-Einnahmen zukünftig zu vermeiden und die Mobilität zu verbessern. Bei vorliegender Hypothyreose müsste die Hormonsubstitution angepasst bzw. dosiserhöht und im Verlauf regelmäßig kontrolliert werden.

6. *Gibt es Fälle von Belastungsdyspnoe, bei denen sich keine relevante Funktionseinschränkung nachweisen lässt?*
Immer wieder stellen sich Patienten mit einer belastungsinduzierten Kurzatmigkeit vor, bei denen sich im Verlauf herausstellt, dass es vielmehr eine starke Abgeschlagenheit ist, die einer eigentlichen Belastungsdyspnoe sehr ähnelt. Ursächlich lassen sich hier zum Beispiel depressive Störungen, eine Hypothyreose oder auch ein sog. Post-COVID-Syndrom mit entsprechender Fatigue nachweisen. Mitunter ist es aber auch die Therapie mit einem Betablocker, die dazu führt, dass der Patient sich bei kurzfristiger Belastung (z. B. beim Treppensteigen) funktionell nur eingeschränkt adaptieren kann (Frequenzstarre) und daher eine kompensatorische Mehrventilation als unangenehm bzw. Dyspnoe gedeutet wird.

Clinical Pearls

- Eine ausführliche und differenzierte Anamnese ist unumgänglich, zumal sehr viele pneumologische Störungen bzw. Erkrankungen mit einer Dyspnoe einhergehen.
- Dyspnoe ist primär eine subjektive Wahrnehmung, die um eine affektive Komponente ergänzt wird.
- Die Intensität der Dyspnoe korreliert prinzipiell eher schlecht mit dem Ausmaß der Einschränkung.

- Die zugrunde liegenden Ursachen sind sehr weit gefächert. Neben kardiopulmonalen Erkrankungen muss zusätzlich an extrathorakale Störungen gedacht werden und mitunter handelt es sich auch um kombinierte oder komplexe Einschränkungen.
- Lungenfunktionsmessungen sind etablierter Standard in der diagnostischen Abklärung von Dyspnoe. Profunde Kenntnisse über die verschiedenen Methoden sind essenziell in der Differenzialdiagnostik.
- Eine COPD ist eine häufige Ursache für eine persistierende Belastungsdyspnoe und wird oft erst nach jahrelanger Latenz und in fortgeschrittenem Stadium diagnostiziert. Vielfach besteht zudem eine Komorbidität, die die Beschwerden weiter verstärken kann.
- Die Abgrenzung der chronischen Belastungsdyspnoe von einer Abgeschlagenheit oder auch Fatigue ist bisweilen herausfordernd, da die Beschwerden sehr ähnlich wahrgenommen werden können.

► **Kapitelhinweis für weiterführende Informationen** Asthma bronchiale, COPD, Interstitielle Lungenerkrankungen

Weiterführende Literatur

Wahls SA (2012) Causes and evaluation of chronic dyspnea. Am Fam Physician 86(2):173–180

Greulich T et al (2017) Prevalence of comorbidities in COPD patients by disease severity in a German population. Respir Med 132:132–138

Berliner D et al (2016) The differential diagnosis of dyspnoea. Dtsch Arztebl Int 113:834–845

Burki NK, Lee LY (2010) Mechanisms of dyspnea. Chest 138(5):1196–1201

Agustí A et al (2023) Global initiative for chronic obstructive lung disease 2023 report: GOLD executive summary. Eur Respir J 61:2300239

Kahnert K et al (2023) Diagnostik und Therapie der COPD und ihrer Komorbiditäten. Dtsch Arztebl Int 120:434–444

Criée CP et al (2024) Aktuelle Empfehlungen zur Lungenfunktionsdiagnostik. Atemwegs- und Lungenkrankheiten 50(3):111–184

Pleuraerguss

5

5.1 Einleitung

Ein Pleuraerguss bezeichnet eine pathologische Flüssigkeitsansammlung im Pleuraraum und kann ein- oder beidseitig auftreten. Es ist wichtig, zu verstehen, dass der Pleuraerguss nicht die Erkrankung selbst darstellt, sondern vielmehr Ausdruck einer zu bezeichnenden Störung ist. Die Pathogenese ist sehr heterogen und die Ursache ist entweder im Pleuraraum selbst zu finden (z. B. entzündlich, infektiös, tumorös) oder auch extrapleural (z. B. kardial, hormonell, alimentär). Die pathologische Relevanz reicht dabei von einem kleinen harmlosen Begleiterguss im Rahmen einer viralen Pleuritis bis hin zum Ausdruck einer ernsthaften Erkrankung der Pleura, wie beispielsweise einem Pleuramesotheliom. Die häufigste Ursache eines Pleuraergusses ist eine Linksherzinsuffizienz. Je nach Zell- und Eiweißgehalt wird bei den verschiedenen Ergussformen prinzipiell zwischen einem exsudativen oder einem transsudativen Pleuraerguss unterschieden. Diese Bestimmung erlaubt häufig schon eine erste relevante Differenzierung, denn nur sehr wenige Erkrankungen können mit beiden Ergussformen einhergehen (z. B. Lungenembolie). Häufig liefern auch weitere Symptome wie beispielsweise periphere Ödeme oder Fieber weitere ätiologische Hinweise. Ein Überblick über die verschiedenen Ursachen eines Pleuraergusses gibt Tab. 5.1. Es sollte zudem jedoch bedacht werden, dass der Erguss in nicht wenigen Fällen und vor allem bei älteren und multimorbiden Patienten auch durch verschiedene Pathologien bedingt sein kann, was die Diagnostik und Therapie erheblich erschweren kann und profunde pathophysiologische Kenntnisse erforderlich macht.

Bei Verletzungen, Rippenbrüchen oder auch malignem Geschehen kommt es oft zu Einblutungen: Ist der Erguss blutig tingiert, spricht man von einem hämorrhagischen Erguss. Bei einem Hämatokritanteil des Ergusses von >50 % von dem des Blutes, liegt definitionsgemäß ein Hämatothorax vor. Ist ein blutiger Erguss mit einem Pneumothorax

D. Bösch, *Pneumologie*, https://doi.org/10.1007/978-3-662-71444-7_5

Tab. 5.1 Ursachen eines Pleuraergusses, differenziert in Exsudat und Transsudat

Exsudat	Transsudat
Pneumonie	Herzinsuffizienz
Malignom	Lungenembolie
Lungenembolie	Leberzirrhose
Infektion der Pleura	Nephrotisches Syndrom
Rheumatische Erkrankungen	Atelektase
Asbestose	Hypalbuminämie
Pankreatitis	Hypothyreose
Sarkoidose	Sarkoidose
Dressler-Syndrom	Konstriktive Perikarditis
Medikamente	Meigs-Syndrom

kombiniert nennt man dies Hämatopneumothorax @production: Der Verweis ist 5 Zeilen oberhalb, dort passt er auch besser..

Grundlegende Überlegungen und vertiefende Diskussionspunkte:

1. Welche Symptomatik ist bei einem Pleuraerguss zu erwarten?
2. Was versteht man unter den sogenannten Light-Kriterien, und wie sind diese definiert?
3. Gibt es neben LDH und Eiweiß weitere sinnvolle Parameter, um die Ergussflüssigkeit zu analysieren?
4. Ist es empfehlenswert, nach Feststellung eines Pleuraergusses zunächst auf eine Besserung zu warten?

5.2 Diskussion

1. *Welche Symptomatik ist bei einem Pleuraerguss zu erwarten?*
   Je nach Größe und Ausdehnung des Ergusses kommt es über den verdrängenden Effekt u. a. zu einer restriktiven Ventilationsstörung mit Kurzatmigkeit. Etwaige Atembeschwerden korrelieren jedoch schlecht mit dem Ausmaß des Ergusses. Bei sehr ausgeprägten Ergüssen kann eine Lungenkompression zudem mit einem trockenen Husten einhergehen. Sonst werden die Beschwerden vielmehr durch den zugrunde liegenden Prozess bestimmt. Eine Entzündung der Pleura kann etwa mit einem atemabhängigen pleuritischen Schmerz einhergehen. Hierbei ist zu bemerken, dass lediglich die Pleura parietalis (Rippenfell) schmerzempfindlich ist und der Schmerz häufig deutlich nachlässt, sobald ein Erguss die beiden Pleurablätter trennt und das Pleurareiben reduziert.
2. *Was versteht man unter den sogenannten Light-Kriterien und wie sind diese definiert?*
   Die Light-Kriterien bilden auch Jahrzehnte nach ihrer Publikation in den 70er-Jahren die Basis der Unterscheidung zwischen einem exsudativen oder transsudativen Pleuraerguss.

Bei Zutreffen von einem oder mehreren dieser Kriterien liegt gemeinhin ein Exsudat vor:

- *P*roteinwert in der Pleuraflüssigkeit dividiert durch den Serum-Proteinwert >0,5
- Laktatdehydrogenase (LDH) in der Pleuraflüssigkeit >200 IU (bzw. über ⅔ des oberen Grenzwerts der normalen Serum-LDH)
- LDH-Wert der Pleuraflüssigkeit dividiert durch den Serum-LDH-Wert >0,*6*

3. *Gibt es neben LDH und Eiweiß weitere sinnvolle Parameter die Ergussflüssigkeit zu analysieren?*
   Während die Sensitivität zum Nachweis eines Exsudates bei nahezu 100 % liegt, ist die Spezifität mit ca. 80 % deutlich schlechter. Das bedeutet, dass ein signifikanter Anteil von transsudativen Ergüssen als Exsudat missklassifiziert wird. Dies betrifft vor allem Patienten mit chronischen Ergüssen und/oder diuretischer Therapie. Wird das Vorliegen eines Pseudoexsudates befürchtet, kann die Bestimmung des Serum-Erguss-Proteingradienten hilfreich sein, wobei ein Wert von > 3,1 g/dl für das Vorliegen eines primären Transsudates spricht. Bei weiterhin bestehendem Verdacht trotz kleinerem Gradienten wird die Bestimmung des NT-pro-BNP im Erguss empfohlen. Ein Wert >1300 pg/ml deutet wiederum stark auf ein Transsudat hin.
4. *Ist es empfehlenswert nach Feststellung eines Pleuraergusses zunächst auf eine Besserung zu warten?*
   Ein Punktat sollte zunächst immer visuell beurteilt werden: Ist die Ergussflüssigkeit serös (klar/trüb), eitrig, chylös (milchig) oder hämorrhagisch? Aussehen und Geruch können bereits erste wichtige Informationen liefern (siehe Abb. 5.1a–d). Bei Hinweisen auf ein Exsudat kann es hilfreich sein, weitere Parameter zu bestimmen. Die Indikation zur Durchführung einer mikrobiologischen Untersuchung (ggf. auch hinsichtlich Tuberkulose) sowie zytologischen Beurteilung sollte großzügig gestellt werden. In besonderen Fällen kann zudem die zusätzliche Bestimmung des pH-Wertes und ferner von Glukose, Cholesterin, Triglyzeride und Hämatokrit sinnvoll sein. Wenn die Klinik und die Umstände (Alter, Vorgeschichte, Plausibilität) für ein Transsudat (durch eine Linksherzinsuffizienz) sprechen, ist es durchaus denkbar, zunächst einen Behandlungsversuch einzuleiten und dann abzuwarten um den Erfolg nach wenigen Tagen zu kontrollieren (siehe Abb. 5.2). Pleuraergüsse im Rahmen einer Herzinsuffizienz manifestieren sich meist zunächst rechtsseitig und lassen sich im Verlauf dann oft rechtsführend auf beiden Seiten nachweisen. Orthopnoe, periphere Ödeme, Halsvenenstauung und weitere Zeichen geben oft wertvolle Hinweise.

   Ein unklarer Pleuraerguss sowie ein Erguss, der nicht adäquat auf die Therapie anspricht bzw. persistiert, sollte unbedingt zeitnah punktiert bzw. weiter abgeklärt werden. Der Erguss ist nur Ausdruck einer Erkrankung die es zu diagnostizieren gilt. Neben einer Röntgen-Thoraxaufnahme sowie einer Sonografie des Thorax (siehe Abb. 5.3) mit Ergusspunktion ist insbesondere bei einem Nachweis eines exsudativen Ergusses auch eine Computertomografie des Thorax und ggf. auch eine Biopsie der Pleura erforderlich. Eine Probeentnahme kann mittels Stanzbiopsie oder video-

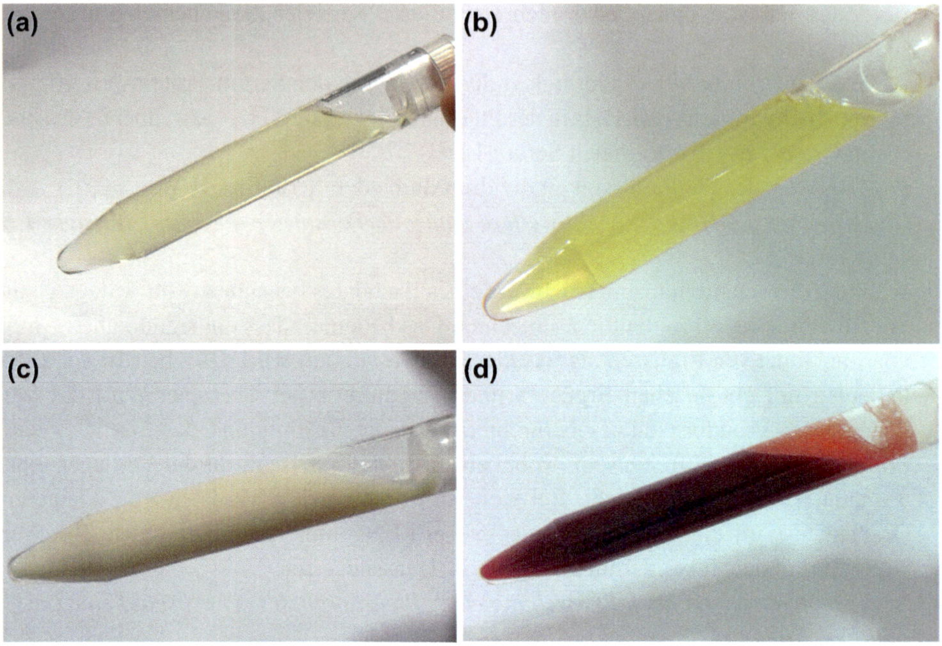

Abb. 5.1 Pleurapunktat (**a**) Transsudat bei Atelektase (Erguss klar, Light-LDH- bzw. Protein-Quotient 0,35 bzw. 0,4); (**b**) Exsudat bei Pleuropneumonie (Erguss trüb, Light LDH- bzw. Protein-Quotient 0,72 bzw. 0,65); (**c**) chylöser Erguss bei Lymphom (Erguss milchig, dünnflüssig, geruchsneutral, Triglyzeridkonzentration 530 mg/dl und Chylomikronennachweis; (**d**) hämorrhagischer Erguss bei pleurametastasiertem kleinzelligem Lungenkarzinom (rot-blutig, Hämatokrit 3 % (HK des Blut 42 %))

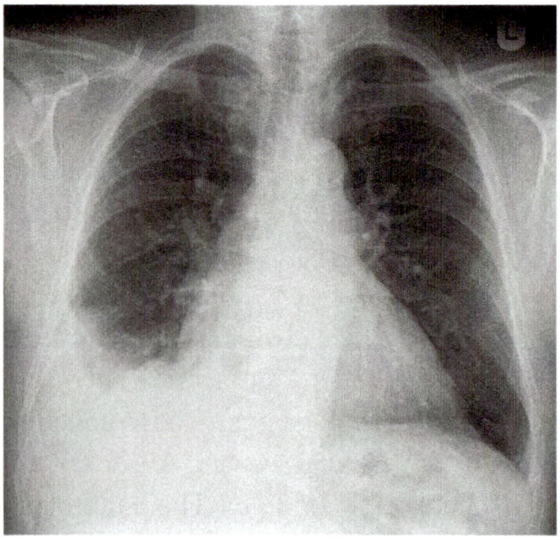

Abb. 5.2 Ein Röntgen-Thoraxbild in p.a. Strahlengang zeigt einen rechtsseitigen Pleuraerguss sowie eine leichte Herzvergrößerung bei bekannter Herzinsuffizienz. Unter diuretischer Therapie Rückbildung des Ergusses in wenigen Tagen

assistierter Thorakoskopie erfolgen. Die geeignete Methode bestimmt sich über verschiedene Faktoren, wie sonografische Sichtbarkeit und Erreichbarkeit umschriebener Veränderungen, Komorbidität etc.

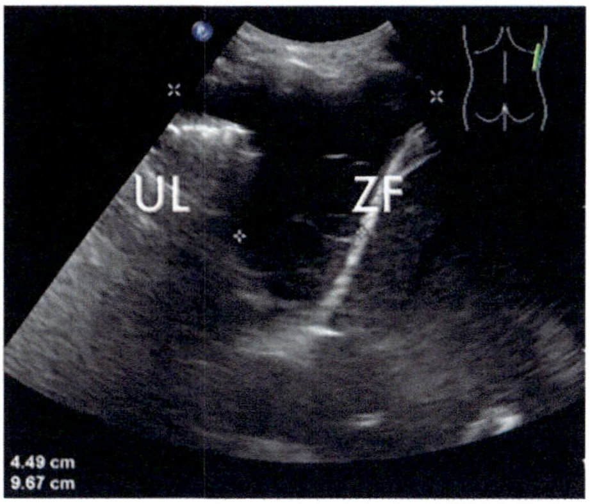

Abb. 5.3 Eine sonografische Untersuchung des Thorax zeigt einen Pleuraerguss im Sitzen von ca. 1000 ml. Volumenschätzung über die Ausdehnung (A + B) × 70, hier: (4,5 cm + 9,7 cm) × 70. UL = Unterlappen, ZF = Zwerchfell

▶ **Merke** Das Spektrum der zugrunde liegenden Ursachen und die pathologische Relevanz eines Pleuraergusses sind sehr weit gefächert. Am häufigsten sind Pleuraergüsse im Rahmen einer Linksherzinsuffizienz. Ausgeprägte Ergüsse gehen meist mit einer Kurzatmigkeit und mitunter einem trockenen Husten einher. Anderenfalls ist eine etwaige Symptomatik meist durch die zugrunde liegende Ursache geprägt, wie etwa Schmerzen bei entzündlichen Reaktionen. Die primäre Differenzialdiagnostik basiert auf der Bestimmung der Light-Kriterien mit der Unterscheidung von exsudativen und transsudativen Ergüssen. Es sollte stets bedacht werden, dass ein Pleuraerguss nur Ausdruck einer Störung ist und nicht die primäre Erkrankung selbst darstellt, eine weitergehende Abklärung ist daher meist unerlässlich.

5.3 Klinische Falldiskussion

Fallschilderung

Aufgrund einer zunehmenden Belastungsdyspnoe und eines persistierenden trockenen Hustens wird ein 68-jähriger Patient (174 cm, 65 kg, 22 kg/m^2) stationär eingewiesen. Die Atembeschwerden hätten sich über die letzten zwei Monate entwickelt und träten seit Kurzem nun auch nachts im Liegen auf. Thorakale Schmerzen lägen nicht vor und Ödeme seien nicht beobachtet worden. Fieber oder andere Infektzeichen seien über die Wochen ebenfalls nicht aufgetreten. Der Patient gibt ferner an, nie geraucht zu haben und bisher auch noch nie ernsthaft an Lunge oder Herz erkrankt gewesen zu sein.

Erster Untersuchungsbefund

Auskultatorischer Befund von vesikulären Atemgeräuschen links bei hingegen fehlenden Atemgeräuschen rechts, Herztöne rein und rhythmisch, HF 80 /min, RR 120/65 mmHg, AF 16 /min, SpO2 94 % unter RL, keine Ödeme. ◀

Fall-Diskussion

1. Wie lautet die Verdachtsdiagnose und welche Untersuchung ist als nächstes sinnvoll?
2. Welche Intention verfolgt eine Ergusspunktion und wie sollte sie durchgeführt werden?

1. *Wie lautet die Verdachtsdiagnose und welche Untersuchung ist als nächstes sinnvoll?*
   Die seit Kurzem zunehmende Dyspnoe, der trockene Husten und das fehlende Atemgeräusch rechts lassen prinzipiell folgende Diagnosen vermuten: Totalatelektase, Pneumothorax oder massiver Pleuraerguss rechts. Eine Röntgenaufnahme des Thorax sollte bei der ersten Differenzierung rasch helfen. Abb. 5.4 zeigt das Röntgenbild mit totaler Verschattung der rechten Lunge, so dass ein Pneumothorax ausgeschlossen ist, hierfür wäre die zunehmende Beschwerdedauer von nunmehr über zwei Monaten auch zu lang. Die Verdrängung der Trachea nach kontralateral legt den Verdacht auf einen massiven Erguss nahe und passt gut zur Zeitschiene. Eine Totalatelektase z. B. durch Bolusobstruktion nach Aspiration würde eher mit einer Verlagerung der Trachea zur atelektatischen Lunge hin einhergehen und hätte sich zudem zügiger manifestiert.
   Der Nachweis eines Pleuraergusses gelingt am schnellsten und sichersten mittels Sonografie. Insbesondere bei sitzenden Patienten lassen sich auch kleinste Ergussmengen (von 5–10 ml) detektieren. Die Nachweisgrenze bei konventionellen Röntgenaufnahmen (p.a. Strahlengang im Stehen) liegt hingegen bei ca. 200 ml.
2. *Welche Intention verfolgt eine Ergusspunktion und wie sollte sie durchgeführt werden?*
   Eine Ergusspunktion des massiven rechtsseitigen Pleuraergusses sollte nach orientierender sonografischer Untersuchung des Thorax durchgeführt werden und verfolgt mehrere Ziele. Zum einen soll eine Volumenentlastung eine Belüftung der Lunge ermöglichen und so die Kurzatmigkeit verbessern. Es empfiehlt sich, bei der ersten Thorakozentese nicht mehr als 1000 ml zu drainieren. Größere Entlastungen erhöhen die

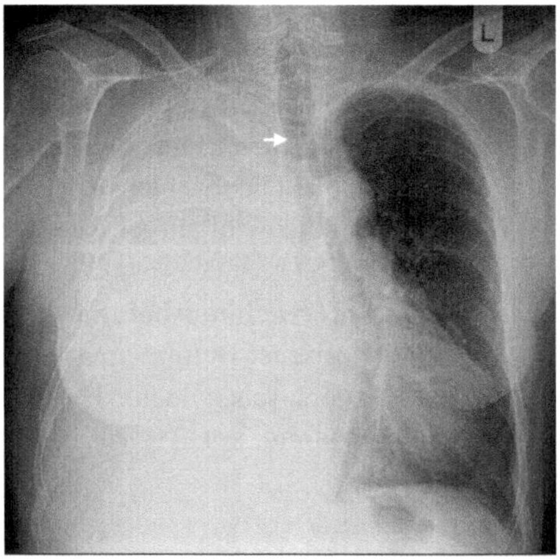

Abb. 5.4 Ein initiales Röntgen-Thoraxbild p.a. zeigt eine totale Verschattung der rechten Lunge mit Verdrängung der Trachea nach links (Pfeil) bei massivem Pleuraerguss

Gefahr eines Pneumothorax, einer Kreislaufreaktion oder auch eines Reexpansionslungenödems.

Die Volumenentlastung dient zum anderen der Vorbereitung einer Computertomografie, da die betroffene Lunge bzw. Pleura bei massivem Erguss kaum beurteilt werden kann. Nach wenigen Stunden kann eine weitere Thorakozentese (erneut ca. 1000 ml) durchgeführt werden. Neben einer wiederholten Punktion ist auch das Einbringen eines dünnlumigen Pleurakatheters mit fraktioniertem Ablassen der Ergussflüssigkeit eine Option.

Letztlich dient die therapeutische Punktion auch der Diagnostik und es sollten verschiedene Proben aus dem Punktat analysiert werden. Neben der Bestimmung von LDH und Eiweiß scheint hier mindestens die Durchführung einer zytologischen Untersuchung angezeigt. Eine erste makroskopische Begutachtung der Ergussflüssigkeit gibt mitunter weitere Hinweise. Die Ergussmenge zur zytologischen Untersuchung sollte 100 ml möglichst nicht unterschreiten, da sich die diagnostische Aussagekraft (insbesondere bei malignen Erkrankungen) mit zunehmendem Probevolumen verbessert.

Fallbericht Fortsetzung

Sonografisch bestätigte sich der massive rechtsseitige Pleuraerguss. Orientierend ergaben sich jedoch keine pleuralen Auffälligkeiten. Es erfolgte eine Thorakozentese dorsolateral am Oberrand der neunten Rippe. Mit viel Druck entleerte sich eine leicht hämorrhagische Ergussflüssigkeit in den Auffangbeutel. Nach gut 800 ml wurde die Drainage vorsichtshalber beendet. Die Abb. 5.5 a zeigt das Röntgenbild des Thorax nach der ersten Punktion. Die Druckentlastung ging mit einer Normalisierung des mediastinalen Shiftings einher, während die Lunge jedoch weiterhin nicht belüftet war. Es erfolgte daher nach drei Stunden eine weitere entlastende Punktion von 800 ml. Im nachfolgenden Röntgenbild offenbarte sich nun die Entwicklung eines Pneumothorax bzw. Seropneumothorax (siehe Abb. 5.5 b). Es folgte die Anlage einer dünnlumigen Bülau-Drainage. Der Erguss entleerte sich weiter, die Lunge entfaltete sich jedoch kaum (siehe Abb. 5.5 c). Zur weiteren Abklärung wurde eine Computertomografie durchgeführt (siehe Abb. 5.6). Sie zeigte neben dem persistierenden Seropneumothorax auch tumoröse Strukturen, die später bronchoskopisch bioptiert und als Adenokarzinom der Lunge diagnostiziert wurden. Eine zytologische Untersuchung der Ergussflüssigkeit hatte dies bestätigt und so auch den Nachweis einer pleuralen Metastasierung gesichert. ◄

Weiterführende Fall-Diskussion

3. Wieso lässt sich die Lunge trotz Saugdrainage nicht entfalten?
4. Welche Möglichkeiten gibt es, rezidivierende oder chronische Pleuraergüsse zu behandeln?

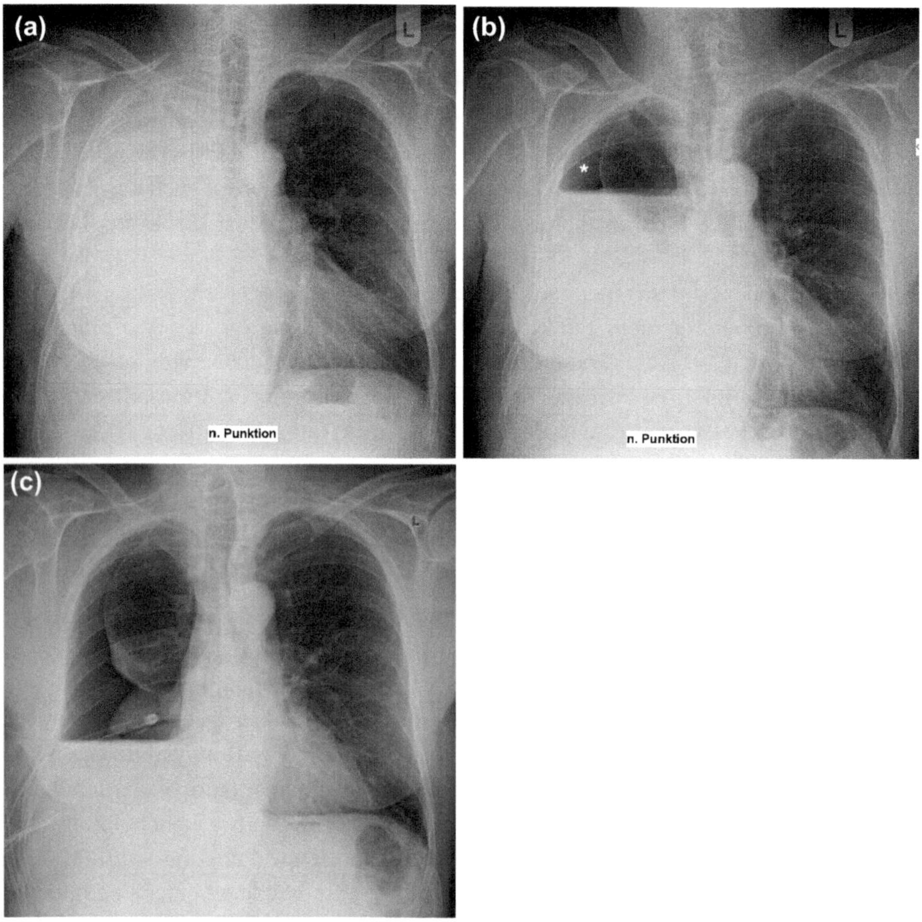

Abb. 5.5 Röntgen-Thoraxbild nach Punktion und Drainage von 800 ml leicht hämorrhagischer Ergussflüssigkeit (**a**): weiterhin totale Verschattung, jedoch rückgebildete Verdrängung der Trachea. Röntgen-Thoraxaufnahme nach erneuter Abpunktion von 800 ml nach einigen Stunden (**b**): nun Seropneumothorax mit Ergussspiegel und apikalem Pneumothorax (*). Röntgen-Thoraxbild nach Anlage einer Bülau-Drainage und Ablassen von weiteren 1000 ml (**c**): die gefesselte Lunge expandiert nicht

3. *Wieso lässt sich die Lunge trotz Saugdrainage nicht entfalten?*
   Die Lunge ist offensichtlich gefesselt („trapped lung syndrome"). Das bedeutet, dass sich die Lunge auch bei negativem Pleuradruck nicht entfalten kann. Ursächlich ist eine (partielle) Ummantelung bzw. Verschwartung der viszeralen Pleura mit malignem bzw. narbig-fibrösem Gewebe. Neben malignen Ursachen (Pleurakarzinose oder Pleuramesotheliom) kommen auch chronisch entzündliche Prozesse (z. B. bei Infekten) in Betracht. Problematisch ist die Anlage stark negativer Drücke über die Drainage, da sie zum Aufreißen der Lungenoberfläche mit Fistelung führen kann. Wird der negative Druck reduziert, füllt sich das Vakuum wieder relativ rasch mit Ergussflüssigkeit auf.

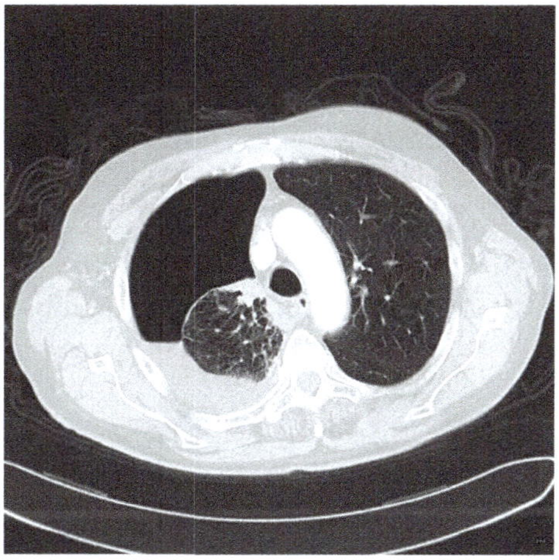

Abb. 5.6 In der Computertomografie des Thorax Darstellung des Seropneumothorax mit residuellem Erguss und Pneumothorax bei teilatelektatischer Lunge. In weiteren CT-Schnitten zeigten sich auch tumoröse Strukturen

4. *Welche Möglichkeiten gibt es, rezidivierende oder chronische Pleuraergüsse zu behandeln?*
   Maligne Pleuraergüsse sprechen meist gut auf eine wirksame systemische Tumortherapie (z. B. Chemotherapie) an. In manchen Fällen kann es aber auch sinnvoll sein, eine videoassistierte Thorakoskopie (VATS) durchzuführen, um die Diagnose und das Ausmaß einer Pleurakarzinose zu sichern, die Pleura zu säubern (Adhäsiolyse oder Dekortikation) und eine Pleurodese durchzuführen. Hierbei sollen die Pleurablätter zueinander gebracht und durch eine nachfolgende Drainagebehandlung durch induzierte inflammatorische Prozesse (z. B. durch eine Talkumpoudrage) zusammenwachsen, um so eine erneute Ergussbildung zu verhindern. Bei stark gefesselter Lunge ist dies nicht möglich und so erfolgt mitunter die Anlage einer Dauerdrainage (getunnelter Pleurakatheter), durch die (z. B auch im häuslichen Setting) regelmäßig zur Palliation der Beschwerden Ergussflüssigkeit abgelassen werden kann.

Clinical Pearls

- Ein Pleuraerguss ist lediglich Ausdruck einer Störung und nicht die Erkrankung selbst.
- Die Beschwerden eines Pleuraergusses (z. B. Kurzatmigkeit und trockener Husten) sind sehr unspezifisch und liegen meist erst bei größerer Ausdehnung vor. Häufiger wird die Symptomatik von dem zugrunde liegenden Prozess geprägt.
- Die häufigste Ursache für einen Pleuraerguss ist die Linksherzinsuffizienz. Da jedoch auch schwerwiegende Pathologien ursächlich sein können, muss ein Erguss insbesondere bei Persistenz oder Progredienz abgeklärt werden.
- Exsudative Pleuraergüsse sind meist parapneumonisch und am zweithäufigsten maligne.

- Bei beidseitigem Erguss können mitunter verschiedene Ätiologien gefunden werden, weshalb meist eine beidseitige Punktion durchgeführt werden sollte.
- Die Sonografie ist (insbesondere bei sitzendem Patienten) dem konventionellen Röntgen in der Sensitivität des Nachweises kleinerer Ergussmengen deutlich überlegen.
- Bereits die makroskopische Beurteilung des Punktates liefert erste Hinweise, ersetzt jedoch nicht die laborchemische Analyse (mind. LDH, Eiweiß). Oft sind zudem weitere Untersuchungen (pH-Wert, Mikrobiologie, Zytologie etc.) notwendig
- Die Light-Kriterien haben eine sehr gute Sensitivität in der Bestimmung eines Exsudates. In ca. 20 % werden Transsudate jedoch fälschlicherweise als Exsudat klassifiziert. Bei Verdacht kann die Bestimmung des Proteingradienten zwischen Serum und Ergussflüssigkeit bzw. die Messung des NT-pro-BNP aus dem Erguss hilfreich sein.
- Unter Diuretikatherapie erfüllen einige Ergüsse bei Patienten mit Herzinsuffizienz die Kriterien für ein Exsudat, bei Differenz des Eiweißgehaltes zwischen Serum und Erguss von > 3,1 g/dl kann man von einem Transsudat ausgehen.
- Eine volumenentlastende Thorakozentese sollte aus Sicherheitsgründen auf höchstens 1000 ml pro Sitzung begrenzt werden. Nach einer Pleurapunktion sollte in der Regel ein Pneumothorax (sonografisch oder radiologisch) ausgeschlossen werden.
- Gerade bei ausgeprägten (älteren) Ergüssen muss auch an die Möglichkeit einer gefesselten Lunge mit eingeschränkter Entfaltbarkeit gedacht werden.

▶ **Kapitelhinweis für weiterführende Informationen** Pneumonie, Lungenkarzinom, Tuberkulose, Lungenembolie, Malignes Pleuramesotheliom

Weiterführende Literatur

Frank W (2004) Diagnostisches Vorgehen beim Pleuraerguss. Serie Pleuraerkrankungen Pneumologie 58:777–790

Porcel JM, Light RW (2006) Diagnostic approach to pleural effusion in adults. Am Fam Physician 73:1211–1220

Light RW (2013) The Light criteria. The beginning and why they are useful 40 years later. Clin Chest Med 34:21–26

Ried M, Hofmann HS (2013) Behandlungskonzepte der Pleurakarzinose mit malignem Pleuraerguss. Dtsch Arztebl Int 110(18):313–318

Jany B, Welte T (2019) Pleuraerguss des Erwachsenen – Ursachen. Diagnostik und Therapie Dtsch Arztebl Int 116:377–386

Feller-Kopman D, Light R (2018) Pleural disease. N Engl J Med 378:740–751

Asthma bronchiale

6

6.1 Einleitung

Asthma bronchiale betrifft nicht nur Kinder und Jugendliche, es kann prinzipiell in jedem Lebensalter auftreten. Die Lebenszeitprävalenz in Deutschland beträgt über 8 %, somit gehört Asthma bronchiale zu den Volkskrankheiten. Da sich Asthma in höherem Alter seltener erstmanifestiert, wird es nicht selten über längere Zeit übersehen oder auch als COPD oder Herzinsuffizienz fehlgedeutet. Es gibt transiente Asthmaformen, die auf die Kindheit begrenzt sind. In rund der Hälfte der im Kindesalter erworbenen Fälle persistiert das Asthma jedoch bis in das Erwachsenenalter hinein (sog. Early-Onset-Asthma). Hierbei spielt fast immer eine Allergie gegen Aeroallergene (vor allem Hausstaubmilben, Pollen) eine Rolle. Asthma bronchiale kann jedoch auch erstmals im Erwachsenenalter auftreten (sog. Adult-Onset-Asthma). Oft tritt dies dann infolge von Atemwegsinfektionen auf oder ist mit einer chronischen Rhinosinusitis mit oder ohne Nasenpolypen sowie anderen Komorbiditäten assoziiert.

Das Asthma bronchiale ist definiert als eine heterogene, multifaktoriell bedingte, chronisch-entzündliche Atemwegserkrankung, die meist durch eine bronchiale Hyperreagibilität und/oder eine variable Atemwegsobstruktion charakterisiert ist und sich klinisch durch respiratorische Symptome (wie Luftnot, Brustenge, Giemen und Husten) wechselnder Intensität und Häufigkeit äußern kann. Die Beschwerden können viele Formen annehmen und die Schilderungen der Patienten variieren recht stark. Erschwerend kommt hinzu, das Kinder und Jugendliche sowie ältere Menschen eine leichte bis mittelgradige bronchiale Obstruktion oft gar nicht bemerken bzw. den schwankenden Charakter nicht wahrnehmen.

Unbehandelt oder unzureichend behandelt manifestiert sich die Erkrankung meist mit rezidivierenden Episoden von Kurzatmigkeit, typischen Atemnebengeräuschen (Giemen), Engegefühl in der Brust sowie Reizhusten, besonders nachts und in den frühen Morgenstunden. Asthmabeschwerden sind normalerweise spontan reversibel oder nach adäquater

D. Bösch, *Pneumologie*, https://doi.org/10.1007/978-3-662-71444-7_6

Behandlung. Phasen progredienter Beschwerden, die über das übliche Maß der variablen Symptome hinausgehen und eine Intensivierung der Medikation erfordern, bezeichnet man als Asthma-Exazerbation bzw. Asthma-Anfall. Der Schweregrad der Exazerbationen kann hierbei stark variieren und selten auch lebensbedrohliche Ausmaße annehmen.

Einige Asthma-Patienten beklagen vielmehr einen chronischen produktiven Husten mit anhaltender vermehrter Sputumproduktion (hell, glasiger Auswurf) und eben keinen trockenen Reizhusten, der oft schon bei tiefem Luftholen oder Lachen ausgelöst wird. Hierbei können Zeichen der bronchialen Enge auch vollständig fehlen (sog. Cough-variant-Asthma).

Die Diagnose eines Asthma bronchiale basiert auf charakteristischen Symptomen bzw. anamnestischen Hinweisen und lungenfunktionellen Veränderungen oder auch dem Nachweis typischer Biomarker.

Grundlegende Überlegungen und vertiefende Diskussionspunkte:

1. Welche Asthmaformen werden grundsätzlich unterschieden?
2. Wie lauten die diagnostischen Kriterien zum Nachweis eines Asthma bronchiale?
3. Was sind endogene und exogene Einflussfaktoren von Asthma?
4. Wie ist ein Cough-variant-Asthma nachzuweisen und wovon ist es abzugrenzen?

6.2 Diskussion

1. *Welche Asthmaformen werden grundsätzlich unterschieden?*
   Asthma bronchiale hat in gut der Hälfte der Fälle einen pathogenetischen Bezug zu einer Allergie, dies trifft insbesondere für Kinder und Jugendliche zu. Beim allergischen Asthma finden sich saisonale und auch perenniale Verlaufsformen. Bei saisonal akzentuiertem Asthma lassen sich häufig Allergien gegen Frühblüher- oder Gräserpollen nachweisen und die Beschwerden gehen häufig mit Zeichen der allergischen Rhinitis bzw. Konjunktivitis einher. Perenniales allergisches Asthma ist häufig auf eine Hausstaubmilben- oder Tier(haar)allergie zurückzuführen und manifestiert sich im Gegensatz zur saisonalen Verlaufsform im Grunde ganzjährig. Gerade im Erwachsenenalter sollte bei allergischen Manifestationen auch an die Möglichkeit einer beruflichen Assoziation gedacht werden, z. B. in der Landwirtschaft.

   Bei fehlenden Hinweisen auf einen allergischen Bezug der Beschwerden spricht man von einem nicht-allergischen oder intrinsischen Asthma. Ursächlich finden sich in diesen Fällen z. B. Atemwegsinfektionen. Abgegrenzt werden muss eine postinfektiöse Hyperreagibilität die bis zu acht Wochen nach einem Atemwegsinfekt asthmaähnliche Beschwerden verursachen kann. Des Weiteren gibt es Mischformen, bei denen beide pathogenetischen Mechanismen eine Rolle spielen.

   Von den klassischen pathogenetischen Verlaufsformen werden diverse unterschiedliche Asthmaformen bzw. Phänotypen beschrieben, die besondere Entzündungskaskaden,

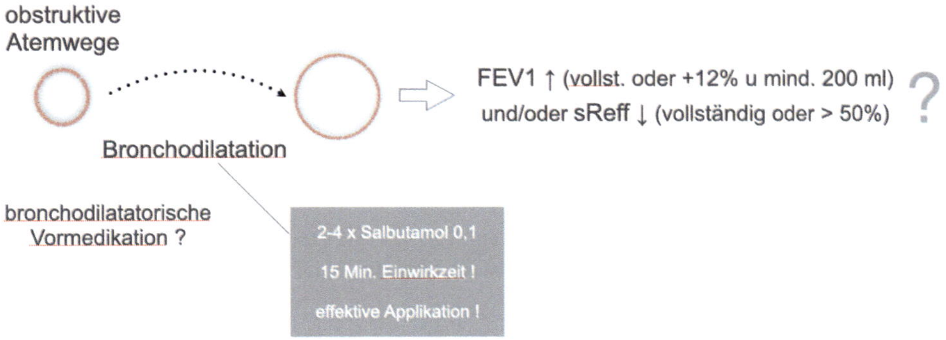

Abb. 6.1 Messprinzip Bronchospasmolyse-/Reversibilitätstestung

klinische Phänomene oder die Therapieansprache definieren, z. B. Typ-2-Asthma, eosinophiles Asthma, Belastungsasthma, Cough-variant-Asthma, schweres Asthma etc.

Von den pathogenetischen Auslösern abzugrenzen sind Triggerfaktoren, wie z. B. kalte Umgebungsluft, körperliche Anstrengung, Zigarettenrauch, Saharastaub und ähnliches, die als unspezifische Reize Symptome auslösen können.

2. *Wie lauten die diagnostischen Kriterien zum Nachweis eines Asthma bronchiale?*
Bei klinischem Verdacht ist eine Lungenfunktionsprüfung erforderlich. Wird hierbei eine obstruktive Ventilationsstörung nachgewiesen, so wird ein Bronchospasmolysetest (siehe Abb. 6.1) durchgeführt, bei dem eine vollständige Reversibilität oder signifikante Teilreversibilität, d. h. FEV1 +12 % des Ausgangswerts und mind. 200 ml und/oder sReff-Abnahme um ≥50 %, die Diagnose sichert. Hierbei sollte man wissen, dass einige Lungenfunktionsempfehlungen hingegen die Nutzung von FEV1 +10 % des individuellen Sollwerts als Reversibilitätskriterium empfehlen, aufgrund der Unabhängigkeit von der initialen Lungenfunktion. Ein Beispiel soll den Unterschied verdeutlichen: Ein Patient hat einen FEV1-Sollwert von 2,5 Litern, er bessert sich von 1,5 l (60 %vS) auf 2,0 l (80 %vS) also +500 ml und je nach Betrachtungsweise +33 % (+0,5 l von 1,5 l) bzw. +20 % (von 60 auf 80 %vS).

Die Abb. 6.2 zeigt einen Befund mit vollständiger Reversibilität im Rahmen einer Asthmadiagnostik.

Bei lediglich leichter Teilreversibilität sollte zur Sicherung (nach Abklingen der antiobstruktiven Medikation) ein bronchialer Hyperreagibilitätstest (s. u.) oder der Nachweis einer PEF-Variabilität (Tagesschwankungen >20 %) erbracht werden. Die Nutzung der PEF-Messung durch den Patienten ist jedoch nicht unumstritten, da die Messung sehr mitarbeitsabhängig ist. Alternativ kann die Ansprache auf eine Therapie mit inhalativem Corticosteroid (ICS hochdosiert für 4 Wochen) bei gleichzeitigem positivem Nachweis von Biomarkern (FeNO ≥25 ppb und/oder Eosinophile im Blut ≥150/µl) die Diagnose bestätigen.

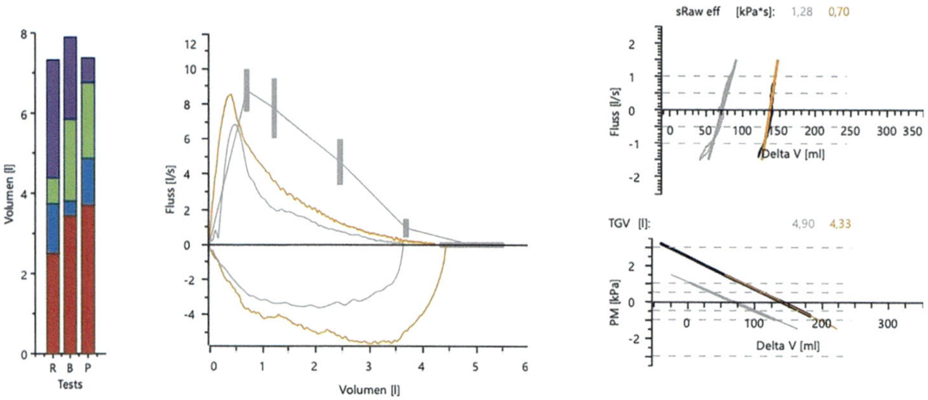

		Soll	LLN	Pre	Pre % Soll	Post	% Soll	Z-Score	Pre % Post
VC MAX	**[L]**	4,80	3,89	3,66	76 %	4,44	92 %	-0,6	21 %
FVC	**[L]**	4,93	3,76	3,66	74 %	4,24	86 %	-1,0	16 %
FEV 1	**[L]**	3,78	2,84	2,24	59 %	2,67	71 %	-1,9	19 %
FEV1%FVC	**[%]**	76,98	64,90	61,15	79 %	62,97	82 %	-1,9	3 %
PEF	**[L/s]**	8,76	6,78	6,83	78 %	8,53	97 %	-0,2	25 %
MEF 25	**[L/s]**	0,94	0,38	0,57	60 %	0,56	59 %	-1,0	-2 %
MEF 50	**[L/s]**	4,69	2,53	1,52	32 %	1,84	39 %	-2,2	21 %
MEF 75	**[L/s]**	7,75	4,95	3,04	39 %	4,23	55 %	-2,1	39 %
sRaw eff	**[kPa*s]**	1,18	1,18	1,28	109 %	0,70	60 %		-45 %
Raw eff	**[kPa*s/L]**	0,30	0,30	0,26	87 %	0,16	54 %		-38 %
sRaw tot	**[kPa*s]**	1,18	1,18	1,77	151 %	1,02	86 %		-43 %
Raw tot	**[kPa*s/L]**	0,30	0,30	0,36	121 %	0,23	78 %		-35 %
sGaw eff	**[1/(kPa*s)]**	0,85	0,85	0,78	92 %	1,42	167 %		82 %
TLC	**[L]**	7,54	6,39	7,36	98 %	7,89	105 %	0,5	7 %
FRC	**[L]**	3,74	2,76	4,87	130 %	3,81	102 %	0,1	-22 %
ERV	**[L]**	1,23	1,23	1,16	94 %	0,36	30 %		-69 %
RV	**[L]**	2,51	1,84	3,70	148 %	3,44	137 %	2,3	-7 %
IC	**[L]**	3,57	3,57	2,50	70 %	4,08	114 %		63 %
RV%TLC	**[%]**	37,75	28,80	50,30	133 %	43,67	116 %	1,1	-13 %

Abb. 6.2 Spirometrie/Bodyplethysmografie mit Beispiel einer mind. leichtgradigen Obstruktion mit Airtrapping und guter Teilreversibilität durch die Bronchospasmolyse mit FEV1 +430 ml entsprechend +12 % bzw. +19 %, zudem Verbesserung des spez. Atemwegswiderstandes (sReff) und des Residualvolumens (RV)

Etwas herausfordernd kann der Obstruktionsnachweis bei Kindern sein. Die meisten Kinder können ab dem achten Lebensjahr eine gute Lungenfunktionsprüfung absolvieren. Die Mitarbeit bleibt jedoch auch im Jugendalter mitunter schwierig. Nicht selten manifestiert sich die Obstruktion rein peripher durch ein starkes Airtrapping mit Überblähung wobei die VC und die FEV1 recht gleichförmig abfallen und eine typi-

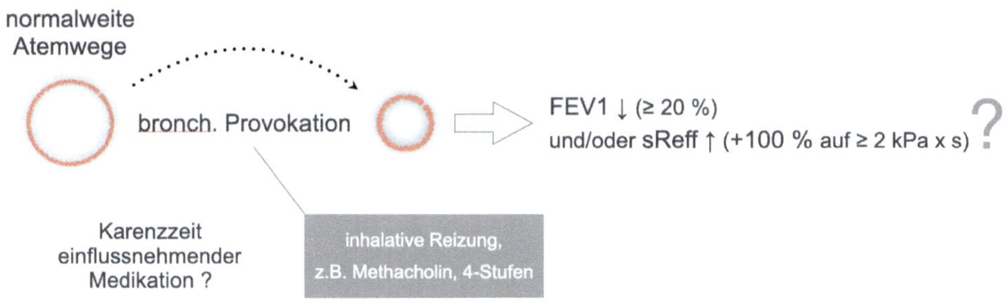

Abb. 6.3 Messprinzip unspezifische bronchiale Provokations-/Hyperreagibilitätstestung

sche konkave Eindellung des exspiratorischen Schenkels der Fluss-Volumen-Kurve ausbleiben kann. Zudem werden funktionelle Einschränkungen von bis zu 40 % nicht selten gar nicht oder kaum wahrgenommen, was die Anamnese und Beurteilung der klinischen Kontrolle deutlich erschweren kann.

Weit häufiger lässt sich jedoch bei Vorstellung der Patienten keine Obstruktion nachweisen. In diesem Fall erfolgt die Durchführung eines unspezifischen bronchialen Provokationstests (siehe Abb. 6.3). Die Sensitivität einer bronchialen Hyperreagibilitätstestung bei einer rein spirometrischen Untersuchung ist bei unter 45 % unzureichend. Daher wird eine ergänzende Bodyplethysmografie mit Resistance-Messung empfohlen. Hierdurch lässt sich die Sensitivität auf über 95 % steigern. Dies bedeutet, dass ein negativer Test ein Asthma mit hoher Wahrscheinlichkeit, wenn auch nicht mit 100%iger Sicherheit, ausschließen kann. Bei klinischem Verdacht, jedoch negativer Hyperreagibilitätstestung, kann die Diagnose bei klinischer Ansprache auf eine ICS-Therapie und gleichzeitigem Vorliegen eines FeNO von ≥50 ppb (zumindest bei Erwachsenen) gestellt werden. Die Spezifität der Provokationstestung ist zudem mit 80 % gleichzeitig recht hoch, d. h. lediglich 20 % der Patienten erhalten ein falsch positives Ergebnis. Der Nachweis einer Hyperreagibilität ist also nicht gleichbedeutend mit der Diagnose Asthma, da diese auch bei Sarkoidose, COPD, Atemwegsinfekten u. a. auftreten kann. Entscheidend ist daher immer zunächst eine typische Symptomatik bzw. ein klinischer Verdacht. Bei Kindern und Jugendlichen weicht das Vorgehen in einigen Punkten etwas ab (niedrigere FeNO Grenzwerte etc.).

Die Abb. 6.4 zeigt das Beispiel einer 31-jährigen Patientin mit rezidivierenden asthmatypischen Symptomen. In der Spirometrie/Bodyplethysmografie ist eine leichtgradige Obstruktion nachweisbar. Um eine sichere Aussage treffen zu können wurde keine Bronchospasmolyse, sondern eine unspezifische bronchiale Provokationsuntersuchung durchgeführt (Abb. 6.5). Hier ließ sich eine schwergradige Hyperreagibilität (signifikanter sReff-Anstieg und FEV1-Abfall in der zweiten Stufe) nachweisen und in der anschließenden Bronchospasmolyse verbesserten sich die Werte (FEV1, sReff) rasch und über die Ausgangswerte hinaus, sodass auch die initiale Einschränkung und die entsprechende Reversibilität dokumentiert wurde.

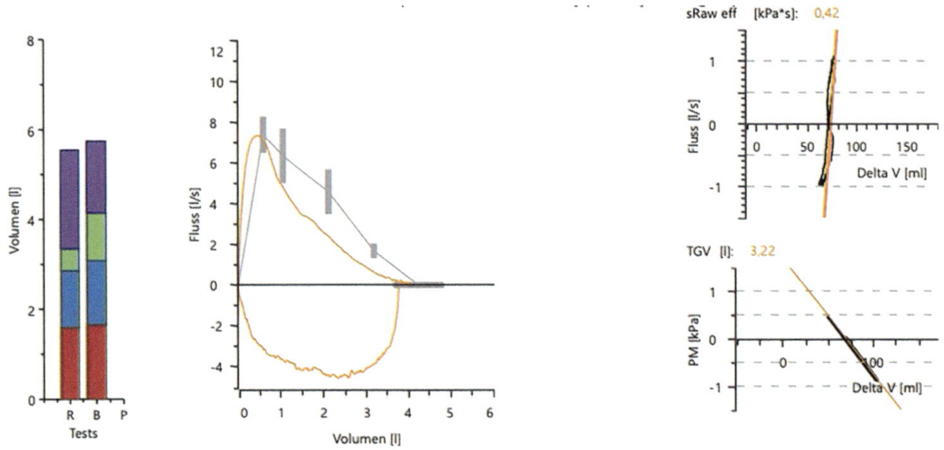

		Soll	LLN	Pre	% Soll	Z-Score
VC IN	**[L]**	3,94	3,26	3,79	96 %	-0,4
FVC	**[L]**	4,25	3,40	4,08	96 %	-0,3
FEV 1	**[L]**	3,56	2,86	2,94	82 %	-1,5
FEV1%FVC	**[%]**	84,26	72,83	72,00	85 %	-1,7
PEF	**[L/s]**	7,36	5,89	7,32	99 %	-0,1
FEF 75	**[L/s]**	1,69	0,87	0,81	48 %	-1,8
FEF 50	**[L/s]**	4,57	2,77	2,57	56 %	-1,8
FEF 25	**[L/s]**	6,33	4,12	4,95	78 %	-1,0
sRaw eff	**[kPa*s]**	0,96	0,96	0,42	44 %	
Raw eff	**[kPa*s/L]**	0,30	0,30	0,13	44 %	
sRaw tot	**[kPa*s]**	0,96	0,96	0,89	92 %	
Raw tot	**[kPa*s/L]**	0,30	0,30	0,28	92 %	
sGaw eff	**[1/(kPa*s)]**	1,04	1,04	2,37	228 %	
TLC	**[L]**	5,50	4,50	5,73	104 %	0,4
FRC	**[L]**	2,86	2,04	3,08	108 %	0,4
ERV	**[L]**	1,27	1,27	1,43	112 %	
RV	**[L]**	1,59	1,02	1,66	104 %	0,2
IC	**[L]**	2,67	2,67	2,65	99 %	
RV%TLC	**[%]**	29,50	19,94	28,87	98 %	-0,1

Abb. 6.4 Spirometrie/Bodyplethysmografie mit Nachweis einer leichten obstruktiven Ventilationsstörung

3. *Was sind endogene und exogene Einflussfaktoren von Asthma?*
   Die Entwicklung und der Verlauf eines Asthma bronchiale wird durch verschiedene endogene und exogene Faktoren determiniert bzw. beeinflusst.

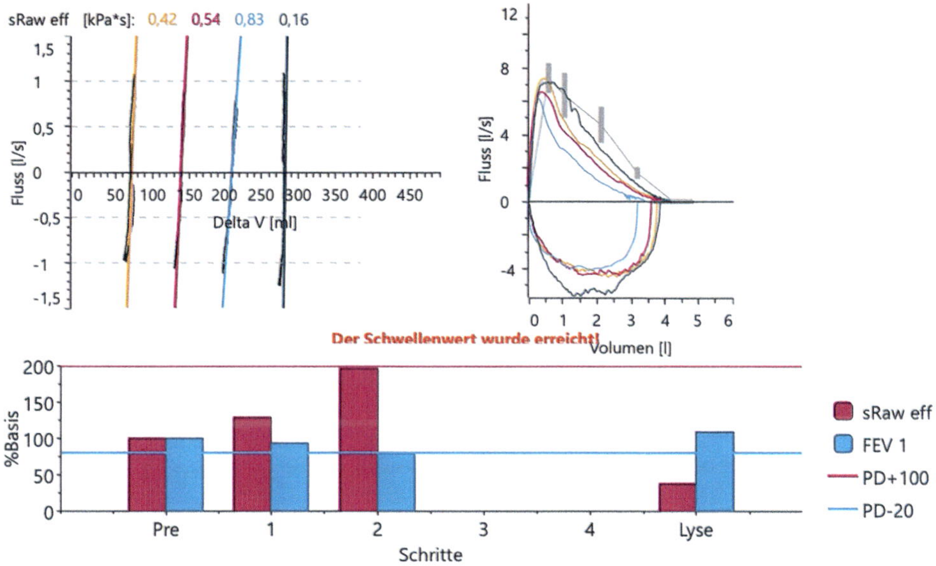

	Substanz	Kumul. Dosis [µg]	Mess. um	sRaw eff [kPa*s]	FEV 1 [L]
Pre			08:44	0,42	2,94
%Basis				100,00	100,00
1	Metha.	15	08:50	0,54	2,74
%Basis				128,72	93,49
2	Metha.	59,9	08:54	0,83	2,31
%Basis				196,79	78,67
3	Metha.				
%Basis					
4	Metha.				
%Basis					
Lyse	Salbu.		09:09	0,16	3,20
%Basis				37,89	108,99

FEV 1: PD-20 = 55,9 µg

Abb. 6.5 Unspezifische bronchiale Provokationsmessung (Methacholin 16 mg/ml) mit Nachweis einer schwergradigen Hyperreagibilität und nachfolgender Reversibilität über das Ausgangsniveau hinaus. (Die jeweiligen Basiswerte aus der Spirometrie/Bodyplethysmografie werden in der Provokation als Ausgangswerte quasi auf Null gesetzt und mit 100 % gekennzeichnet, von denen aus die Einschränkungen und Besserungen nach den Provokationsstufen bzw. der Bronchospasmolyse registriert werden

Bei den endogenen Faktoren spielen multiple genetische Einflüsse eine große Rolle, sodass der Familienanamnese ein hoher Stellenwert zukommt. Des Weiteren hat Adipositas eine starke Auswirkung auf die Entwicklung und den Verlauf der Erkrankung. Auch psychische Faktoren wie z. B. Stress spielen eine relevante Rolle.

Als exogene Einflussfaktoren und Trigger sind vor allem Allergene, Atemwegsinfektionen, Umweltverschmutzung, Tabakrauch oder auch berufliche Schadstoffexposition zu nennen. Die Einflussmöglichkeiten sind sehr komplex, oftmals nebeneinander zu finden und nicht für alle Asthmaformen gleichermaßen zu bewerten.

4. *Wie ist ein Cough-variant-Asthma nachzuweisen und wovon ist es abzugrenzen?*
Die Patienten weisen einen chronischen trockenen (Reiz-)Husten auf. Mittels inhalativer Methacholinprovokation ist eine unspezifische bronchiale Hyperreagibilität nachzuweisen und der Husten spricht gut auf eine Therapie mit inhalativen Corticosteroiden an. Differenzialdiagnostisch ist ein Cough-variant-Asthma insbesondere von einem chronischen Husten durch ACE-Hemmer-Therapie, Husten bei Patienten mit pharyngealer Reizung bei Reflux (GERD), chronischer eosinophiler Bronchitis oder Erkrankungen der oberen Atemwege (z. B. chronische Rhinosinusitis etc.) abzugrenzen.

▶ **Merke** Asthma bronchiale ist eine chronisch-entzündliche Erkrankung der Atemwege, die meist durch eine bronchiale Hyperreagibilität und/oder eine variable Atemwegsobstruktion charakterisiert ist. Der Nachweis einer bronchialen Hyperreagibilität ist jedoch keinesfalls mit der Diagnose eines Asthma bronchiale gleichzusetzen, da diese auch durch andere Erkrankungen verursacht sein kann. Entscheidend ist der initiale klinische Verdacht, wobei die Symptomatik verschiedenartig und mitunter auch untypisch imponieren kann. Die Bandbreite bei Erstdiagnose umfasst sowohl jahrelangen leichten trockenen Husten oder auch plötzlich neu auftretende schwere Atemnot.

6.3 Klinische Falldiskussion

Fallschilderung

Eine 42-jährige Patientin (178 cm, 82 kg, BMI 26 kg/m^2) wird wegen einer seit zwei Tagen zunehmenden Kurzatmigkeit aufgenommen. Solche Beschwerden seien zuvor noch nie aufgetreten. Drei Monate zuvor beschrieb sie, einen grippalen Infekt gehabt zu haben, dessen Symptome sich jedoch bereits vor Wochen vollständig gebessert hätten. Die Kurzatmigkeit liege nunmehr permanent vor und sei von einem giemenden Ausatemgeräusch begleitet, zudem verspüre sie ein gewisses thorakales Druckgefühl. Begleitet seien die Atembeschwerden von einem leichten trockenen Reizhusten.

Die Frau habe nie geraucht, sei Lehrerin, verneint Kontakt zu Tieren und habe keine bekannten Allergien.

Erster Untersuchungsbefund

Auskultatorisch beidseits exspiratorisches Giemen, Herztöne rein und rhythmisch, HF 94/min, AF 20/min, SpO294 % unter RL, keine Ödeme, Rachen inspektorisch unauffällig, Temperatur 36,2 °C. ◀

Fall-Diskussion

1. Wie lautet die Verdachtsdiagnose und wie kann diese bestätigt werden?
2. Welche therapeutischen Maßnahmen sollten eingeleitet werden?

1. *Wie lautet die Verdachtsdiagnose und wie kann diese bestätigt werden?*
   Die Beschwerden sprechen für die Erstmanifestation eines Asthma bronchiale, welches sich nach einem grippalen Infekt eingestellt hat. Zur Sicherung einer obstruktiven Ventilationsstörung sollte eine Spirometrie durchgeführt werden, im weiteren Verlauf wäre eine Reversibilität zu zeigen. Zur Abgrenzung anderer Lungenfunktionsstörungen ist eine ergänzende Bodyplethysmografie und Diffusionsmessung sinnvoll. Zum Ausschluss weiterer Ursachen sollten zudem eine Röntgen-Thoraxaufnahme sowie ein EKG und Laboruntersuchungen durchgeführt werden.

2. *Welche therapeutischen Maßnahmen sollten eingeleitet werden?*
   Zur kardiopulmonalen Entlastung (und gewissen Beruhigung) sollte die leichte Hypoxämie durch Sauerstoffgabe mit einer Flussrate von 1 l/min via Nasenbrille ausgeglichen werden. Es wird eine Sauerstoffsättigung von 94–98 % angestrebt. Bei klinischem Verdacht auf eine obstruktive Ventilationsstörung (Atemnot, Giemen, spastische Atemgeräusche) ist zudem die Gabe eines schnellwirksamen Beta-2-Sympathomimetikums angezeigt. Hierzu werden 2 Hub Salbutamol 0,1 via Dosieraerosol inhalativ verabreicht. Die korrekte Inhalationstechnik ist essenziell und muss gewährleistet werden, ggf. unter Verwendung eines Spacers. Die Dosis kann bei unzureichender Ansprache nach 15 min wiederholt werden. Zudem erfolgt die Gabe von Prednisolon in einer Dosis von 50 mg oral (oder i.v.). Die weitere Medikation bzw. Therapie (Antibiose, Corticoid, Sauerstoff, Bronchodilatatoren, Atemtherapie etc.) richtet sich nach der klinischen Ansprache bzw. dem symptomatischen Verlauf sowie den technischen Untersuchungsergebnissen.

Fallbericht Fortsetzung

In einer initialen Lungenfunktionsprüfung konnte die obstruktive Ventilationsstörung, einhergehend mit einer entsprechenden Überblähung, gesichert werden (Abb. 6.6). Der FeNO-Wert war mit 93 ppb schwergradig erhöht. Zudem zeigte sich jedoch auch eine leichte Transferstörung (siehe Abb. 6.7). Eine Röntgen-Thoraxaufnahme blieb ohne wegweisende Auffälligkeiten, vor allem ohne Infiltratnachweis. Auch das EKG zeigte keinen auffälligen Befund. Laborchemisch konnten zudem erhöhte Entzündungszeichen ausgeschlossen werden. Bemerkenswert war jedoch eine Eosinophilie von 6,1 % bzw. 450 /µl.

Unter einer intensivierten antiobstruktiven Therapie sowie systemischer Corticoid-Gabe zeigte sich über die nächsten drei Tage eine langsame aber stetige symptomatische Besserung. Die Lungenfunktionsprüfung wurde wiederholt (Abb. 6.8 und 6.9) und bestätigte den erfreulichen klinischen Verlauf. ◀

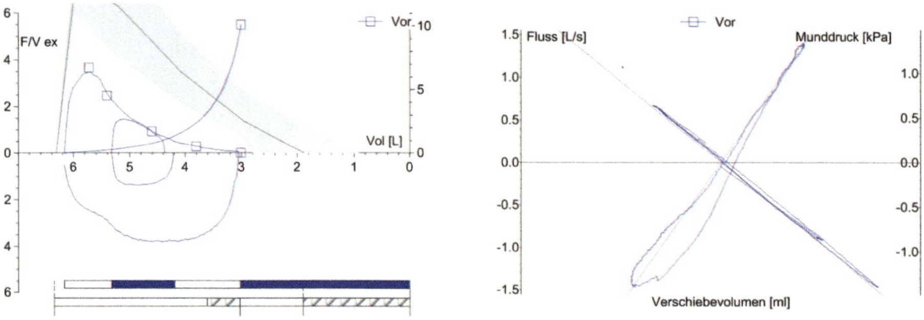

		Soll	Soll uG	Ist	% vom Soll	Z-Score	Author
VC MAX	L	4.46	3.55	3.15	70.6		Quanjer GLI (2012)
FVC	L	4.46	3.55	3.15	70.6		Quanjer GLI (2012)
FEV 1	L	3.59	2.85	1.76	48.9		Quanjer GLI (2012)
FEV 1 % FVC	%	81.12	70.41	55.75	68.7		ECCS (1993)
PEF	L/s	7.42	5.94	3.66	49.4		ECCS (1993)
FEF 25	L/s	6.28	4.06	2.46	39.2		ECCS (1993)
FEF 50	L/s	3.50	2.09	0.94	26.8		Quanjer GLI (2012)
FEF 75	L/s	1.38	0.65	0.28	20.6		Quanjer GLI (2012)
sR eff	kPa*s	0.96	0.96	2.21	229.9		ECCS calculated (1983)
R eff	kPa/(L/s)	0.30	0.30	0.47	155.0		ECCS (1983)
sR tot	kPa*s	0.96	0.96	2.24	233.0		ECCS calculated (1983)
R tot	kPa/(L/s)	0.30	0.30	0.47	157.1		ECCS (1983)
sG eff	1/(kPa*s)	1.04	1.04	0.45	43.5		ECCS (1983)
TLC	L	5.96	4.97	6.17	103.5		ECCS (1993)
FRCpleth	L	3.03	2.21	4.19	138.3		ECCS (1993)
ERV	L	1.14	1.14	1.17	103.0		ECCS calculated (1993)
RV	L	1.89	1.32	3.02	159.4		ECCS (1993)
IC	L	2.87	2.87	1.98	69.0		ECCS calculated (1993)
RV % TLC	%	33.24	23.65	48.93	147.2		ECCS (1993)

Abb. 6.6 Spirometrie/Bodyplethysmografie mit Nachweis einer mittelgradigen Obstruktion (FEV1 und FEV1/FEV vermindert, Reff erhöht) und mittelgradigen Überblähung bei Airtrapping (TLC, FRC, RV erhöht und reziproke VC-Verminderung) trotz antiobstruktiver Therapie

► **Merke** Eine obstruktive Ventilationsstörung ist durch eine Verminderung des altersabhängigen Tiffeneau-Index (FEV1/FVC) auf Werte unterhalb des sog. lower limit of normal, kurz LLN (5. Perzentile, bzw. Z-Score kleiner als −1,645) gekennzeichnet. Der spirometrische Schweregrad der obstruktiven Ventilationsstörung ergibt sich aus der Einschränkung der FEV1 ausgedrückt in Prozent des Sollwertes: leichtgradig: >60 %vS; mittelgradig: 60–40 %vS; schwergradig: < 40 %vS.

Zudem geht eine Obstruktion meist mit einer Erhöhung des Atemwegswiderstandes einher sowie einem Airtrapping (Atemluft geht durch die kleinsten peripheren Bronchien besser hinein als hinaus und wird so gewissermaßen gefesselt, was meist zu einer Überblähung führt).

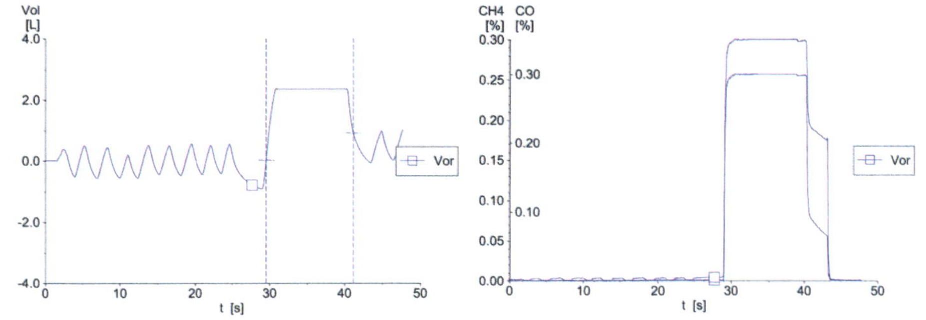

		Soll	Soll uG	Ist	% vS	-3 -2 -Z-Score 1 2 3	Author
DLCO_SB	mmol/(min*kPa)	9.76	7.84	7.18	73.5		ECCS (1993)
KCO_SB	mmol/(min*kPa*L)	1.64	1.22	1.56	95.1		ECCS (1993)
VA_SB	L	5.81	5.81	4.61	79.3		JAEGER (1994)
VIN_SB	L	4.01	3.32	3.28	81.9		ECCS (1993)
TA	s			11.6			
TLC_SB	L	5.96	4.97	4.79	80.4		ECCS (1993)
FRC_SB	L	3.03	2.21	1.97	65.1		ECCS (1993)
RV_SB	L	1.89	1.32	1.51	79.5		ECCS (1993)
RV%RV_PL	%			«			

Abb. 6.7 Diffusionsmessung mit Nachweis einer leichtgradigen Transferstörung (DLCO vermindert) bei deutlicher Verteilungsstörung (Verminderung RV zu RV aus Bodyplethysmografie hier <50 %)

Weiterführende Fall-Diskussion

3. Ist das Vorliegen einer Transferstörung typisch bei einem Asthma bronchiale?
4. Wie sind die erhöhten Biomarker einzuschätzen?
5. Welche Therapie ist für die nächsten Wochen angezeigt und welche Tests sollten bei einer ambulanten Kontrolle durchgeführt werden?
6. Wie ist ein schweres Asthma definiert und wie wird dieses behandelt?

3. *Ist das Vorliegen einer Transferstörung typisch bei einem Asthma bronchiale?*
   Der Gastransfer ist durch verschiedene Komponenten determiniert. Neben der eigentlichen Diffusionsleistung spielt vor allem der Blutfluss und der Hämoglobingehalt sowie das Ventilations-Perfusions-Verhältnis eine entscheidende Rolle. Bei einem Asthma bronchiale ist prinzipiell von einer normalen Transferleistung auszugehen und der Transferfaktor und Transferkoeffizient sollten im Normbereich liegen oder oft auch leicht erhöht sein.

   Eine Verminderung, wie in unserem Fall, ist entweder durch eine Verteilungsstörung, also einem Ventilations-Perfusions-Mismatch bei inhomogener Belüftung im Rahmen der obstruktiven Ventilationsstörung verursacht oder durch weitere Asthma-unabhängige Einschränkungen, z. B. eine Anämie. Eine Transferstörung bei vorliegendem oder vermutetem Asthma sollte immer kontrolliert bzw. abgeklärt werden, da es nicht zu den typischen Funktionseinschränkungen zählt und ein Hinweis auf eine Fehldiagnose oder weitere Störung sein kann, z. B. Lungenemphysem oder pulmonale Hypertonie.

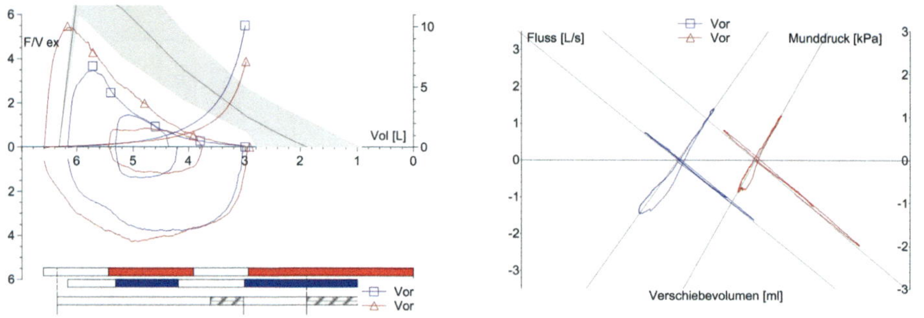

		Soll	LLN	Ist 1	% vS	-3 -2 Z-Score 2 3	Ist 2	% vS	-3 -2 Z-Score 2 3	% 2 zu 1
VC MAX	L	4.46	3.55	3.15	70.6		3.67	82.2		16.6
FVC	L	4.46	3.55	3.15	70.6		3.67	82.2		16.6
FEV 1	L	3.59	2.85	1.76	48.9		2.48	69.1		41.1
FEV 1 % FVC	%	81.12	70.41	55.75	68.7		67.47	83.2		21.0
PEF	L/s	7.42	5.94	3.66	49.4		5.47	73.8		49.4
FEF 25	L/s	6.28	4.06	2.46	39.2		4.29	68.3		74.3
FEF 50	L/s	3.50	2.09	0.94	26.8		1.99	56.9		112.6
FEF 75	L/s	1.38	0.65	0.28	20.6		0.53	38.6		87.4
sR eff	kPa*s	0.96	0.96	2.21	229.9		1.74	180.7		-21.4
R eff	kPa/(L/s)	0.30	0.30	0.47	155.0		0.37	123.8		-20.2
sR tot	kPa*s	0.96	0.96	2.24	233.0		1.78	185.5		-20.4
R tot	kPa/(L/s)	0.30	0.30	0.47	157.1		0.38	127.1		-19.1
sG eff	1/(kPa*s)	1.04	1.04	0.45	43.5		0.58	55.3		27.2
TLC	L	5.96	4.97	6.17	103.5		6.62	111.1		7.3
FRCpleth	L	3.03	2.21	4.19	138.3		3.91	129.2		-6.5
ERV	L	1.14	1.14	1.17	103.0		0.97	85.3		-17.2
RV	L	1.89	1.32	3.02	159.4		2.95	155.5		-2.4
IC	L	2.87	2.87	1.98	69.0		2.70	94.1		36.5
RV % TLC	%	33.24	23.65	48.93	147.2		44.51	133.9		-9.0

Abb. 6.8 Spirometrie/Bodyplethysmografie nach drei Tagen (im Vergleich zur Erstmessung). Es zeigt sich eine gute Rückbildung der obstruktiven Ventilationsstörung, die noch leichtgradig vorliegt, während die Überblähung (Airtrapping) unverändert nachzuweisen ist. Rückbildung um 41 % bezogen auf den Ausgangswert bzw. 20 % bezogen auf den Sollwert

4. *Wie sind die erhöhten Biomarker einzuschätzen?*

   Die sog. Typ-2-Inflammation ist das gemeinsame Kennzeichen einer komplexen Entzündungskaskade die aus der Aktivierung molekularer Mechanismen sowohl der adaptiven (Th2-Zellen) als auch der angeborenen allergie-unspezifischen Immunantwort (ILC-2-Zellen) resultiert. Als Ausdruck der überschießenden Immunantwort sind sowohl die Eosinophilie als auch die Erhöhung des FeNO als Biomarker der Typ-2-Inflammation identifiziert. In den überwiegenden Fällen von Asthma sind diese Biomarker erhöht nachzuweisen. Neben Asthma werden aber auch manche andere Erkrankungen (z. B. atopische Dermatitis, chronische Rhinosinusitis mit Polyposis nasi etc.) durch diesen Entzündungstyp unterhalten. Die beiden Biomarker sind jedoch gewissen individuellen Schwankungen ausgesetzt und werden durch verschiedene Faktoren (Allergenkontakt, Sport, Atemwegsinfekte, Nahrungsmittel etc.) kurzfristig beeinflusst, sodass eine einmalige Messung manchmal nicht aussagekräftig genug ist. Die

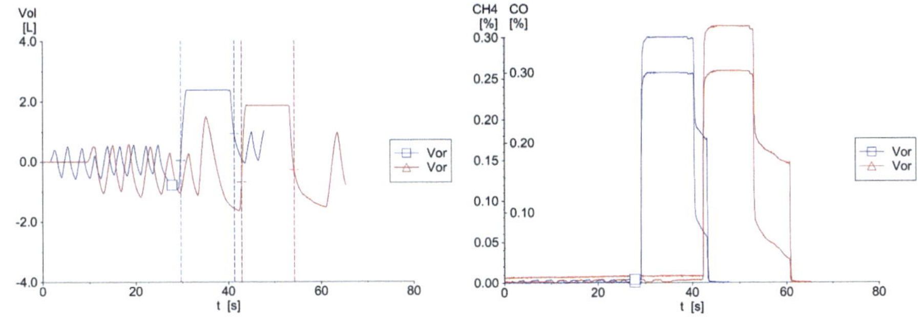

		Soll	Soll uG	Ist 1	% vS	-3-Z-Score2 3	Ist 2	% vS	-3-Z-Score2 3	% 2 zu 1
DLCO_SB	mmol/(min*kPa)	9.76	7.84	7.18	73.5		8.96	91.8		24.9
KCO_SB	mmol/(min*kPa*L)	1.64	1.22	1.56	95.1		1.56	95.3		0.3
VA_SB	L	5.81	5.81	4.61	79.3		5.74	98.8		24.5
VIN_SB	L	4.01	3.32	3.28	81.9		3.52	87.9		7.2
TA	s			11.6			11.3			-2.7
TLC_SB	L	5.96	4.97	4.79	80.4		5.92	99.3		23.6
FRC_SB	L	3.03	2.21	1.97	65.1		2.96	97.6		50.0
RV_SB	L	1.89	1.32	1.51	79.5		2.40	126.7		59.4
RV%RV_PL	%			«			81.4			63.3

Abb. 6.9 Diffusionsmessung nach drei Tagen (im Vergleich zur Erstmessung). Die Verteilungsstörung mit entsprechender Transferstörung ist nahezu vollständig rückgebildet

Typ-2-Inflammation spricht meist gut auf inhalative und systemische Corticosteroide an und Corticosteroide haben erheblichen Einfluss auf die beiden Biomarker, weshalb diese oft auch zur Kontrolle bzw. Therapiesteuerung eingesetzt werden.

5. *Welche Therapie ist für die nächsten Wochen angezeigt und welche Tests sollten bei einer ambulanten Kontrolle durchgeführt werden?*
   Nach klinischer und funktioneller Besserung sollte eine Langzeittherapie mit einer ICS-LABA-Fixkombination in mittlerer bis hoher Dosis eingeleitet werden. Hier gibt es verschiedene Präparate (z. B. Beclometason/Formoterol oder Budesonid/Formoterol). Entscheidender als die Auswahl der vermeintlich besten Wirkstoffe ist vielfach die bedachte Verordnung eines geeigneten Inhalations-Devices in Verbindung mit einer gründlichen Einweisung bzw. Schulung der Handhabung. Die korrekte bzw. effiziente Handhabung des Inhaliergeräts ist essenziell für den Erfolg der Therapie. Viele Patienten zeigen hier erhebliche Schwächen. Die Motivation zur guten Therapieadhärenz ist ebenfalls nicht zu unterschätzen, da einige Patienten ihre Therapie sonst bei erlangtem Wohlbefinden eigenständig absetzen. Eine kurze Erörterung der Strategie und des Therapieprinzips ist daher unerlässlich.

   Nach etwa vier Wochen sollte eine erste ambulante Kontrolle durchgeführt werden. In unserem Fall ergab sich eine vollständige klinische und funktionelle Besserung, sodass die Dosis des Inhalativums auf 1-0-1 reduziert werden konnte. Im Weiteren sollten regelmäßige klinische und funktionelle Kontrollen erfolgen und das Asthma reevaluiert werden, um ggf. weitere Therapieanpassungen durchzuführen. Im Fokus stehen hierbei die klinische Kontrolle, die Verträglichkeit der Therapie, eine gute Lungenfunktion sowie die Exazerbationsfreiheit. Bei regelmäßigem Bedarf an zusätzlicher Bedarfsmedikation wird gemäß Stufenschema eskaliert, bei anhaltender klinischer Kontrolle entsprechend deeskaliert.

Da Asthma oft auf Allergien zurückzuführen ist, sollte bei der ersten ambulanten Kontrolle auch ein Prick-Test durchgeführt werden, auch bei dem Fehlen typischer klinischer Allergiehinweise. Eine vorherige Testung in der Klinik wäre bei initial erfolgter Prednisolon-Therapie wenig aussagekräftig gewesen. Die Einnahme von Antihistaminika, Cortison-Präparaten und auch einigen Antidepressiva haben erheblichen Einfluss auf das Testergebnis und sollte daher stets erfragt bzw. berücksichtigt werden.

6. *Wie ist ein schweres Asthma definiert und wie wird dieses behandelt?*
Ein schweres Asthma betrifft weniger als 4 % aller Asthmatiker. Viel häufiger findet sich ein „schwierig zu behandelndes Asthma". Gemäß modifizierter NVL von 2024 liegt ein schweres Asthma vor, wenn trotz Therapie mit einem ICS in Hochdosis und mindestens einem zusätzlichen Langzeitmedikament (LABA) über 3–6 Monate/Jahr mindestens einer der folgende Punkte zutrifft bzw. bei Reduktion der Therapie zutreffen würde:

- Obstruktion mit FEV1 <80 %vS
- Häufige Exazerbationen: ≥2 Corticosteroid-pflichtige Exazerbationen in den letzten 12 Monaten
- Schwere Exazerbationen: ≥1 Exazerbationen mit Hospitalisation
- Teilweise kontrolliertes oder unkontrolliertes Asthma gemäß standardisierter Abfrage der Symptomkontrolle (d. h. Häufigkeit Symptomatik, nächtliche Symptomatik, Gebrauch Bedarfsmedikation, Aktivitätseinschränkungen)

Bei einem therapierefraktären Verlauf sollte jedoch zunächst kritisch überprüft werden, ob die Diagnose überhaupt zutreffend ist. Im Weiteren sind die Therapieadhärenz und die korrekte Handhabung der Inhalatoren zu eruieren. Zudem sind die Fragen nach relevanten Komorbiditäten (z. B. allergische Rhinitis, chronische Rhinosinusitis mit Polypen, Adipositas, Reflux etc.) sowie persistierende Triggerfaktoren (z. B. Tierhaltung etc.) zu überprüfen.

Gemäß Stufenschema ist eine Eskalation bis in die Stufe 5 vorzunehmen. Hierzu wird die Dosis des ICS sowie LABA gesteigert und im Verlauf möglichst ein langwirksames Anticholinergikum (LAMA) ergänzend hinzugefügt. Wenn trotz ausgereizter inhalativer Therapie (d. h. ICS in Hochdosis + LABA ± LAMA) keine gute Asthmakontrolle zu erzielen ist und die Kriterien eines schweren Asthma vorliegen, ist der Einsatz einer Biologika-Therapie zu erwägen. Oftmals führt eine solche Therapie bei guter Auswahl zu erstaunlichen Besserungen bei den betroffenen Patienten. Aktuell sind sechs Antikörper aus vier Biologika-Klassen (Anti-IgE, Anti-IL-(5), Anti-IL-4-R; Anti-TSLP) zugelassen, die alle zwei, vier oder acht Wochen gegeben werden müssen. In Kürze wird wohl erstmals ein ultralangwirksamer Anti IL-5-AK zur Verfügung stehen, der lediglich alle sechs Monate verabreicht werden muss. Die Gabe von ICS-Höchstdosen kann vorübergehend sinnvoll sein, sollte jedoch aufgrund zu erwartender Nebenwirkungen bei Langzeitanwendungen immer wieder kritisch überprüft werden. Eine systemische Cortison-Dauertherapie sollte aufgrund der schwerwiegenden Nebenwirkungen nicht mehr eingesetzt werden und, wenn überhaupt, nur wenigen, begründeten Ausnahmen, vorbehalten bleiben.

Clinical Pearls

- Asthma bronchiale kann sich in jeder Lebensdekade erstmanifestieren und sowohl vorübergehend oder auch lebenslang persistierend verlaufen.
- In der Kindheit und Jugend ist das Asthma häufig mit Aeroallergenen oder allergischer Rhinitis vergesellschaftet.
- Im Erwachsenenalter entwickeltes Asthma geht vielmals mit Komorbiditäten (nasaler Polyposis etc.) einher und verläuft häufiger schwergradig.
- Eine initiale sorgfältige Abgrenzung zwischen Asthma bronchiale und COPD ist essenziell. Mitunter ist erst im Verlauf eine klare Unterscheidung möglich.
- Der Nachweis einer bronchialen Hyperreagibilität ist nicht mit der Diagnose gleichzusetzen, da sie auch durch andere Störungen verursacht sein kann oder auch bei Gesunden vorkommen kann.
- Die Biomarker Bluteosinophilie und Stickstoffmonoxid in der Ausatemluft (FeNO) unterliegen gewissen Schwankungen und Einflüssen (Allergenkontakt, Sport etc.) und sollten daher möglichst mehrfach bestimmt werden.
- FeNO wird durch Zigarettenrauchen stark vermindert. Die Messung ist daher bei aktiven Rauchern meist nicht sinnvoll.
- Gut die Hälfte der Fälle sind mit Allergien assoziiert, eine allergologische Diagnostik ist daher unerlässlich und bei kausalem Zusammenhang sollte eine Hyposensibilisierung erwogen werden.
- Sensibilisierungen sind zwar Voraussetzung klinischer allergischer Manifestationen, nicht jede Sensibilisierung führt jedoch zu allergischen Symptomen.
- Die Therapie folgt einem Stufenschema und wird durch regelmäßige klinische und funktionelle Verlaufskontrollen gesteuert.
- Die Erfassung der klinischen Asthmakontrolle sollte durch standardisierte Fragebögen (z. B. Asthma-Control-Test, ACT) oder die vier von der NVL oder auch GINA empfohlenen Fragen erfolgen und dokumentiert werden.
- Viel häufiger als ein schweres, therapierefraktäres Asthma ist ein schwierig zu behandelndes Asthma, durch mangelnde Therapieadhärenz oder falsche Handhabung der Inhalatoren.
- Ein gleichzeitiges Auftreten von Asthma bronchiale und COPD ist nicht selten. Hier orientiert sich die Therapie primär am Asthma unter Berücksichtigung COPD-spezifischer Maßnahmen.
- Eine etwaige Rauchaufgabe, die Normalisierung eines stark erhöhten Körpergewichts sowie das Befolgen der Impfempfehlungen sind ggf. weitere Therapieziele, die den Verlauf eines Asthmas günstig beeinflussen können

▶ **Kapitelhinweis für weiterführende Informationen** Chronischer Husten, COPD, Bronchiektasen-Erkrankung, akute Dyspnoe

Weiterführende Literatur

Bösch D, Criée CP (2020) Lungenfunktionsprüfung (4. Auflage), Springer,

Bundesärztekammer (BÄK), Kassenärztliche Bundesvereinigung (KBV), Arbeitsgemeinschaft der Wissenschaftlichen Medizinischen Fachgesellschaften (AWMF). Nationale VersorgungsLeitlinie Asthma, Version 5.0. 2024

Criée CP et al (2024) Aktuelle Empfehlungen zur Lungenfunktionsdiagnostik. Atemwegs- und Lungenkrankheiten 50(3):111–184

Global initiative for asthma (GINA). Global Strategy for Asthma Management and Prevention, 2024. Updated May 2024. Available from: www.ginaasthma.org

Lommatzsch M et al (2023) S2k-Leitlinie zur fachärztlichen Diagnostik und Therapie von Asthma 2023. Pneumologie 77:461–543

Louis R et al (2022) European Respiratory Society guidelines for the diagnosis of asthma in adults. Eur Respir J 60:2101585

Merget R et al (2009) Development of a 1-concentration-4-step dosimeter protocol for methacholine testing. Respir Med 103(4):607–613

Schneider A et al (2015) Ganzkörperplethymographen bei Verdacht auf Asthma bronchiale (whole-body plethysmography in suspected asthma – a prospective study of its added diagnostic value in 302 patients. Dtsch Arztebl Int 112:405–411

Hämoptysen

7

7.1 Einleitung

Unter Hämoptysen versteht man das Abhusten von Blut bzw. blutigem Sputum. Die Befundbandbreite reicht dabei von diskret blutig tingiertem Bronchialsekret bis hin zu massivem Abhusten von reinem Blut, was auch als Hämoptoe bezeichnet wird. Die Übergänge sind fließend, die Definitionen über Blutgehalt und Menge nicht einheitlich und überdies praktisch schwer zu erfassen. Die Lungenperfusion ist zu ca. 99 % pulmonalarteriell, also dem Lungenkreislauf zugehörig. Die bronchialarterielle Perfusion (aus dem systemischen Hochdruckkreislauf) hat hingegen einen Anteil von lediglich 1 %, ist jedoch vaskulär betrachtet für rund 90 % aller Hämoptysen verantwortlich. Die letztlich zur Blutung führenden Ursachen sind hierbei sehr mannigfaltig und von sehr unterschiedlicher Tragweite, da Blutbeimengungen beispielsweise sowohl bei recht harmlosen unteren Atemwegsinfektionen, als auch bei massivem Tumorbefall auftreten können. Mitunter ist die Blutungsquelle nicht in den unteren Atemwegen, sondern in den oberen Atemwegen, der Mundhöhle oder auch im Ösophagus zu finden. Bei einer Epistaxis kann beispielsweise Blut in die Trachea und Bronchien gelangen und dann später als Pseudohämoptysen abgehustet werden. Die Ursache und Bedeutung ist also nicht immer eindeutig und eine umsichtige Abklärung ist daher essenziell.

▶ **Merke** Hämoptysen werden generell als Warnzeichen gewertet, da sie auf potenziell schwerwiegende und auch unmittelbar lebensbedrohliche Zustände hindeuten können. Eine umgehende Abklärung ist daher in aller Regel angeraten.

D. Bösch, *Pneumologie*, https://doi.org/10.1007/978-3-662-71444-7_7

Grundlegende Überlegungen und vertiefende Diskussionspunkte:

1. Was sind die häufigsten Ursachen von Hämoptysen?
2. Ab welcher Menge sind Hämoptysen unmittelbar bedrohlich?
3. Welches diagnostische Vorgehen ist allgemein angeraten?
4. Welche therapeutischen Möglichkeiten gibt es?

7.2 Diskussion

1. *Was sind die häufigsten Ursachen von Hämoptysen?*
   Die Häufigkeiten der verschiedenen Ursachen für Hämoptysen sind, weltweit betrachtet, sehr unterschiedlich verteilt. Zudem hängen sie auch vom Setting des beobachteten Patientenkollektivs ab. Weltweit führend ist die Tuberkulose, die in den Industriestaaten jedoch relativ selten ist und daher auch als Ursache von Hämoptysen eher ungewöhnlich ist, jedoch aufgrund ihrer Tragweite stets bedacht werden sollte. Bei uns finden sich viel häufiger akute infektiöse Atemwegserkrankungen, wie die akute Bronchitis oder Pneumonie. Auch Malignome sind häufiger als Blutungsquelle zu identifizieren. Seltener ergeben sich Bronchiektasen, Aspergillome oder andere strukturelle Veränderungen als Ursache. Auch Vaskulitiden oder eine Lungenarterienembolie können mit Hämoptysen einhergehen. Ein Beispiel zeigt Abb. 7.1 a und b. Letztlich sind die potenziellen Blutungsquellen sehr vielfältig, und nicht wenige Fälle bleiben auch trotz ausführlicher Diagnostik ätiologisch unklar. Eine Übersicht der Ursachen gibt die Tab. 7.1.

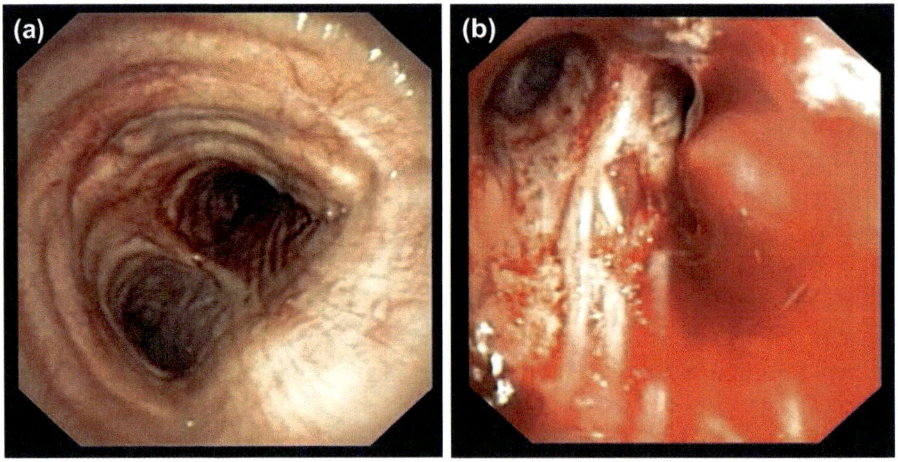

Abb. 7.1 Bronchoskopie eines älteren Patienten mit rezidivierenden, zum Teil starken Hämoptysen seit einigen Tagen. (**a**) zeigt den Blick auf die Bifurkation mit Blutspur aus dem rechten Hauptbronchus. Im Weiteren (**b**) offenbart sich ein Gefäßkonvolut, welches bei Kontakt sofort eine spritzende Gefäßblutung zeigt

Tab. 7.1 Ursachen von Hämoptysen

Häufig	Selten
Bronchitis	Tuberkulose, nichttuberkulöse Mykobakteriose
Pneumonie	Lungenarterienembolie
Lungenkarzinom, Metastasen	Lungenödem
Bronchiektasie	Aspergillose/Aspergillom
Iatrogene Ursachen (Biopsien etc.)	Vaskulitiden (Granulomatose mit Polyangiitis etc.)
	Traumata
	Vaskuläre Malformationen (pulmonale arteriovenöse Malformationen etc.)
	Andere sehr seltene Ursachen (Goodpasture-Syndrom, Endometriose etc.)

2. *Ab welcher Menge sind Hämoptysen unmittelbar bedrohlich?*
   Zunächst sollte versucht werden, anamnestisch zügig zu klären, ob es sich um ein akutes Geschehen und eine bedrohliche Blutmenge handelt. Hierbei sollte bedacht werden, dass das Bluthusten für die Betroffenen häufig sehr beängstigend ist und die Sorge regelhaft in die Schilderungen subjektiv einfließt. Ohne zu bagatellisieren sollte versucht werden, mittels quantitativer Hinweise (z. B. kleine dunkle Beimengung des im Übrigen eitrigen Auswurfs oder ein Teelöffel voll hellrotes Blut etc.) die Menge und Beschaffenheit etwas zu objektivieren. Die Schwelle für die Definition von massiven Hämoptysen variiert in der Literatur zwischen 100 und 1000 ml in 24 Stunden, wobei die Schwierigkeit auch darin besteht, die Menge überhaupt zu quantifizieren. Letztlich ist die Schwere und Bedrohlichkeit jedoch nicht nur von der Menge, sondern zudem von der unmittelbaren Stärke und Häufigkeit der Blutungen, der zugrunde liegenden Ursache und diversen weiteren Faktoren abhängig. Wenn man bedenkt, dass das Volumen des luftleitenden Bronchialsystems nur etwa 150 ml beträgt, wird schnell klar, dass auch kurze Blutungen mit hoher Flussrate (z. B. bei arrodiertem Blutgefäß) unmittelbar lebensbedrohlich sein können.

   Häufig sistieren leichtere Blutungen spontan, die Einnahme von Antikoagulanzien kann dem jedoch entgegenwirken und ein ernsthaftes Problem darstellen, weshalb eine etwaige Blutverdünnung bei Hämoptysen stets abgefragt werden sollte. Es gibt letztlich viele Faktoren und Umstände, die bei der Evaluation bedacht und beachtet werden müssen, um die Akuität einzuschätzen und die richtigen diagnostischen und therapeutischen Maßnahmen einzuleiten.

3. *Welches diagnostische Vorgehen ist allgemein angeraten?*
   Mittels Anamnese sollte zunächst erfragt werden, wieviel Blut und in welchen zeitlichen Abständen abgehustet wurde. Zudem sollten Hinweise für die Quelle eruiert werden. Die medizinische Vorgeschichte (bekannte Erkrankungen, die Vormedikation, Rauchanamnese etc.) liefert hierzu oft erste Anhaltspunkte. Ferner sollte auch gezielt

hinsichtlich Anzeichen für Pseudohämoptysen gefragt bzw. untersucht werden (Nasenbluten, Teerstuhl etc.). Eine klinische Untersuchung kann beispielsweise über pathologische Atemgeräusche, eingeschränkte Vitalparameter oder auch Infektzeichen weitere Hinweise auf die Ursache und Ausdehnung geben. Über eine Röntgen-Thoraxaufnahme lässt sich häufig zumindest die betroffene Seite und mitunter auch die Ursache zeigen. Wesentlich aussagekräftiger, aber mitunter nicht unmittelbar verfügbar, ist die Bildgebung durch Computertomografie. Durch ein CT des Thorax mit Kontrastmittelgabe lässt sich in ca. 75 % der Fälle die Ursache darstellen. Meist ist dann noch die Durchführung einer Bronchoskopie (siehe auch Abb. 7.1 a und b) und sehr selten die Untersuchung mittels Angiografie angezeigt. Die Bestimmung des Blutbildes, der Gerinnungsaktivität, der Nierenwerte, der Entzündungsparameter und ggf. auch spezieller immunologischer Parameter unterstützen hierbei die Diagnostik.

Die Zeitschiene und Reihenfolge richtet sich nach der Dringlichkeit, unter Berücksichtigung der verfügbaren Methoden. Meist berichten die Patienten über stattgehabte leichte Blutbeimengungen eines Hustens in den letzten Tagen oder Wochen, der letzte Blutnachweis liegt dabei häufig Stunden oder Tage zurück, sodass in diesen Fällen eine wohlüberlegte und zielführende Diagnostik eingeleitet werden kann.

4. *Welche therapeutischen Möglichkeiten gibt es?*
Die Therapie richtet sich nach der Akuität bzw. Bedrohlichkeit und natürlich nach der Ursache der Blutung. Massive Hämoptysen ergeben sich bei etwa 10 % der Patienten die wegen Bluthustens in der Notaufnahme vorstellig werden. Hier steht neben der Stabilisierung des Patienten die Sicherung der Atemwege bzw. der Schutz der nichtbetroffenen Lungenseite im Vordergrund. Allgemein kann die Gabe von Sauerstoff über eine Nasensonde mit einer Flussrate von 2–3 l/min empfohlen werden. Die Gabe von Antitussiva kann oft helfen, dass Blutungen schneller spontan sistieren, da das Husten Hämoptysen begünstigen kann. Andererseits kann der Hustenreiz auch lebensrettend sein um eine effektive bronchiale Clearance zu erreichen. Die Verordnung von hustenstillenden Medikamenten setzt daher eine gründliche Abwägung voraus. Ist die Region oder zumindest die Seite der Blutung bekannt, sollte der Patient auf die betroffene Seite gelagert werden um das Blut, der Schwerkraft folgend, in der entsprechenden Region zu halten und einen Übertritt in gut ventilierte unbetroffene Areale zu verhindern. Bei Infektionen ist eine unverzügliche Einleitung einer empirischen antibiotischen Therapie angezeigt.

Die Bronchoskopie ist, neben der Computertomografie, meist die entscheidende diagnostische Maßnahme. In aller Regel ist eine flexible Bronchoskopie ausreichend, selten ist eine Tubusbronchoskopie oder auch starre Bronchoskopie notwendig. Sie ermöglicht oft eine Reihe therapeutischer Maßnahmen. Bei starken Blutungen mit Koagelbildung in den Bronchien können diese Ausgüsse mit einer Fasszange entfernt werden und die Atemwege freigelegt werden. Zudem kann die Blutungsquelle häufig dargestellt und die Blutung lokal gestillt werden (z. B. Applikation von vasokonstriktiven Medikamenten, Argon-Plasma-Koagulation etc.). Bei peripheren Blutungen bleibt mitunter nur die Bronchusblockade mittels Ballonkatheter oder die regionale Tamponade. Solche Maßnahmen verschaffen etwas Zeit, um weitere therapeutische Interventionen, wie zum Beispiel Bronchialarterienembolisation über eine Angiografie oder eine Operation vorzubereiten. Mitunter sind auch spezifische Maßnahmen zur Behandlung der Grundkrankheit indiziert, etwa die Antibiose bei Pneumonie oder die Cortisongabe bei Vaskulitiden, die normalerweise in wenigen Tagen zur Rückbildung der Hämoptysen führen.

Einige nutzen Tranexamsäure inhalativ zur lokalen Blutstillung, auch wenn das Antifibrinolytikum in dieser Form nicht zugelassen ist (Off-Label-Use).

Letztlich gibt es auch schwere Arrosionsblutungen von meist ausgedehnten Lungenkarzinomen, die nicht beherrschbar sind und in Form eines massiven sogenannten Blutsturzes unweigerlich zum Tode führen. In solchen Fällen bleibt nur die Sedierung und Betreuung der Angehörigen, für die eine solche Erfahrung sehr belastend sein kann.

► **Merke** Massive Hämoptysen (Hämoptoe) sind nicht primär durch den starken Blutverlust lebensbedrohlich, sondern durch die Überflutung der Bronchien mit Blut, Entwicklung von Blutgerinnseln mit Verlegung der Atemwege und zunehmender Einschränkung der Lungenfunktion, bis hin zum Ersticken (Asphyxie).

7.3 Klinische Falldiskussion

Fallschilderung

Ein 80-jähriger Patient (181 cm, 83 kg, BMI 25 kg/m^2) berichtet, dass er seit drei Wochen zunehmend, und nun fast täglich, leichte Blutbeimengungen seines chronischen Hustens habe. Die Belastungsdyspnoe, die seit Jahren (im Rahmen einer bekannten COPD) vorliege, nehme zudem seit einigen Wochen zu. In Ruhe bestünden aktuell kaum Atembeschwerden. Fieber wurde verneint, ebenso erlebtes Nasenbluten oder gastrointestinale Beschwerden oder Blutungszeichen. Das Sputum sei leicht gelblich verfärbt und von diskreten Blutfäden durchzogen. Neben einer COPD sei eine koronare Herzerkrankung sowie Bluthochdruck bekannt. Zigaretten rauchen sei vor einem Jahr beendet worden (50 Packungsjahre); Vormedikation: Tiotropium (inhal.), zudem ASS und Candesartan.

Erster Untersuchungsbefund

Auskultatorisch ergab sich beidseits ein leicht abgeschwächtes vesikuläres Atemgeräusch, keine Nebengeräusche. Herztöne waren zudem rein und rhythmisch. HF 74/min, RR 150/90 mmHg, AF 16/min, SpO2 98 % unter RL; keine Ödeme ersichtlich, Rachen inspektorisch unauffällig. ◄

Fall-Diskussion

1. Was könnte ursächlich für die Hämoptysen sein?
2. Wie dringlich ist die Situation und welche Diagnostik sollte durchgeführt werden?

1. *Was könnte ursächlich für die Hämoptysen sein?*
   Bei einem älteren Patienten, der bis vor einigen Monaten regelmäßig Zigaretten geraucht hat und bereits an einer COPD erkrankt ist, sind Hämoptysen primär suspekt auf das Vorliegen eines Malignoms, insbesondere eines Lungenkarzinoms. Fehlende Infektzeichen lassen eine Pneumonie oder Tuberkulose, die in dem Alter ebenfalls gehäuft auftreten, eher unwahrscheinlich sein. Begünstigt werden die beschriebenen leichten Hämoptysen durch die Thrombozytenaggregationshemmung und den leichten Bluthochdruck.

2. *Wie dringlich ist die Situation und welche Diagnostik sollte durchgeführt werden?*
   Anamnestisch ergibt sich eine zunehmende aber bisher wohl überschaubare Blutungsaktivität. Es handelt sich um einen dringlichen Fall, der sofort, aber nicht notfallmäßig abgeklärt werden sollte. Das ASS sollte pausiert, das Sartan dosiserhöht werden. Zudem sollte Sauerstoff mit einer Flussrate von 1 l/min per Nasenbrille angesetzt werden. Basis-Laboruntersuchungen sowie eine Röntgen-Thoraxaufnahme sind die ersten technischen Untersuchungen die umgehend eingeleitet werden sollten. Dies ermöglicht einen ersten Überblick über die betroffene Seite und die mögliche Ursache. Das Labor gibt einen Überblick über wichtige Umstände (vor allem Nierenfunktion, Blutbild, Gerinnung). Im Weiteren sollten eine Computertomografie mit Kontrastmittel sowie eine anschließende Bronchoskopie geplant werden.

Fallbericht Fortsetzung

Das Röntgenbild zeigte eine flächige Verschattung des apikalen rechten Oberlappens, der rechte Hilus war verbreitert und das Zwerchfell rechts etwas hochstehend. Bei unauffälligem Kreatinin und TSH wurde am nächsten Tag eine Computertomografie mit Kontrastmittel durchgeführt (siehe Abb. 7.2). Hier offenbarte sich ein Lungenkarzinom ausgehend vom rechten Oberlappen, den rechten Hauptbronchus ummauernd. Zudem zeigte sich eine Belüftungsstörung von Teilen des rechten Oberlappens sowie hiläre und mediastinale Lymphknotenvergrößerungen und ein leichter Zwerchfellhochstand rechts. Im Anschluss an die CT erfolgte eine flexible Bronchoskopie bei der exophytisches Tumorwachstum im rechten Hauptbronchus gesehen wurde. Der Tumor zeigte deutliche Zeichen einer stattgehabten sowie einer leichten frischen Blutung. Nach Probeentnahme (für eine histologische Untersuchung) erfolgte eine gezielte leichte Tumorreduktion im rechten Hauptbronchus und abschließende Verschorfung der Tumoroberfläche mittels Argon-Plasma-Koagulationsgerät (APC-Beamer), siehe Abb. 7.3 a–c. ◄

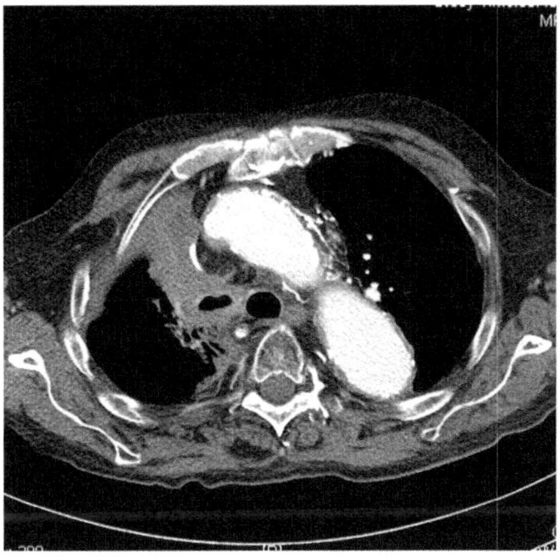

Abb. 7.2 Computertomografie des Thorax mit Darstellung eines Tumors, ausgehend vom rechten Oberlappen mit Ummauerung des rechten Hauptbronchus und Atelektase des rechten Oberlappens

Weiterführende Fall-Diskussion

4. Wie ist das Rezidivblutungsrisiko einzuschätzen?
5. Welche therapeutischen Maßnahmen sollten nun folgen?

4. *Wie ist das Rezidivblutungsrisiko einzuschätzen?*
   Leichtere Blutungen in den nächsten Tagen sind möglich, insgesamt scheint das Risiko für relevante Blutungen jedoch nicht besonders erhöht. Bronchoskopisch gab es momentan kein weiteres exophytisches Wachstum. In der CT wurden keine Nekrosen oder drohende Gefäßarrosionen dargestellt. Nierenfunktion, Blutdruck, Gerinnung sind ohne relevante Auffälligkeiten.

5. *Welche therapeutischen Maßnahmen sollten nun folgen?*
   Ursächlich ergab sich ein Lungenkarzinom (histologisch pulmonales Plattenepithelkarzinom). Eine tumorspezifische Therapie wäre bei Ansprache in der Lage, den Tumor und damit auch die Blutungsaktivität bzw. das Risiko zu reduzieren. Im Verlauf wäre ggf. eine Strahlentherapie des Mediastinums zur weiteren Eindämmung des Tumors zu erwägen. Letztlich richtet sich die Tumortherapie nach der Histologie, Ausdehnung und den Begleitumständen (Alter, Komorbidität, Patientenwunsch etc.). Weitere Maßnahmen sind hinsichtlich der stattgehabten leichten Hämoptysen nicht notwendig.

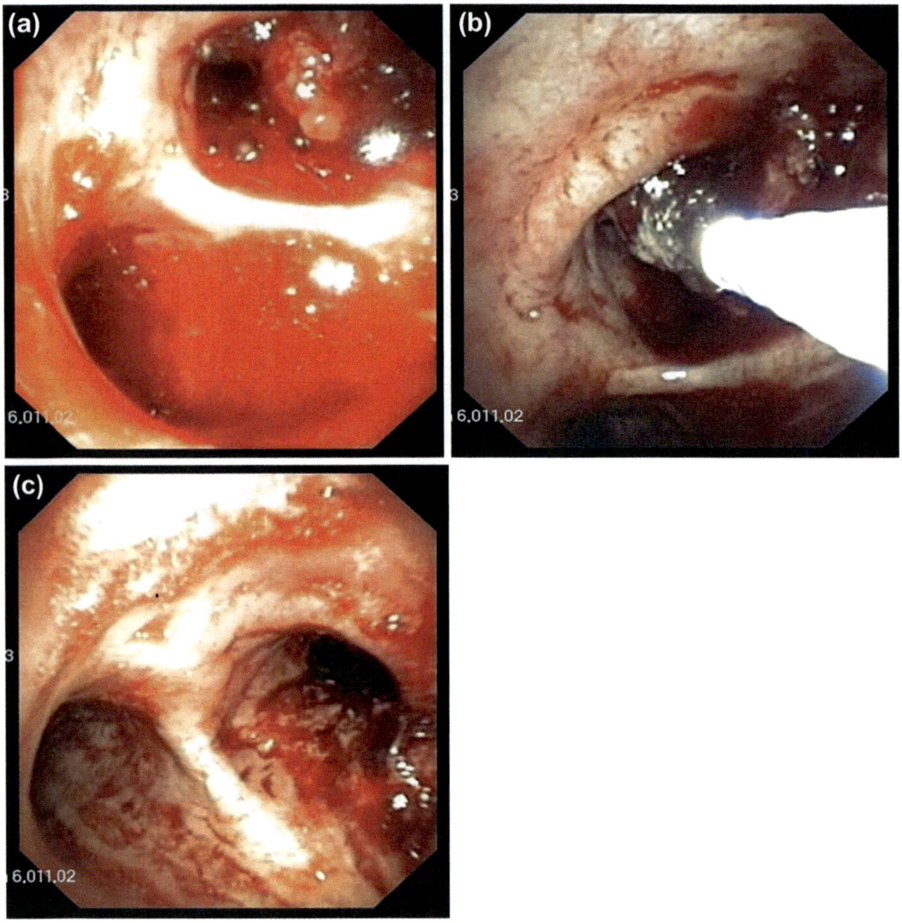

Abb. 7.3 Bronchoskopischer Blick (**a**) auf einen blutigen exophytischen Tumor im rechten Hauptbronchus. Bronchoskopische Koagulation (**b**) mittels APC-Beamer. Abschließender Blick (**c**) auf den freien linken und rechten Hauptbronchus

Clinical Pearls

- Hämoptysen sind generell als Alarmzeichen zu werten. Die Blutmenge alleine lässt jedoch nicht auf die schwere der Erkrankung schließen.
- Ursächlich sind meist akute untere Atemwegsinfekte. Hämoptysen können aber auch Zeichen schwerwiegender Erkrankungen wie z. B. Lungenembolie, Lungenkarzinom oder Tuberkulose sein.
- Meistens sind es leichte Blutungen die spontan sistieren und nicht selten lässt sich keine Ursache nachweisen.

- Pseudohämoptysen imponieren als Hämoptysen haben ihre Blutungsquelle jedoch in Nase, Mundhöhle oder Ösophagus, was bei der Abklärung stets bedacht werden sollte.
- Massive Hämoptysen (Hämoptoe) bedeuten eine unmittelbare Lebensbedrohung durch Verlegung der Atemwege und Asphyxie. Sie sind eine interdisziplinäre Herausforderung für Pneumologen, Intensivmediziner, Radiologen und Thoraxchirurgen.
- Die Computertomografie ist der Bronchoskopie hinsichtlich der Lokalisierung der Blutungsquelle ebenbürtig, hinsichtlich der Klärung der Ursache jedoch deutlich überlegen.
- Das diagnostische Vorgehen richtet sich nach den Umständen – Akuität der Blutung sowie diagnostische und therapeutische Möglichkeiten. Grundsätzlich geht es um die Sicherung der Atemwege und Atemfunktion, Abklärung der Ursache und Stillen der Blutungsquelle, hierzu stehen verschiedene Maßnahmen zur Verfügung.

► **Kapitelhinweis für weiterführende Informationen** Lungenkarzinom, Pneumonie, Bronchiektasie, Tuberkulose, Nichttuberkulöse Mykobakteriose

Weiterführende Literatur

Freitag L, Macha HN (2005) Hämoptysen Internist 45:555–564

Friedel G et al (2009) Diagnostik und Therapie bei Hämoptysen – Es zählt nicht nur das sichtbare Blut. Pneumo News 2:36–39

Ittrich H et al (2017) Diagnostik und Therapie der Hämoptysen. Dtsch Arztebl Int 114:371–381

Radchenko C et al (2017) A systematic approach to the management of massive hemoptysis. J Thorac Dis 9(Suppl 10):S1069–S1086

Pizarro C et al (2023) Hämoptysen Pneumologie 77:171–183

Asbestose und asbestbedingte benigne Pleuraveränderungen

8

8.1 Einleitung

Die Bezeichnung Asbestose wird häufig als Oberbegriff für asbestbedingte benigne Lungenerkrankungen verwandt. Im eigentlichen Sinne werden hierunter jedoch lediglich die fibrosierenden Veränderungen des Lungenparenchyms zusammengefasst. Hiervon abzugrenzen sind die pleuralen asbestbedingten Erkrankungen. Sie können sowohl benigne als auch maligne sein und die klinischen Auswirkungen reichen von asymptomatischen diskreten funktionellen Auffälligkeiten bis hin zu schwersten Einschränkungen mit massiver Dyspnoe und Schmerzen. Eine Übersicht über die verschiedenen asbestbedingten Erkrankungen gibt die Tab. 8.1.

Asbest ist der Handelsname für verschiedene, natürlich vorkommende, faserförmige mineralische Stoffe aus der Gruppe der Silikate. Der Name Asbest ist aus dem griechischen abgeleitet – „asbestos" bedeutet soviel wie unvergänglich oder unauslöschlich, denn Gegenstände aus asbesthaltigen Materialien sind sehr widerstandsfähig und halten selbst Feuer stand. Im Rahmen der Industrialisierung im 20. Jahrhundert fanden asbesthaltige Materialien wegen ihrer einzigartigen Eigenschaften vielfältige technische Verwendung. Einen Höhepunkt fand die Verwendung in den 1970er-Jahren. Mit einer Verzögerung von mehreren Jahren und Jahrzehnten traten zunehmend asbestbedingte Erkrankungen und Todesfälle auf, so dass Asbest seit 1993 in Deutschland entsprechend der Gefahrstoffverordnung nicht mehr verarbeitet werden darf.

Asbestbedingte Erkrankungen treten als Folge einer Asbeststaubinhalation auf. Der größte Teil des eingeatmeten Staubes wird wieder ausgeatmet oder durch die physiologischen Reinigungsmechanismen der Atemwege und Lungen ausgeschieden. Einige wenige Fasern können jedoch über verschiedene Wege migrieren und bis in den Pleuraraum penetrieren. Asbestfasern sind sowohl fibrosierend als auch kanzerogen. Das Besondere ist, dass zwischen der Exposition von Asbest und dem Auftreten der Veränderungen

D. Bösch, *Pneumologie*, https://doi.org/10.1007/978-3-662-71444-7_8

Tab. 8.1 Übersicht asbestbediinger Erkrankungen

	Pleural	Parenchymal
Benigne	Hyaline Pleuraplaques	Lungenfibrose
	Verkalkte Pleuraplaques	Rundatelektase
	Diffuse Pleuritis/Pleuraergüsse	
	Pleurafibrose	
	Rundatelaktase	
Maligne	Pleuramesotheliom	Lungenkarzinom

meist eine jahrzehntelange Latenz liegt. Hierbei ist die Entwicklung von Erkrankungen nicht obligat, sondern fakultativ und hängt von der Intensität und Dauer der (meist beruflich bedingten) Exposition, sowie der persönlichen Deposition und verschiedenen exogenen und endogenen Faktoren ab. Veränderungen sind vor allem bei fortgesetztem Tabakrauchen gehäuft.

Grundlegende Überlegungen und vertiefende Diskussionspunkte:

1. Was sind die häufigsten asbestbedingten Pleura- bzw. Lungenveränderungen und wie äußern sich diese?
2. Wie werden asbestbedingte Veränderungen diagnostiziert?
3. Welche asbestbedingten Berufserkrankungen gibt es?

8.2 Diskussion

1. *Was sind die häufigsten asbestbedingten Pleura- bzw. Lungenveränderungen und wie äußern sich diese?*
   In die Lunge gelangte Asbestfasern können dort eine chronisch-entzündliche Fremdkörperreaktion auslösen. Die Pleura reagiert insgesamt sensibler auf eine Asbestbelastung als das Lungenparenchym, weshalb pleurale Veränderungen weit häufiger nachzuweisen sind als parenchymale. Hierbei lassen sich verschiedenartige Reaktionsmuster der Pleura abgrenzen. Zum einen gibt es die Asbestpleuritis, die oft relativ früh auftritt, mit rezidivierenden Pleuraergüssen einhergehen kann und oftmals kaum Beschwerden macht. Mitunter entwickelt sich eine gewisse postpleuritische Verschwartung (sog. Hyalinosis complicata) oder auch eine diffuse, oft beidseitige Pleurafibrose. Je nach Ausdehnung führen diese typischerweise zu einer restriktiven Ventilationsstörung, ggf. mit entsprechender leichter Belastungsdyspnoe. Oft finden sich im Weiteren auch Rundatelektasen als Ausdruck einer Faltung der postinflammatorisch verdickten Pleura visceralis mit konsekutiver Atelektase des darin enthaltenen Lungenparenchyms. Das bronchovaskuläre Bündel des eingerollten Lungenparenchyms wird hierbei kometenschweifartig vom Hilus zum Zentrum der Läsion gezogen. Zum anderen manifestieren sich häufig umschriebene, plaqueförmige Veränderungen an der Pleura parietalis als bindegewebige (hyaline) und später oft verkalkende Pleuraplaques des Rippenfells, Zwerchfells oder auch Perikards. Charakteristisch sind hierbei Plaques

der Pleura diaphragmatica, auch wenn sie einseitig vorkommen. Denn bei einseitigen verkalkten Pleuraplaques sollte man auch immer differenzialdiagnostisch an eine abgelaufene Tuberkulose oder andere lokale Entzündung denken.

Lungenfibrotische Veränderungen (Asbestose im eigentlichen Sinn) entwickeln sich vergleichsweise selten. Computertomografisch finden sich asbestbedingte fibrotische Veränderungen vornehmlich dorsobasal und initial häufig subpleural. Die Symptomatik ist durch eine meist progrediente Belastungsdyspnoe und Reizhusten geprägt. Die Beschwerden korrelieren hierbei nicht zwangsläufig mit dem radiologischen Ausmaß.

2. *Wie werden asbestbedingte Veränderungen diagnostiziert?*
Zunächst machen asbestbedingte pleurale oder auch lungenparenchymale Veränderungen kaum klinische Beschwerden und werden nicht selten nebenbefundlich in der radiologischen Bildgebung (konventionelles Röntgen und vor allem Computertomografie) erfasst. Bei Verdacht auf das Vorliegen asbestassoziierter Veränderungen ist eine ausführliche (berufliche) Anamnese unumgänglich um eine vermeintliche Asbestexposition herauszuarbeiten. Der Anamnese kommt auch hinsichtlich des möglichen Verdachts auf das Vorliegen einer (gesetzlich unfallversicherten) Berufserkrankung eine besondere Bedeutung zu. Häufig liegt die Asbestexposition mehrere Jahrzehnte zurück und war auf wenige Jahre begrenzt, was die Klärung oft erschwert. Da Asbest in sehr vielen Branchen verwendet wurde, kommt man nicht umhin, sich mit den umfangreichen Listen betroffener Tätigkeiten zu befassen. Gerade auf dem Bau war die Exposition mitunter auch indirekt durch umgebende Gewerke oder durch die Reinigung der Arbeitskleidung durch die Ehefrauen bedingt.

Als Goldstandard der bildgebenden Diagnostik gilt seit Langem die hochauflösende Computertomografie in Spiraltechnik (Volumen HRCT) ohne Kontrastmittel. Beschaffenheit und Lokalisation der Veränderungen können hier genau untersucht bzw. dargestellt werden. Die verschiedenen Veränderungen werden in Abb. 8.1a–c exemplarisch gezeigt. Konventionelle Röntgen-Thoraxaufnahmen können heute allenfalls zur orientierenden Bildgebung herangezogen werden. Funktionell ist die Spirometrie/Bodyplethysmografie die Basisuntersuchung, um die meist restriktiven Einschränkungen der Lungenvolumina nachzuweisen und zu quantifizieren. Bei sehr ausgeprägten diffusen Befunden sowie parenchymalen Veränderungen kommen meist Einschränkungen der Diffusionskapazität mit konsekutiver Minderung der Oxygenierung (BGA-Messung) hinzu. Für gutachterliche Beurteilungen der Minderung der Erwerbsfähigkeit (MdE) ist zudem oftmals eine ergänzende Spiroergometrie angezeigt.

Eine besondere Herausforderung stellt mitunter die Interpretation der kausalen Zuordnung der verschiedenen Veränderungen dar. Die höchste Spezifität auf eine asbestbedingte Entstehung weisen beidseitige, tafelbergartige und verkalkte (parietale) Pleuraplaques auf. Insbesondere bei einseitiger Lokalisation der Plaques sind differenzialdiagnostisch post-inflammatorische pleurale Verkalkungen z. B. nach Tuberkulose oder Pleuraempyem (Pleuritis calcarea) oder auch posttraumatische oder postradiogene Pleuraverdickungen abzugrenzen.

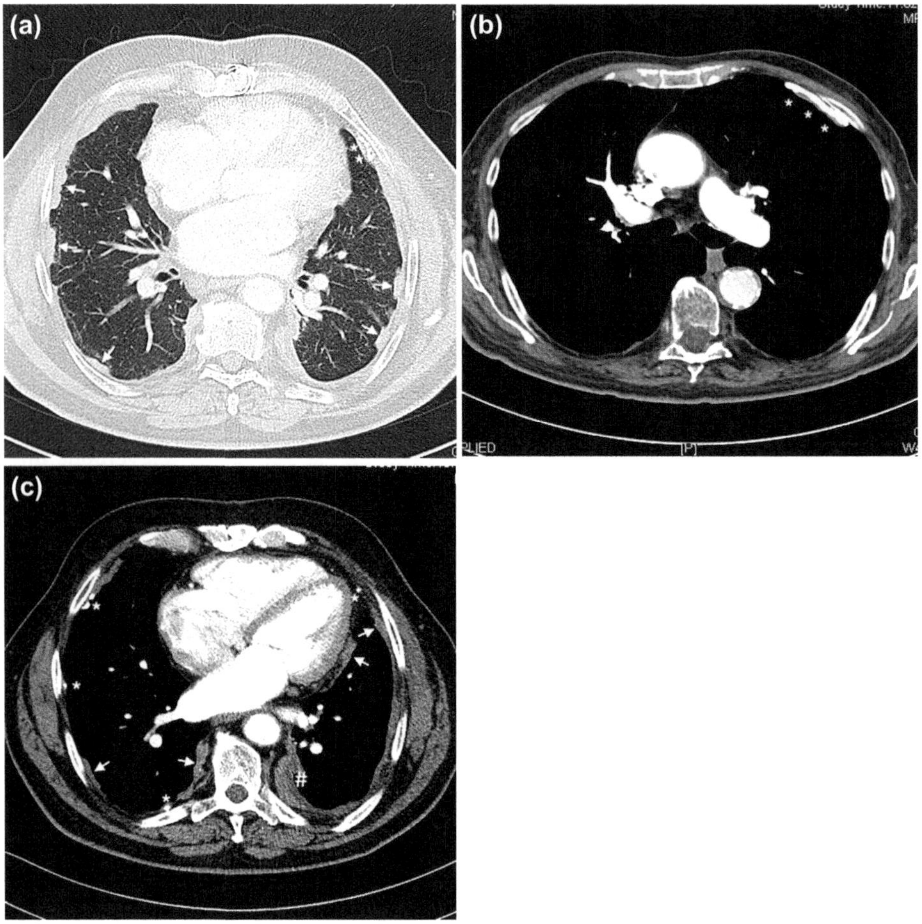

Abb. 8.1 In der Computertomografie, Lungenfenster (**a**), zeigen sich beidseits tafelbergartige Pleuraplaques (Pfeile), zum Teil verkalkt (*) Im Weichteilfenster des CT (**b**) finden sich ein isolierter, ausgedehnter und verkalkter Pleuraplaque (*) links ventrolateral sowie beidseits dorsal diskrete Pleuraverdickungen Im Weichteilfenster des CT (**c**) zeigen sich mehrere Pleuraplaques (Pfeile), teils tafelbergartig und teils verkalkt (*), paravertebral links zudem deutliche Verschwartung (#)

Letztlich weist kein röntgenmorphologischer Befund jedoch eine Spezifität von 100 % für eine Asbestverursachung auf. Meist führt das Zusammentreffen verschiedener typischer Veränderungen in der Zusammenschau mit einer entsprechenden Expositionsanamnese zu einer hinreichenden Sicherheit. Liegen ausschließlich parenchymale Veränderungen vor, ist eine differenzialdiagnostische Abgrenzung von einer idiopathischen Lungenfibrose (IPF) oft nur unzureichend möglich. Meist finden sich jedoch zusätzliche verkalkte Pleuraplaques als sog. Brückenbefunde.

3. Welche asbestbedingten Berufserkrankungen gibt es?
   Durch Asbestfaserstaub verursachte Erkrankungen treten trotz des Asbestanwendungsverbots in Deutschland vor über 30 Jahren infolge ihrer Latenzzeit weiterhin regelmäßig auf. Im Jahre 2022 waren rund 2200 asbestbedingte Berufserkrankungen in Deutschland von den Berufsgenossenschaften anerkannt. Hierbei scheint ein jahrelanges Plateau mit rund 3500 Fälle pro Jahr überschritten und es zeigt sich seit wenigen Jahren nunmehr ein leichter Rückgang der Fälle. Bedacht werden muss jedoch, dass nicht alle Krankheitsfälle im Rahmen einer gesetzlich unfallversicherten Tätigkeit verursacht und entsprechend gemeldet wurden und es zudem eine gewisse Dunkelziffer nicht angezeigter Fälle gibt. Zudem könnte die Corona-Pandemie in den Jahren 2020 bis 2022 zu gewissen Einschränkungen in der Diagnostik geführt haben. In der Berufskrankheitenverordnung werden folgende asbestbedingte Erkrankungen unterschieden:

   - BK-Nr. 4103: Asbeststaublungenerkrankung (Asbestose) oder durch Asbeststaub verursachte Erkrankung der Pleura
   - BK-Nr. 4104: Lungenkarzinom, Larynxkarzinom und seit 2017 zudem Ovarialkarzinom in Verbindung mit asbestbedingten Lungen- und/oder Pleuraerkrankungen bzw. Nachweis einer signifikanten Asbeststaubexposition
   - BK-Nr. 4105: Durch Asbest verursachtes Mesotheliom der Pleura, des Peritoneums oder Perikards
   - BK-Nr. 4114: Lungenkarzinom durch das Zusammenwirken von Asbestfaserstaub und polyzyklischen aromatischen Kohlenwasserstoffen bei Nachweis der Einwirkung einer relevanten kumulativen Dosis

► **Merke** Beidseitige, tafelbergartige und verkalkte Pleuraplaques weisen die höchste Spezifität hinsichtlich einer asbestbedingten Verursachung auf. Letztlich geht jedoch kein röntgenmorphologischer Befund mit einer 100%igen Sicherheit einher. Meist sind es verschiedene typische Veränderungen und Merkmale zusammen, die unter Berücksichtigung der Expositionsanamnese zu einer an Sicherheit grenzenden Wahrscheinlichkeit führen.

8.3 Klinische Falldiskussion

Fallschilderung

Ein 79-jähriger Patient (180 cm, 65 kg, BMI 20 kg/m^2) wird wegen anhaltender Belastungsdyspnoe und trockenem Husten stationär eingewiesen. Fieber bestehe nicht. Das Gewicht sei langsam fallend. Die Beschwerden lägen seit Jahren vor und schritten langsam voran.

Bis vor zehn Jahren habe er regelmäßig ca. 20 Zigaretten über ca. 45 Jahre geraucht.

In einer konventionellen Röntgen-Voraufnahme seien streifige Zeichnungsvermehrungen sowie pleurale Verkalkungen aufgefallen.

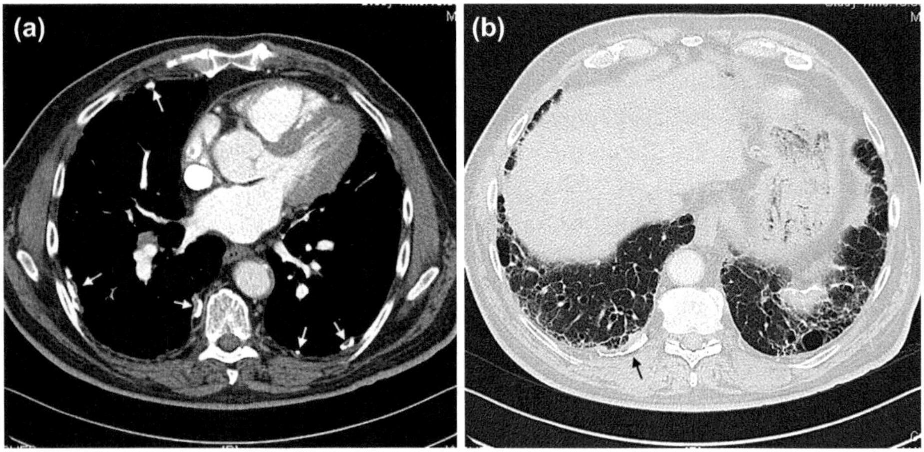

Abb. 8.2 In der Computertomografie des Thorax sind im Weichteilfenster (**a**) beidseits mehrere verkalkte Pleuraplaques dargestellt (Pfeile). Im Lungenfenster (**b**) zeigen sich subpleurale Fibrosierungen sowie ein verkalkter Pleuraplaque (Pfeil)

Erster Untersuchungsbefund

Auskultatorisch ergab sich beidseits ein vesikuläres Atemgeräusch, keine Nebengeräusche. Die Herztöne waren zudem rein und rhythmisch, HF 74/min, AF 16/min, SpO2 98% unter RL, keine Ödeme ersichtlich, Rachen inspektorisch unauffällig. ◄

Fall-Diskussion

1. Welche diagnostischen Schritte sollten bei dem Patienten eingeleitet werden?
2. Welche Differentialdiagnosen sollte ausgeschlossen werden?

1. Welche diagnostischen Schritte sollten bei dem Patienten eingeleitet werden?
   Neben einem orientierenden Labor und einem EKG, sollte eine Lungenfunktionsprüfung mit Spirometrie/Bodyplethysmografie sowie Diffusionsmessung durchgeführt werden, um die Atembeschwerden weiter einzugrenzen. Bildgebend sollte zur weiteren Differenzierung der bekannten radiologischen Auffälligkeiten und des trockenen Hustens eine Computertomografie des Thorax angefertigt werden, siehe Abb. 8.2a und b. Eine weitere Anamnese hinsichtlich der persönlichen Krankenvorgeschichte und der Berufsanamnese scheint erforderlich, um die Beschwerden bzw. Veränderungen besser einordnen zu können.

2. *Welche Differentialdiagnosen sollte ausgeschlossen werden?*
   Die beidseitigen Pleuraverkalkungen deuten auf asbestbedingte Pleuraveränderungen hin, die man in dem Alter nach stattgehabter Asbestexposition typischerweise finden kann. Differenzialdiagnostisch wäre auch eine Pleuritis calcarea bei Z.n. Tuberkulose denkbar und für den Jahrgang nicht ganz ungewöhnlich. Interstitielle Lungenver-

änderungen sind sehr vielschichtig und müssen prinzipiell abgegrenzt werden. In dem höheren Lebensalter und Rauchvorgeschichte sollten jedoch auch etwaige Komorbiditäten bedacht und untersucht werden. Nicht selten sind unspezifische Beschwerden wie Dyspnoe oder Husten durch mehrere verschiedene Ursachen bedingt. Insofern sollte allein aufgrund der Rauchvorgeschichte eine COPD, ein Lungenemphysem oder auch eine Herzinsuffizienz ausgeschlossen werden.

Fallbericht Fortsetzung

Bei dem Patienten wurde lungenfunktionell eine leichtgradige restriktive Ventilationsstörung mit einer FVC von 67 %vS und einer TLC von 70 %vS bei einem Tiffenau-Index von 95 %vS. Der Diffusionsmessung nach handelt es sich um eine eher gemischtförmige Restriktion bei mittelgradiger Transferstörung und entsprechender Konstellation der Parameter; DLCO 51 %vS; KCO 78 %vS; VA 75 %vS.

Bildgebend wurden mittels Computertomografie beidseitige verkalkte Pleuraplaques sowie unterfeldbetonte leichte fibrosierende/narbige Lungenveränderungen gesichert, die gut mit einer Asbestose sowie asbestbedingten Pleuraveränderungen vereinbar wären.

Blutgasanalytisch ergab sich eine leichte hypoxämische respiratorische Insuffizienz und mittels Echokardiografie konnte ein relevantes Cor pulmonale ausgeschlossen werden.

Berufsanamnestisch ließ sich eine langjährige und zum Teil starke Exposition von Asbest im Rahmen einer Schiffbautätigkeit eruieren. Relevante kardiopulmonale Erkrankungen seien bisher nicht aufgetreten, auch an einer Tuberkulose sei er nicht wissentlich erkrankt gewesen. ◀

Weiterführende Fall-Diskussion

3. Welche Therapiemaßnahmen können dem Patienten empfohlen werden?
4. Kann eine verstärkte Asbestexposition auch zu einer obstruktiven Ventilationsstörung führen?
5. Wie ist das Malignomrisiko bei dem Patienten zu bewerten?

3. *Welche Therapiemaßnahmen können dem Patienten empfohlen werden?*
   Wichtig ist der Ausschluss therapierbarer Komorbitiäten wie beispielsweise eine COPD oder KHK. Essenziell ist zudem die Abgrenzung zu anderen interstitiellen Entitäten, Kollagenosen etc., die zumindest teilweise antiinflammatorisch zu behandeln wären. Die Asbestose selbst kann nicht gezielt behandelt werden. Bei nachgewiesener relevanter Progredienz (funktionell, bildgebend, klinisch) wäre die Einleitung einer antifibrotischen Therapie (z. B. mit Nintedanib) denkbar. Hierzu sollte in regelmäßigen Abständen die Entwicklung untersucht werden. Bei Komplikationen wie einer chronisch hypoxämischen respiratorischen Insuffizienz wäre eine Sauerstofftherapie zu erwägen. Hier hat auch der Nachweis eines etwaigen Cor pulmonale Relevanz.

4. *Kann eine verstärkte Asbestexposition auch zu einer obstruktiven Ventilationsstörung führen?*
   Eine Asbestexposition und entsprechende assoziierte Veränderungen führen typischerweise zu einer restriktiven Ventilationsstörung. Es wurden jedoch auch gehäuft Patienten mit obstruktiver Ventilationsstörung gefunden. Da viele Arbeiter in den 1960er- bis 80er-Jahren rauchten und weiteren Schadstoffen ausgesetzt waren, liegt der Verdacht nahe, dass das Rauchen oder die weiteren beruflichen Expositionen zu einer obstruktiven Bronchitis führten. Dies mag für einen Großteil stimmen, es zeigten sich jedoch auch gehäuft Obstruktionen bei Nichtrauchern, so dass bei bekannten obstruktiven pathophysiologischen Prozessen durch Asbestfaserstaub prinzipiell auch von einer asbestinduzierten Obstruktion ausgegangen werden muss.

5. *Wie ist das Malignomrisiko bei dem Patienten zu bewerten?*
   Das hohe Alter des Patienten, die Rauchanamnese sowie die Asbestexposition bzw. die Asbestose sind jeweils relevante Risikofaktoren für die Entstehung eines Malignoms. Insbesondere das Risiko für ein Lungenkarzinom ist hierdurch deutlich erhöht. Bei dem angegebenen Gewichtsverlust sollte in der Situation verstärkt auch an das mögliche Vorliegen eines Malignoms gedacht werden, die erfolgten Vorsorgemaßnahmen abgefragt und sofern erforderlich durchgeführt bzw. angeraten werden.

► **Merke** Eine restriktive Ventilationsstörung ist durch eine Verminderung der totalen Lungenkapazität (TLC) unterhalb des sog. lower limit of normal, kurz LLN (5.Perzentile, bzw. Z-Score kleiner als −1,645) gekennzeichnet. Der spirometrische Schweregrad der restriktiven Ventilationsstörung ergibt sich aus der Einschränkung der FVC ausgedrückt in Prozent des Sollwertes: leichtgradig: >60 %vS; mittelgradig: 60–40 %vS; schwergradig: <40 %vS. Hierzu abweichend wird die Graduierung der Messwerteinschränkungen in der Arbeitsmedizin wie folgt bewertet: >85 %vS; 85–55 %vS und <55 %vS.

Da das Lungenvolumen nur mittels Bodyplethysmografie gemessen werden kann, ist der Befund einer restriktiven Ventilationsstörung mit einer Spirometrie allein nicht zu sichern.

Clinical Pearls

- Nomenklatorisch bezeichnet eine Asbestose asbestbedingte fibrotische Lungenparenchymveränderungen und ist von benignen pleuralen asbestbedingten Erkrankungen abzugrenzen.
- Trotz eines Verarbeitungsverbotes in Deutschland seit 1993 finden sich noch heute regelmäßig erstdiagnostizierte asbestbedingte Veränderungen, da meist eine Latenz von mehreren Jahrzehnten zwischen Exposition und Manifestation liegt.

- In der Berufserkrankungsverordnung werden verschiedene benigne und maligne Berufserkrankungen zusammengefasst. Sie haben erhebliche Bedeutung im gesetzlichen Unfallversicherungsrecht.
- Pleurale Veränderungen führen vorwiegend zu einer (zunehmenden) restriktiven Ventilationsstörung mit einhergehender Belastungsdyspnoe.
- Parenchymale Veränderungen zeigen neben der Restriktion in der Regel eine progrediente Diffusionsstörung mit Einschränkung der Oxygenierung, was die Atembeschwerden deutlich verstärken kann. Häufig klagen die Patienten zudem über einen trockenen Husten.
- Nicht selten zeigen sich die asbestbedingten Veränderungen nur nebenbefundlich und sind kombiniert mit weiteren Pathologien, z. B. COPD mit Lungenemphysem, insbesondere bei vormals asbestexponierten Patienten, die zudem in ihrem Leben stark geraucht haben. Hierdurch verstärken sich die Beschwerden sowie funktionellen Einschränkungen und sind so vielmals nicht mehr sauber voneinander zu trennen.
- Neben den verschiedenen benignen pulmonalen und pleurale Veränderungen gibt es eine Reihe maligner asbestbedingter Erkrankungen – Lungenkarzinom, malignes Pleuramesotheliom, Larynxkarzinom, Ovarialkarzinom. Eine Berufs- bzw. Expositionsanamnese und die Suche nach Brückenbefunden ist somit unerlässlich.

► **Kapitelhinweis für weiterführende Informationen** Pleuraerguss, Lungenkarzinom, Interstitielle Lungenerkrankungen, Malignes Pleuramesotheliom, Tuberkulose

Weiterführende Literatur

Hauptverband der gewerblichen Berufsgenossenschaften (HVBG). Asbestverursachte Berufskrankheiten in Deutschland – Entstehung und Prognose. August 2003

Görlitz S (2010) Asbestbedingte benigne Pleura- und Lungenerkrankungen Pneumologe 7:7–18

Deutsche Gesetzliche Unfallversicherung (DGUV). Empfehlung für die Begutachtung asbestbedingter Berufskrankheiten — Falkensteiner Empfehlung. 2011

S2k-Leitlinie Diagnostik und Begutachtung asbestbedingter Berufskrankheiten. Kraus T et al. AWMF 2021, Registernummer 002–038

Criée CP et al (2024) Aktuelle Empfehlungen zur Lungenfunktionsdiagnostik. Atemwegs- und Lungenkrankheiten 50:111–184

Pulmonale Kachexie

9

9.1 Einleitung

Die Kachexie ist ein komplexes Syndrom, das über mangelnden Appetit und Gewichtsverlust weit hinausgeht und weitreichende Konsequenzen für den Patienten hat. Verschiedene entzündliche Prozesse verändern hierbei den Metabolismus und führen zum Verlust der Muskelmasse (sog. Wasting). Neben der Verminderung der fettfreien Masse (FFM) kommt es zusätzlich meist auch zum Fettabbau. Vielfach ist die Kachexie mit einem Appetitmangel und einer Mangelernährung verknüpft, was die Abmagerung und Auszehrung des Körpers weiter verstärkt. Dieser multifaktorielle und komplexe Prozess kann durch verschiedene chronische Erkrankungen ausgelöst werden (siehe Tab. 9.1). Abzugrenzen ist die Kachexie von einer primären Malnutrition, etwa durch Malabsorptionserkrankungen, psychische Probleme (z. B. im Rahmen einer Anorexia nervosa oder schweren Depression) oder sonstige Gründe der unzureichenden Nahrungsaufnahme.

Die genaue Definition der Kachexie wird international nicht einheitlich gesehen. Weitgehende Anerkennung für Patienten mit COPD, Herzinsuffizienz und soliden Tumorerkrankungen hat jedoch die folgende Konsens-Definition erlangt: Nachweis eines ungewollten Gewichtsverlusts ≥ 5 % in ≤ 12 Monaten, zusätzlich zum Vorliegen von drei der folgenden fünf Kriterien:

1. Verringerte Muskelkraft (z. B. Handgriffstärke)
2. Erschöpfung/Fatigue
3. Appetitlosigkeit
4. Niedriger Fettfreie-Masse-Index (d. h. FFMI [in kg]/Körpergröße [m^2] <15 (Frauen) bzw. <17 (Männer)
5. Nachweis erhöhter Entzündungsmarker (CRP >5,0 mg/l, IL-6 >4,0 pg./ml) oder Anämie (Hb <12 g/dl) oder niedriges Serumalbumin (<32 g/l)

D. Bösch, *Pneumologie*, https://doi.org/10.1007/978-3-662-71444-7_9

Tab. 9.1 Zugrunde liegende Erkrankungen einer Kachexie

Pulmonal	Extrapulmonal
COPD	Maligne solide Tumoren/Karzinome
Zystische Fibrose/Mukoviszidose	Herzinsuffizienz
Tuberkulose	Chronische Niereninsuffizienz
Idiopathische pulmonale Fibrose	Rheumatoide Arthritis

Tab. 9.2 Body-Mass-Index(BMI)-Klassifikation gemäß WHO

BMI in kg (Körpergewicht)/m^2 (Körpergröße)	Bezeichnung
<18,5	Untergewichtigkeit
18,5 bis <25	Normalgewichtigkeit
≥25 bis <30	Übergewichtigkeit/Prä-Adipositas
≥30 bis <35	Adipositas Grad 1
≥35 bis <40	Adipositas Grad 2
≥40	Adipositas Grad 3

Allein bei den COPD-Patienten wird die Prävalenz einer pulmonalen Kachexie auf rund 10 % geschätzt, wenn man die Konsens Kriterien anlegt. Vereinfachte Definitionen, die nur auf den Gewichtsverlust fokussieren oder nur auf die Verminderung des Fettfreie-Masse-Index (FFMI), gehen mit ungleich höheren Prävalenzen einher. Sie erfassen jedoch nur Teilaspekte und sollten daher kritisch betrachtet werden, da ein Gewichtsverlust oder eine Sarkopenie allein noch keine Kachexie bedingt.

Die meisten Patienten mit Kachexie weisen Untergewicht auf, definiert ist dies über einen Body-Mass-Index (BMI) <18,5 kg/m^2. Für eine Übersicht der BMI-Klassifikation siehe Tab. 9.2. Die Untergewicht ist jedoch keine Voraussetzung und es gibt durchaus auch normalgewichtige und sogar adipöse Patienten, die per definitionem eine Kachexie aufweisen.

Der Begriff der pulmonalen Kachexie beschreibt eine Kachexie, die mit einer ursächlichen Lungenerkrankung assoziiert ist. Unter Anwendung der Konsens-Definition lässt sich eine pulmonale Kachexie bei nahezu 5 % der COPD-Patienten nachweisen, wobei die Prävalenz mit zunehmendem Schweregrad naturgemäß deutlich ansteigt auf über 12 % im COPD-GOLD-Funktionsstadium 4, d. h. Patienten mit einer postdilatatorischen FEV1 von <30 % vom Soll.

► **Merke** Eine Kachexie ist von einer reinen Malnutrition abzugrenzen und beschreibt ein komplexes Syndrom, bei dem es neben dem Gewichtsverlust zum Wasting und weiteren systemischen Effekten kommt. Eine Kachexie kann durch verschiedene chronische Erkrankungen ausgelöst werden. Da es keinen eindeutigen Marker für die pulmonale Ursache einer Kachexie gibt, ist die pulmonal bedingte Kachexie bei Lungenkranken mit Kachexie stets als Ausschlussdiagnose zu sehen.

Grundlegende Überlegungen und vertiefende Diskussionspunkte:

1. Was ist die klinische Relevanz einer pulmonalen Kachexie?
2. Wie lässt sich die fettfreie Masse bestimmen?
3. Was sind die zugrunde liegenden Mechanismen der pulmonalen Kachexie?
4. Welche prinzipiellen therapeutischen Maßnahmen gibt es in der Behandlung einer pulmonalen Kachexie?

9.2 Diskussion

1. *Was ist die klinische Relevanz einer pulmonalen Kachexie?*
   Die Auswirkungen einer pulmonalen Kachexie sind vielfältig und schwerwiegend. Sie umfassen zahlreiche negative Folgen sowohl für die die Lebensqualität als auch für die Gesundheit. Die verschiedenen Aspekte sind nachfolgend aufgeführt:
   - Verminderte Lebensqualität
   - Verminderte Atemkraft, reduzierte Belastbarkeit
   - Eingeschränkte Mobilität
   - Geschwächtes Immunsystem, erhöhte Infektanfälligkeit
   - Erhöhte Hospitalisationsrate, gesteigerte Komplikationsrate, verlängerte Krankenhausliegedauer
   - Gesteigerte Mortalität

2. *Wie lässt sich die fettfreie Masse bestimmen?*
   Die Erfassung der Fettmasse bzw. ungefähren indirekten Bestimmung der fettfreien Masse (FFM) mittels Caliper-Methode (Hautfaltenmessung zur Unterhautfettbestimmung) ist recht ungenau und lässt nur tendenzielle Aussagen zu. Ebenfalls unzureichend ist die Abschätzung der FFM über den Body-Mass-Index (BMI).

   Gut etabliert und wesentlich präziser ist die Bestimmung der FFM bzw. Körperzusammensetzung über die Ganzkörperleitfähigkeit (bioelektrische Impedanzanalyse, kurz BIA). Die Genauigkeit der BIA kann dabei je nach Technik und Messprotokoll etwas variieren. Bei dieser Methode wird dem (nüchternen) Patienten im Liegen ein gefahrloser hochfrequenter Wechselstrom über Hand- und Fußelektroden zugeführt und zeitgleich über Detektorelektroden die Spannung gemessen. Aus den Teilwiderständen der Impedanz (der sog. Resistance und der Reaktance) wird dann die Körperzusammensetzung berechnet. Einfache Personenwaagen mit integrierter BIA sind weit verbreitet, sollten jedoch im medizinischen Bereich nicht angewandt werden, da sie nur von Fuß zu Fuß messen und hierbei den oberen Körper nicht berücksichtigen.

Ein weitere Methode ist die Dual Energy X-ray Absorptiometry, kurz DXA (früher auch DEXA). Die DXA ist ein Röntgenverfahren, bei dem anhand der Strahlenabsorption zweier energetisch unterschiedliche Röntgenstrahlen die Zusammensetzung des Gewebes untersucht wird. Die verschiedenen Körpergewebsdichten zeigen je nach Energiestufe der Röntgenstrahlen eine unterschiedliche Abschwächung. Hierdurch lassen sich Fettmasse, fettfreie Masse und Knochenmasse berechnen. Die Strahlenbelastung ist hierbei eher gering.

3. *Was sind die zugrunde liegenden Mechanismen der pulmonalen Kachexie?*

Die Pathogenese der pulmonalen Kachexie ist multifaktoriell. Meist besteht ein erhöhter Nährstoffbedarf und zudem gleichzeitig eine verminderte Nährstoffzufuhr. Diese Dysbalance wird oft durch inflammatorische Prozesse ergänzt, die letztlich zu einer katabolen Stoffwechsellage mit Verlust der Muskelmasse (Wasting) führen. Diese Mechanismen führen zu funktionellen Einschränkungen, die die Pathogenese im Sinne eines Teufelskreislaufs weiter verstärken.

Der erhöhte Nährstoffbedarf beruht auf verschiedenen Faktoren. Neben einer vermehrten Atemarbeit kann der Ruheenergieumsatz durch eine chronische systemische Inflammation, rezidivierende/chronische Infektionen oder auch eine medikamentöse Induktion gesteigert sein. Auf der anderen Seite ist die Nährstoffzufuhr häufig aufgrund unterschiedlicher Faktoren eingeschränkt. Kurzatmigkeit und Abgeschlagenheit gehen oft mit einer Inappetenz einher. Einige Medikamente können zudem zu einem Appetitmangel führen. Voluminöse Mahlzeiten oder Darmgasbildung kann zu eingeschränkter Zwerchfellmobilität und verstärkter Kurzatmigkeit führen, die die Nahrungsaufnahme im Weiteren limitieren kann. Nicht zuletzt kann gegebenenfalls das Zigaretten rauchen sowohl den Appetit mindern als auch den Ruheenergieumsatz steigern und somit ein Ungleichgewicht zwischen Nährstoffzufuhr und -verbrauch ungünstig beeinflussen.

Das Wasting wird durch verschiedene Faktoren und biochemische Mechanismen getriggert bzw. vorangetrieben. Immobilisation, Mangelernährung, Hypoxämie, Corticosteroideinnahme, Rauchen etc. sind verschiedene Wasting-Stimuli. Diverse intrinsische (z. B. anabole Unterdrückung, oxidativer Stress etc.) als auch extrinsische Prozesse (z. B. atemmechanische Beeinträchtigung bei Hyperinflation oder Thoraxwand-Remodelling etc.) führen zu muskulärer Dysfunktion bzw. verstärken diese. Neben der Muskelatrophie kommt es insbesondere bei der COPD auch zu einer Transformation von Muskelfasern des Typ I (Dauerleistung, überwiegend oxidativer Metabolismus) hin zu Fasern des Typ II (geringer Ermüdungswiderstand, überwiegend anaerober Metabolismus) einhergehend mit einer Einschränkung der Leistungsfähigkeit.

4. *Welche prinzipiellen therapeutischen Maßnahmen gibt es in der Behandlung einer pulmonalen Kachexie?*
   Eine Erfassung und Früherkennung einer pulmonalen Kachexie ist essenziell und beginnt mit dem Bewusstsein für das Problem. Eine bestmögliche Behandlung der verursachenden Grunderkrankung steht bei der Therapie im Vordergrund. Spezielle ernährungsmedizinische Maßnahmen sollten die Therapie unterstützen. Neben einer Ernährungsberatung ist vielfach eine supplementäre hochkalorische Trinknahrung sinnvoll und hilfreich. Neben dem erhöhten Makronährstoffbedarf sollten auch die Mikronährstoffe bedacht werden, da nicht selten Mangelzustände an Vitaminen, Spurenelementen oder Elektrolyten vorliegen.

   Neben dem Entgegenwirken der Mangelernährung sollte auch immer eine Mobilisierung mit moderater sportlicher Betätigung nach individuellen Möglichkeiten angestrebt und initiiert werden. Eine isolierte Anreicherung der Fettreserven ist für die Patienten nicht hilfreich.

   Da sämtliche Faktoren während und durch Exazerbationen der zugrunde liegenden Erkrankung vorangetrieben werden, sollte auch die Exazerbationsvermeidung stets im Fokus der Therapie sein bzw. eine eingetretene Exazerbation konsequent behandelt werden. Hierzu gehört z. B. auch die Optimierung des Impfstatus (Pneumokokken, Influenza, Pertussis, RSV etc.).

9.3 Klinische Falldiskussion

Fallschilderung

Eine 64-jährige Patientin (170 cm, 54 kg, BMI 18,7 kg/m^2) wird wegen zunehmender Belastungsdyspnoe und Leistungsminderung eingewiesen. Seit Wochen könne sie ihren Alltag nur noch unzureichend bewältigen und das Haus verlasse sie nur noch selten. Sie habe wenig Husten mit wenig Auswurf (hell). Fieber oder andere Infektzeichen seien in den letzten Wochen nicht aufgetreten. Gelenkbeschwerden werden ebenfalls verneint. Eine COPD sei seit Jahren bekannt und werde mit einer inhalativen Therapie aus LABA/LAMA-Kombination und zudem dem oralen PDE-4-Hemmer Roflumilast behandelt. Weitere Medikamente würden nicht genommen. Bisher keine Hospitalisation jedoch wiederholte Antibiotikagaben und einmalige orale Glucocorticoidgabe bei wiederholten Infektexazerbationen in den letzten zwei Jahren. Sie rauche seit über 50 Jahren mindestens eine Schachtel Zigaretten pro Tag.

Erster Untersuchungsbefund

Auskultatorisch beidseits abgeschwächtes Atemgeräusch, keine Nebengeräusche, Herztöne rein und rhythmisch, HF 90/min, RR 110/60 mmHg, AF 18/min, SpO2 95 % unter RL; kachektischer Ernährungszustand, keine Ödeme; seitengleiche Motorik, beidseitig schwacher Händedruck. ◄

Fall-Diskussion

1. Welche Untersuchungen wären hilfreich zur weiteren Evaluation der COPD und des Ernährungszustandes?
2. Wo liegen die medizinischen Problembereiche und welche Differenzialdiagnosen sollten ausgeschlossen werden?

1. *Welche Untersuchungen wären hilfreich zur weiteren Evaluation der COPD und des Ernährungszustandes?*
   Zur weiteren Untersuchung der COPD sollte eine Röntgen-Thoraxaufnahme, eine erweiterte Lungenfunktion und eine Blutgasanalyse erfolgen. Der Ernährungszustand sollte mittels BIA oder DXA weiter analysiert werden, zudem sollte ein ernährungsmedizinische Anamnese bzw. Ernährungsprotokoll sowie laborchemische Untersuchung von Blutbild, Eiweiß/Albumin, Kreatinin, den Transaminasen und Elektrolyten sowie von Zink, Vitamin D und CRP erfolgen.
2. *Wo liegen die medizinischen Problembereiche und welche Differenzialdiagnosen sollten ausgeschlossen werden?*
   Offenbar leidet die Patientin an einer fortgeschrittenen COPD mit pulmonaler Kachexie und zunehmender Einschränkung ihrer Leistungsfähigkeit und Alltagsbewältigung. Eine COPD ist charakterisiert als eine chronische lokale und systemische Inflammation mit ihren vielfältigen Auswirkungen. Das fortgesetzte Zigarettenrauchen spricht zudem für eine Tabakabhängigkeit. Der Zustand sollte wie unter 1. beschrieben gesichert und die Ursachen näher beleuchtet werden. Zudem ist jedoch eine Abgrenzung zu differenzialdiagnostischen Pathomechanismen notwendig, insbesondere Malignome, Malabsorptionssyndrome oder auch neurologisch-psychiatrische Probleme (z. B. Depression). Entsprechende Untersuchungen sollten daher eingeleitet werden.

Fallbericht Fortsetzung

Die weiteren Untersuchungen haben die COPD bestätigt: Schwergradige Obstruktion mit Airtrapping bzw. Überblähung, zudem schwergradige Transferstörung mit schwerer Hypoxämie bei Normoventilation (FEV1 28 %vS; RV 205 %vS; DLCO 31 %vS; pO_2 54 mmHg; pCO_2 42 mmHg). Ein COPD-Assessment-Test (CAT) ergab mit 20 Punkten ein starke Symptomatik mit deutlichen Einschränkungen, bildgebend (Röntgenbild-Thorax) zudem normale Herzgröße, Überblähung und Emphysemaspekt. Laborchemisch waren das Kreatinin, Eiweiß und Albumin sowie der Vitamin D und Zink-Spiegel deutlich vermindert. Das übrige Labor ergab unauffällige Werte. Im Blutbild lagen die Eosinophilen bei 2 % bzw. 90/ul. Der FeNO zeigte überdies einen Normwert von 8 ppb. Ein Fagerström-Test (FTND) bestätigte bei 8 von 10 Punkten eine starke Tabakabhängigkeit.

Eine ernährungsmedizinische Anamnese eruierte einen starken Appetitmangel seit Monaten. Sie lebe alleine und ernähre sich seit Wochen bei zunehmender Immobilität fast nur noch durch Fertigmahlzeiten. Das Kauen sei sehr anstrengend und falle ihr schwer. Oft nehme sie nur zwei Mahlzeiten am Tag zu sich. Sie trinke Kaffee, Wasser und manchmal etwas Milch. Sie habe eine Verstopfungsneigung und oft einen Meteorismus. Das Gewicht sei wohl seit Monaten leicht fallend, vor einem Jahr habe sie noch über 60 kg gewogen.

Eine Ultraschalluntersuchung des Abdomens war unauffällig. Magen- und Darmspiegelung wurden geplant. Das Ergebnis der BIA zeigt Abb. 9.1 ◄

Weiterführende Fall-Diskussion

3. Was bedeutet die Feststellung einer pulmonalen Kachexie in diesem Fall?
4. Welche Maßnahmen sollte ergriffen bzw. eingeleitet werden?

3. *Was bedeutet die Feststellung einer pulmonalen Kachexie in diesem Fall?*
Eine fortgeschrittene COPD wurde bestätigt und bedeutet für sich bereits eine deutliche Einschränkung der Lebensqualität, körperlichen Leistungsfähigkeit und Prognose. Nach Ausschluss relevanter Differenzialdiagnosen (Malignome etc.) kann von einer pulmonalen Kachexie im Rahmen der langjährigen schweren COPD und dem fortgesetzten Zigaretten rauchen ausgegangen werden. Neben dem signifikanten Gewichtsverlust lagen mindestens vier der fünf Konsenskriterien vor (s.o.). Das niedrige Kreatinin bestätigt indirekt die verminderte Muskelmasse. Der Mikronährstoffmangel und Vitamin D Mangel belegten zudem die Mangelernährung.

In der BIA wurden erwartungsgemäß ein verminderter FFMI von <15 kg/m^2 bei Sarkopenie erfasst. Die Kachexie mit systemischen Auswirkungen steht daher außer Zweifel. Neben einer Beeinträchtigung der Belastbarkeit und des Wohlbefindens ist von einer erhöhten Infektanfälligkeit auszugehen sowie einer Verschlechterung der Prognose. Viele Organfunktionen sind bei einer Kachexie beeinträchtigt und ein sich verstärkender Effekt führt über eine zunehmende Immobilisation und Mangelernährung (verminderte Nahrungsaufnahme kann erhöhten Bedarf nicht decken) zur weiteren wechselseitigen Verschlimmerung der Grundkrankheit (hier COPD) und der pulmonalen Kachexie. Auch psychosoziale Folgen (Isolation, Depression, Angststörung etc.) können getriggert oder verstärkt werden und sich in die Abwärtsspirale einfügen.

4. *Welche Maßnahmen sollte ergriffen bzw. eingeleitet werden?*
Die inhalative Therapie sollte vor allem hinsichtlich ihrer Effektivität näher beleuchtet werden. Eine zentrale Frage ist, ob die Patientin in der Lage ist, die Inhalativa korrekt und effektiv anzuwenden. Handhabung und Atemkraft sind hier mutmaßliche limitierende Faktoren. Inhalative Steroide scheinen bei der niedrigen Eosinophilenzahl nicht hilfreich.

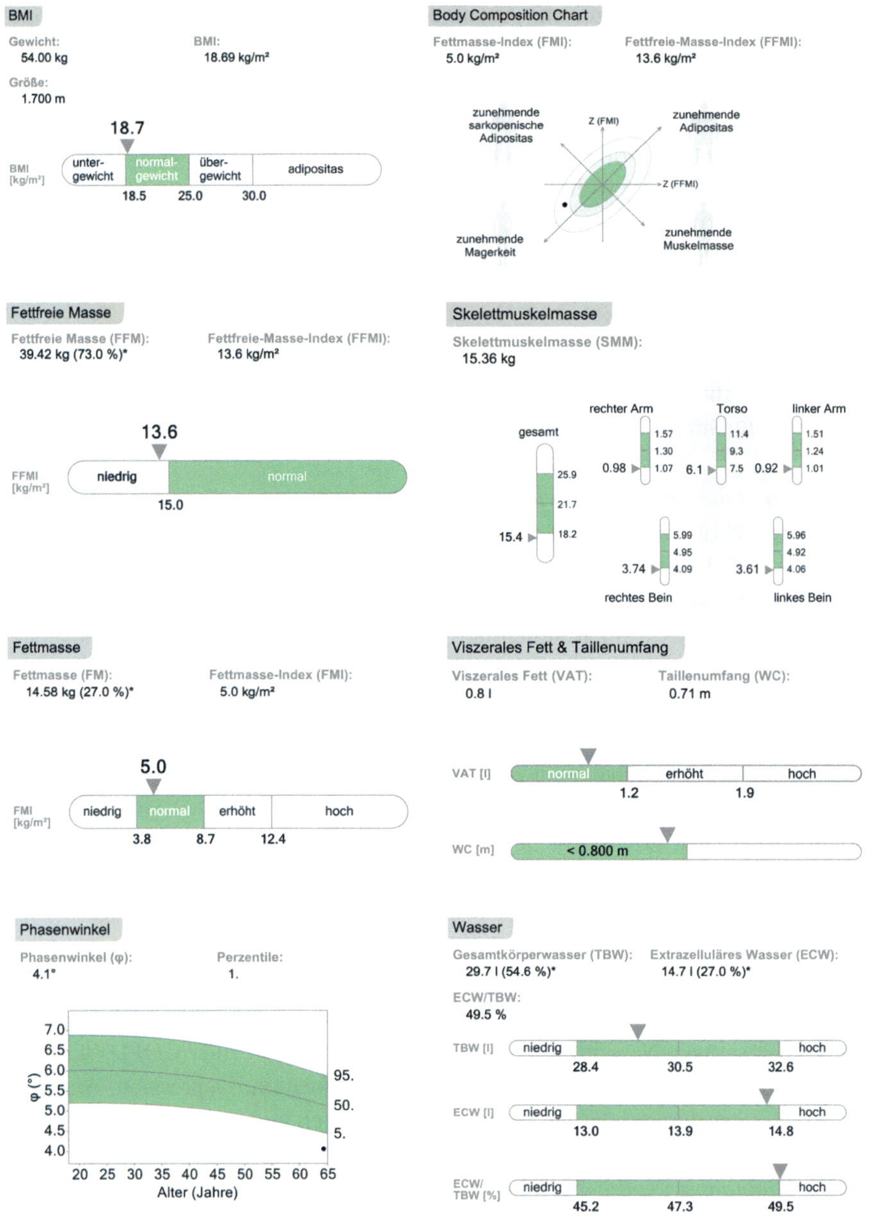

Abb. 9.1 Der FFMI ist deutlich vermindert bei stark verminderter Skelettmuskelmasse, der noch normale BMI lässt das Ausmaß der Einschränkungen nicht erkennen

Die Indikation des Roflumilast ist fraglich. Da der Phosphodiesterase-4-Hemmer häufig einen Appetitmangel auslöst, sollte bei nur leichter chronischer Bronchitis und fehlenden Zeichen der gehäuften (nicht infektiösen) Exazerbationen von einer Weitergabe zunächst abgesehen werden.

Die Notwendigkeit einer Sauerstofflangzeittherapie konnte initial nicht eindeutig geklärt werden, da von einer gewissen Besserung auszugehen war. Nach initialer Versorgung mit 2 l/min zeigte sich schon nach wenigen Tagen eine Besserung der Oxygenierung, sodass die erneute Überprüfung der Indikation einer LTOT für die ambulante Kontrolle vorgemerkt wurde.

Ein zentrales Ziel sollte die Tabakentwöhnung sein. Bei über 50 Packungsjahren sollte neben motivierenden Beratungen eine Nikotinersatztherapie eingeleitet werden. Neben dem günstigen Effekten auf den Verlauf der COPD ist auch mit vorteilhafter Wirkung auf den Appetit und Stoffwechsel zu rechnen. Der teachable moment der stationären Behandlung sollte unbedingt ausgenutzt werden, bevor die Patientin wieder in ihre häusliche Umgebung zurückkehrt.

Neben einer Ernährungsberatung über eine optimierte, COPD-spezifische vollwertige Ernährung erfolgte ferner die Einleitung einer Supplementation mit hochkalorischer Trinknahrung zwischen den Hauptmahlzeiten, zudem wurde der Sozialdienst zur Sicherung der häuslichen Versorgung und regelmäßigen vollwertigen Ernährung involviert. Die wesentlichen Aspekte einer vorteilhaften Ernährung umfassen folgende Punkte:

Die optimale Behandlung der Grunderkrankung ist ein wichtiges Ziel bei der erfolgreichen Behandlung der Kachexie

- Ernährung sollte ausgewogen sein und sämtliche Mikro- und Makronährstoffe beinhalten.
- Kaloriendichte sollte recht hoch sein, um einen erhöhten Energiebedarf zu decken ohne zu viel belastendes Volumen aufzunehmen.
- Vollkornprodukte, reichlich Gemüse und regelmäßig Obst sind neben einer eher eiweißreichen Ernährung anzustreben.
- Blähende Nahrungsmittel sind einzuschränken.
- Die Verwendung von hochwertigen pflanzlichen Öle (wie z. B. Olivenöl, Rapsöl, Leinöl und Walnussöl) ist besonders empfehlenswert.
- Auf eine ausreichende Flüssigkeitszufuhr ist zu achten, Kohlensäure ist dabei meist ungünstig.
- Als Snacks eignen sich tägliche Portionen von Nüssen und Trockenfrüchten, Süßigkeiten sind hingegen zu meiden.
- Eine Vitamin-D-Supplementation wurde begonnen und könnte positive Effekte auf die Leistungsfähigkeit, das allgemeine Wohlbefinden, die Infektanfälligkeit sowie die Knochendichte haben.

- Mittels physiotherapeutischer Einheiten wurde zudem eine leichte körperliche Aktivität initiiert sowie über atemtherapeutische Übungen einer dysfunktionalen Atmung entgegengewirkt.
- Für die Nachhaltigkeit wurde zudem eine stationäre Rehabilitationsmaßnahme vorbereitet.

Clinical Pearls

- Eine Kachexie geht über einen isolierten Gewichtsverlust oder eine Sarkopenie weit hinaus und muss hiervon klar abgegrenzt werden.
- Eine pulmonale Kachexie muss immer abgesichert werden, da auch diverse extrapulmonale Ursachen eine Kachexie verursachen oder mit verursachen können.
- COPD-Patienten, insbesondere vom emphysematischen Typ, sind besonders anfällig dafür, eine pulmonale Kachexie zu entwickeln.
- Die optimale Behandlung der Grunderkrankung ist ein wichtiges Ziel bei der erfolgreichen Behandlung der Kachexie.
- Die auslösenden Faktoren sollten bestmöglich eruiert werden, um eine nachhaltige Therapie einzuleiten.
- Beim Zigaretten rauchen ist die Rauchaufgabe eine wichtige Maßnahme bei der Behandlung der Grundkrankheit und der Kachexie.
- Die Mangelernährung basiert meist auf einer verminderten Zufuhr als auch einem gleichzeitigen erhöhten Bedarf.
- Eine isolierte Verbesserung der Nährstoffzufuhr ist unzureichend und sollte immer mit individuell angepasstem körperlichem Training verbunden sein.

▶ **Kapitelhinweis für weiterführende Informationen** COPD, Lungenkarzinom, Tuberkulose, Interstitielle Lungenerkrankung, Palliativmedizinische Situation

Weiterführende Literatur

Bösch D. Ernährungstherapie bei chronisch obstruktiver Lungenerkrankung (COPD). In Ernährungsmedizin. Schauder, Ollenschläger (Hrsg.); 3. Auflage, Elsevier 2006

Bösch D (2009) Ernährungszustand und Körperzusammensetzung bei COPD – was Wissen wir? Pneumologie 63:380–386

Cederholm T et al (2015) Diagnostic criteria for malnutrition e an ESPEN consensus statement. Clin Nutr 34:335–340

Evans WJ, Morley JE, Argilés J et al (2008) Cachexia: a new definition. Clin Nutr 27:793–799

Jaitovich A, Barreiro E (2018) Skeletal muscle dysfunction in chronic obstructive pulmonary disease. Am J Respir Crit Care Med 198(2):175–186

McDonald MLN et al (2019) It's more than low BMI: prevalence of cachexia and associated mortality in COPD. Respir Res 20:100

McKeaveney C et al (2021) A critical review of multimodal interventions for cachexia. Adv Nutr 12:523–532

Sanders KJC et al (2016) Journal of cachexia, sarcopenia and muscle. Cachexia in chronic obstructive pulmonary disease: new insights and therapeutic perspective 7:5–22

Pneumothorax 10

10.1 Einleitung

Die viszeralen und parietalen Pleurablätter gleiten bei der Atmung übereinander. Hierbei sind sie durch einen schmalen Flüssigkeitsfilm voneinander getrennt, der die Reibung minimiert und gleichzeitig für die Adhäsionskraft der beiden Pleurablätter sorgt, so dass die Lunge auch beim Einatmen an der Brustwand haftet. Physiologisch liegt ein negativer Druck im Pleuraspalt vor, der durch die elastischen Rückstellkräfte bedingt ist und beim Einatmen durch Ausweitung des Thorax weiter verstärkt wird. Gelangt Luft in den Pleuraraum, spricht man von einem Pneumothorax. In der Folge gehen die Adhäsionskräfte verloren und die beiden Pleurablätter lösen sich voneinander ab. Je nach Luftmenge kommt es zu einem mehr oder weniger ausgeprägten Lungenkollaps und die Lunge zieht sich, ihren Rückstellkräften folgend, in Richtung Hilus zurück und verliert hierbei je nach Ausmaß teilweise oder auch ganz ihre Atemfunktion. Gelangt durch einen Ventilmechanismus bei der Einatmung immer mehr Luft in den Pleuraraum, ohne bei der Ausatmung in gleichem Maße entweichen zu können, erhöht sich der positive Druck im Pleuraraum, die betroffene Lunge kollabiert gänzlich und der Druck in der betroffenen Thoraxhälfte verschiebt das Mediastinum zur Gegenseite und kompromittiert hierdurch zunehmend auch die kardiale Funktion. Ein solcher Zustand wird als Spannungspneumothorax bezeichnet. Unter Umständen kann sich diese Komplikation in wenigen Minuten entwickeln und rasch lebensbedrohliche Ausmaße annehmen.

Die Abb. 10.1 a–c zeigt Pneumothoraces unterschiedlichen Ausmaßes.

► **Merke** Ein Spannungspneumothorax führt zu einer zunehmenden Einschränkung der Sauerstoffversorgung und Hämodynamik. Es handelt sich schnell um einen lebensbedrohlichen Notfall, der rasche Maßnahmen erfordert. Meist ist eine sofortige Entlastung mit einer Kanüle mit anschließender Anlage einer Thoraxdrainage angezeigt.

D. Bösch, *Pneumologie*, https://doi.org/10.1007/978-3-662-71444-7_10

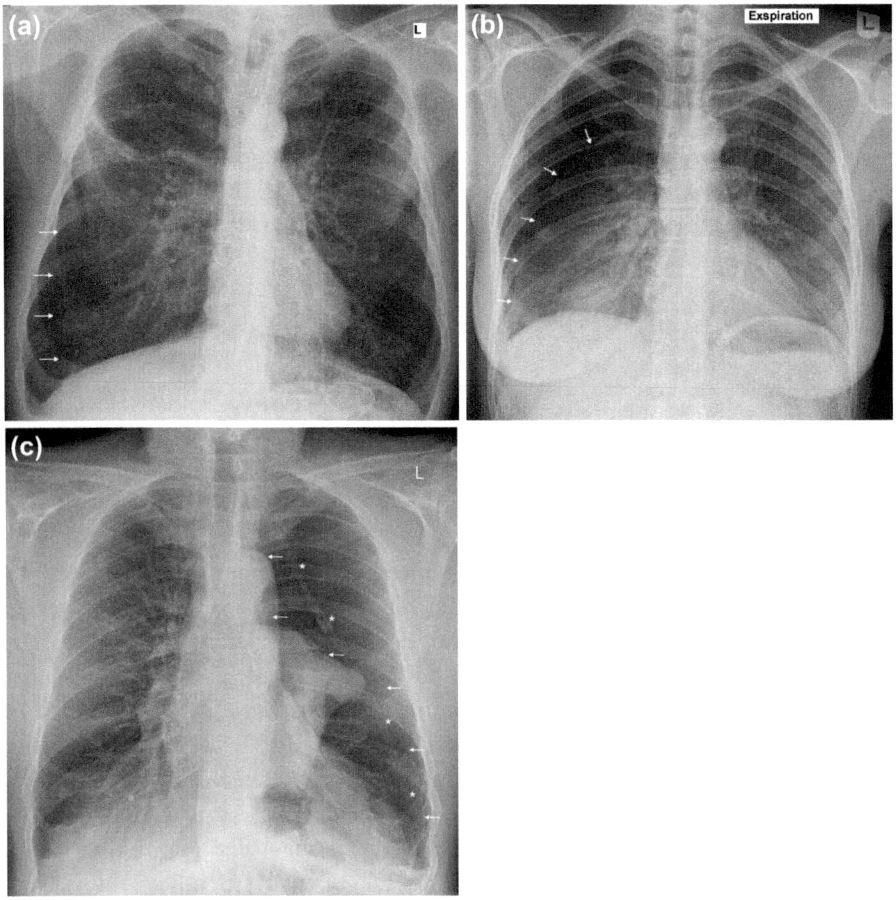

Abb. 10.1 Röntgen-Thoraxbild (**a**) mit Pneumothorax rechts, abgelöster Unterlappen (Pfeile zeigen Lungengrenze) und Spalt bis zu 2,5 cm; Röntgen-Thoraxbild (**b**) mit ausgedehntem Pneumothorax rechts (Pfeile zeigen Lungengrenze), Mediastinum und Trachea sind mittelständig; Röntgen-Thoraxbild (**c**) mit Spannungspneumothorax links (Pfeile zeigen Lungengrenze) mit Kompression und Verlagerung der mediastinalen Strukturen, * markieren einen Sauerstoffschlauch, der auf dem Thorax liegt

Grundlegende Überlegungen und vertiefende Diskussionspunkte:

1. Welche Ursachen können prinzipiell einen Pneumothorax auslösen?
2. Welche sind die diagnostischen Möglichkeiten zum Nachweis eines Pneumothorax?
3. Was sind grundlegende Therapiemöglichkeiten eines Spontanpneumothorax?

10.2 Diskussion

1. *Welche Ursachen können prinzipiell einen Pneumothorax auslösen?*
   Luft kann durch zwei Mechanismen in den Pleuraspalt gelangen – durch ein Trauma mit äußerem Zugang über die Thoraxwand oder durch Lufteintritt über die Lunge aufgrund einer Verletzung bzw. Ruptur der viszeralen Pleura. Gemäß der Ursache werden traumatische und spontane Pneumothoraces unterschieden. Spontane Pneumothoraces werden ferner in primäre und sekundäre Pneumothoraces (PSP, SSP) eingeteilt. Erstere entstehen idiopathisch, ohne strukturelle Lungenvorerkrankungen, Interventionen oder Traumata, hierbei sind vor allem jüngere Menschen im Alter zwischen 20 und 30 Jahren betroffen. Zigaretten rauchen erhöht das Risiko hierbei um ein Vielfaches. Sekundäre Pneumothoraces entwickeln sich komplikatorisch infolge verschiedener Lungenvorerkrankungen, der Altersgipfel liegt hier zwischen 60 und 70 Jahren. Die häufigste zugrunde liegende Erkrankung ist die COPD bzw. das Lungenemphysem. Zudem gibt es aber diverse weitere seltenere Lungenerkrankungen (Birt-Hogg-Dubé-Syndrom etc.), bei denen ein Pneumothorax gehäuft beobachtet wird. Nicht wenige Fälle treten zudem auch iatrogen auf. Eine Übersicht gibt Tab. 10.1.
2. *Welche sind die diagnostischen Möglichkeiten zum Nachweis eines Pneumothorax?*
   Die Patienten präsentieren sich meist mit einseitigem stechendem Thoraxschmerz, der plötzlich begonnen hat und dem manchmal ein besonderes Ereignis wie etwa ein starker Hustenanfall vorausging. Oftmals beklagen die Patienten zudem Kurzatmigkeit und mitunter etwas trockenen Husten. Während die Beschwerden bei Patienten mit PSP oft nur leicht ausgeprägt sind, mitunter erst Tage nach Beginn zur Konsultation führen oder auch gänzlich fehlen können, sind die Symptome beim SSP meist deutlich stärker ausgeprägt und häufig rasch progredient. Ist beim PSP meist der Schmerz führend, beklagen Patienten mit einem SSP primär eine Dyspnoe.

Tab. 10.1 Klassifikation und Ursachen von Pneumothoraces

Klassifikation	Ursache
Spontan, primär	Idiopathisch
Spontan, sekundär	COPD/Lungenemphysem
	Lungenkarzinom
	Pneumonie
	Diverse (Tuberkulose, Lymphangioleiomyomatose etc.)
Traumatisch, offen	Z. B. Messerstichverletzung
Traumatisch, stumpf	Z. B. Anpralltrauma mit Rippenfraktur
Iatrogen	Pleurapunktion
	Transbronchiale Lungenbiopsie
	Transthorakale Lungenpunktion
	Anlage zentralvenöser Katheter
	Invasive Beatmung

Je nach Ausmaß und etwaiger Vorerkrankung ist häufig eine gewisse Tachypnoe erkennbar. Bei der Untersuchung zeigen sich mitunter eine asymmetrische Thoraxexkursion beim Atmen, der Stimmfremitus und die Atemgeräusche sind eingeschränkt oder auch fehlend und perkutorisch kann ein hypersonorer Klopfschall auf der betroffenen Seite festgestellt werden. Bei einem Spannungspneumothorax kommt es rasch zu einer klinischen Verschlechterung, die durch Dyspnoe, Tachypnoe, Tachykardie, Blutdruckabfall, Halsvenenstauung Hypoxämie, Zyanose und letztlich Atem- und Kreislaufversagen gekennzeichnet ist. Mitunter lässt sich auch ein Hautemphysem nachweisen. Neben lokalen Schwellungen und entsprechendem Engegefühl, z. B. am Hals, lässt sich ein typisches knisterndes Tastgefühl/Geräusch durch Palpation wahrnehmen.

Der bildgebende Nachweis eines Pneumothorax erfolgt radiologisch oder auch sonografisch, wobei hier die Sensitivität stark von der Erfahrung des Untersuchers abhängt. Die Standarduntersuchung ist eine Röntgen-Thoraxaufnahme in p.a. Strahlengang. In den meisten Fällen ist ein Bild in Inspiration ausreichend und sinnvoll. Relevante Pneumothoraces können gut erkannt werden und der übrige Befund kann standardisiert erhoben werden, selbst wenn bei Exspiration der Kontrast an der Pneumothoraxlinie und die Erkennbarkeit etwas erhöht sind. Das Ausmaß der Ausdehnung eines Pneumothorax anhand einer Röntgen-Thoraxaufnahme in Inspiration kann entsprechend der Formel von Collins abgeschätzt werden. Dafür werden die interpleuralen Abstände am Apex (A) sowie lateral an den Mittelpunkten der oberen (B) und unteren (C) Hälfte der kollabierten Lunge gemessen. Ein großer Pneumothorax wird angenommen, wenn die Summe der Messwerte ≥ 4 cm beträgt. Die Abschätzung des prozentualen Ausmaßes des Pneumothorax ergibt sich durch die Formel $4{,}2 + (4{,}7 \times (A + B + C))$ eines Röntgen-Thoraxbildes. Für ein Beispiel siehe Abb. 10.2.

Eine Computertomografie des Thorax ist sensitiver als das konventionelle Röntgen, sollte aufgrund der deutlich höheren Strahlendosis jedoch nur bei bestimmten Fragestellungen durchgeführt werden. Insbesondere bei ausgeprägtem Lungenemphysem ist mitunter eine CT notwendig, um sicher zwischen einem Pneumothorax und großen Bullae zu unterscheiden (siehe Abb. 10.3). Eine Indikation besteht ferner bei komplikatorischem Verlauf, vermuteten strukturellen Veränderungen der Lunge, Verdacht auf Fehllage der Drainage oder geplanter operativer Versorgung.

Mittels Ultraschall lässt sich ein Pneumothorax durch geübte Hand mit hoher Sensitivität nachweisen. Vorteile hat die Sonografie insbesondere bei liegenden Patienten, bei denen die Nachweisgrenze im Ultraschall weit niedriger ist als bei Röntgen-Thoraxaufnahmen im Liegen. Etabliert hat sich die Methode daher vielerorts im Rahmen notfallmäßiger Erstversorgung, auf Intensivstationen oder auch postinterventionell zum Ausschluss eines iatrogenen Pneumothorax, beispielsweise nach Pleurapunktion. Limitierend ist jedoch, dass sich ein Pneumothorax zwar in seiner flächigen Ausdehnung erkennen lässt, das quantitative Ausmaß (Tiefe des Pleuraspaltes) jedoch nicht messbar ist.

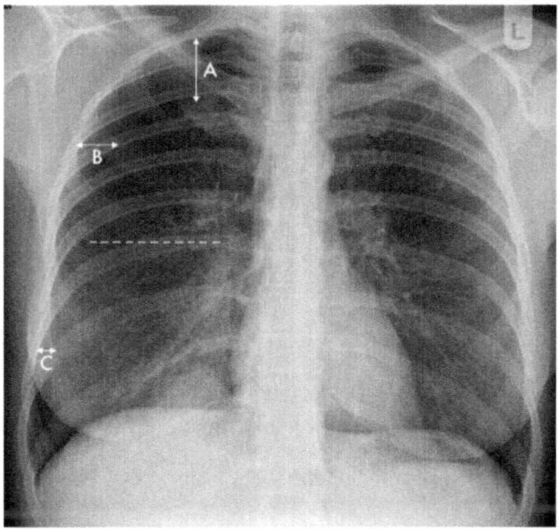

Abb. 10.2 Röntgen-Thoraxbild in p.a. mit Nachweis eines großen Pneumothorax rechts. Messpunkte A, B und C für die Collin-Formel: 4,2 + (4,7 x (3 + 2 + 1)) = 32 %. Die gestrichelte Linie zeigt die theoretische Trennlinie zwischen oberer und unterer Lungenhälfte

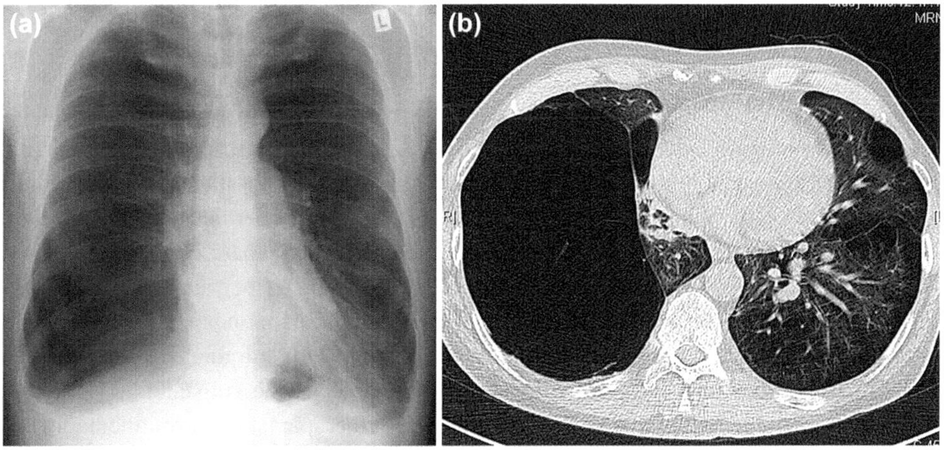

Abb. 10.3 Patient mit schwerer Dyspnoe und bekannter COPD. Im Röntgen-Thoraxbild (**a**) Verdacht auf Pneumothorax rechts. Mittels Computertomografie (**b**) Ausschluss eines Pneumothorax und Nachweis eines schweren großblasigen Emphysems

3. *Was sind grundlegende Therapiemöglichkeiten eines Spontanpneumothorax?*
Die allgemeine Behandlungsstrategie orientiert sich am Ausmaß des Pneumothorax, der Symptomatik bzw. klinischen Beeinträchtigung sowie an der Situation hinsichtlich des Vorliegens eines Erstereignisses oder eines Rezidivs. Viele junge Patienten mit Erstereignis eines kleinen primären Spontanpneumothorax haben nur diskrete Beschwerden und können beobachtet werden, da die spontane Remissionsrate sehr hoch ist. Die Reabsorption der pleuralen Luft verläuft jedoch recht langsam mit einer Rate von 1,5 bis 2 % pro Tag. Eine hochdosierte Sauerstoffgabe über eine Nasenbrille kann die Reabsorptionsrate ungefähr verdoppeln. Insbesondere bei Patienten mit SSP muss bei einer Sauerstoffgabe mit erhöhten Flussraten jedoch auf eine drohende Hyperkap-

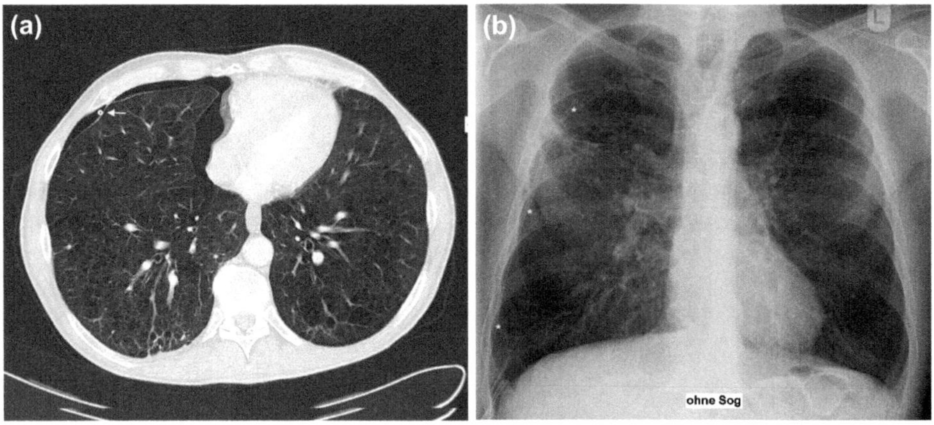

Abb. 10.4 Computertomografie des Thorax (**a**) mit eingelegtem sehr kleinlumigen Plaurakatheter (Pfeil) und Restpneumothorax. Im Verlauf in der Röntgen-Thoraxübersicht (**b**) dann vollständig entfaltete Lunge mit liegendem Katheter (*) ohne Sog

nie geachtet werden. Die Erhöhung des alveolären Sauerstoffpartialdruck geht mit einer Verminderung des Stickstoffpartialdrucks einher, so das der Resorptionsdruck aus dem Pleuraspalt erhöht wird, denn Stickstoff ist der Hauptbestandteil der Raumluft.

Patienten mit einem rezidivierenden Ereignis, Dyspnoe oder ausgeprägtem Befund sollten interventionell behandelt werden. Während überschaubare Befunde (insbesondere bei PSP) gegebenenfalls aspiriert werden können, ist bei ausgedehnteren einseitigen Befunden, bilateralen Pneumothoraces, einem Spannungspneumothorax oder erfolgloser Aspiration die Anlage einer kleinlumigen Thoraxdrainage angezeigt, d. h. $\leq$14 Ch. Hierbei zeigt die Lunge meist nach kurzer Zeit eine vollständige Entfaltung unter leichtem Sog (10–20 mbar). Eine längere Sogtherapie ist nicht routinemäßig notwendig. Bei Reexpansion über 48 Stunden (ohne Sog) kann die Thoraxdrainage meist entfernt werden. Die Abb. 10.4 zeigt ein CT-Thoraxbild (a) mit eingelegtem sehr kleinlumigen Pleurakatheter und Restpneumothorax. Im Verlauf zeigt sich in der Röntgen-Thoraxübersichtsaufnahme (b) dann eine vollständig entfaltete Lunge mit liegendem Katheter ohne Sog.

Bei persistierender Fistelung trotz Sog über einige Tage, unvollständiger Entfaltung oder Rezidivpneumothorax wird in der Regel eine thoraxchirurgische Versorgung mittels videoassistierter Thorakoskopie (VATS) empfohlen. Zur Senkung des Rezidivrisikos wird eine partielle Pleurektomie oder Talkumpoudrage angeraten. Bei PSP ist meist zusätzlich eine atypische Resektion der Lungenspitze empfohlen, da das Rezidivrisiko bei einem PSP zwischen 20 und 50 % liegt und mit jedem zusätzlichen Ereignis weiter steigt. Nur bei Inoperabilität oder ablehnender Haltung seitens des Patienten sollte alternativ eine Pleurodese gegenüber der Thoraxdrainage erwogen werden. Hierbei stehen verschiedene Substanzen bzw. Verfahren zur Verfügung: Instillation von Talkumsuspension, Tetrazykline oder Eigenblut (Blutpflastertechnik).

Postinterventionelle Pneumothoraces sind im Vergleich zu Spontanpneumothoraces relativ häufig, meist jedoch unkompliziert, da das Luftleck häufig nur durch einen kleinen Nadelstich verursacht wurde. Generell wird empfohlen, nach einer entsprechenden Intervention eine Nachbeobachtung bis zum bildgebenden Ausschluss mittels Sonographie oder Röntgen (nach ca. 1 h) durchzuführen. Oft handelt es sich nur um einen kleinen Pneumothorax ohne weiteren Handlungsbedarf. Größere oder komplikatorische iatrogene Pneumothoraces treten meist nur bei schwerer zugrunde liegender Lungenerkrankung auf und bedürfen ggf. einer Anlage einer kleinlumigen Thoraxdrainage mit anschließender Sogbehandlung.

► **Merke** Neben der Evakuierung der Luft aus dem Pleuraraum mit einhergehender Reexpansion der Lunge, steht die Rezidivprophylaxe im Fokus der Therapie. Das Zigaretten rauchen ist dabei der wichtigste beeinflussbare Risikofaktor, so dass die Tabakentwöhnung (wo gegeben) eine bedeutende Rolle einnehmen sollte.

10.3 Klinische Falldiskussion

Fallschilderung

Ein 21-jähriger Patient (189 cm, 80 kg, BMI 22 kg/m^2) wird mit unklaren rechtsseitigen Thoraxschmerzen eingewiesen. Der junge Mann berichtet, am Vorabend plötzlich einen stichartigen Schmerz in der rechten Thoraxhälfte bekommen zu haben. Begleitet sei dies von einem leichten Hustenreiz gewesen. Die Schmerzen hätten seit gestern leicht zugenommen, seien atemabhängig und strahlten in die rechte Schulter aus. Seit heute morgen habe er zudem eine leichte Kurzatmigkeit. Fieber sowie Beinschmerzen oder -schwellungen wurden verneint. Kardiopulmonale Vorerkrankungen bestünden nicht. Der Patient raucht seit fast fünf Jahren mindestens eine Schachtel Zigaretten pro Tag.

Erster Untersuchungsbefund

Auskultatorisch links vesikuläres Atemgeräusch und keine Nebengeräusche. Rechts hingegen Atemgeräusche nahezu aufgehoben. Herztöne rein und rhythmisch, HF 90/min, AF 20/min, SpO2 95 % unter RL, RR 140/80 mmHg, keine Ödeme oder Thrombosezeichen. ◄

Fall-Diskussion

1. Welche Differenzialdiagnosen gilt es auszuschließen?
2. Welche Erstmaßnahmen und weiteren diagnostischen Schritte sind angezeigt?
3. Welche Risikofaktoren und pathogenetische Mechanismen werden bei der Entstehung eines primären Spontanpneumothorax beschrieben?

1. *Welche Differenzialdiagnosen gilt es auszuschließen?*
   Plötzliche thorakale Schmerzen sowie die leichten Einschränkungen der Atmung (AF, SpO_2) lassen neben einem Pneumothorax vornehmlich an eine Lungenembolie denken. Die fehlenden Thrombosezeichen sowie die eingeschränkten rechtsseitigen Atemgeräusche lassen dies jedoch unwahrscheinlich sein. Die Zeitschiene sowie fehlenden Krankheits- bzw. Infektzeichen schließen eine Pleuritis mit ausgeprägtem Pleuraerguss nahezu aus.

2. *Welche Erstmaßnahmen und weiteren diagnostischen Schritte sind angezeigt?*
   Zur Unterstützung der Atmung sollte Sauerstoff per Nasenbrille verabreicht werden. Eine Flussrate von 2 l/min müsste ausreichend sein. Ein Schmerzmittel scheint entbehrlich bei eingeschränktem Stress und meist spontan abnehmender Intensität nach ca. 24 Stunden. Zur Klärung der wahrscheinlichsten Diagnose sollte schnellstmöglich eine Röntgen-Thoraxaufnahme im Stehen angefertigt werden.

3. *Welche Risikofaktoren und pathogenetische Mechanismen werden bei der Entstehung eines primären Spontanpneumothorax beschrieben?*
   Primäre Spontanpneumothoraces entstehen typischerweise bei großen, schlanken Menschen im Alter zwischen 20 und 25 Jahren. Männer sind dabei etwa dreimal so oft betroffen wie Frauen. Ein sehr starker Risikofaktor ist das Zigarettenrauchen. Fast 90 % der Patienten mit PSP sind Raucher und das Risiko eines PSP ist bei Rauchern etwa 20-fach erhöht, wobei die Rauchmenge ebenfalls eine relevante Rolle spielt.

   Die genaue Pathogenese ist bis heute unklar. Vielfach lassen sich kleinste subpleurale Blebs oder Bullae nachweisen. Diese finden sich jedoch nicht immer und scheinen auch bei Nachweis nicht immer ursächlich. Häufig zeigen sich zudem gewisse umschriebene pleurale Porositäten, die möglicherweise für die Luftleckage verantwortlich sein könnten. Die Entwicklung dieser verschiedenen Veränderungen ist vermutlich multifaktoriell bedingt, wobei neben einer genetischen Prädisposition periphere entzündliche Prozesse, anatomische Varianten, abnormales Bindegewebe u. w. m. diskutiert werden.

Fallbericht Fortsetzung

Eine durchgeführte Röntgen-Thoraxuntersuchung erbrachte den Nachweis eines rechtsseitigen Pneumothorax (siehe Abb. 10.5 a). Aus der unauffälligen Vorgeschichte und dem sonst unauffälligen Röntgenbild wurde die Diagnose eines primären Spontanpneumothorax gestellt. Aufgrund der großen Ausdehnung von etwa 70 % und der deutlichen klinischen Beeinträchtigungen wurde eine Thoraxdrainage gelegt und die Luft abgesaugt. Bereits wenige Stunden später konnte die Entfaltung der Lunge gezeigt werden, und der Sog wurde pausiert (siehe Abb. 10.5 b). Da die Lunge auch zwei Tage später (ohne weiteren Sog) vollständig entfaltet war, konnte die Drainage entfernt werden. ◄

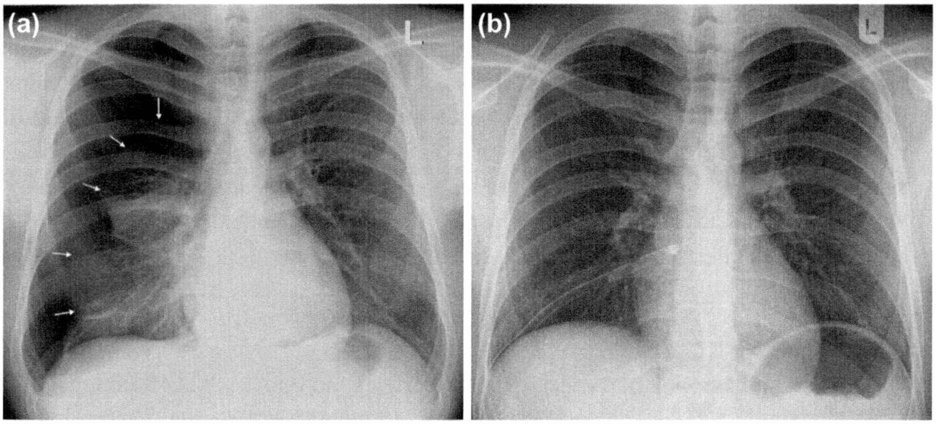

Abb. 10.5 Röntgen-Thoraxbild (**a**) mit ausgedehntem Pneumothorax rechts, die Pfeile markieren die Pneumothoraxlinie. In der Röntgen-Verlaufskontrolle (**b**) ist die Lunge entfaltet, von rechts sieht man die Bülau-Drainage

Weiterführende Fall-Diskussion

4. Welche Maßnahmen zur Senkung des Rezidivrisikos sind empfohlen?
5. Worin liegt die Relevanz der Unterscheidung zwischen primärer und sekundärer spontaner Pneumothoraces?

4. *Welche Maßnahmen zur Senkung des Rezidivrisikos sind empfohlen?*
Eine Rauchabstinenz bzw. Tabakentwöhnung ist bei dem jungen Mann dringend angezeigt und sollte mit professionellen Maßnahmen unterstützt werden. Da der Pneumothorax recht ausgedehnt war, ist das Rezidivrisiko trotz relevanter Auffälligkeiten im konventionellen Röntgen-Thorax sicher deutlich erhöht und mit ca. 50 % anzunehmen. Der Nutzen einer operativen Rezidivprophylaxe ist für Patienten mit Rezidivereignis unstrittig. Im dargestellten Fall wäre sie jedoch schon nach dem Erstereignis zu diskutieren. Möglicherweise wäre die Durchführung einer Computertomografie in der Entscheidungsfindung gemeinsam mit dem Patienten hilfreich. Das Rezidivrisiko lässt sich durch eine operative Maßnahme auf ca. 5 % senken. Sollte sich der Patient gegen eine VATS entscheiden, so ist er eindringlich auf die Rezidivgefahr hinzuweisen, mit der Maßgabe, sich bei etwaigen Symptomen umgehend vorzustellen.

6. *Worin liegt die Relevanz der Unterscheidung zwischen primärer und sekundärer spontaner Pneumothoraces?*
Im Gegensatz zu SSP weisen Patienten mit PSP meist nur geringe oder auch gar keine Symptome auf. Bei einem Pneumothorax mit vorbestehender Lungenerkrankung sind Morbidität und Letalität deutlich höher als bei Patienten mit PSP, abhängig von Zahl

und Ausmaß der vorbestehenden Lungenschädigungen. Zudem kann auch die Behandlung aufgrund altersbedingter Begleiterkrankungen und/oder Medikation (z. B. Antikoagulantien) erschwert sein, was sich z. B. in längeren Krankenhausaufenthalten, Komplikationen und letztlich einer höheren Letalität ausdrücken kann. Während die Letalität im Rahmen der stationären Behandlung eines Pneumothorax bis zum 45. Lebensjahr mit <0,1 % extrem niedrig ist, liegt sie bei über 45-jährigen Patienten bei >1 %. Die Krankenhaussterblichkeit steigt dabei mit zunehmendem Alter an und gipfelt bei nahezu 16 % bei den über 90-jährigen Patienten.

Clinical Pearls

- Primäre Spontanpneumothoraces treten überwiegend im Alter bis 45 Jahren auf. Bei Patienten >45 Jahren lassen sich meist Lungenveränderungen nachweisen, die für den sekundären spontanen Pneumothorax ursächlich sind.
- COPD bzw. Lungenemphysem sind die häufigste zugrunde liegende Lungenerkrankung bei einem sekundären Spontanpneumothorax.
- PSP gehen meist mit allenfalls geringen Beschwerden einher. Am häufigsten wird ein plötzlich einsetzender stechender Thoraxschmerz beklagt.
- Frauen sind seltener von PSP betroffen. Bei einem PSP bei Frauen im gebärfähigen Alter sollte auch immer an die Möglichkeit einer thorakalen Endometriose gedacht werden.
- Die meisten Patienten mit SSP leiden unabhängig vom Ausmaß des Pneumothorax unter Dyspnoe. Das Ausmaß der Symptomatik ist kein verlässlicher Indikator für den Grad des Pneumothorax.
- Ein Spannungspneumothorax entsteht meist als Komplikation eines SSP oder traumatischen Pneumothorax, das Risiko ist durch eine Überdruckbeatmung deutlich erhöht. Er stellt eine unmittelbare Lebensgefahr dar und erfordert umgehendes therapeutisches Handeln.
- Das Repertoire der therapeutischen Maßnahmen bei einem Spontanpneumothorax reicht von einer abwartenden Verlaufskontrolle bis hin zur operativen Versorgung einer persistierenden Fistelung mit Rezidivprophylaxe über pleurale Pleurektomie und atypische Lungenspitzenresektion. Meist kommt eine Drainagebehandlung zur Anwendung.
- Die Drainage sollte kleinlumig (≤14 Ch) sein und bevorzugt lateral an der Thoraxwand im 4./5. Interkostalraum der vorderen Axillarlinie eingelegt werden. Nach initialem Sog von 10–20 mbar und nachweislicher Ausdehnung der Lunge wird im Weiteren keine routinemäßige Sogbehandlung empfohlen.
- Die Ausdehnungsfähigkeit der Lunge ist eine Prämisse der Reexpansion der Lunge.
- Ziele einer jeglichen Therapie sind die Aspiration bzw. Drainage der Luft aus dem Pleuraspalt mit Reexpansion der Lunge, der Verschluss der Leckage bzw. Fistel sowie die Vermeidung eines Rezidivs.

- Die Rauchabstinenz bzw. Tabakentwöhnung ist (bei Rauchern) die wichtigste Maßnahme zur Rezidivprophylaxe.
- Die drainagegeführte Pleurodese ist hinsichtlich der Rezidivprophylaxe den minimalinvasiven operativen Maßnahmen deutlich unterlegen und sollte nur in Ausnahmefällen zur Anwendung kommen.

▶ **Kapitelhinweis für weiterführende Informationen** Akute Dyspnoe, Akute respiratorische Insuffizienz, COPD, Pleuraerguss

Weiterführende Literatur

Duchman B, Cheng GZ (2024) Management of pneumothorax and persistent air leak – a narrative review. AME Med J 9:23

Noppen M (2010) Spontaneous pneumothorax: epidemiology, pathophysiology and cause. Eur Respir Rev 19(117):217–219

Schnell J et al (2018) S3-Leitlinie: Diagnostik und Therapie von Spontanpneumothorax und postinterventionellem pneumothorax. Zentralbl Chir 143(S. 01):S12–S43

Shorthose M et al (2023) The contemporary management of spontaneous pneumothorax in adults. Breathe 19:230135

Tschopp M et al (2015) ERS task force statement: diagnosis and treatment of primary spontaneous pneumothorax. Eur Respir J 46:321–335

Chronisch obstruktive Lungenerkrankung 11

11.1 Einleitung

Die COPD (chronic obstructive pulmonary disease) hat eine sehr hohe Prävalenz und zählt weltweit zu den führenden Todesursachen. In Deutschland berichten laut RKI > 6 % der erwachsenen Personen ≥18 Jahren eine COPD zu haben. Hierbei ist von einer Dunkelziffer von ca. 50 % auszugehen. Gemäß der internationalen BOLD-Studie liegt der Anteil, im deutschen Studienzentrum eine spirometrisch bestätigte COPD zu haben, unter Erwachsenen ≥40 Jahren bei > 13 %. Hierbei zeigte sich eine Prävalenzzunahme der COPD in Abhängigkeit vom Lebensalter und vom Zigaretten rauchen. Zudem waren Männer häufiger betroffen als Frauen, wobei sich das Verhältnis bei den jüngeren Patienten zunehmend verschiebt und der Frauenanteil perspektivisch über die nächsten Jahre deutlich zunehmen wird. Erklärt ist dies durch das angleichende Rauchverhalten beiden Geschlechter in den letzten Jahrzehnten.

Grundlegende Überlegungen und vertiefende Diskussionspunkte:

1. Was versteht man unter einer COPD?
2. Was sind die wichtigsten Risikofaktoren bzw. Einflussfaktoren für die Entstehung einer COPD?
3. Was sind typische Untersuchungsergebnisse bei Patienten mit COPD?
4. Wieso ist die Dunkelziffer bei der COPD so hoch?

11.2 Diskussion

1. *Was versteht man unter einer COPD?*
   Die Abkürzung COPD steht für "chronic obstructive pulmonary disease" und bezeichnet eine uneinheitliche Erkrankung, die durch chronische respiratorische Symp-

D. Bösch, *Pneumologie*, https://doi.org/10.1007/978-3-662-71444-7_11

tome charakterisiert ist, welche durch pathologische Veränderungen der peripheren Atemwege (obstruktive Bronchitis/Bronchiolitis) und/oder des Alveolarbereichs (Emphysem) bedingt sind und mit persistierender, oft progredient verlaufender Atemflussbehinderung einhergehen. Die Gewichtung der zwei wesentlichen Pathomechanismen – obstruktive Inflammation der kleinen Atemwege und/oder Destruktion von Lungengewebe – ist sehr variabel und individuell verschieden. Die unmittelbare obstruktive Komponente der peripheren Bronchien sowie der Einschränkung der Gastransferleistung im Rahmen des Emphysems wird im Fortgang durch eine zunehmende Instabilität der Atemwege ergänzt. Während der Atemfluss bei Inspiration kaum beeinträchtigt wird, ist der exspiratorische Atemstrom zunehmend eingeschränkt, was zu dem Phänomen der gefesselten Luft (Airtrapping) mit dynamischer Hyperinflation führt und ganz wesentlich für eine Belastungsdyspnoe verantwortlich ist.

Patienten mit COPD leiden typischerweise unter Dyspnoe, Giemen, thorakalem Engegefühl, Abgeschlagenheit, Leistungslimitation und Husten mit oder ohne Auswurf.

Häufig geht eine COPD zudem mit systemischen Veränderungen einher und wird andererseits oft durch Komorbiditäten verstärkt. Exazerbationen bedeuten eine unmittelbare Gefahr und führen, vor allem wenn sie wiederholt auftreten, meist zu einer deutlichen Verschlechterung der Einschränkungen im Verlauf.

2. *Was sind die wichtigsten Risikofaktoren bzw. Einflussfaktoren für die Entstehung einer COPD?*
Tabakrauchen stellt in Deutschland den wichtigsten Risikofaktor dar und ist in mindestens 80 % der Fälle primär für die Entstehung einer COPD verantwortlich. Das Risiko ist dabei von der Gesamtzahl der im zeitlichen Verlauf gerauchten Zigaretten (Packungsjahre) abhängig. Dies scheint auch für E-Zigaretten zu gelten, wobei es aktuell kaum bzw. bisher nur begrenzt Langzeitdaten gibt.

Darüber hinaus gibt es jedoch eine Reihe weiterer Einflussfaktoren, die zusätzlich oder auch alleinig ursächlich sein können. Insbesondere ist dies starkes Passivrauchen (vor allem Exposition im Elternhaus oder durch Lebenspartner). Weitere wesentliche Faktoren sind frühkindliche wiederholte Atemwegsinfektionen und Schadstoffbelastung am Arbeitsplatz oder in der Umwelt. Nicht zuletzt gibt es jedoch auch genetische Faktoren, die zu einer gewissen Prädisposition führen, von einem Alpha-1-Antitrypsinmangel abgesehen.

3. *Was sind typische Untersuchungsergebnisse bei Patienten mit COPD?*
Das zentrale Element der diagnostischen Befunde ist der wiederholte spirometrische Nachweis einer nicht-vollständig reversiblen obstruktiven Ventilationsstörung. In Zusammenschau mit der entsprechenden Klinik (und plausiblen auslösenden Faktoren) wird hierüber die Diagnose gesichert. Die von der GOLD (Global Initiative for Chronic Obstructive Lung Disease) empfohlene Nutzung der FEV1/FVC Fix-Ratio von 0,7 zum Nachweis einer obstruktiven Ventilationsstörung stellt nur eine Vereinfachung dar, da der Tiffeneau-Index und viele weitere Parameter eine Altersabhängigkeit aufweisen. Junge COPD-Patienten könnten bei Nutzung der Fix-Ratio unterdiagnostiziert und äl-

tere fälschlicherweise als COPD-Patienten ausgewiesen werden. Die Berücksichtigung des Alters ist somit unumgänglich. Genauer ist die Nutzung des sog. lower limit of normal (LLN). Hier sind die Werte altersjustiert auf der Basis einer 5%igen Fehlerwahrscheinlichkeit, d. h. es werden altersangepasste Sollmittelwerte genutzt, die mit einfacher Standardabweichung (nach oben und unten) ein 90%iges Intervall um den Sollmittelwert bilden, der als normal angesehen werden kann. Mit einer Fehlerwahrscheinlichkeit von 5 %, werden dann nach oben und unten Grenzwerte definiert (ULN bzw. LLN). Der sog. Z-Score zeigt numerisch und farbcodiert an, ob der Messwert noch innerhalb der einfachen Standardabweichung von 1,64 liegt bzw. wie weit er vom Sollmittelwert entfernt ist. Moderne Lungenfunktionsmessgeräte weisen solche Daten mittlerweile komfortabel aus. Ein Spirometriebeispiel zeigt die Abb. 11.1.

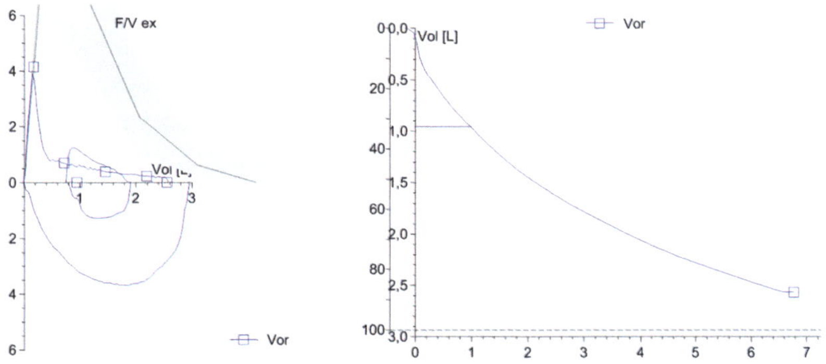

		Soll	Soll uG	Ist	% vom Soll	-3 -2 -Z-Score1 2 3	Author
VC MAX	L	4.13	3.05	2.94	71.0		Quanjer GLI (2012)
FVC	L	4.13	3.05	2.57	62.1		Quanjer GLI (2012)
FEV 1	L	3.12	2.23	0.96	30.9		Quanjer GLI (2012)
FEV 1 % FVC	%	75.76	62.10	37.54	49.6		Quanjer GLI (2012)
PEF	L/s	7.96	5.97	4.14	52.0		ECCS (1993)
FEF 25	L/s	7.14	4.32	0.75	10.6		ECCS (1993)
FEF 50	L/s	2.34	0.99	0.48	20.6		Quanjer GLI (2012)
FEF 75	L/s	0.62	0.22	0.29	46.0		Quanjer GLI (2012)

Abb. 11.1 Spirometrie eines 70-jährigen COPD-Patienten. Unter laufender antiobstruktiver Therapie ergibt sich der spirometrische Nachweis einer schwergradigen obstruktiven Ventilationsstörung. Der Tiffeneau-Index (FEV1/FVC) hat ein LLN von 62,1 und liegt hier mit 37,5 deutlich darunter als Nachweis einer Obstruktion. Die Verminderung der FEV1 auf 30,9 % vom Sollmittelwert klassifiziert die obstruktive Ventilationsstörung zudem als schwergradig. Die Verminderung der Vitalkapazität ist am ehesten als Ausdruck einer Überblähung zu sehen, die jedoch nur mittels ergänzender Bodyplethysmografie gesichert werden kann. Die Fluss-Volumen-Kurve links zeigt eine unbeeinträchtigte Inspiration (unten) sowie eine typische Flussbehinderung bei forcierter Exspiration (oben). Nach erreichen eines Peak-Flows bricht der Fluss schlagartig ab, als Zeichen der bronchialen Instabilität. Bei Ruheatmung (kleine Fluss-Volumen-Kurve in der Mitte) liegt der exspiratorische Atemfluss ohne forciertes Pressen bei gleichem Volumenstand höher als beim Tiffeneau-Manöver. Die Volumen-Zeit-Kurve rechts zeigt ein deutlich verlängertes Exspirium von 7 sec. Die Exspiration wird sogar etwas vorzeitig abgebrochen (FVC < VC Max bzw. Inspiration). Luft verbleibt in der Lunge vor nächster Inspiration, der typische Mechanismus einer Überblähung

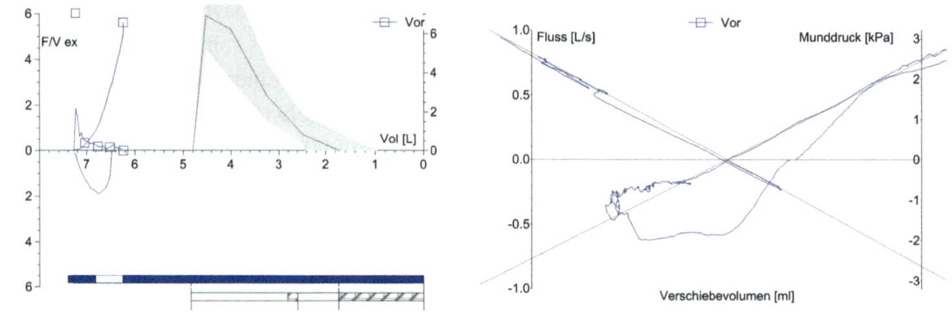

		Soll	Soll uG	Ist	% vom Soll	Z-Score	Author
VC MAX	L	3.10	2.38	1.03	33.3		Quanjer GLI (2012)
FVC	L	3.10	2.38	1.03	33.3		Quanjer GLI (2012)
FEV 1	L	2.47	1.90	0.46	18.4		Quanjer GLI (2012)
FEV 1 % FVC	%	78.65	67.94	44.07	56.0		ECCS (1993)
PEF	L/s	5.93	4.45	6.02	101.6		ECCS (1993)
FEF 25	L/s	5.31	3.09	0.33	6.1		ECCS (1993)
FEF 50	L/s	2.38	1.27	0.17	7.2		Quanjer GLI (2012)
FEF 75	L/s	0.72	0.30	0.14	19.6		Quanjer GLI (2012)
sR eff	kPa*s	0.96	0.96	7.18	746.7		ECCS calculated (1983)
R eff	kPa/(L/s)	0.30	0.30	1.01	336.5		ECCS (1983)
sR tot	kPa*s	0.96	0.96	8.25	858.2		ECCS calculated (1983)
R tot	kPa/(L/s)	0.30	0.30	1.16	386.7		ECCS (1983)
sG eff	1/(kPa*s)	1.04	1.04	0.14	13.4		ECCS (1983)
TLC	L	4.64	3.65	7.29	157.2		ECCS (1993)
FRCpleth	L	2.59	1.77	6.82	262.8		ECCS (1993)
ERV	L	0.85	0.85	0.56	65.4		ECCS calculated (1993)
RV	L	1.74	1.16	6.26	359.7		ECCS (1993)
IC	L	1.91	1.91	0.47	24.8		ECCS calculated (1993)
RV % TLC	%	37.66	28.07	85.83	227.9		ECCS (1993)

Abb. 11.2 Spirometrie/Bodyplethysmografie einer 55-jährigen COPD-Patientin mit schwerer pulmonaler Kachexie (BMI 13 kg/m^2). Nachweis einer schwergradigen obstruktiven Ventilationsstörung (FEV1, Reff); zudem jedoch schwergradige Überblähung/Airtrapping (TLC, FEC, RV); die Fluss-Volumen-Kurve ist gemäß der Überblähung (Balkendiagramm) linksverschoben; rechts zudem Ruhe-Atmungsschleife mit typischer Keulenform und Rechtsdrehung

Für die Bestimmung des Gesamtlungenvolumens (TLC) ist die Durchführung einer ergänzenden Bodyplethysmografie erforderlich. Nur mittels einer Bodyplethysmografie kann eine Minderung der Vitalkapazität sicher als restriktions- oder überblähungsbedingt bewertet werden. Bei einer COPD kommt es regelhaft und vor allem im Verlauf zu einem sog. Airtrapping, bei dem die gefesselte Luft das Residualvolumen (RV) erhöht und reziprok die Vitalkapazität (VC) mindert. Eine zusätzliche restriktive Komponente, etwa bei ausgeprägter pleuraler Verschwielung, kann jedoch zusätzlich vorliegen und würde ebenso die VC einschränken. Ein Beispiel einer Spirometrie mit Bodyplethysmografie zeigt die Abb. 11.2.

Mittels Diffusionsmessung kann zudem eine Transferstörung ermittelt werden. Eine emphysematöse Parenchymdestruktion drückt sich funktionell durch eine Transferstörung aus und der Grad der Einschränkung korreliert recht gut mit dem Ausmaß der Veränderungen.

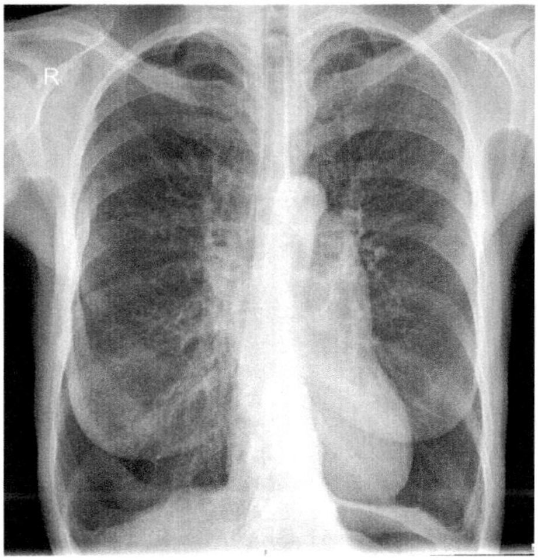

Abb. 11.3 Röntgen-Thoraxaufnahme einer kachektischen COPD-Patientin mit schwerem Emphysem und schwerer Überblähung und den typischen radiologischen Zeichen

In Röntgen-Thoraxaufnahmen zeigt sich in fortgeschrittenen Stadien oder exazerbiertem Status eine Überblähung mit Verbreiterung der Intercostalräume, Abflachung und kaudale Verschiebung der Zwerchfellschenkel sowie leichter Hypertransparenz der Lunge. Mit der Diagnose eines Emphysems anhand eines konventionellen Röntgenbildes sollte man jedoch zurückhaltend sein, da auch schwere Überblähungen im Rahmen von Exazerbationen eines Asthma bronchiale auftreten können und sich der Befund im Gegensatz zum Emphysem vollständig zurückbilden kann. Die Abb. 11.3 zeigt die gleiche Patientin aus Abb. 11.2.

Computertomografisch lassen sich die anatomischen Parenchymveränderungen eindeutig nachweisen. Mit zunehmendem Ausmaß eines Emphysems kommt es zur Rarefizierung der Lungenstrukturen mit Verminderung der Lungendichte (Schwelle −950 HU) und zusätzlich häufig zur Ausbildung bullöser Veränderungen (Siehe Abb. 11.4). Mitunter zeigen sich zudem Bronchopathien mit entzündlicher Verbreiterung der Bronchialwände oder auch Bronchiektasen oder Mucus-Plugging.

Mittels Blutgasanalyse erfolgt die Messung einer etwaigen Oxygenierungsstörung bzw. Hypoxämie (akut oder chronisch) sowie Ateminsuffizienz (SO_2, pO_2, pCO_2). Außerdem wird der Säure-Basen-Haushalt (pH, Bikarbonat, Basenüberschuss) analysiert. Für eine valide Messung wird eine arterielle Probe (z. B. aus der Arteria radialis) oder hilfsweise eine kapilläre Probe aus dem hyperämisierten Ohrläppchen benötigt.

Im Labor lassen sich bei der COPD keine spezifischen Veränderungen nachweisen. Mitunter zeigt sich eine gewisse Eosinophilie im Differenzialblutbild. Bei ausgeprägter chronischer Hypoxämie kann vielfach die Entwicklung einer Polyglobulie (Erhöhung von Hämoglobin und Hämatokrit) gesehen werden. Insbesondere bei relativ jungen Patienten mit Emphysem sollte aufgrund der Tragweite wenigstens einmal der Alpha-1-Antitrypsinspiegel bestimmt werden, um eine relevante genetische Erkrankung nicht zu übersehen.

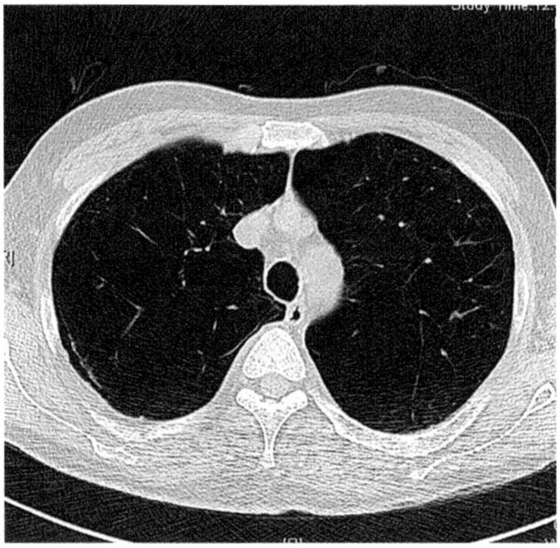

Abb. 11.4 Computertomografie des Thorax eines Patienten mit schwerem Lungenemphysem – starke Rarefizierung der Lungenstrukturen und bullöse Veränderungen beidseits

Elektrokardiografisch kann es im Verlauf zu Zeichen einer Rechtsherzbelastung mit P-Pulmonale oder auch zu Rechtsherzhypertrophiezeichen kommen. Echokardiografisch zeigen sich zudem entsprechende strukturelle Veränderungen und ggf. Hinweise auf eine pulmonale Hypertonie.

4. *Wieso ist die Dunkelziffer bei der COPD so hoch?*
   Die zugrunde liegenden pathologischen Veränderungen sind initial nur diskret nachzuweisen und verschlechtern sich meist nur sehr schleichend, sodass die resultierenden funktionellen Einschränkungen und Symptome zunächst oft gar nicht oder auch als Alterungsprozess wahrgenommen bzw. interpretiert werden, zumal sich eine COPD meist erst nach dem 50. Lebensjahr manifestiert. Hinzu kommt, dass sich körperliche Belastungen in dem Alter sowie aufgrund eines verbreiteten sedentären Lebensstils meist stark in Grenzen halten und somit auch keine Belastungsdyspnoe oder Einschränkung bei starker Belastung bemerkt werden können. Häufig haben die Patienten aufgrund langjährigem Zigaretten rauchen ohnehin einen chronischen Husten, der von den Betroffenen oft selbst gar nicht mehr wahrgenommen wird. So erklärt sich, dass viele Patienten zunächst kein Krankheitsbewusstsein haben und dadurch auch keine Abklärung erfahren. Die COPD wird typischerweise erst in deutlich fortgeschrittenem Stadium festgestellt, wenn bei zunehmender funktioneller Einschränkung die Patienten in ihrem persönlichem Aktivitätsradius eingeschränkt werden. Systematische lungenfunktionelle Untersuchungen rauchender Menschen wären wünschenswert, um eine unbemerkte COPD möglichst frühzeitig zu erkennen und mit einer Tabakentwöhnung einen günstigeren Verlauf zu bahnen.

▶ **Merke** Eine COPD setzt sich üblicherweise pathogenetisch aus einer chronisch obstruktiven Bronchitis und einem Lungenemphysem zusammen. Die Gewichtung ist unterschiedlich, der Progress meist schleichend, sodass Einschränkungen typischerweise erst in fortgeschrittenem Stadium erkannt werden, zumal die meisten Patienten älter und körperlich nur eingeschränkt aktiv sind. Hinzu kommt, dass viele Patienten bereits seit Jahren an einem gewissen Raucherhusten leiden, der den Übergang weiter verschleiern kann. Frühzeitige systematische lungenfunktionelle Untersuchungen könnten helfen, die große Dunkelziffer zu reduzieren.

11.3 Klinische Falldiskussion

Fallschilderung

Eine 66-jährige Patientin (161 cm, 68 kg, BMI 26 kg/m^2) präsentiert sich mit einer Belastungsdyspnoe, die seit einem Jahr bestehe. Auf Nachfrage habe sie damals einen schweren Atemwegsinfekt gehabt, von dem sie sich gefühlt nie ganz erholt habe. Sie habe vom Hausarzt damals Salbutamol verordnet bekommen, welches sie mittlerweile täglich 5 bis 6 Mal inhaliere, jedoch ohne relevanten Effekt. Die Kurzatmigkeit sei reproduzierbar und wenig schwankend. Auf genaue Nachfrage hin räumt die Patientin ein, schon seit Jahren leichte Atembeschwerden bei größerer körperlicher Belastung zu haben. Zudem habe sie seit mindestens 20 Jahren einen leichten chronischen Husten, vor allem morgens. Auswurf habe sie wenig und dieser sei glasig-hell. Fieber, Thoraxschmerzen oder ödematöse Beinschwellungen werden verneint. Nachts schlafe sie recht gut und habe keine Beschwerden. Sie rauche seit fast 50 Jahren ca. 20 Zigaretten pro Tag. Weitere Erkrankungen seien nicht bekannt.

Erster Untersuchungsbefund

Auskultatorisch ergibt sich beidseits ein abgeschwächtes Atemgeräusch, vereinzelt etwas Brummen über beiden Lungenabschnitten, Herztöne rein und rhythmisch, HF 92/min, AF 16/min, SpO_2 95% unter RL, keine Ödeme. ◀

Fall-Diskussion

1. Wovon ist auf Basis der Anamnese und körperlichen Untersuchung auszugehen?
2. Welche Untersuchungen sollten in der Situation durchgeführt werden?
3. Welchen Stellenwert hat der berichtete Atemwegsinfekt vor einem Jahr?

1. *Wovon ist auf Basis der Anamnese und körperlichen Untersuchung auszugehen?*
   Die stabile Belastungsdyspnoe und der chronisch leicht produktive Husten ohne weitere Krankheitszeichen, das Fehlen nächtlicher Beschwerden und das Alter sprechen in Zusammenschau mit der ausgeprägten Rauchanamnese für das Vorliegen einer COPD. Das Vorliegen eines Asthma bronchiale ist eher unwahrscheinlich, obwohl es auch Fälle von Asthma und zusätzlich vorliegender chronischer Bronchitis und Lungenemphysem, auch ohne das Vorliegen einer eigentlichen COPD (definiert als Nach-

weis einer permanenten obstruktiven Ventilationsstörung) gibt. Komorbiditäten wie ein Bronchialkarzinom oder eine koronare Herzkrankheit mit Herzinsuffizienz können zudem nicht sicher ausgeschlossen werden, da sie auch gehäuft zusammen mit einer COPD auftreten können.

2. *Welche Untersuchungen sollten in der Situation durchgeführt werden?*
Es sollte die Lungenfunktion untersucht werden um die Ursache der Beschwerden abzuklären und den Schweregrad der Einschränkungen einzuschätzen. Des Weiteren sollte die Diagnose differenzialdiagnostisch abgesichert werden.

Zur Prüfung der Lungenfunktion sind eine Spirometrie/Bodyplethysmografie sowie eine Diffusionsmessung und Blutgasanalyse angezeigt. Bei einer COPD wäre eine obstruktive Ventilationsstörung kombiniert mit einer Transferstörung zu erwarten. Generell wird bei einer Ventilationsstörung zwischen einer Restriktion und Obstruktion unterschieden, mitunter liegen auch kombinierte Ventilationsstörungen vor. Zudem kann eine Überblähung bei gefesselter Luft (Airtrapping) vorliegen. Bei Bestätigung einer obstruktiven Ventilationsstörung sollte die Reversibilität überprüft werden.

Ein Röntgenuntersuchung des Thorax erbringt meist wenig zusätzliche Informationen. Sie liefert jedoch mitunter über diverse kleine Informationen (Überblähung, Zwerchfellstände, Herzgröße, Narbenbildung, Rundherde, Belüftungsstörung, Infiltrate etc.) zusätzliche nützliche Hinweise und hilft fortgeschrittene relevante Komorbiditäten bzw. Differenzialdiagnosen (zum Beispiel Raumforderungen) abzugrenzen. Viele sehen in der Erstdiagnose einer COPD eine Indikation zur Durchführung einer Computertomografie des Thorax, die im Vergleich zur konventionellen Röntgen-Thoraxuntersuchung wesentlich differenziertere Informationen hinsichtlich struktureller Veränderungen bietet, z. B. Ausmaß und Verteilung eines Lungenemphysems, Vorliegen von Bronchiektasen etc.

Laborchemisch sollte ein Differenzialblutbild (insbesondere zum Anämieausschluss, Bestimmung der eosinophilen Leukozyten) sowie Leber- und Nierenwerte zum Ausschluss relevanter Organstörungen und eine CRP-Bestimmung als potenzieller Marker relevanter Infektionen durchgeführt werden. Nach dem Abklingen einer vermeintlichen Entzündung/Infektion sollte auch einmalig ein Alpha-1-Antitrypsinmangel über eine Spiegelbestimmung ausgeschlossen werden.

Eine kardiale Basisdiagnostik aus Anfertigung eines Elektrokardiogramms sollte ggf. um eine Pro-BNP-Bestimmung sowie die Durchführung eines Echokardiogramms ergänzt werden. Neben dem Ausschluss von kardialen Differenzialdiagnosen bietet es die Möglichkeit ein Cor pulmonale festzustellen

3. *Welchen Stellenwert hat der berichtete Atemwegsinfekt vor einem Jahr?*
Anamnestisch scheint der Atemwegsinfekt vor einem Jahr eine entscheidende Rolle gespielt zu haben. Retrospektiv ist von einer Infektexazerbation auszugehen, bei der die Beschwerden schlagartig schlechter und für die Patientin erstmals auch im Alltag manifest wurden. Die vorherigen diskreten Einschränkungen hatte die Patientin kaum

wahrgenommen. Möglicherweise hat die Exazerbation tatsächlich auch zu einer sprunghaften Verschlechterung der Einschränkungen geführt, die sich durch eine suboptimale Behandlung auch nur bedingt zurückgebildet haben. Letztlich mag auch eine Schwelle erreicht worden sein, die im Rahmen einer langsamen aber steten Progression (unter fortgesetztem Zigarettenrauchen) nunmehr auch bei alltäglichen Belastungen zu unangenehmen Einschränkungen und Symptomen geführt hat. Atemwegsinfekte und Exazerbationen sind oft einschneidende Ereignisse, die mit einer ungünstigen Prognose einhergehen und daher möglichst vermieden werden sollten.

Fallbericht Fortsetzung

Die lungenfunktionellen Untersuchungen (siehe Abb. 11.5, 11.6, 11.7) ergaben den Nachweis einer deutlichen Obstruktion mit zusätzlicher Überblähung bei Airtrapping sowie einer Transferstörung. Der negative Reversibilitätstest bestätigte letztlich in Zusammenschau mit der Klinik und der Rauchanamnese das Vorliegen einer COPD. Im COPD-Assessment-Test (CAT) ergaben sich 18 Punkte im Sinne einer ausgeprägten Symptomatik. Unter Berücksichtigung der Lungenfunktion bestätigt sich somit eine COPD im Stadium 3B nach GOLD-Klassifikation (d. h. FEV1 49–30 %vS, <2 moderate Exazerbationen im letzten Jahr und starke Symptomatik mit CAT $\geq$10).

Blutgasanalytisch zeigte sich ergänzend eine leichtgradige Hypoxämie (pO_2 64 mmHg) sowie Normoventilation (pCO_2 41 mmHg). Das Hämoglobin war mit 15 g/dl normwertig, der HbCO-Anteil mit 4,2% erhöht (bei Zigarettenrauchen). Eine Eosinophilie lag nicht vor, bei negativem CRP lag der Alpha-1-Antitrypsinspiegel ebenfalls im Normbereich.

Computertomografisch wurde das Vorliegen eines Lungenemphysems bestätigt, zudem ergaben sich beidseits vereinzelte Zeichen einer chronischen Bronchitis.

Elektro- und echokardiografisch wurden keine zusätzlichen Hinweise auf relevante kardiologische Veränderungen festgestellt. ◄

Weiterführende Fall-Diskussion

4. Welche Behandlung sollte bei der Patientin eingeleitet werden?
5. Wie ist die Therapie im Verlauf zu kontrollieren und ggf. anzupassen?
6. Wie ist der Stellenwert einer Tabakentwöhnung in dieser Situation?
7. Auf welche Komorbiditäten ist besonders zu achten?

4. *Welche Behandlung sollte bei der Patientin eingeleitet werden?*
   Es sollte aufgrund des funktionell fortgeschrittenen Stadiums mit ausgeprägtem Beschwerdebild eine duale Bronchodilatation eingeleitet werden. Meist bietet sich hierzu eine inhalative Fixkombination aus LABA und LAMA an. Entscheidender als die beiden Wirkstoffe scheint bei der Verordnung die Auswahl eines geeigneten Devices. Die meisten Patienten sind auch bei fortgeschrittener COPD in der Lage, das Medikament effektiv aus einem Pulverinhalator zu saugen. Hierzu stehen eine Reihe verschiedener

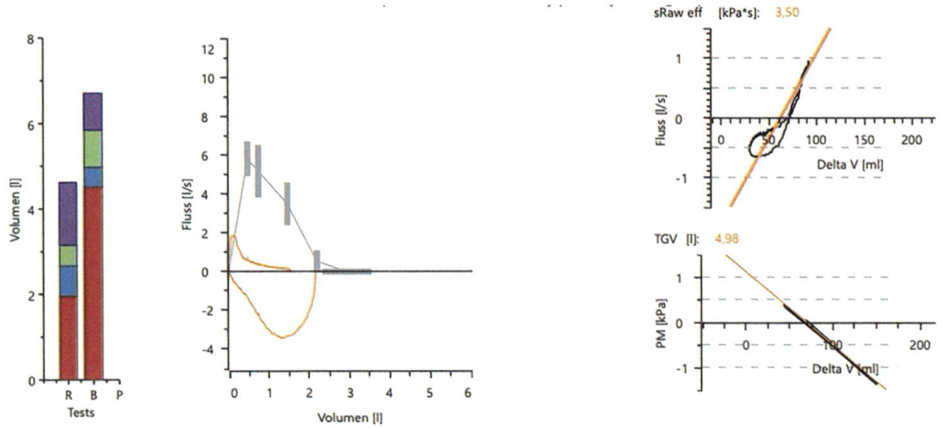

		Soll	LLN	Pre	% Soll	Z-Score
VC IN	**[L]**	2,66	1,97	2,19	82 %	-1,1
FVC	**[L]**	2,95	2,19	1,55	53 %	-3,1
FEV 1	**[L]**	2,31	1,71	0,73	32 %	-4,2
FEV1%FVC	**[%]**	78,83	66,20	47,06	60 %	-3,6
PEF	**[L/s]**	5,80	4,32	1,86	32 %	-4,4
FEF 75	**[L/s]**	0,53	0,20	0,19	35 %	-1,8
FEF 50	**[L/s]**	3,48	1,68	0,33	9 %	-2,9
FEF 25	**[L/s]**	5,16	2,95	0,70	14 %	-3,3
sRaw eff	**[kPa*s]**	0,96	0,96	3,50	364 %	
Raw eff	**[kPa*s/L]**	0,30	0,30	0,70	235 %	
sRaw tot	**[kPa*s]**	0,96	0,96	4,36	453 %	
Raw tot	**[kPa*s/L]**	0,30	0,30	0,88	292 %	
sGaw eff	**[1/(kPa*s)]**	1,04	1,04	0,29	27 %	
TLC	**[L]**	4,84	3,84	6,70	139 %	3,1
FRC	**[L]**	2,67	1,85	4,98	186 %	4,6
ERV	**[L]**	0,72	0,72	0,46	65 %	
RV	**[L]**	1,95	1,38	4,51	231 %	7,3
IC	**[L]**	1,95	1,95	1,72	89 %	
RV%TLC	**[%]**	41,06	31,50	67,33	164 %	4,5

Abb. 11.5 Spirometrie/Bodyplethysmografie mit grafischer Darstellung einer COPD-typischen exspiratorischen Flusslimitation in der Fluss-Volumen-Kurve, als auch typischen Deformierung und Rechtsdrehung der Ruhe-Atmungsschleife. Numerischer Nachweis einer mind. mittelgradigen obstruktiven Ventilationsstörung sowie schwergradigen Überblähung. Das FEV1 ist zwar <40 %vS (und somit schwergradig vermindert), das Airtrapping führt jedoch zu einem verminderten mobilisierbaren Volumen, was nicht nur die VC sondern auch das FEV1 zusätzlich vermindert, über die unmittelbare Wirkung der Flussbehinderung hinaus. Der Atemwegswiderstand Reff ist mit 0,7 lediglich mittelgradig reduziert

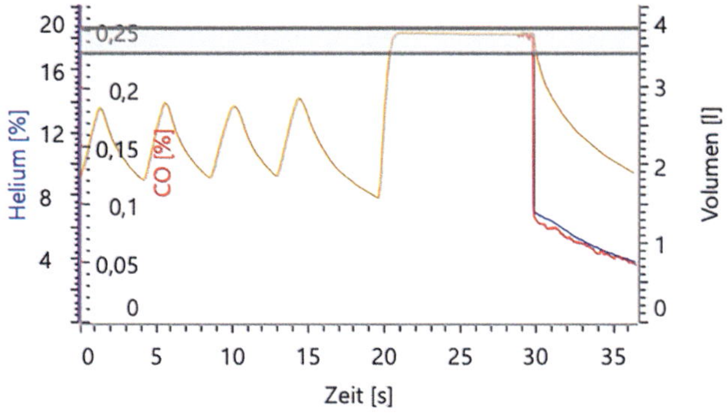

		Soll	LLN	Pre	% Soll	Z-Score
DLCO	**[mmol/min/kPa]**	6,51	4,82	2,93	45 %	-4,1
KCO	**[mmol/min/kPa/L]**	1,42	1,09	0,84	59 %	-3,1
VA	**[L]**	4,63	3,71	3,51	76 %	-2,1
VC IN	**[L]**	2,66	1,97	2,09	79 %	-1,4
T hold	**[sec]**	-	-	11,50	-	
TLC	**[L]**	4,84	3,84	3,66	76 %	-1,9
FRC	**[L]**	2,67	1,85	1,86	70 %	-1,6
RV	**[L]**	1,95	1,38	1,57	80 %	-1,1

Abb. 11.6 Diffusionsmessung mit mittelgradiger Einschränkung des Transferfaktors und Transferkoeffizienten (DLCO und KCO). Die mittelgradige Transferstörung ist vermutlich multifaktoriell, neben einem Emphysem liegt offenbar eine gewisse Verteilungsstörung vor, da die Volumenmessungen weit unter denen der Bodyplethysmografie liegen. Der Quotient RV/RV-pleth ist entsprechend mit 0,35 schwergradig vermindert. Zusätzlich wird die Transferleistung durch eine leichte Carboxyhämoglobinämie (HbCO 4,2%) zusätzlich diskret vermindert

Modelle zur Verfügung. Nur bei sehr fortgeschrittener COPD, starker muskulärer Schwäche oder im Rahmen einer Exazerbation reicht der Sog mitunter nicht aus, um eine gute Lungendeposition zu erlangen und es muss aus diesem Grund auf ein gasgetriebenes Device zurückgegriffen werden. Einschränkend muss jedoch angemerkt werden, dass natürlich nicht jeder Wirkstoff und jede Wirkstoffkombination in verschiedenen Inhalationssystemen zur Verfügung steht, sodass sich die Auswahl letztlich deutlich einschränkt. Neben dem inspiratorischen Vermögen spielt auch das koordinative und manuelle Vermögen eine entscheidende Rolle bei der Selektion eines geeigneten Inhalators. Die besten Wirkstoffe sind wirkungslos, wenn sie nicht effektiv inhaliert werden können. Unsere Patientin erhielt eine Fixkombination aus Olodaterol und Tiotropium 1× täglich. Das Salbutamol wurde abgesetzt. Für den notfallmäßigen Bedarf wurde zudem eine Fixkombination aus Fenoterol und Ipratropium verordnet.

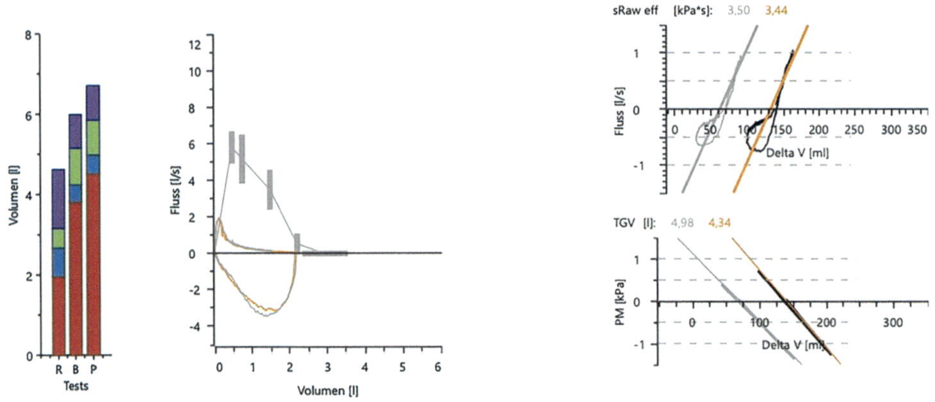

		Soll	LLN	Pre	Pre % Soll	Post	% Soll	Z-Score	Pre % Post
VC IN	[L]	2,66	1,97	2,19	82 %	2,15	81 %	-1,2	-2 %
FVC	[L]	2,95	2,19	1,55	53 %	2,18	74 %	-1,7	41 %
FEV 1	[L]	2,31	1,71	0,73	32 %	0,74	32 %	-4,1	1 %
FEV1%FVC	[%]	78,83	66,20	47,06	60 %	33,82	43 %	-4,5	-28 %
PEF	[L/s]	5,80	4,32	1,86	32 %	1,94	34 %	-4,3	4 %
FEF 75	[L/s]	0,53	0,20	0,19	35 %	0,11	20 %	-2,7	-44 %
FEF 50	[L/s]	3,48	1,68	0,33	9 %	0,25	7 %	-2,9	-23 %
FEF 25	[L/s]	5,16	2,95	0,70	14 %	0,47	9 %	-3,5	-33 %
sRaw eff	[kPa*s]	0,96	0,96	3,50	364 %	3,44	358 %		-2 %
Raw eff	[kPa*s/L]	0,30	0,30	0,70	235 %	0,79	265 %		13 %
sRaw tot	[kPa*s]	0,96	0,96	4,36	453 %	3,88	403 %		-11 %
Raw tot	[kPa*s/L]	0,30	0,30	0,88	292 %	0,89	298 %		2 %
sGaw eff	[1/(kPa*s)]	1,04	1,04	0,29	27 %	0,29	28 %		2 %
TLC	[L]	4,84	3,84	6,70	139 %	5,98	124 %	1,9	-11 %
FRC	[L]	2,67	1,85	4,98	186 %	4,23	158 %	3,1	-15 %
ERV	[L]	0,72	0,72	0,46	65 %	0,43	60 %		-8 %
RV	[L]	1,95	1,38	4,51	231 %	3,81	195 %	5,3	-16 %
IC	[L]	1,95	1,95	1,72	89 %	1,75	90 %		2 %
RV%TLC	[%]	41,06	31,50	67,33	164 %	63,60	155 %	3,9	-6 %

Abb. 11.7 Spirometrie/Bodyplethysmografie vor und 45 min. nach Bronchodilatation mit Salbutamol und Ipratropium. Die Kurvenverläufe haben sich kaum verändert. Weiterhin Nachweis einer mindestens mittelgradigen Obstruktion. Lediglich die Überblähung bzw. das Airtrapping hat sich etwas verbessert – TLC, FRC und RV haben um rund 15 % abgenommen. Insgesamt ist die Bronchospasmolysetestung als negativ und COPD-typisch zu werten

Die korrekte und effektive Handhabung des Inhalators wurde geschult und im Verlauf überprüft. Zudem wurde die Patientin über Atemmuster bzw. -techniken und Verhaltensmaßnahmen bei Belastung und bei vermehrten Beschwerden unterrichtet.

Die Einleitung einer Sauerstoffbehandlung war bei lediglich leichter Hypoxämie (auch unter Belastung) nicht angezeigt, zumal sich die Oxygenierung unter der dualen Bronchodilatation etwas besserte.

Da es sich um eine Neueinstellung und nicht um eine Exazerbationsbehandlung handelte, war eine (passagere) Gabe von systemischen Steroiden nicht erforderlich. Zudem ergab sich auch keine Indikation für eine antibiotische Behandlung bei der Patientin.

5. *Wie ist die Therapie im Verlauf zu kontrollieren und ggf. anzupassen?*
Abhängig von den initialen Einschränkungen und den weiteren Umständen sollte eine erste Kontrolle vier Wochen bis drei Monate nach der Initiierung der Medikation erfolgen. Weitere regelmäßige Kontrollen sind zudem notwendig. Neben dem klinischen Verlauf sollen bei den Reevaluationen die funktionellen Einschränkungen, etwaige Exazerbationen, die Verträglichkeit und Adhärenz der Therapie, der effektive Umgang mit der inhalativen Medikation sowie das Rauchverhalten überprüft werden. Zudem sollten Überlagerungen oder Verschlechterungen durch etwaige Komorbiditäten evaluiert werden.

Prinzipiell ergibt sich bei unzureichender Symptomkontrolle und bei bisheriger Monotherapie nur die Eskalation auf eine duale Bronchodilatation mit langwirksamen Anticholinergika und Beta-2-Sympathomimetika. Manchmal hilft jedoch auch der Wechsel des Inhalationsdevices. Zudem sollten nicht medikamentöse Maßnahmen überprüft und je nach Situation ausgeschöpft werden. Diese sind:
- Rauchaufgabe/Tabakentwöhnung
- Impfung (Pneumokokken, Pertussis, Influenza, RSV, Covid-19)
- Körperliches Training/Lungensport
- Rehabilitation
- Ernährungsmedizinische Maßnahmen
- Sauerstofflangzeittherapie
- Intermittierende nicht-invasive Ventilation
- Endoskopische/operative Lungenvolumenreduktion
- Palliativmedizinische Maßnahmen

Bei gehäuften Exazerbationen wird, je nach Höhe der Eosinophilie im Blut und der Vormedikation, eine Eskalation von einer einfachen auf eine duale Bronchodilatation oder (bei vorliegender Eosinophilie >300/µl) eine Tripletherapie (LABA, LAMA und ICS) empfohlen. Bei bereits vorliegender dualer Bronchodilatation ist eine Eskalation auf eine Tripletherapie (Eos mind. 100/µl) oder den PDE-4-Hemmer Roflumilast (wenn Bronchitis im Vordergrund und FEV1 < 50 %vS) empfohlen. Für Patienten, die trotz Tripletherapie unzureichend kontrolliert sind, eine Eosinophilie >300/µl aufweisen und unter wiederholten Exazerbationen leiden, steht seit Kurzem mit Dupilumab ein monoklonaler Antikörper zur zusätzlichen Erhaltungstherapie zur Verfügung.

6. *Wie ist der Stellenwert einer Tabakentwöhnung in dieser Situation?*
   Da die Tabakentwöhnung ein zentrales Element der nicht medikamentösen Behandlungsmöglichkeiten darstellt und für die Patienten von großer Tragweite ist, sollten motivierende und edukative Gespräche erfolgen und eine sofortige Tabakentwöhnung angeregt und unterstützt werden.

   Zum einen ist die Rauchaufgabe die wirksamste Einzelmaßnahme in der positiven Beeinflussung des weiteren Krankheitsverlaufs, zum anderen ist der Moment der Erstdiagnose oder auch Exazerbation mit Konfrontation der Ursache Zigarettenrauchen ein besonderer Zeitpunkt, der als teachable moment ausgenutzt werden sollte. Naturgemäß geht es den Patienten in diesen Tagen schlechter, oftmals ist zudem die Mobilität eingeschränkt, sodass die Möglichkeiten und das Verlangen zu Rauchen erkrankungsbedingt bereits reduziert sind. Eine positive Verstärkung ist in diesen Tagen besonders wirksam. Abhängig vom Rauchverhalten (Menge etc.) und einer vermeintlichen Abhängigkeit sollte in vielen Fällen eine Nikotinersatztherapie (NET) befürwortet bzw. angeraten werden. Zusätzliche psychosoziale Behandlungsformen können die Aussicht auf Langzeiterfolg weiter erhöhen. Der Grad der Tabakabhängigkeit kann mit dem Fagerström-Test standardisiert abgefragt werden. Der Fagerström-Test for Nicotine Dependence (FTND) beinhaltet sechs einfache Alltagsfragen zum Rauchverhalten, über die 0 bis 10 Punkte erreicht werden können. Ein Wert von 6 und mehr Punkten geht mit einer starken Nikotinabhängigkeit einher, für die generell eine NET empfohlen wird.

7. *Auf welche Komorbiditäten ist besonders zu achten?*
   Die COPD ist differenzialdiagnostisch von einem Asthma bronchiale abzugrenzen. In 20–25% der Fälle ist jedoch zusätzlich von einem Asthma bronchiale auszugehen, welches über einen eigenen Pathomechanismus in den Atemwegen vorliegen kann und therapeutisch mit adressiert werden muss. Eine weitere typische pulmonale Komorbidität ist die Bronchiektasie. Eine relevante Bronchiektasie geht mit deutlich vermehrter Sputumproduktion und Erhöhung der Exazerbationsrate einher.

   Sehr häufig finden sich auch kardiovaskuläre Komorbiditäten. Dies liegt hierbei nicht nur an gemeinsamen Risikofaktoren, wie dem Zigarettenrauchen.

   Im Verlauf einer COPD kann sich zudem ein Cor pulmonale ausbilden. Ursächlich kommt es bei zunehmenden Einschränkungen, bedingt durch eine Rarefizierung der pulmonalen Kapillaren sowie Vasokonstriktion durch chronische Hypoxämie, zur Widerstandserhöhung in der pulmonal-arteriellen Strombahn, welche zu einer präkapillären Hypertonie mit chronischer Rechtsherzbelastung führt.

   Häufig geht die COPD auch mit diversen weiteren, zum Teil klinisch relevanten Begleiterkrankungen einher. Depressive Störungen finden sich etwa in 30 % der Patienten und können erheblichen Einfluss auf die Lebensqualität haben. Auch Osteoporose und weitere extrapulmonale Komorbiditäten finden sich gehäuft bei der COPD, sodass vielfach auch von einer COPD als Systemerkrankung ausgegangen wird, mit Auswirkungen, die weit über die Lunge hinausgehen. Komorbiditäten können COPD-

Exazerbationen begünstigen oder auch imitieren. Häufig verschlechtern sich die Zustände gegenseitig.

Letztlich lässt sich bei ca. 90 % der COPD-Patienten mindestens eine Komorbidität finden. Da sie die die Morbidität und auch Mortalität weiter verschlechtern können, sollten sie besondere Beachtung finden. Es konnte beispielsweise gezeigt werden, dass auch Patienten mit niedrigem kardiovaskulärem Risiko nach moderaten Exazerbationen gehäuft kardiovaskuläre Ereignisse aufweisen, die wesentlich zur Mortalität durch und nach Exazerbationen beitragen.

Clinical Pearls

- Die COPD hat eine hohe Prävalenz bei Erwachsenen >50 Jahren und die Dunkelziffer beträgt ca. 50 %, die meisten haben eine aktive oder vorherige Rauchanamnese.
- Nicht jeder Raucher mit obstruktiver Atemwegserkrankung leidet an einer COPD, eine genaue Differenzierung ist unumgänglich.
- Eine im Verlauf vollständig rückgebildete Obstruktion schließt eine COPD aus.
- Starkes Airtrapping mit Überblähung im Rahmen einer Exazerbation kann konventionell radiologisch als Lungenemphysemaspekt fehlgedeutet werden.
- Der Schweregrad ist durch die Einschränkung der Lungenfunktion (vor allem FEV1), Symptomlast (z. B. CAT-Score) und Exazerbationsrisiko/-frequenz determiniert.
- Einschränkungen des Gastransfers korrelieren gut mit dem Ausmaß eines Emphysems, es gibt jedoch diverse weitere Einflussfaktoren auf den Gastransfer, wie den Hämoglobinwert, das aktive Zigarettenrauchen, eine Verteilungsstörung u. w. m.
- Bei schwacher Symptomatik wird bevorzugt mit einer LAMA-Therapie begonnen, bei Zunahme der Beschwerden oder auch primär bei starker Dyspnoe erfolgt die Behandlung mit einer dualen Bronchodilatation aus LAMA und LABA.
- Inhalative Steroide zeigen einen Benefit bei Patienten mit gehäuften Exazerbationen und gewisser Eosinophilie, sie sollten selektiv eingesetzt werden.
- Für aktive Zigarettenraucher stellt die Rauchaufgabe die wichtigste Einzelmaßnahme für einer begünstigenden Einfluss des Krankheitsverlaufs dar.
- Weitere nicht-medikamentöse Maßnahmen sollten neben der Pharmakotherapie bedacht und ausgeschöpft werden, zumal die therapeutischen Möglichkeiten begrenzt sind.
- Pulmonale und extrapulmonale Komorbiditäten sind häufig und sollten aufgrund ihrer Relevanz stets mitberücksichtigt werden.

► **Kapitelhinweis auf weiterführende Informationen** Asthma bronchiale, Bronchiektasenkrankheit, Respiratorische Insuffizienz, Pulmonale Kachexie

Weiterführende Literatur

Bösch D, Criée CP (2020) Lungenfunktionsprüfung, 4. Springer, Aufl.

Criée CP et al (2024) Aktuelle Empfehlungen zur Lungenfunktionsdiagnostik. Atemwegs- und Lungenkrankheiten 50(3):111–184

Geldmacher H et al (2008) Die Prävalenz der chronisch obstruktiven Lungenerkrankung (COPD) in Deutschland. Dtsch Med Wochenschr 133(50):2609–2614

Global Initiative for Chronic Obstructive Lung Disease (2024) Global strategy for the diagnosis, management, and prevention of chronic obstructive pulmonary disease (2024 report). GOLD, Fontana, WI, USA. goldcopd.org

Kahnert K et al (2023) Diagnostik und Therapie der COPD und ihrer Komorbiditäten. Dtsch Arztebl Int 120:434–444

RKI (2017) 12-Monats-Prävalenz der bekannten chronisch obstruktiven Lungenerkrankung (COPD) in Deutschland. J Health Monitoring 2(3):46–54

RKI (2021) Gesundheitliche Lage von Erwachsenen in Deutschland – Ergebnisse zu ausgewählten Indikatoren der Studie GEDA 2019/2020-EHIS. J Health Monitor 6(3)

Vogelmeier C et al (2018) Leitlinie zur Diagnostik und Therapie von Patienten mit chronisch obstruktiver Bronchitis und Lungenemphysem (COPD). Pneumologie 72:253–308

Lungenkarzinom 12

12.1 Einleitung

Etwa 60.000 Menschen erkranken in Deutschland jedes Jahr an einem Lungenkarzinom. Da das maligne Geschehen oft von den Bronchien ausgeht, wird synonym auch von einem Bronchialkarzinom oder kurz BC gesprochen. Da sich sog. kleinzellige Lungenkarzinome (SCLC) in ihrem Wachstums- und Streuverhalten deutlich von nichtkleinzelligen Lungenkarzinomen (NSCLC) unterscheiden, wird gemäß der histologischen Unterscheidung grob zwischen SCLC und NSCLC unterschieden.

Während die Inzidenzzahlen bei den Männern seit Ende der 80er-Jahre leicht rückläufig sind, steigen sie bei den Frauen seit Jahren stetig an, so dass weiterhin ein leichter Anstieg der absoluten Zahlen in Deutschland beobachtet wird. Im Mittel sind die Patienten bei der Erstdiagnose 69 Jahre alt. Obwohl sich die Überlebenschancen durch Entwicklungen in der Therapie in den letzten Jahren deutlich verbessert haben, gehört das Lungenkarzinom weiterhin zu den prognostisch ungünstigen Tumoren, was sich in einer niedrigen Fünf-Jahres-Überlebensrate von rund 20 % widerspiegelt. Seit Jahren ist das Bronchialkarzinom die häufigste Ursache für Krebstodesfälle in Deutschland. Die Überlebensaussichten unterscheiden sich allerdings erheblich zwischen den verschiedenen Stadien bei Erstdiagnose. Da frühe Stadien eines Lungenkarzinoms meist keine Beschwerden verursachen, werden rund drei Viertel der Fälle erst in fortgeschrittenem Stadium diagnostiziert. In beispielloser Weise hat die Medizin in diesem Bereich jedoch erhebliche Fortschritte gemacht, sodass sich die Behandlung und auch die Überlebenschancen in den nächsten Jahren weiter verbessern sollten. Kam die deutsche Leitlinie im Jahre 2010 noch mit 130 Seiten aus, waren es 2025 in der vierten Aktualisierung schon 660 Seiten. Um zukünftig mit der rasenden Entwicklung besser Schritt halten zu können, ist die Leitlinie nun als Living Guideline angelegt, die bei Bedarf jährlich aktualisiert werden kann.

D. Bösch, *Pneumologie*, https://doi.org/10.1007/978-3-662-71444-7_12

► **Merke** Lungenkarzinome werden meist erst in fortgeschrittenen Stadien diagnostiziert. Daher sind die Langzeitüberlebensraten trotz beispielloser Entwicklungen der diagnostischen und therapeutischen Möglichkeiten in den letzten Jahren weiterhin ungünstig und Lungenkarzinome sind nach wie vor die häufigste Krebstodesursache in Deutschland.

Grundlegende Überlegungen und vertiefende Diskussionspunkte:

1. Welches sind die wichtigsten Risikofaktoren für die Entstehung eines Lungenkarzinoms?
2. Wie werden Lungenkarzinome pathologisch kategorisiert?
3. Was sind typische Symptome eines Bronchialkarzinoms?
4. Gibt es relevante klinische Unterschiede zwischen SCLC und NSCLC?
5. Wozu dient das TNM-Klassifizierungssystem?
6. Was sind die Hauptsäulen der Lungenkarzinombehandlung?
7. Wodurch könnte die Prognose über die beeindruckenden Ergebnisse der Fortschritte systemischer Tumortherapien hinaus deutlich verbessert werden?

12.2 Diskussion

1. *Welches sind die wichtigsten Risikofaktoren für die Entstehung eines Lungenkarzinoms?* Der mit Abstand wichtigste Risikofaktor für die Entstehung eines Lungenkarzinoms ist das Zigaretten rauchen. Etwa 80 % der Fälle sind auf aktives Zigarettenrauchen zurückzuführen, wobei das Risiko umso höher ist, je früher mit dem Rauchen begonnen wurde und je länger und mehr jemand raucht bzw. geraucht hat – respektive Dauer und kumulative Menge. Ein Packungsjahr entspricht der täglichen Rauchmenge von einer Schachtel (rund 20 Zigaretten) über ein Jahr. Auch Passivrauchen erhöht das Risiko. Nach Beendigung des Rauchens senkt sich das Risiko langsam ab.

   Berufliche Schadstoffexpositionen, z. B. Asbest, polyzyklische aromatische Kohlenwasserstoffe (PAK) u. w. m. gelten als weitere Ursachen. Schätzungen zufolge ist die berufliche Exposition gegenüber Kanzerogenen in ca. 10 % der Fälle ursächlich für die Entstehung eines Bronchialkarzinoms. Da zwischen Exposition und Erkrankung häufig eine Latenz von 20–40 Jahren liegt, ist eine gründliche Berufsanamnese unumgänglich.

   In bestimmten Regionen Deutschlands (z. B. im Bayerischen Wald) kann es durch Übertritt des radioaktiven Edelgases Radon aus den Gesteinen zu erheblichen Konzentrationen in Innenräumen (vor allem Kellerräume) kommen. Die Inhalation führt so zur Exposition des Bronchialepithels gegenüber der freigesetzten Alphastrahlung. Man geht davon aus, dass ca. 5 % aller Lungenkarzinome in Deutschland einer Radonbelastung in Wohnräumen zuzuschreiben sind.

In geringerem Ausmaß und zum Teil noch nicht gänzlich verstanden ist eine Häufung bei erhöhter Exposition gegenüber Schadstoffen (z. B. Dieselruß) oder bestimmten Vorerkrankungen (z. B. COPD). Zudem scheint manchmal auch eine gewisse genetische Prädisposition vorzuliegen.

Letztlich ist die genaue Zuordnung oft auch deshalb schwierig, weil nicht selten verschiedene Risikofaktoren nebeneinander bestehen.

2. *Wie werden Lungenkarzinome pathologisch kategorisiert?*
Eine Kategorisierung in kleinzellige Lungenkarzinome (SCLC) und nichtkleinzellige Lungenkarzinome (NSCLC) ist vor allem aus Gründen der unterschiedlichen Therapie und Prognose seit jeher etabliert. Die NSCLC werden weiter in Adeno-, Plattenepithel- und großzellige Lungenkarzinome und deren Unterformen differenziert. Alleine beim Adenokarzinom der Lunge werden über zehn histopathologische Subtypen unterschieden. Seit vielen Jahren ist die gewebsmorphologische Einteilung jedoch völlig unzureichend und es werden mittlerweile standardmäßig diverse weitere Kriterien für die Kategorisierung herangezogen. Neben der feingeweblichen Unterscheidung erlangen molekularbiologische Veränderungen (Treibermutationen) und immunhistologische Marker zunehmend an Bedeutung.

Das Adenokarzinom bildet mit einem Anteil von rund 50 % den häufigsten histologischen Typ der Bronchialkarzinome. Hierbei ist der Anteil seit Jahren in Deutschland leicht steigend. Plattenepithelkarzinome lassen sich in etwa 25 % und großzellige in ca. 5 % nachweisen. In 15 % der Fälle liegt ein SCLC vor. Bei den restlichen 5 % ergaben sich seltenere Formen oder es war keine eindeutige Zuordnung möglich.

3. *Was sind typische Symptome eines Bronchialkarzinoms?*
Häufig bleiben Bronchialkarzinome längere Zeit symptomfrei. Im Rahmen des Tumorwachstums und etwaiger lokaler oder ferner Streuung entwickeln sich im Verlauf zum einen verschiedene unspezifische Allgemeinsymptome, wie Schwäche und Gewichtsverlust. Zudem kommt es im Verlauf zu Beschwerden, die dem Primärtumor zuzuordnen sind. Relativ häufig ergibt sich hierbei ein anhaltender Husten oder eine zunehmende Dyspnoe. Seltener kommt es z. B. zu Hämoptysen oder Thoraxschmerzen. Im Fall einer intrathorakalen Tumorausdehnung können zudem Symptome wie Heiserkeit oder Zeichen der oberen Einflussstauung auftreten.

Bei Fernmetastasierung zeigen sich zudem ggf. Beschwerden gemäß den betroffenen Organen. Häufig sind dies z. B. Kopf- oder Knochenschmerzen, etwa im Bereich der Wirbelsäule.

Mitunter kommt es auch primär zu Symptomen einer tumorassoziierten Komplikation, wie etwa einer tiefen Venenthrombose, ggf. mit Lungenarterienembolie. Bei nicht-risikoassoziierter Thrombose bzw. Thromboembolie ist daher stets an ein okkultes Malignom zu denken. Ein weiteres Beispiel ist das Auftreten einer poststenotischen Pneumonie.

4. *Gibt es relevante klinische Unterschiede zwischen SCLC und NSCLC?*
Die klinischen Symptome zwischen Patienten mit SCLC und NSCLC unterscheiden sich nicht grundlegend. Dennoch gibt es gerade beim SCLC einige Besonderheiten. Das kleinzellige Lungenkarzinom wächst schnell, bevorzugt in den zentralen Atemwegen und streut frühzeitig. Bei der Erstdiagnose haben über 70 % der Patienten bereits Fernmetastasen, im Gegensatz zu ca. 50 % bei Patienten mit Nachweis eines NSCLC. Aus dem typischen Wachstumsmuster eines SCLC ergibt sich eine oft kurze Anamnese von Dyspnoe, Husten oder auch Zeichen einer oberen Einflussstauung (Halsvenenstauung, Kopf-/Halsschwellung, Kopfschmerz etc.). Bei früher Fernmetastasierung ergeben sich zudem initial bereits gehäuft entsprechende extrapulmonale Beschwerden, z. B. Knochen- oder Kopfschmerzen, Schwindel etc.
Im Vergleich zu nicht-kleinzelligen Bronchialkarzinomen finden sich zudem öfter paraneoplastische Syndrome, die meist mit endokrinen Krankheitsbildern einhergehen. Am häufigsten ist das SIADH-Syndrom (Syndrom der inadäquaten ADH-Sekretion, auch Schwartz-Bartter-Syndrom). Hierbei führt eine pathologisch erhöhte Sekretion von ADH (antidiuretisches Hormon) zu einer vermehrten Retention von Wasser mit konsekutiver Verdünnungshyponatriämie.

5. *Wozu dient das TNM Klassifizierungssystem?*
Die standardisierte Erfassung der Ausdehnung des Tumors ist essenziell, um die bestmögliche Behandlung planen zu können. Ein solches Staging wird zu Beginn und im Verlauf zur Reevaluation (als sog. Re-Staging) durchgeführt. Die Abb. 12.1, 12.2, 12.3, 12.4 zeigen exemplarisch die unterschiedlichen Aspekte eines NSCLC.

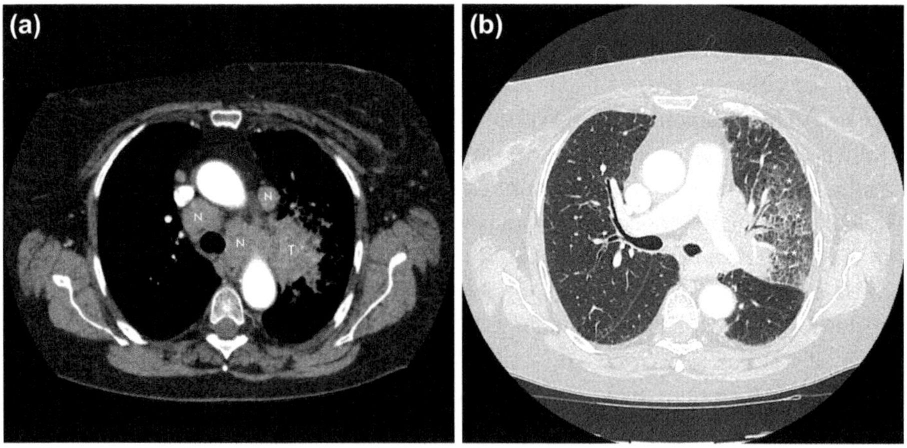

Abb. 12.1 Computertomografie des Thorax eines Patienten mit NSCLC, (**a**) Weichteilfenster mit Tumor im linken Oberlappen (T) und paratrachealen Lymphknotenmetastasen (N); (**b**) Lungenfenster, zudem Darstellung einer Lymphangiosis carcinomatosa im Bereich des linken Oberlappens (*)

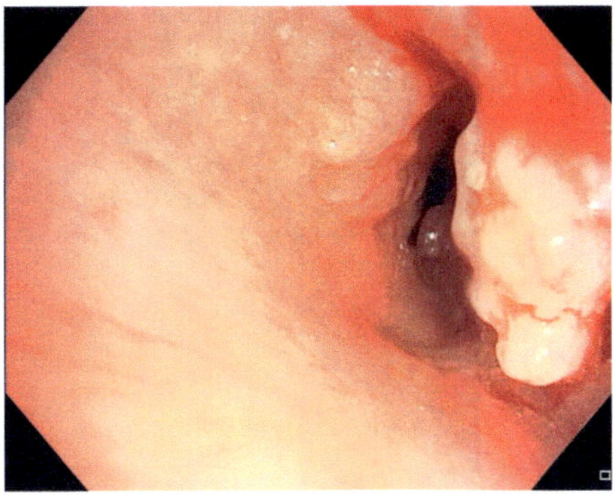

Abb. 12.2 Bronchoskopie mit Blick auf exophytisches endoluminales Tumorwachstum

Die TNM-Klassifikation bildet die wichtigste Einteilung verschiedener Klassifikationssyteme. Genaue Klassifikationen der verschiedenen Tumoren bilden die Grundlage, durch Studien optimale Therapien für die jeweiligen Stadien zu finden und festzulegen. Um eine einheitliches und nachvollziehbares Bild zu haben werden sämtliche Tumoren nach international definierten Kriterien eingeteilt. Diese Klassifikationen wurden im Laufe der Jahre wiederholt angepasst. Die Einteilung der TNM-Klassifikation erfolgt nach bestimmten Normen, für die hauptsächlich drei Kriterien maßgebend sind:

- T – Größe und Ausbreitung des Primärtumors (Tumor)
- N – Fehlen oder Vorhandensein von örtlich oder benachbarten regionären Lymphknotenmetastasen (Nodi)
- M – Vorhandensein von Fernmetastasen (Metastasen)

  Ziffern hinter den Buchstaben geben genauere Hinweise auf die Ausdehnung des Tumors (T1–4), Zahl und Lage der befallenen Lymphknoten (N0–3) und das Vorhandensein oder Fehlen von entfernten Metastasen.

  Neben der Ausdehnung und der histologischen Gewebebestimmung ist die präzise Klassifikation von Lungenkarzinomen anhand immunhistochemischer und molekularpathologischer Analysen heute von zentraler Bedeutung für die Therapie und Prognose der Patienten.

6. *Was sind die Hauptsäulen der Lungenkarzinombehandlung?*

   Die therapeutischen Optionen richten sich nach der Ausdehnung, der Tumorhistologie bzw. den feingeweblichen Markern, dem gesundheitlichen Gesamtzustand und nicht zuletzt den Vorstellungen des Patienten.

   Prinzipiell stehen Operation, Bestrahlung (Radiatio) und systemische Therapien (zytostatische Chemotherapie, Immuntherapie, Tyrosinkinaseinhibitortherapie) zur Verfügung. Häufig werden die verschiedenen Therapien sequenziell oder simultan kombiniert als multimodales Konzept. Neben kurativen Therapiekonzepten stehen auch palliative Therapien zur Verfügung, die über rein symptomkontrollierende Maßnahmen weit hinausgehen und heute nicht selten zu mehrjähriger Tumorreduktion und Stabilität führen können.

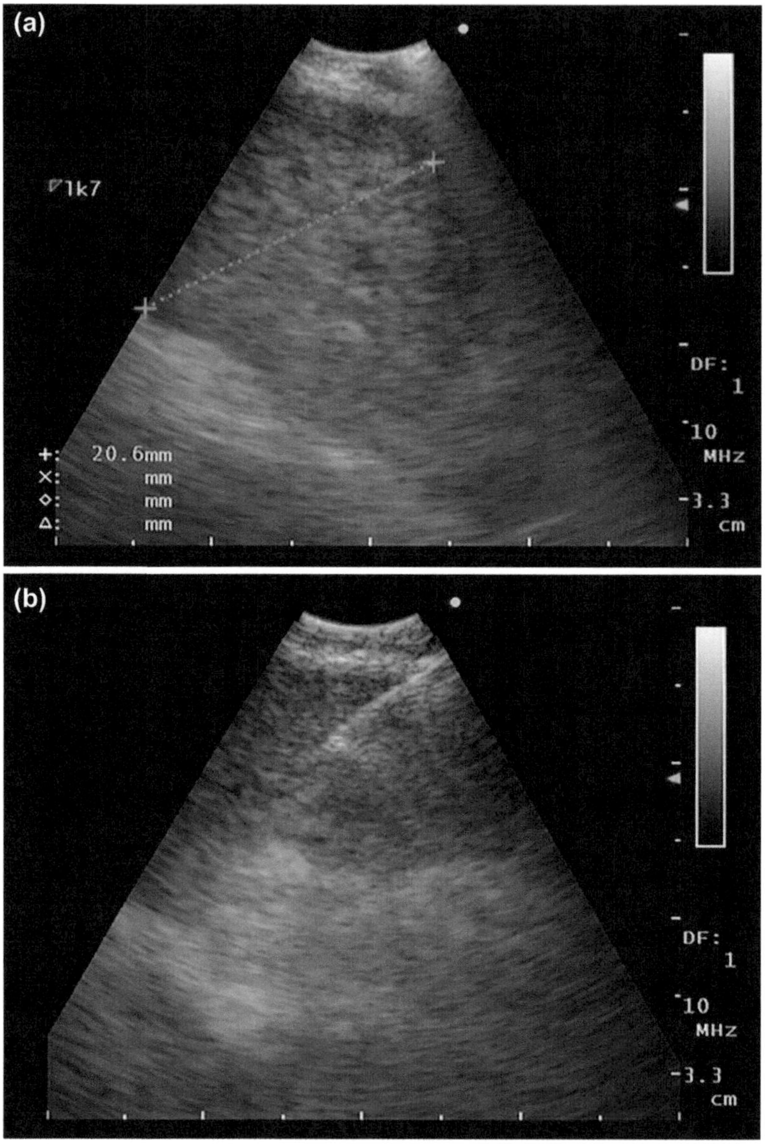

Abb. 12.3 Endobronchialer Ultraschall (**a**) mit Messung eines subkarinalen Lymphknotens (Position 7); (**b**) EBUS mit transbronchialer Nadelaspiration des Lymphknotens in Position 7 (weißer Reflex von rechts oben)

7. *Wodurch könnte die Prognose über die beeindruckenden Ergebnisse der Fortschritte systemischer Tumortherapien hinaus deutlich verbessert werden?*

   Eine besondere Bedeutung kommt der Früherkennung zu, da die meisten Lungenkarzinome durch ihre späte Symptomatik erst in fortgeschrittenem Stadium entdeckt werden und die Fünf-Jahres-Überlebensrate daher derzeit noch zwischen 20 und 25 % liegt. Studienprogramme zeigten, dass dies durch Früherkennung deutlich verbessert werden könnte. In den USA lag die 20-Jahres-Überlebensrate bei Studienpatienten bei rund 80 %, wenn das Lungenkarzinom im Rahmen eines jährlich durchgeführten Lungenkrebs-Screenings mittels Niedrigdosis-CT in einem Frühstadium detektiert wurde. Um ein möglichst vorteilhaftes Nutzen-Risiko-Verhältnis sicherzustellen, sind jedoch strenge Bedingungen und Anforderungen an ein Screening-Programm zu stellen, da die Untersuchung mit einem gewissen Strahlenrisiko und anderen unerwünschten Wirkungen verbunden ist. Gerade bei Rauchern werden aufgrund der hohen Sensitivität der Computertomografie zahlreiche Rundherde gefunden, deren invasive Abklärung zu hoher Belastung und Morbidität führen würde, wenn sämtlichen Befunden unselektiv nachgegangen würde. Falsch positive Befunde sind jedoch v. a. bei Personen mit niedrigem Risiko für ein Lungenkarzinom sehr häufig, weshalb der Selektion der zu screenenden Personen eine besondere Bedeutung zukommt. Die Implementierung effektiver low-dose-CT-Screening-Programme ist derzeit weltweit in Vorbereitung vieler Gesundheitssysteme. Letztlich ist hierdurch eine bahnbrechende Verbesserung der Mortalität zu erwarten. Primärprophylaktisch muss zudem versucht werden, das Zigarettenrauchen bei den Menschen zu verhindern bzw. weitestgehend zu reduzieren.

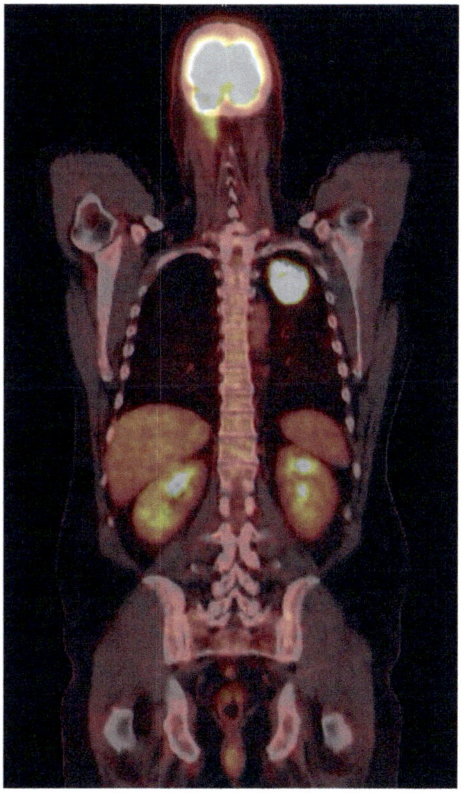

Abb. 12.4 FDG-PET/CT mit tumortypischer Anreicherung des NSCLC im linken Oberlappen

► **Merke** Die Therapie und Prognose hängt maßgeblich vom Stadium bei der Erstdiagnose ab. Multimodale Therapiekonzepte haben die Prognose in den letzten Jahren beeindruckend verbessern können. Ein neuer Meilenstein wird das Etablieren eines CT-Screenings für Raucher sein. Unter standardisierten Bedingungen wird es den Anteil von erstdiagnostizierten Lungenkarzinomen im Frühstadium und dadurch ganz erheblich die Überlebenschancen erhöhen.

12.3 Klinische Falldiskussion

Fallschilderung

Ein 64-jähriger Patient (190 cm, 89 kg, BMI 25 kg/m^2) berichtet über eine zunehmende Leistungsminderung und Kurzatmigkeit seit über vier Wochen. Er habe seit Jahren einen leichten Husten, der in den letzten zwei Wochen wohl etwas zugenommen habe. Er habe wenig Verschleimung und könne die Beschaffenheit nicht näher beschreiben. Seit wenigen Tagen schwitze er nachts etwas vermehrt. Fieber sei nicht aufgetreten. Schmerzen habe er keine. Neurologische Einschränkungen wurden ebenfalls sämtlich verneint.

Am Vortag wurde bei dem Patienten ein Röntgen-Thoraxbild angefertigt, auf dem eine Kardiomegalie, ein verbreitertes Mediastinum sowie eine Verschattung des rechten Mittel- und Unterfeldes befundet wurde, was letztlich zur Einweisung führte.

Relevante Vorerkrankungen von Herz und Lunge seien nicht bekannt. Er habe keine Vormedikation. Seit über 40 Jahren rauche er täglich ca. eine Schachtel Zigaretten.

Erster Untersuchungsbefund

Auskultatorisch ergab sich links ein vesikuläres Atemgeräusch ohne Nebengeräusche; rechts waren die Atemgeräusche hingegen fast vollständig aufgehoben. Herztöne waren rein und rhythmisch, HF 105 /min, RR 120/75 mmHg, AF 18 /min, SpO_2 94 % unter RL, keine Ödeme oder Halsvenenstauung, Temperatur 36,6 °C. ◄

Fall-Diskussion

1. Welche Differenzialdiagnosen sollten diskutiert werden?
2. Welche diagnostischen Schritte sind einzuleiten?
3. Gibt es erste sinnvolle therapeutische Maßnahmen?

1. *Welche Differenzialdiagnosen sollten diskutiert werden?*
   Die zunehmende Dyspnoe, leichte Tachypnoe und Tachykardie, die leichte Hypoxämie sowie die Auffälligkeiten im konventionellen Röntgen-Thoraxbild deuten auf ein kardiopulmonales Problem hin. Ein Infekt scheint eher unwahrscheinlich. Die bildgebenden Hinweise lassen bereits das Vorliegen eines thorakalen tumorösen Geschehens vermuten. Zusätzliche kardiale Komplikationen (dekompensierte Herzinsuffizienz) oder unerkannte Vorerkrankungen (z. B. KHK, Hypertonus, Vorhofflimmern etc.) sind möglich. Auch das zusätzliche Vorliegen einer COPD wäre denkbar, da die

Symptome meist erst in fortgeschrittenem Stadium wahrgenommen werden. Eine chronische Bronchitis scheint im Rahmen des langjährigen Zigarettenrauchens bereits vorzuliegen.

2. *Welche diagnostischen Schritte sind einzuleiten?*
   Neben einem orientierenden Labor sollten ein Elektrokardiogramm, eine Lungenfunktionsprüfung, eine Echokardiografie, orientierende Sonografie des Thorax und eine Computertomografie des Thorax (mit Kontrastmittel) angefertigt werden.

3. *Gibt es erste sinnvolle therapeutische Maßnahmen?*
   Die niedrigdosierte Gabe von Sauerstoff (1–3 l/min) kann das kardiopulmonale System entlasten, die Tachypnoe und Tachykardie etwas vermindern und so die Klinik kurzfristig etwas verbessern. Bei Patienten mit potenzieller Hyperkapniegefahr (möglicherweise COPD bei starkem Zigarettenrauchen), sollte sich die O_2-Gabe am SpO_2 orientieren und moderat verabreicht werden. Eine Verbesserung auf 96 % gilt hierbei sicher und ausreichend. Im Übrigen empfiehlt sich, dass sich die weiteren therapeutischen Maßnahmen an den ersten diagnostischen Tests (Lungenfunktion, Echo etc.) orientieren, die umgehend eingeleitet werden sollten.

Fallbericht Fortsetzung

Über die Lungenfunktion wurde eine mittelgradige restriktive Ventilationsstörung nachgewiesen, die sich in der weiteren Differenzierung (über die Diffusionstestung) als rein extraparenchymalen Ursprungs offenbarte (siehe Abb. 12.5 a und b). Sonografisch ließ sich ein massiver rechtsthorakaler Pleuraerguss darstellen. In einer ersten Pleurapunktion wurden zunächst 1200 ml bernsteinfarbener trüber Ergussflüssigkeit aspiriert und zur Analyse (Zytologie, LDH, Eiweiß, Mikrobiologie) eingesandt. Des Weiteren ergab sich der echokardiografische Nachweis eines Perikardergusses von 10–12 mm Breite. Im EKG sah man entsprechend eine leichte Niedervoltage bei sonst unauffälligem Befund. Laborchemisch zeigte sich eine leichte CRP-Erhöhung und die LDH war ebenfalls leicht angestiegen.

Nach der Durchführung von Labor und Pleurapunktion wurde noch am selben Tag eine Computertomografie des Thorax angefertigt. Für eine risikoarme Kontrastmittelgabe wurde zunächst auf ein normwertiges Kreatinin und TSH gewartet. Das Ergebnis der CT zeigt die Abb. 12.6a und b. Diese offenbarte einen massiven Tumorbefall ausgehend vom rechten Unterlappen mit Infiltration des Vorhofs, Ausbildung von Pleura- und Perikarderguss und massiven Lymphknotenmetastasen im Mediastinum. Neben dem ausgedehnten Primarius, der von einer umgebenden Belüftungsstörung schlecht abgegrenzt werden konnte, wurden in anderen Lungenabschnitten Veränderungen dargestellt, die einer Lymphangiosis carcinomatosa entsprechen dürften. Kontralateral zeigten sich zudem zwei Metastasen-suspekte kleine Rundherde bzw. Raumforderungen im Sinne einer pulmonalen Metastasierung. Im ergänzenden CT des Oberbauches

(a)

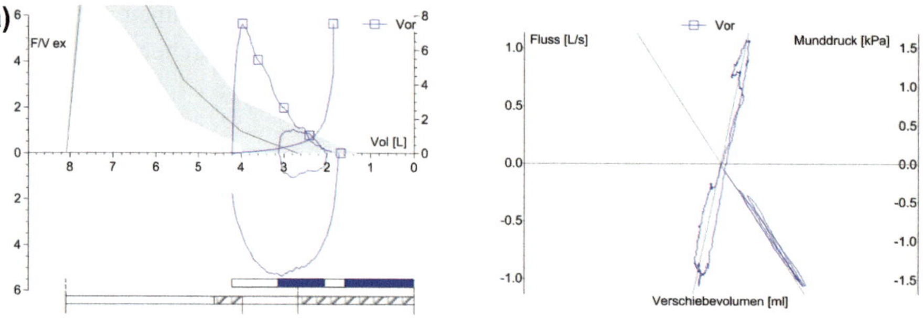

		Soll	Soll uG	Ist	% vom Soll	-3 -2 -1 Z-Score 1 2 3	Author
VC MAX	L	5.43	4.11	2.62	48.3		Quanjer GLI (2012)
FVC	L	5.43	4.11	2.51	46.2		Quanjer GLI (2012)
FEV 1	L	4.11	3.06	2.02	49.1		Quanjer GLI (2012)
FEV 1 % FVC	%	75.87	64.08	80.38	105.9		ECCS (1993)
PEF	L/s	9.23	7.24	5.64	61.1		ECCS (1993)
FEF 25	L/s	8.19	5.37	4.07	49.7		ECCS (1993)
FEF 50	L/s	3.18	1.51	1.99	62.5		Quanjer GLI (2012)
FEF 75	L/s	0.97	0.38	0.79	81.9		Quanjer GLI (2012)
sR eff	kPa*s	1.18	1.18	0.60	50.8		ECCS calculated (1983)
R eff	kPa/(L/s)	0.30	0.30	0.23	76.9		ECCS (1983)
sR tot	kPa*s	1.18	1.18	0.71	60.3		ECCS calculated (1983)
R tot	kPa/(L/s)	0.30	0.30	0.27	91.3		ECCS (1983)
sG eff	1/(kPa*s)	0.85	0.85	1.67	196.8		ECCS (1983)
TLC	L	8.26	7.11	4.21	51.0		ECCS (1993)
FRCpleth	L	3.97	2.98	2.06	51.8		ECCS (1993)
ERV	L	1.30	1.30	0.47	35.8		ECCS calculated (1993)
RV	L	2.67	2.00	1.59	59.5		ECCS (1993)
IC	L	4.00	4.00	2.16	54.0		ECCS calculated (1993)
RV % TLC	%	38.53	29.55	37.74	98.0		ECCS (1993)

(b)

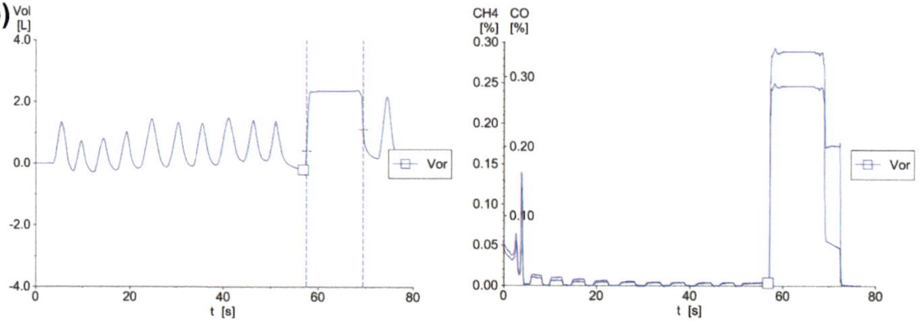

		Soll	Soll uG	Ist	% vS	-3 -2 -1 Z-Score 1 2 3	Author
DLCO_SB	mmol/(min*kPa)	11.14	8.82	6.87	61.6		ECCS (1993)
KCO_SB	mmol/(min*kPa*L)	1.35	1.01	1.90	140.6		ECCS (1993)
VA_SB	L	8.11	8.11	3.62	44.7		JAEGER (1994)
VIN_SB	L	5.30	4.38	2.55	48.2		ECCS (1993)
TA	s			11.9			
TLC_SB	L	8.26	7.11	3.82	46.3		ECCS (1993)
FRC_SB	L	3.97	2.98	1.52	38.4		ECCS (1993)
RV_SB	L	2.67	2.00	1.27	47.6		ECCS (1993)
RV%RV_PL	%			80.0			

Abb. 12.5 Spirometrie/Bodyplethysmografie (**a**) mit mittelgradiger restriktiver Ventilationsstörung (VC und TLC), keine Obstruktion. Zudem Diffusionsmessung (**b**) mit leichtgradiger Transferstörung (DLCO), die sich als rein extraparenchymal differenzieren lässt (niedrige VA und hohe KCO)

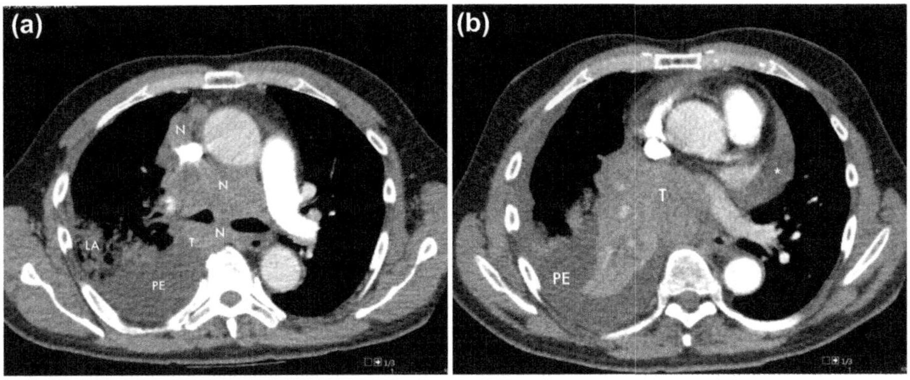

Abb. 12.6 Computertomografie des Thorax (**a**) unterhalb der Trachealbifurkation mit Darstellung eines Lymphknotenbulks (N) paratracheal bis subkarinal (Position 4 und 7) und Tumorgewebe im Bereich des rechten Unterlappens (T) in Pleuraerguss (PE) und Lymphangiosis (LA) übergehend. Einige Schnitte caudal davon bzw. auf Herzhöhe (**b**) zeigt sich der mutmaßliche große Primärtumor (T) im Bereich des rechten Unterlappens. Der rechte Unterlappenbronchus ist nicht mehr zu sehen. Ausgeprägter Pleuraerguss (PE) rechts und deutlicher Perikarderguss (*) sind zusätzlich erkennbar.

waren die beiden Nebennieren unauffällig, es ließen sich jedoch mehrere Lebermetastasen bis 20 mm Größe und mehrere Knochenmetastasen im Bereich der Wirbelsäule nachweisen, die primär als nicht-stabilitätsgefährdet eingestuft wurden. Das MRT des Schädels blieb unauffällig.

Somit ergab sich folgende Tumorformel des mutmaßlichen Lungenkarzinoms ausgehend vom rechten Unterlappen: cT4 cN3 cM1c2 (PUL PLE HEP OSS) gemäß UICC/IASLC, 9th ed., entsprechend einem Stadium IVB. Die Abb. 12.7a und b zeigt exemplarische Befunde bei einer Fernmetastasierung.

In einer Bronchoskopie (siehe Abb. 12.8) zeigte sich ein zentrales infiltratives Wachstum, sodass aus diesen Bereichen Gewebeproben entnommen wurden. Hieraus bestätigte sich der Verdacht auf ein kleinzellig-neuroendokrines Lungenkarzinom (Sicherung über entsprechende Histologie, typische Immunhistochemie und hoher Ki67-Proliferationsindex). Ein erhöhter NSE-Wert (neuronenspezifische Enolase) im Blut von 75 µg/l bestätigte das SCLC und könnte sich im Verlauf als hilfreicher Parameter erweisen.

Es wurde eine zytostatische Chemotherapie in Kombination mit einer Immuntherapie eingeleitet. Der Patient erhielt Carboplatin (Tag 1), Etoposid (Tag 1, 2 und 3) sowie Durvalumab (Tag 1), Zykluslänge 21 Tage, d. h. Beginn des nächsten Zyklus an Tag 22. Zunächst wurden vier Zyklen geplant. Bei guter Ansprache wäre geplant, die Behandlung als Monotherapie mit dem PD-L1-Antikörper (alle vier Wochen) bis zum Progress fortzusetzen, bzw. solange ausreichende Verträglichkeit vorliegt. ◄

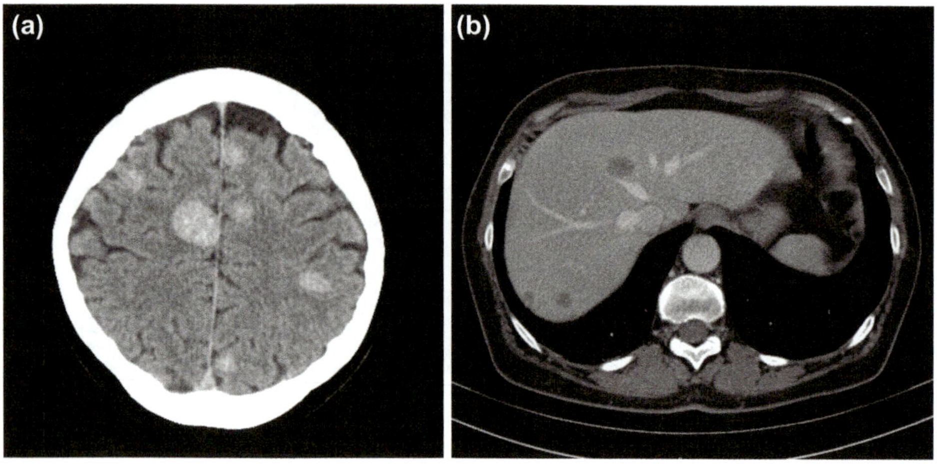

Abb. 12.7 Exemplarische Fernmetastasen-typische Befunde bei einem Bronchialkarzinom: (**a**) Computertomografie des Schädels (CCT) mit Darstellung beidseitiger Hirnmetastasen. (**b**) CT des Abdomens mit Darstellung mehrerer Lebermetastasen

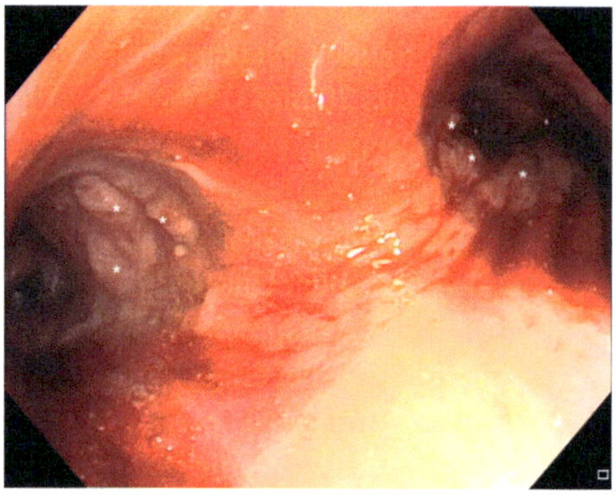

Abb. 12.8 Bronchoskopisch zeigt sich infiltratives Tumorwachstum (*) in beiden medialen Abschnitten der Hauptbronchien. Die Haupt-Karina ist zudem deutlich verbreitert

Weiterführende Fall-Diskussion

4. Welche weiteren Untersuchungen werden benötigt?
5. Wie sind die Prognose und die Therapiemöglichkeiten?
6. Wie kann dem Patienten über die spezifische Tumortherapie hinaus geholfen werden?

4. *Welche weiteren Untersuchungen werden benötigt?*
   Die Basisdiagnostik des Lungenkarzinoms umfasst im Wesentlichen folgende Untersuchungen:
   - Anamnese und klinische Untersuchung, Klassifizierung des Allgemeinzustands (ECOG-Performancestatus)
   - Laboruntersuchungen
   - Röntgen-Thoraxaufnahme (p. a. und seitlich)

- CT-Thoraxuntersuchung mit Kontrastmittel (inkl. Oberbauchregion bzw. CT-Abdomen mit Kontrastmittel)
- Bronchoskopie
- Je nach Ausdehnung, Lokalisation, Histologie und Komorbidität werden häufig weitere Untersuchungen benötigt:
- Endobronchialer Ultraschall (EBUS) ggf. mit Nadelbiopsie (TNBA), ggf. ergänzender ösophagealer Ultraschall (EUS) ggf. mit TBNA
- MRT des Hirnschädels
- FDG-PET/CT (CT/Positronen-Emissionstomografie mit Fluor-18-Fluorodesoxyglukose), insbesondere bei kurativem Ansatz
- Sonografie des Thorax (ggf. einschließlich des Herzens), Sonografie des Abdomens, Sonografie der Halsregion
- Knochenszintigrafie

  Das Ziel der Untersuchungen ist zum einen die histologische Sicherung der Diagnose und zum anderen die Bestimmung der Ausdehnung. Die Festlegung der Tumorformel gemäß TNM-Klassifikation mit Ableiten des UICC-Stadiums dient der Standardisierung zur Übertragung einer Leitlinien-basierten Therapieempfehlung.

  In unserem Fall ließ sich die Histologie eines SCLC relativ schnell sichern und es lag zweifelsfrei eine Fernmetastasierung in mehreren Organe vor.

5. *Wie sind die Prognose und die Therapiemöglichkeiten?*
   Die Prognose des kleinzelligen Lungenkarzinoms ist nochmals deutlich schlechter als die eines NSCLC. Die Fünf-Jahres-Überlebensrate liegt derzeit bei etwa 10 % und beträgt damit weniger als 50 % der Rate der nichtkleinzelligen Lungenkarzinome. Ursächlich ist das relativ schnelle Wachstum und die späte Feststellung. Bei der Diagnosefeststellung liegt bei über 70 % der Patienten bereits eine Fernmetastasierung vor. In der hohen Wachstumsrate liegt jedoch auch der Grund für die häufig gute und schnelle Ansprache auf die chemotherapeutischen Maßnahmen. Viele Lungenkarzinome und ihre Fernmetastasen sind häufig nach 2 bis 3 Zyklen nicht mehr nachweisbar. Problematisch und oft frustrierend ist jedoch die hohe Rate an Rezidiven. Durch die Etablierung der ergänzenden und sequenziellen Immuntherapien ist das progressionsfreie und das gesamte Überleben in den letzten Jahren maßgeblich verbessert worden, dennoch gilt das SCLC weiterhin als prognostisch besonders ungünstig.

6. *Wie kann dem Patienten über die spezifische Tumortherapie hinaus geholfen werden?*
   Um die Ansprache auf die spezifische Tumortherapie zu verbessern und die Rate an weiteren Tumoren oder Komorbiditäten zu senken, sollte eine Rauchaufgabe bzw. Tabakentwöhnung angestrebt werden.

   Der Ernährungsstatus und Allgemeinzustand sollte evaluiert und gegebenenfalls verbessert werden durch ernährungsmedizinische und physiotherapeutische

Maßnahmen. Spezifische Diäten oder komplementäre Nahrungsergänzungsmittel werden nicht empfohlen.

Bei nicht heilbarem Lungenkarzinom wird eine palliativmedizinische Beratung und Versorgung innerhalb der ersten zwei Monate empfohlen. Eine gewisse Krankheitsauseinandersetzung durch therapeutische Gespräche und ggf. psychoonkologischen Zuwendung kann sehr positive Effekte haben. Vorausschauende Hilfestellung im Sinne eines sog. Advanced Care Planing ist zudem vielfach entlastend. Regelmäßige Konsultationen sind angeraten, um Bedürfnisse auf den verschiedenen Ebenen zu erkennen und palliativmedizinische Hilfe anzubieten, die über die Betreuung in der Terminalphase weit hinausgeht und neben dem Patienten auch das engere soziale Umfeld einschließt.

Unter Berücksichtigung des Gesamtrisikos sollte ggf. eine prophylaktische Antikoagulation (NOAK oder niedermolekulares Heparin) erwogen werden, da das Thromboserisiko bei Lungenkarzinomen und diversen Therapien deutlich erhöht ist.

▶ **Merke** Trotz aller medizinischen Fortschritte bleibt die Behandlung eines Lungenkarzinoms eine Herausforderung und der Patient muss als Ganzes eine besondere Beachtung erfahren, da sich die meisten Patienten in der 6. und 7. Lebensdekade befinden und nicht zuletzt aufgrund einer vielfach positiven Rauchanamnese erhebliche Komorbiditäten aufweisen. Profundes Wissen um die Wirkungen und Nebenwirkungen der diversen Therapieformen ist entscheidend für eine wirksame und verträgliche Behandlung der Patienten.

Fallbericht Fortsetzung

Die Therapie wurde recht gut vertragen. Subjektiv gab es keine Nebenwirkungen. Im Blutbild zeigte sich eine leichte Panzytopenie an Tag 10, die sich selbstständig über wenige Tage zurückbildete.

Nach einem Zyklus ließ sich eine leichte Verwirrung bei dem Patienten beobachten, das Natrium war mit 119 mmol/l deutlich vermindert. Zuvor war ein normwertiger Spiegel von 138 mmol/l gemessen worden. Die Beschwerden sowie laborchemischen Veränderungen waren unter Tolvaptan (Vasopressin-2-Rezeptorantagonist) rasch rückläufig.

Nach zwei Zyklen wurde ein Zwischen-Staging durchgeführt, welches eine gute Remissionsinduktion nachwies, siehe Abb. 12.9 a und b sowie Abb. 12.10. Das NSE hatte sich zudem auf 14 µg/l normalisiert. ◀

Weiterführende Fall-Diskussion

7. Was sind typische Nebenwirkungen der Therapien, die es zu beachten gilt?
8. Ist das SIADH eine häufige Komplikation?

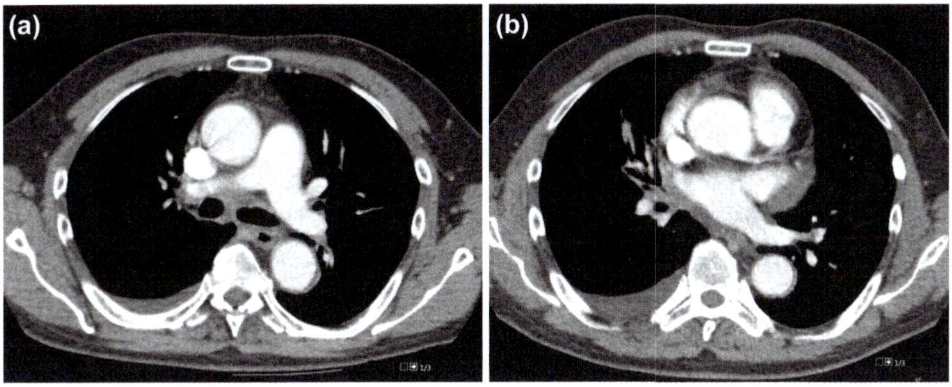

Abb. 12.9 Computertomografie des Thorax (**a** und **b**): Nach zwei Zyklen systemischer Chemo- und Immuntherapie nahezu vollständige Rückbildung der tumorösen Veränderungen sowie Ergüsse im Vergleich zu den Voraufnahmen acht Wochen zuvor

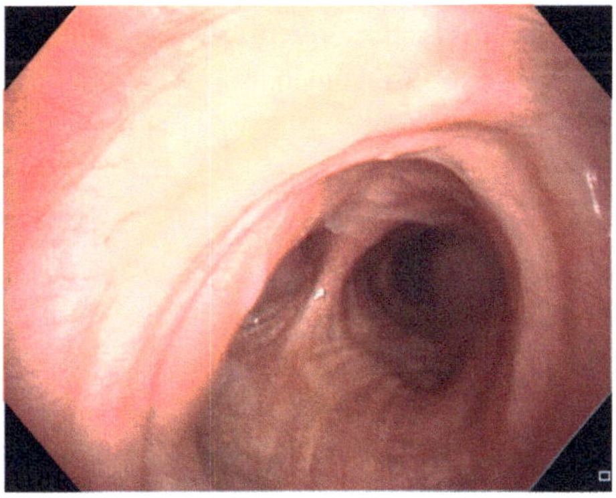

Abb. 12.10 Bronchoskopisch zeigt sich ebenfalls eine gute Ansprache mit Rückbildung der Infiltrationen im Bereich der Hauptbronchien. Die Haupt-Karina ist zudem nun wieder spitzwinkelig

7. *Was sind typische Nebenwirkungen der systemischen Tumortherapien, die es zu beachten gilt?*
   Zu Beginn einer Chemotherapie (zwei bis drei Tage nach Erstgabe) kann es bei einem SLCL mit großer Tumormasse mitunter zu einem Tumorlyse-Syndrom (TLS) kommen. Ein TLS tritt auf, wenn es zur Zerstörung einer großen Tumorzellmasse innerhalb kurzer Zeit kommt. Meist ist es asymptomatisch, prinzipiell handelt es sich jedoch um eine potenziell lebensbedrohliche metabolische Entgleisung mit Anstieg von Kalium und Harnsäure. Die Beschwerden umfassen im Wesentlichen Vigilanzstörung, Übelkeit, Herzrhythmusstörungen und Nierenversagen. Eine guter Wasserhaushalt kann die Entwicklung meist verhindern. Des Weiteren haben viele Chemotherapeutika gewisse emetogene Wirkungen, denen meist mit entsprechenden Antiemetika gut vorgebeugt werden kann. Carboplatin ist zwar nicht so oto- und nephrotoxisch wie Cisplatin, hat dafür jedoch oft eine stärkere Knochenmarkssuppression zur Folge. Das Blutbild sollte daher zwischen dem 10. und 12. Tag hinsichtlich einer Panzytopenie untersucht wer-

den und ggf. entsprechende Gegenmaßnahmen eingeleitet werden. Eine Immuntherapie mit PDL1-/Checkpointinhibitoren kann eine Reihe unspezifischer Nebenwirkungen induzieren. Prinzipiell können diverse Autoimmunerkrankungen hervorgerufen werden. Relativ häufig finden sich Hautexantheme oder Schildrüsenfunktionsstörungen (vor allem Hypothyreosen), seltener auch potenziell lebensbedrohliche Zustände wie Pneumonitiden. Daher sollten diese Komplikationen stets bedacht werden. Meist lassen sich etwaige Nebenwirkungen mit niedrigdosierten Cortisongaben kupieren, selten führen sie jedoch auch zum Abbruch der Immuntherapie.

8. *Ist das SIADH eine häufige Komplikation?*
   Das Syndrom der inadäquaten ADH-Sekretion (SIADH) ist das häufigste paraneoplastische Syndrom bei Lungenkarzinomen und wird insbesondere bei SCLC beobachtet. Im Laufe der Erkrankung sind 10–15 % der Patienten betroffen. Das SIADH tritt auf, wenn zu viel antidiuretisches Hormon (Vasopressin) freigesetzt wird, der Körper Flüssigkeit zurückhält und der Natriumspiegel durch Verdünnung abfällt. Die kann je nach Ausprägung zu schweren neuropsychiatrischen Veränderungen führen. Selten ist eine Trinkmengenrestriktion ausreichend oder vom Patienten tolerabel. Die orale Gabe des ADH-Antagonist Tolvaptan führt in den meisten Fällen zu einer raschen Besserung.

Clinical Pearls

- Das Lungenkarzinom ist die häufigste Krebstodesursache in Deutschland und die Inzidenzzahlen sind weiter leicht steigend.
- Die hohe Mortalität ist bedingt durch die späte Diagnose, meist in fortgeschrittenem Stadium. Dies könnte sich in Zukunft durch CT-Screening-Programme ändern.
- Das Zigarettenrauchen ist der häufigste Risikofaktor für die Entstehung eines Lungenkarzinoms.
- Histologisch wird zwischen kleinzelligen und nichtkleinzelligen Lungenkarzinomen unterschieden, letztlich gibt es heutzutage eine Vielzahl von histologischen Subtypen und zusätzliche molekularbiologische sowie immunhistologische Marker, die es zu bestimmen gilt, um eine optimale Therapie planen zu können.
- Neben der genauen Typisierung ist die exakte Bestimmung der Ausdehnung von prognostischer und therapeutischer Bedeutung (TNM-Klassifikation).
- Heutzutage spielen multimodale Therapiekonzepte eine entscheidende Rolle. Im Wesentlichen kommen je nach Ausdehnung und Typisierung Operation, Bestrahlung und systemische Tumortherapien zur Anwendung. Die tumorspezifische Systemtherapie mittels Chemotherapie wird seit Jahren durch verschiedene

zielgerichtete Therapeutika (Tyrosinkinaseinhibitoren etc.) sowie Immuntherapeutika (Checkpointinhibitoren etc.) ergänzt.
- Das Wissen um die Wirkungen und Nebenwirkungen der diversen Therapieformen ist entscheidend für eine wirksame und verträgliche Behandlung der Patienten.
- Palliativmedizinisch stehen verschiedene interventionelle und medikamentöse Optionen zur Verfügung. Sie sollten frühzeitig ergänzend etabliert werden.
- Im Mittel sind die Patienten bei Diagnosestellung 70 Jahre alt. Viele weisen, nicht zuletzt aufgrund der Rauchanamnese, erhebliche Komorbiditäten auf, die es zu beachten gilt. Auch die individuellen Patientenwünsche sind zu berücksichtigen.

► **Kapitelhinweis für weiterführende Informationen** Pulmonale Rundherde, Palliativmedizinische Situation, Asbestose, Hämoptysen

Weiterführende Literatur

Detterbeck FC et al (2024) The proposed ninth edition TNM classification of lung cancer. Chest 166(4):882–895

Deutsche Gesellschaft für Pneumologie und Beatmungsmedizin, Deutsche Lungenstiftung. Gillisen A et al. Weißbuch Lunge 2023. Pneumologische Erkrankungen in Deutschland – Zahlen und Fakten. Fünfte neubearbeitete Auf.

Griesinger F et al, in Onkopedia – Lungenkarzinom, nicht-kleinzellig. URL: https://www.onkopedia.com/de/onkopedia/guidelines/lungenkarzinom-nicht-kleinzellig-nsclc. Zugegriffen: 18. Juni 2025

Henschke CI et al (2023) A 20-year follow-up of the international early lung cancer action program (I-ELCAP). Radiology 309(2):e23198

Leitlinienprogramm Onkologie (Deutsche Krebsgesellschaft, Deutsche Krebshilfe, AWMF): Prävention, Diagnostik, Therapie und Nachsorge des Lungenkarzinoms, Langversion 4.0, April 2025

Riess H (2020) Tumorassoziierte venöse Thromboembolie – Pathogenese, Diagnose, Prävention und Therapie. Best practice onkologie 15(10):448–455

Wagner BJ, Buettner R (2020) Immunhistochemische und molekularpathologische Diagnostik von Lungenkarzinomen. Pathologe 41:3–13

Wolf M et al. in Onkopedia – Lungenkarzinom, kleinzellig. URL: https://www.onkopedia.com/de/onkopedia/guidelines/lungenkarzinom-kleinzellig-sclc. Zugegriffen: 18. Jan 2025

Tuberkulose 13

13.1 Einleitung

Die Tuberkulose (TBC) ist in vielerlei Hinsicht eine besondere Erkrankung. Noch in den 1950er-Jahren war die TBC auch in Deutschland sehr häufig. Im Laufe der letzten Jahrzehnte ist die Inzidenz in Deutschland und weiten Teilen Europas jedoch stetig gefallen und ist nunmehr seit vielen Jahren sehr niedrig. Weltweit steigen die Zahlen an Tuberkuloseerkrankungen hingegen weiter an und lagen 2023 bei 10,8 Mio. Menschen (WHO 2024). Ein Drittel der Neuerkrankungen entfallen dabei auf Indien und China. Eine TBC ist grundsätzlich heilbar. Trotz Fortschritten in der Diagnostik und Therapie sterben jedoch weltweit ca. 1,3 Mio. Menschen jährlich an einer Tuberkulose, und sie ist weiterhin die weltweit häufigste zum Tode führende bakterielle Infektionskrankheit. Eine besondere Problematik ist dabei der Anstieg an multiresistenten Fällen sowie Koinfektionen mit HIV.

In Deutschland erkrankten in den Jahren 2010–2020 jährlich 4000–4500 Menschen an einer TBC, entsprechend einer Inzidenz von 5–5,5 pro 100.000 Einwohner. Zum Vergleich lag die weltweite Inzidenz 2022 bei 133 je 100.000 (WHO 2023). Eine Ausnahme für den rückläufigen Trend bildeten die Jahre 2015–2017, in denen es in Deutschland, bedingt durch die Migrationswelle von Menschen aus überwiegend Hochprävalenzländern (Syrien, Somalia, Eritrea, Afghanistan etc.), zu einem plötzlichen Anstieg auf fast 6000 neue Fälle jährlich kam. Die zunehmende Migration und Globalisierung stellt seit Langem eine besondere Herausforderung dar. In Deutschland lag der Anteil der Fälle von im Ausland geborenen Menschen in den letzten zehn Jahren bei über 70 %. Die höchste Inzidenz fand sich dabei in der Altersgruppe zwischen 20 und 30 Jahren, wobei Männer fast doppelt so häufig betroffen waren wie Frauen (RKI 2022).

Die Tuberkulose betrifft dabei nicht nur die Lunge. In Deutschland lag der Anteil einer pulmonalen Tuberkulose bei gut 76 %. Knapp 24 % manifestierten sich gemäß RKI-Zahlen ausschließlich extra-pulmonal. Erreger der Tuberkulose sind aerobe, langsam

D. Bösch, *Pneumologie*, https://doi.org/10.1007/978-3-662-71444-7_13

wachsende, stäbchenförmige Bakterien aus dem sog. Mycobacterium-Tuberculosis-Komplex, Hierzu zählen: M. tuberculosis, M. africanum, M. canettii, M. caprae, M. microti, M. pinnipedii, M. mungi, M. orygis, M. suricattae und M. bovis. Der häufigste Erreger der TBC beim Menschen ist M. tuberculosis mit einem Anteil in Deutschland von über 95 %. Nicht-tuberkulöse Mykobakterien (NTM) und der Impfstamm M. bovis BCG gelten nicht als Erreger einer Tuberkulose. Die durch sie verursachten Krankheiten werden als nicht-tuberkulöse Mykobakteriose bzw. BCGitis bezeichnet.

Die TBC-Infektion erfolgt fast immer aerogen, durch das Einatmen feinster erregerhaltiger Aerosole, die Erkrankte mit ansteckungsfähiger Lungentuberkulose insbesondere beim Husten und Niesen ausstoßen. Eine TBC ist grundsätzlich nicht sehr ansteckend und eine Ansteckung erfolgt nicht so leicht wie bei anderen durch Aerosole übertragbaren Infektionskrankheiten (Influenza, Corona etc.). Ob es tatsächlich zu einer Infektion kommt, hängt von verschiedenen Faktoren ab: Hier spielt vor allem die Dauer und Intensität des Kontaktes zur erkrankten Person sowie die Empfänglichkeit bzw. Immunkompetenz der exponierten Person eine Rolle. Für diese prädisponieren eine Reihe von Risikofaktoren, wie beispielsweise Unterernährung, Hygienemangel, Rauchen u. w. m.

Eine Besonderheit ist, dass nur ein verhältnismäßig kleiner Teil der Infizierten auch tatsächlich an einer Tuberkulose erkrankt. Meist gelingt es dem Organismus, die Tuberkulosebakterien erfolgreich zu eliminieren oder in Granulomen einzukapseln. Nur selten kommt es durch Progression zu einer Primärtuberkulose. Kleinkinder sind hier besonders gefährdet. Persistieren vitale Tuberkulosebakterien im Organismus in einer Art Winterschlaf, liegt eine latente tuberkulöse Infektion (LTBI) vor und es kann jederzeit zu einer Reaktivierung mit postprimärer TBC kommen. Das lebenslange Risiko beträgt 5–10 %, wobei das Erkrankungsrisiko in den ersten beiden Folgejahren am höchsten ist. Säuglinge und Kleinkinder haben hierbei ein besonders hohes Progressionsrisiko. Mitunter kommt es aber auch nach Jahrzehnten noch zu einer Erkrankung, z. B. bei hochbetagten Menschen mit Immunschwäche.

► **Merke** Eine Tuberkulose ist nicht besonders ansteckend und bei den wenigsten Infizierten kommt es auch tatsächlich zu einer Erkrankung. Bei den meisten bildet sich hierzulande eine latente tuberkulöse Infektion, die sich jedoch auch nach Jahrzehnten noch zu einer postprimären TBC reaktivieren kann. Die Tuberkulose ist trotz niedriger Inzidenzen in Deutschland weiterhin eine ernstzunehmende Gefährdung. Weltweit betrachtet, ist sie auch heute noch die häufigste zum Tode führende bakterielle Infektionskrankheit.

Grundlegende Überlegungen und vertiefende Diskussionspunkte:

1. Welche Symptome und radiologischen Befunde sind mit einer Lungentuberkulose assoziiert?
2. Was bedeutet der Status einer offenen Tuberkulose?

3. Welches sind häufige extrapulmonale TBC-Manifestationsformen?
4. Was ist das Problematische an einer medikamentösen Resistenz in der TBC-Behandlung?

13.2 Diskussion

1. *Welche Symptome und radiologischen Befunde sind mit einer Lungentuberkulose assoziiert?*
   Die meisten Patienten beklagen einen chronischen Husten, der über Wochen und Monate anhält, oft mit leichtem Auswurf und selten auch mit Hämoptysen einhergeht. Der Verlauf ist schleichend und vielfach lassen sich zudem Allgemeinsymptome wie Abgeschlagenheit, Appetitmangel, Gewichtsverlust, leichtes Fieber und Nachtschweiß eruieren. Mitunter kommt es auch zu Belastungsdyspnoe oder thorakalen Schmerzen. Die Beschwerden sind jedoch nicht spezifisch und können zum Teil auch ganz fehlen.

   Die Tuberkulose soll mit geeigneten bildgebenden Verfahren vor Beginn der Therapie dokumentiert und im Verlauf kontrolliert werden. Bei einer pulmonalen Tuberkulose ist eine konventionelle Röntgenaufnahme des Thorax in zwei Ebenen meist ausreichend. Bei unklaren Befunden oder Komplikationen kann eine Computertomografie zusätzlich indiziert sein.

   Eine Primärtuberkulose ist in Deutschland eher selten und betrifft vornehmlich Kinder. Hier zeigt sich mitunter ein Tuberkulom, welches sich zu Infiltrationen in den Mittel- und Unterfeldern entwickeln kann. Kavitationen sind selten. Oft findet man jedoch hiläre Lymphknotenvergrößerungen, die mitunter zu einer Bronchuskompression mit Atelektasenbildung führen können. Das Bild einer disseminierten miliaren Aussaat ist hingegen sehr selten.

   Bei der Postprimärtuberkulose zeigen sich typischerweise flaue, kleinfleckige Infiltrate, die zu dichten ausgedehnten Infiltrationen heranwachsen können und meist in den apikalen und posterioren Oberlappensegmenten sowie in den apikalen Unterlappensegmenten lokalisiert sind. Mitunter kommt es hierbei zu Kavitationen. Häufig findet man auch gewisse noduläre und pleurale Verdichtungen. Letztlich kann das radiologische Bild stark variieren und diverse Veränderungen zeigen. Die Abb. 13.1 a–d zeigt verschiedene Beispiele von Patienten mit pulmonaler Tuberkulose.

2. *Was bedeutet der Status einer offenen Tuberkulose?*
   Der Erregernachweis erfolgt bei der Lungentuberkulose aus respiratorischem Material. Bei Patienten mit produktivem Husten werden hierzu direkte Sputumproben an drei aufeinander folgenden Tagen gewonnen. Hilfsweise eignet sich zudem auch nach Inhalation gewonnenes, sog. induziertes Sputum oder aspirierter Magen-nüchtern-Saft (bei Kindern) sowie abgesaugtes Bronchialsekret, bronchioalveoläre Lavage (BAL)-Flüssigkeit oder post-bronchoskopisch gewonnenes Sputum. Die Proben werden (nach Ziehl-Neelsen-Färbung) mikroskopisch auf den Nachweis säurefester Stäbchen sowie

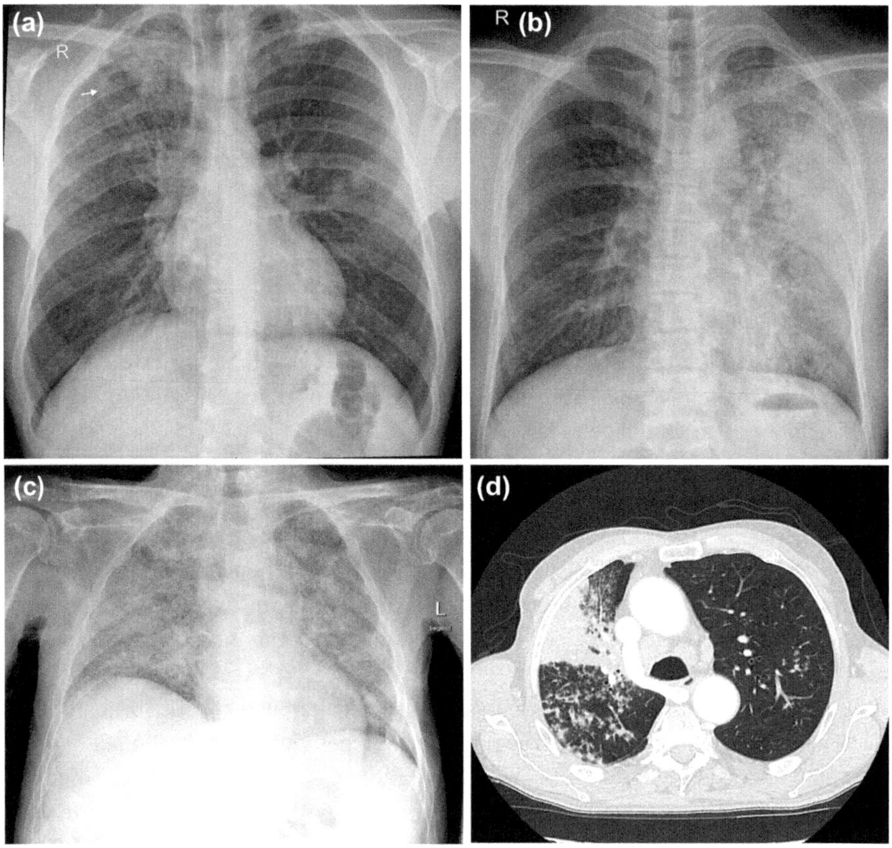

Abb. 13.1 Verschiedene radiologische Befunde einer pulmonalen Tuberkulose: (**a**) feinfleckige Infiltrate in beiden Oberlappen (vor allem rechts), rechts zudem 3 cm große Kaverne (Pfeil); (**b**) linksseitiges teils fleckiges und teils flächiges Infiltrat; (**c**) ausgedehnter Befund mit miliarer Aussaat und Infiltrationen beidseits; (**d**) CT-Thorax mit ausgedehnten rechtsseitigen kleinfleckig-retikulonodulären bronchopulmonalen Infiltraten (zum Teil „Tree-in-Bud-Muster") und größere Konsolidierung im rechten Oberlappen

kulturell (mehrwöchige Bebrütung auf Flüssig- und Festmedien) auf den Nachweis von Mykobakterien untersucht. Von einer offenen Lungentuberkulose spricht man, wenn der Krankheitsherd Anschluss an die Luftwege hat und somit auch potenziell ansteckend ist. Hierbei ist die Keimdichte und somit Infektiosität bei einem mikroskopischen Nachweis deutlich höher als bei einem lediglich kulturellem Nachweis. Der alleinige mikroskopisch färberische Nachweis säurefester Stäbchen gilt jedoch nicht als labordiagnostischer Nachweis einer TBC. Der Nachweis muss zunächst durch Nukleinsäurenachweis (mittels PCR) aus Material des gleichen Organsystems bestätigt werden. Eine PCR ist in wenigen Stunden erhältlich, im Gegensatz zur kulturellen Bestätigung, die oft mehrere Wochen benötigt.

In Deutschland sind gemäß RKI (2022) ca. 84 % der Lungentuberkulosefälle offen und ca. 16 % geschlossen. In über 60 % der offenen pulmonalen Tuberkulosen sind dies mikroskopisch positive und damit besonders ansteckende Fälle.

3. *Welches sind häufige extrapulmonale TBC-Manifestationsformen?*
   Das hauptsächlich betroffene Organ der Tuberkulose ist die Lunge. In über 16 % der Fälle sind neben der Lunge weitere Organe (hautsächlich Pleura und hiläre und mediastinale Lymphknoten) betroffen. Eine rein extrapulmonale Tuberkulose zeigt sich in ca. 24 % der Tuberkulosefälle. Vornehmlich sind hierbei intra- und extrathorakale Lymphknoten betroffen. Weitaus seltener lässt sich eine TBC in Pleura, Verdauungstrakt, Knochen, Urogenitaltrakt oder ZNS nachweisen. Sehr selten handelt es sich auch um eine disseminierte Tuberkulose.

4. *Was ist das Problematische an einer medikamentösen Resistenz in der TBC-Behandlung?*
   Unverträglichkeiten oder medikamentöse Resistenzen bedeuten oft eine besondere Herausforderung in der Behandlung einer Tuberkulose, da eine TBC stets durch eine Kombination wirksamer Antibiotika behandelt werden muss und die Substanzen nicht beliebig untereinander ausgetauscht werden können. Durch eine Resistenz verlängert sich die Behandlungszeit, vielfach erhöht sich zudem die Toxizität und die Behandlungskosten durch die Reservemedikamente, bei gleichzeitig verschlechterten Heilungschancen. Risikofaktoren für eine Resistenzentwicklung sind eine unregelmäßige Medikamenteneinnahme, eine zu niedrige Dosierung, eine antituberkulöse Vorbehandlung, die Herkunft aus bestimmten Ländern und Regionen. Es gibt verschiedene Ausprägungen von Resistenzen: Monoresistenz, Multiresistenz (MDR) und extensive Resistenz (XDR). Während eine Monoresistenz eher unproblematisch ist, stellen insbesondere die MDR (also die Resistenz gegenüber INH und RIFA) und vor allem die XDR (MDR und zusätzliche Resistenz gegenüber Fluorchinolon sowie gegenüber Bedaquilin oder Linezolid) eine große Herausforderung dar. Das Vermeiden bzw. frühzeitige Erkennen sind daher besonders wichtig.

▶ **Merke** Bei einem therapieresistenten Husten über mehr als drei Wochen sollte differenzialdiagnostisch immer auch an eine Lungentuberkulose gedacht werden. Bei einem blutigen Auswurf ist eine umgehende Abklärung erforderlich.

13.3 Klinische Falldiskussion

Fallschilderung

Eine 19-jährige Patientin (170 cm, 60 kg, BMI 21 kg/m^2) wird wegen einer persistierenden pulmonalen Beschwerdesymptomatik und eines auffälligen Röntgenbildes eingewiesen. Sie berichtet über eine zunehmende Abgeschlagenheit und mäßig produk-

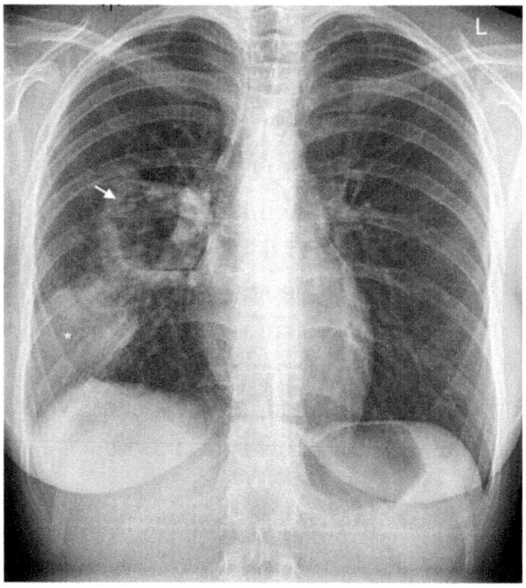

Abb. 13.2 Röntgen-Thoraxbild (p. a.) mit 6 cm großer kavernöser Struktur im rechten Mittelfeld (Pfeil) und infiltrativer Verdichtung im rechten Unterfeld (*)

tiven Husten. Der Auswurf sei gelblich verfärbt. Blutbeimengungen seien nicht beobachtet worden. In den letzten vier Wochen habe sie zudem regelmäßig Nachtschweiß und Subfebrilität gehabt. Wiederholt auch Fieberschübe bis 39,2 °C. Das Gewicht sei um ca. 5 kg in den letzten zwei Monaten gefallen. Die Patientin habe vom Hausarzt vor zwei Wochen ein Antibiotikum erhalten, woraufhin sich die Beschwerden jedoch nur kurzzeitig etwas gebessert hätten. Bei erneuter Verschlechterung sei daraufhin ambulant eine Röntgen-Thoraxaufnahme angefertigt worden (siehe Abb. 13.2).

Erster Untersuchungsbefund

Auskultatorisch links vesikuläres Atemgeräusch, rechts dorsal in Mittel- und Unterfeld etwas abgeschwächtes Atemgeräusch und zum Teil leichtes Rasseln im Sinne einer bronchialen Verschleimung; Herztöne rein und rhythmisch, HF 90/min, AF 16/min, SpO_2 96 % unter RL, keine Ödeme, Rachen inspektorisch unauffällig, keine tastbaren Lymphknoten, Temperatur 38,6 °C. ◄

Fall-Diskussion

1. Welche diagnostischen Maßnahmen sind bei der jungen Frau einzuleiten?
2. Welche Besonderheiten sind hinsichtlich des Infektionsschutzes zu beachten?

1. *Welche diagnostischen Maßnahmen sind bei der jungen Frau einzuleiten?*
   Aufgrund der Klinik und des Röntgenbefundes besteht der hochgradige Verdacht auf eine Tuberkulose. Zur Klärung der strukturellen Verhältnisse bei doch ausgeprägten konventionell-radiologischen Veränderungen ist die Durchführung einer Computertomografie ratsam. Entscheidend zur Sicherung der Diagnose ist der mikrobiologische Nachweis eines Erregers aus dem MTB-Komplex. Hierzu sollte (bei produktivem Hus-

ten) hochqualitatives Direktsputum spätestens am nächsten Morgen und den beiden darauffolgenden Tagen zur Mikroskopie, Kultur und molekulargenetischen (PCR) Untersuchung eingesandt werden. Die PCR-Diagnostik hat einen hohen Stellenwert, da die Ergebnisse deutlich schneller vorliegen als die der Kulturen und bei gleichzeitigem Nachweis säurefester Stäbchen in der Mikroskopie das Vorliegen einer TB gesichert ist und von einer nicht-tuberkulösen Mykobakteriose (NTM) abgegrenzt werden kann. Zudem sind vielerorts bereits molekulargenetische Resistenzbestimmungen möglich. Des Weiteren sollte bei der Patientin eine Routine-Laboruntersuchung inklusive HIV-Test durchgeführt werden. Die laborchemische Überprüfung der Organfunktionen (insbesondere Leber und Niere) hat auch hinsichtlich der anstehenden antituberkulösen Therapie eine besondere Bedeutung. HIV-infizierte Menschen haben bei einer gleichzeitigen Infektion mit Mykobakterien des MTB-Komplexes ein deutlich erhöhtes Risiko, an einer Tuberkulose zu erkranken. Patienten mit einer HIV/TB-Komorbidität benötigen aufeinander abgestimmte Kombinationstherapien gegen beide Erreger und müssen umfassend medizinisch betreut werden, daher sollte jedem TBC-Patient eine HIV-Testung angeboten werden. Während weltweit der Anteil der Tuberkulose-Patienten mit HIV-Infektion laut WHO auf ca. 8 % geschätzt wird, liegt die HIV-Prävalenz unter den TBC-Patienten hierzulande bei ca. 3 %. Weltweit ist der Anteil seit 2010 stetig gefallen.

2. *Welche Besonderheiten sind hinsichtlich des Infektionsschutzes zu beachten?*
Die Erkrankung sowie der Tod an behandlungsbedürftiger Tuberkulose ist in Deutschland laut Infektionsschutzgesetz (IfSG) für behandelnde Ärzte meldepflichtig. Auch die Labore haben bei Nachweis eine Meldepflicht. Die verschiedenen TBC-Falldefinitionen (gemäß Konstellation Klinik, Kontakt und Labornachweis) wurden Anfang 2025 vom RKI aktualisiert. Die Vermeidung der Weiterverbreitung der Erkrankung ist ein wesentliches Ziel in der Betreuung und Behandlung von Tuberkulose. Neben dem eigentlichen Behandlungsaspekt ist die frühzeitige Diagnose und effektive Therapie auch hinsichtlich der Infektionsprävention wichtig. Eine besondere Bedeutung hat zudem die Isolierung ansteckungsfähiger Patienten und die Durchführung angemessener Hygienemaßnahmen. Für hospitalisierte Patienten mit ansteckungsfähiger TBC bedeutet dies im Wesentlichen die Absonderung in ein Einzelzimmer und das Tragen von FFP2-Masken für Behandelnde und Besucher bei Betreten des Zimmers bzw. Kontakt mit dem Erkrankten. Für die Reduktion erregerhaltiger Aerosole tragen die Patienten zudem einen Mund-Nase-Schutz (OP-Maske) bei Anwesenheit von anderen oder Verlassen des Zimmers. Die Aufklärung und Schulung des Patienten trägt außerdem wesentlich zur Compliance und letztlich der Infektionsprävention bei. Das genaue Prozedere und vielfältige Besonderheiten wurden 2023 in einer aktualisierten Empfehlung zur Infektionsprävention und Hygiene bei Tuberkulose veröffentlicht.

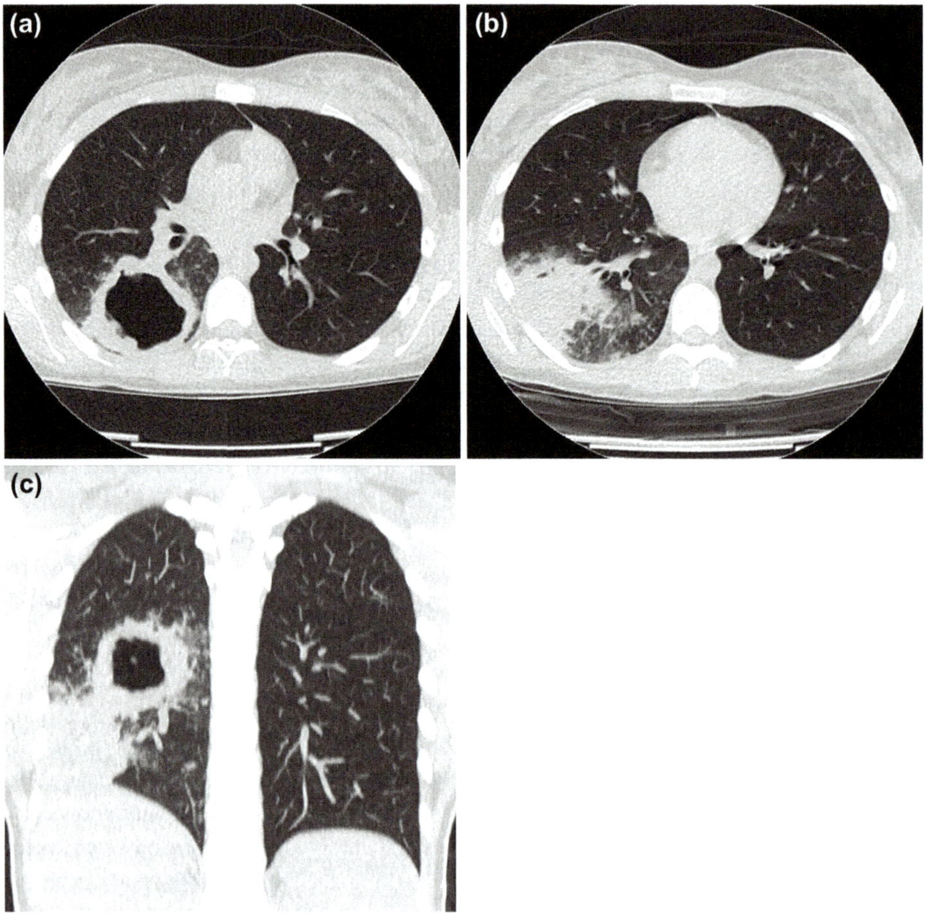

Abb. 13.3 CT-Thorax (**a**): Große dickwandige Kaverne im apikalen rechten Unterlappen und diskrete feinfleckige Umgebungsinfiltrate. Weiter caudal (**b**): dichtes großflächiges Infiltrat dorsolateral gelegen mit feinfleckigen Umgebungsinfiltraten. In der koronaren Rekonstruktion (**c**) zeigt sich die Topographie der ausgedehnten rechtsseitgen Veränderungen der Lunge

Fallbericht Fortsetzung

Wegen des initialen Verdachts auf das Vorliegen einer TBC wurde die Patientin isoliert und entsprechende Hygienemaßnahmen eingeleitet.

Neben einer Erhöhung der Entzündungsparameter ergab das Labor der Patientin sämtlich unauffällige Parameter. Es wurde eine Computertomografie durchgeführt bei der das Ausmaß der pulmonalen Veränderungen eindrucksvoll zu sehen ist, siehe Abb. 13.3 a–c. Bei guten Sputumproben wurde auf eine Bronchoskopie verzichtet.

Die erste mikroskopische Sputumprobe ergab nach zwei Tagen den Nachweis massenhafter säurefester Stäbchen und auch die PCR war positiv auf DNA von M. tuberkulosis.

Eine medikamentöse Behandlung wurde eingeleitet, das Gesundheitsamt informiert und die Patientin ausführlich zu den Themen Infektionsschutz und Behandlung aufgeklärt.

Die erweiterte Anamnese und Rücksprache mit dem Gesundheitsamt hat ergeben, dass die Patientin ein Jahr zuvor Kontakt mit einem TBC-Erkrankten hatte. ◀

Weiterführende Fall-Diskussion

3. Wie sollte der Therapieplan bei der Patientin aussehen?
4. Was sind mögliche Komplikationen hinsichtlich der Erkrankung und Behandlung?
5. Wann und wie sollte der Therapieerfolg kontrolliert werden?

3. *Wie sollte der Therapieplan bei der Patientin aussehen?*
Zunächst sollte eine TBC-Standardtherapie (Initialphase) eingeleitet werden, bestehend aus Isoniazid (INH), Rifampicin (RMP), Pyrazinamid (PZA) und Ethambutol (EMB). Bei Nachweis einer vollen Sensibilität in der Resistenztestung wird diese Vierfachtherapie regulär für zwei Monate fortgesetzt, gefolgt von vier Monaten (Kontinuitätsphase) einer Zweifachtherapie bestehend aus INH und RMP. Bei ausgedehnter kavernöser Lungentuberkulose und/oder mikroskopischem Nachweis von MTB-Komplex über zwei Monate nach dem Behandlungsbeginn hinaus kann die Standardtherapie in der Initialphase (ohne EMB) um einen Monat und in der Kontinuitätsphase um zwei Monate auf insgesamt neun Monate verlängert werden. Bei prolongiertem Keimnachweis sollte zudem eine erneute Resistenztestung angefertigt werden. Für unkomplizierte Fälle werden hingegen derzeit in einer Studie verkürzte Regime überprüft, die jedoch aktuell noch nicht empfohlen sind. In unserem Fall sollte die Therapie bei doch ausgedehntem Befall und massenhaftem Nachweis verlängert werden, um ein Rezidiv zu verhindern.

4. *Was sind mögliche Komplikationen hinsichtlich der Erkrankung und Behandlung?*
Bei Befall der Pleura kann es komplikatorisch zur Ausbildung eines Pleuraergusses kommen. Des Weiteren können dichte Infiltrationen abszedieren und einschmelzen (Kavernenbildung). Unter Umständen kommt es hierbei zur Kommunikation mit dem Pleuraraum und Ausbildung eines Pneumothorax, der sich nicht immer konservativ behandeln lässt (siehe Abb. 13.4a und b). Insbesondere bei sehr jungen oder immungeschwächten Patienten kann es außerdem zu zusätzlichen extrapulmonalen Manifestationen oder schwerwiegenden disseminierten Verlaufsformen kommen.

Die regelmäßige Einnahme der gesamten Medikation (morgens alles zusammen und nüchtern) ist essenziell für den Erfolg der TBC-Therapie und die Vorbeugung vor der Entwicklung von Resistenzen. Gerade zu Beginn klagen viele Patienten jedoch über Übelkeit nach der Einnahme der Medikamente, was die Therapieadhärenz manchmal gefährdet. Die Wichtigkeit der regelmäßigen Einnahme sollte daher wiederholt mit den Patienten besprochen und die Compliance nicht als selbstverständlich angenommen

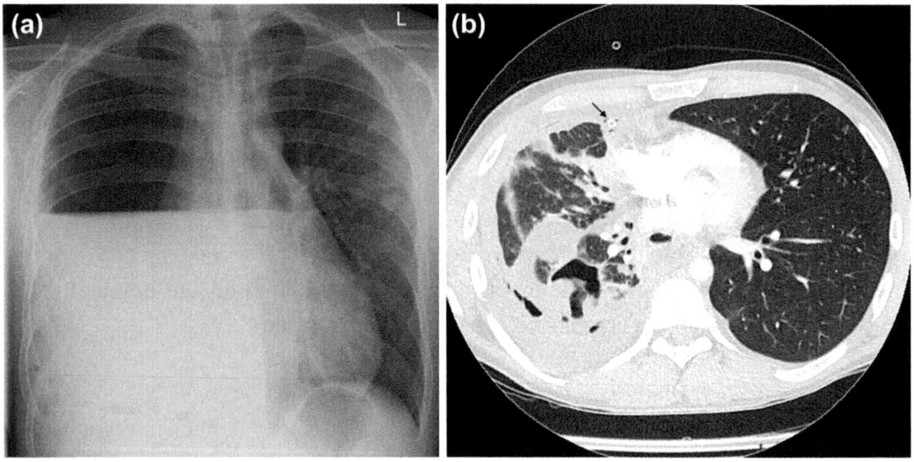

Abb. 13.4 Röntgen-Thoraxbild (**a**) mit Darstellung eines ausgeprägten Seropneumothorax rechts. Einlage eines dünnlumigen Pleurakatheters und CT-Thoraxbild (**b**) mit Nachweis einer rechtsseitigen Pleuraverdickung, Infiltrationen mit Einschmelzungen bzw. Lufteinschlüssen. Pleurakatheter ventral (Pfeil). Im Weiteren kulturelle Sicherung einer Lungentuberkulose mit Beteiligung der Pleura und der mediastinalen Lymphknoten

werden. Indirekte Hinweise für den Nachweis der Medikamenteneinnahme sind die Rotfärbung des Urins (durch Rifampicin) und der Anstieg der Harnsäure (durch Pyrazinamid). Gichtanfälle sind in diesem Zusammenhang selten. Die medikamentöse Therapie kann diverse Nebenwirkungen und Komplikationen auslösen, weshalb klinische, laborchemische (Blutbild, Leber, Niere) und augenärztliche Untersuchungen (vor allem Farbsehen und Gesichtsfeld) gerade in den ersten Monaten obligat sind. Isoniazid kann zudem Neuropathien auslösen und sollte daher als Kombinationspräparat mit Vitamin B6 verabreicht werden. Zudem hat es lebertoxische Eigenschaften, weshalb die regelmäßige Kontrolle der Leberwerte unerlässlich ist. Dies gilt in geringerem Ausmaß auch für Rifampicin und Pyrazinamid. Insbesondere in der Initialphase kommt es daher relativ häufig zu einer additiven Hepatotoxizität der drei Medikamente (INH, RMP, PZA), insbesondere bei Lebervorerkrankungen. Ethambutol kann das Sehvermögen zusätzlich einschränken, weshalb während der Einnahme in der Initialphase regelmäßige Kontrollen erfolgen sollten.

5. *Wann und wie sollte der Therapieerfolg kontrolliert werden?*
   Mikroskopische Sputumkontrollen sollten zwei Wochen nach dem Therapiebeginn gestartet werden und wöchentlich bis zur Konversion (Wechsel von positiv auf negativ) fortgesetzt werden. Sobald ein Sputum negativ ist, sollte es an den beiden Folgetagen mit zwei weiteren Proben bestätigt werden. Da auch nicht mehr vermehrungsfähige Bakterien ausgeschieden werden können, soll ggf. eine erneute kulturelle Untersuchung nach vier, acht und zwölf Wochen erfolgen. Zur Dokumentation des Therapie-

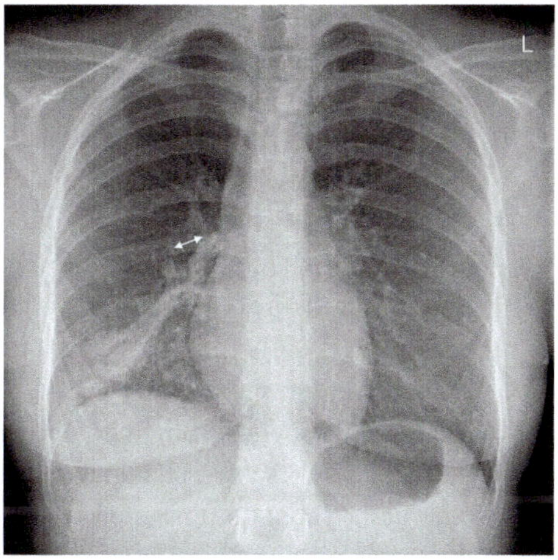

Abb. 13.5 Röntgen-Thoraxbild (p. a.); die Kaverne ist (acht Wochen nach Therapiebeginn) von initial etwa 60 mm (siehe Abb. 13.2) auf nun ca. 20 mm geschrumpft, das Infiltrat ist im Vergleich zur Erstaufnahme deutlich aufgelockert und kleiner aber weiterhin gut sichtbar

erfolges ist eine kulturelle Sputumkonversion am Ende der Initialphase und gegen Ende der Kontinuitätsphase empfohlen, sofern noch Sputum abgehustet wird. Eine bildgebende Verlaufskontrolle sollte mittels Röntgen-Thoraxaufnahme wenigstens nach vier und acht Wochen, zum Ende der Therapie sowie sechs und zwölf Monate nach dem Therapieende durchgeführt werden. Abb. 13.5 zeigt die Röntgen-Thorax-Kontrolle der Patientin des Fallbeispiels nach über acht Wochen.

▶ **Merke** Eine Tuberkulose ist zwar nicht besonders ansteckend, aufgrund der großen Tragweite sind dennoch konsequente Hygienemaßnahmen von großer Wichtigkeit. Das sehr langsame Wachstum des Mykobakterium tuberkulosis führt zu diagnostischen und therapeutischen Besonderheiten die bedacht werden müssen.

Clinical Pearls

- Während die Tuberkulose weltweit weiterhin sehr verbreitet und die häufigste zum Tode führende bakterielle Infektionskrankheit ist, hat die Inzidenz in Deutschland über die letzten Jahrzehnte stark abgenommen und ist nunmehr eine seltene, aber dennoch ernstzunehmende Infektionskrankheit.
- Eine Infektion bedeutet noch keine Erkrankung. Nur selten kommt es zu einer Progression zu einer Primärtuberkulose, weit häufiger bildet sich hierzulande eine latente TBC, die allerdings noch Jahrzehnte später als postprimäre TBC reaktivieren kann, das Risiko ist hierbei in den ersten beiden Jahren am höchsten.
- Eine Lungentuberkulose findet sich in über ¾ der Fälle, bei knapp ¼ handelt es sich um eine rein extrapulmonale TBC.
- Bei V. a. eine Lymphknoten-Tuberkulose bzw. extrapulmonale TBC sollte bei etwaigen Gewebeproben nicht alles in Formalin eingelegt werden, sondern auch

immer natives Material zur entsprechenden mikrobiologischen Untersuchung versandt werden.

- Der diagnostische Goldstandard ist weiterhin der kulturelle Nachweis, der jedoch aufgrund der niedrigen Teilungsrate unter Umständen Wochen erfordert. Schneller und daher fest etabliert ist zudem der mikroskopische und molekulargenetische Nachweis, der innerhalb weniger Tage zur Verfügung steht.
- Bei kulturellem Nachweis von MTB-Komplex muss eine Empfindlichkeitsprüfung/Resistogramm für die Medikamente der Standardtherapie durchgeführt werden.
- Resistente Tuberkulosen sind, abhängig von Art und Ausprägung der Resistenz, meist deutlich schwerer behandelbar, oftmals länger ansteckend und führen zu erhöhten Behandlungszeiten und Kosten, bei gleichzeitig verschlechterten Heilungschancen.
- Eine Lungentuberkulose ist klinisch recht variabel und hat radiomorphologisch viele Facetten. Ein trotz antibiotischer Therapie anhaltender Husten über mehr als drei Wochen sollte immer auch differenzialdiagnostisch an eine TBC denken lassen.
- Die TBC-Standardtherapie besteht aus einer Vierfachtherapie über zwei Monate gefolgt von einer Kontinuitätsphase von zwei Medikamenten über weitere vier Monate.
- Neben dem Therapieerfolg muss auch immer die Therapieadhärenz sowie die Verträglichkeit der Medikation beurteilt werden. Die klinischen und radiologischen Kontrollen sollten bis zwölf Monate nach Beendigung der Therapie fortgeführt werden.
- Bei Therapieversagen, d. h. fehlender kultureller Konversion nach vier Monaten, sollten die entsprechenden Risikofaktoren überprüft werden: Non-Compliance, Erregerresistenz, besonders ausgedehnter Befall, Malabsorption/med. Interaktion der Therapeutika.

► **Kapitelhinweis für weiterführende Informationen** Chronischer Husten, Pneumonie, Hämoptysen, COPD, Bronchiektasie, Nicht-tuberkulöse Mykobakteriose/Aspergillose

Weiterführende Literatur

Avsar K (2021) Tuberkulose – Wann daran denken, wie diagnostizieren? CME 18(6):9–19

Bericht zur Epidemiologie der Tuberkulose in Deutschland für 2021 (2022) Robert Koch-Institut, Berlin

Feiterna-Sperling C et al (2017) S2k-Leitlinie zur Diagnostik, Prävention und Therapie der Tuberkulose im Kindes- und Jugendalter. Pneumologie 71:629–680

Priwitzer M, Witte P 2025. Akademie für öffentliches Gesundheitswesen. Handbuch Tuberkulose für Fachkräfte an Gesundheitsämtern. 3. Aufl.

Schaberg T et al (2022) S2k-Leitlinie zur Diagnostik und Therapie, Chemoprävention und Chemoprophylaxe der Tuberkulose im Erwachsenenalter. Pneumologie 76:727–819

Witte P et al (2023) Infektionsprävention und Hygiene bei Tuberkulose – Empfehlungen des DZK. Pneumologie 77:983–1000

14 Chronische respiratorische Insuffizienz

14.1 Einleitung

Das Atmungssystem lässt sich vereinfacht in zwei Komponenten unterteilen, dies sind einerseits Ventilation und Atemmechanik sowie andererseits Gasaustausch und Oxygenierung. Dem entsprechend lässt sich die respiratorische Insuffizienz modellhaft in eine pulmonale und eine ventilatorische Insuffizienz unterteilen.

Die pulmonale Insuffizienz meint die Störung des Gasaustauschs zwischen den Alveolen und dem Blut mit konsekutiv eingeschränkter Oxygenierung des Blutes aufgrund einer pathologischen Lungenfunktion (auch hypoxämische Insuffizienz). Messbar ist hierbei ein Abfall des arteriellen Sauerstoffpartialdrucks (pO_2). Die CO_2-Abgabe ist aufgrund der im Vergleich zum O_2 deutlich höheren Diffusionskapazität des CO_2 bei der pulmonalen Insuffizienz nicht gestört.

Die ventilatorische Insuffizienz beschreibt demgegenüber die eingeschränkte ventilatorische Pumpleistung der Atemmuskulatur, vornehmlich des Zwerchfells. Eine gestörte Atemmechanik führt zu einem eingeschränkten Atemstrom bzw. Transport der Außenluft zu den Alveolen und zudem verminderter Abatmung der verbrauchten Luft in die Umwelt. Die Folge der ventilatorischen Insuffizienz ist letztlich eine Hypoxämie mit kombinierter Hyperkapnie (auch hyperkapnische Insuffizienz). Im Blut zeigt sich entsprechend ein zusätzlicher Anstieg des arteriellen pCO_2. Eine respiratorische Insuffizienz (hypoxämisch als auch hyperkapnisch) kann hierbei sowohl akut auftreten als auch chronisch. In diesem Kapitel sollen zunächst die chronischen Verlaufsformen erörtert werden. Für die akute respiratorische Insuffizienz siehe Kap. 23 („Akute respiratorische Insuffizienz“).

D. Bösch, *Pneumologie*, https://doi.org/10.1007/978-3-662-71444-7_14

Grundlegende Überlegungen und vertiefende Diskussionspunkte:

1. Wie kommt es zur chronisch respiratorischen Insuffizienz und was sind jeweils typische Beispiele?
2. Was sind typische Symptome der chronischen respiratorischen Insuffizienz?
3. Hat eine chronisch respiratorische Insuffizienz Einfluss auf die Prognose eines Patienten?

14.2 Diskussion

1. *Wie kommt es zur chronisch respiratorischen Insuffizienz und was sind jeweils typische Beispiele?*
   Eine chronisch respiratorische Insuffizienz ist prinzipiell Ausdruck einer anhaltenden Störung, die häufig gewisse Adaptationsmechanismen nach sich zieht und meist irreversibel ist. Pathophysiologisch werden hierbei Erkrankungen der Lunge (beispielsweise Lungenfibrose, Lungenemphysem oder pulmonal arterielle Hypertonie) von Erkrankungen der Atempumpe bzw. Leiden mit Beteiligung der Atempumpe (beispielsweise neuromuskuläre Erkrankungen wie multiple Sklerose, Erkrankungen des Skelett-/Muskelapparats wie Kyphoskoliose oder schwere Lungenerkrankungen wie COPD) abgegrenzt. Nicht zuletzt gibt es jedoch auch Mischformen, z. B. bei schwerer COPD mit ausgeprägter Obstruktion, Überlastung der Atempumpe und gleichzeitig schwerem Emphysem und sekundärer pulmonaler Hypertonie. Zudem kann es auch zu akuten Exazerbationen von chronischen Insuffizienzen kommen. Die Abb. 14.1 a–c und Abb. 14.2 a–c zeigen zwei klassische Beispiele typischer Grunderkrankungen.

2. *Was sind typische Symptome der chronischen respiratorischen Insuffizienz?*
   Sowohl eine chronisch hypoxämische als auch eine chronisch hypoxämisch hyperkapnische Insuffizienz sind stets Ausdruck einer oder auch mehrerer zugrunde liegender Erkrankungen. Dementsprechend ist mit verschiedenen Beschwerden im Rahmen der zugrunde liegenden Leiden zu rechnen. Vielfach sind zudem ältere multimorbide Patienten betroffen, sodass die Symptomatik weiter beeinflusst und überlagert sein kann. Die eigentliche Hypoxämie führt neben der Dyspnoe im Rahmen der Grunderkrankung zu einer unspezifischen Leistungsminderung bzw. eingeschränkten körperlichen Belastbarkeit, die mit steigender Einschränkung zunimmt. Bei einer zusätzlichen Hyperkapnie kommt es neben der Leistungsminderung zudem oftmals zu morgendlichen Kopfschmerzen und bei ausgeprägter Hyperkapnie (insbesondere bei schnellem Anstieg bzw. kurzfristiger Verschlechterung) zu Müdigkeit und letztlich Bewusstseinsstörung.

(a)

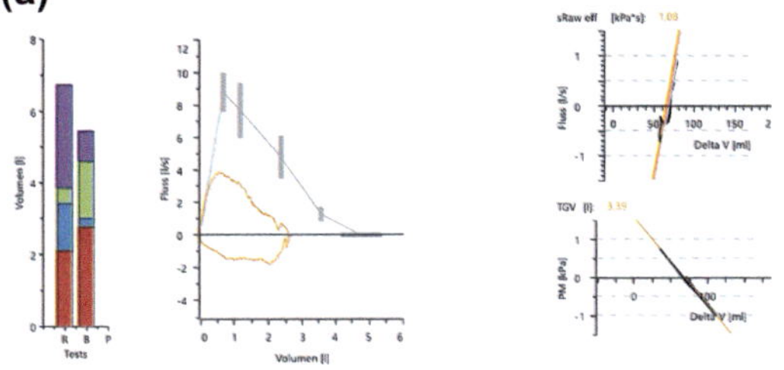

		Soll	LLN	Pre	% Soll	Z-Score
VC IN	[L]	4,62	3,70	2,66	58 %	-3,5
FVC	[L]	4,79	3,76	2,65	55 %	-3,4
FEV 1	[L]	3,80	2,98	2,23	59 %	-3,1
FEV1%FVC	[%]	79,68	68,88	83,93	105 %	0,7
PEF	[L/s]	8,77	6,79	3,82	44 %	-4,1
FEF 75	[L/s]	1,25	0,57	1,21	97 %	-0,1
FEF 50	[L/s]	4,76	2,59	2,81	59 %	-1,5
FEF 25	[L/s]	7,64	4,83	3,74	49 %	-2,3
sRaw eff	[kPa*s]	1,18	1,18	1,08	92 %	
Raw eff	[kPa*s/L]	0,30	0,30	0,32	107 %	
sRaw tot	[kPa*s]	1,18	1,18	1,53	130 %	
Raw tot	[kPa*s/L]	0,30	0,30	0,45	150 %	
sGaw eff	[1/(kPa*s)]	0,85	0,85	0,92	108 %	
TLC	[L]	6,82	5,67	5,42	80 %	-2,0
FRC	[L]	3,41	2,43	2,99	88 %	-0,7
ERV	[L]	1,31	1,31	0,23	18 %	
RV	[L]	2,11	1,43	2,76	131 %	1,6
IC	[L]	3,31	3,31	2,43	73 %	
RV%TLC	[%]	32,68	23,73	50,95	156 %	3,3

(b)

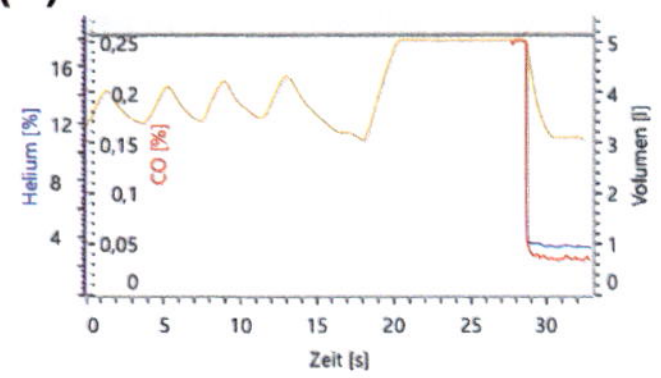

		Soll	LLN	Pre	% Soll	Z-Score
DLCO	[mmol/min/kPa]	9,50	7,29	8,27	87 %	-0,9
KCO	[mmol/min/kPa/L]	1,52	1,18	1,70	112 %	0,8
VA	[L]	6,30	5,11	4,87	77 %	-2,0
VC IN	[L]	4,62	3,70	1,98	43 %	-4,7
T hold	[sec]	-	-	10,27	-	
TLC	[L]	6,82	5,67	5,00	73 %	-2,6
FRC	[L]	3,41	2,43	3,48	102 %	0,1
RV	[L]	2,11	1,43	3,01	143 %	2,2
Hb	[g/dl]	-	-	-	-	
COHb	[%]	-	-	-	-	
DLCOc	[mmol/min/kPa]	9,50	7,29	8,27	87 %	-0,9
KCOc	[mmol/min/kPa/L]	1,52	1,18	1,70	112 %	0,8

(c)

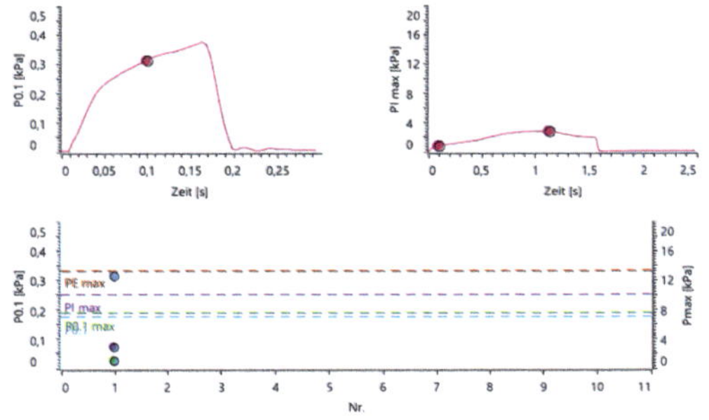

		Soll	Pre	% Soll	Z-Score
P0.1	[kPa]	0,17	0,31	181 %	
P0.1 max	[kPa]	7,42	0,86	12 %	
PI max	[kPa]	9,83	2,81	29 %	
P0.1/PI max	[]	0,02	0,11	699 %	
P0.1/MV	[kPa*min/L]	0,02	0,39	1965 %	
TI/TOT	[]	-	0,40	-	
VT	[L]	0,43	0,06	13 %	
BF	[1/min]	20	14	71 %	
MV	[L/min]	8.57	0,79	9 %	

Abb. 14.1 50-jähriger Patient mit ALS und zunehmender Leistungsminderung und Belastungsdyspnoe. In der Spirometrie/Bodyplethysmografie (**a**) Nachweis einer leichtgradigen restriktiven Ventilationsstörung (VC, TLC) bei gleichzeitigem Airtrapping (RV), was die VC zusätzlich mindert. Die Diffusionsmessung (**b**) offenbart eine beginnende Transferstörung bei Minderung des Alveolarvolumens (VA), somit ergibt sich eine extraparenchymale Restriktion. Die ergänzende Verschlussdruckmessung (**c**) zeigt eine normale Last der Atempumpe (P0,1) bei deutlich verminderter Kapazität (PiMax) und dadurch resultierende Erhöhung der Beanspruchung (P0,1/PiMax)

(a)

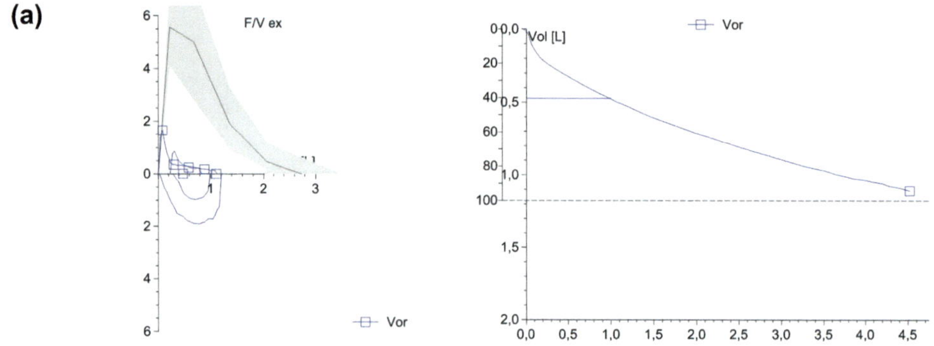

		Soll	Soll uG	Ist	% vom Soll	-3 -2 -Z-Score₁ 2 3	Author
VC MAX	L	2.74	2.02	1.18	43.0		Quanjer GLI (2012)
FVC	L	2.74	2.02	1.11	40.3		Quanjer GLI (2012)
FEV 1	L	2.14	1.57	0.48	22.3		Quanjer GLI (2012)
FEV 1 % FVC	%	76.37	65.66	43.14	56.5		ECCS (1993)
PEF	L/s	5.57	4.09	1.65	29.5		ECCS (1993)
FEF 25	L/s	5.01	2.79	0.35	6.9		ECCS (1993)
FEF 50	L/s	1.88	0.89	0.28	15.0		Quanjer GLI (2012)
FEF 75	L/s	0.47	0.17	0.18	37.8		Quanjer GLI (2012)
PIF	L/s			1.92			

(b)

SÄURE-BASE	37.0	°C
pH	7.398	
pCO_2	58.1	mmHg
pO_2	62.8	mmHg
HCO_3^- act	35.0	mmol/L
HCO_3^- std	31.2	mmol/L
BE(B)	7.5	mmol/L
BE(ecf)	10.2	mmol/L
$ctCO_2$	36.8	mmol/L

(c)

SÄURE-BASE	37.0	°C
pH	7.463	
pCO_2	45.7	mmHg
pO_2	70.4	mmHg
HCO_3^- act	32.0	mmol/L
HCO_3^- std	31.0	mmol/L
BE(B)	7.2	mmol/L
BE(ecf)	8.2	mmol/L
$ctCO_2$	33.4	mmol/L

Abb. 14.2 **a–c** 65-jährige Patientin mit schwerer COPD und pulmonaler Kachexie. In der Spirometrie ist eine schwergradige obstruktive Ventilationsstörung erkennbar (Fluss-Volumen-Kurve, Volumen-Zeit-Kurve, FEV1), zudem starke VC-Minderung bei schwerer Überblähung, die ohne Bodyplethysmografie jedoch in der aktuellen Untersuchung nicht bewiesen werden kann. Die kapilläre Blutgasanalyse (**b**) unter O_2 (Flussrate 1 l/min) offenbart eine Normoxämie (pO_2) und mittelgradige Hyperkapnie (pCO_2) mit kompensierter respiratorischer Azidose (pH, Bikarbonat, Basenüberschuss). Unter nichtinvasiver Ventilation (NIV) mit O_2-Gabe (Flussrate 2 l /min) zeigt die BGA (**c**) eine Normalisierung von pCO_2 und pH

3. *Hat eine chronisch respiratorische Insuffizienz Einfluss auf die Prognose eines Patienten?*

   Eine chronisch respiratorische Insuffizienz gleich welcher Art tritt bei verschiedenen Erkrankungen auf, wenn die verschiedenen Kompensationsmechanismen des Körpers nicht mehr ausreichen. Somit handelt es sich in aller Regel um chronisch fortgeschrittene Grundleiden, die bereits vielfach mit einer eingeschränkten Lebenserwartung einhergehen. Das Vorliegen einer respiratorischen Insuffizienz verschlechtert die Prognose weiter. Die Sterblichkeit erhöht sich um mehr als das Sechsfache im Vergleich zu geschlechts- und altersspezifischen Erwartungswerten. Bei fortgeschrittenen chronischen Grundleiden mit ausgeprägter Insuffizienz sind daher meist auch palliativmedizinische Überlegungen angeraten.

► **Merke** Eine respiratorische Insuffizienz kann akut oder chronisch auftreten. Je nach zugrunde liegender Pathologie kommt es zur Ausbildung einer respiratorischen Partialinsuffizienz (mit Hypoxämie) oder einer respiratorischen Globalinsuffizienz (mit zusätzlicher Hyperkapnie). Während die isolierte Hypoxämie meist Ausdruck einer pulmonalen Insuffizienz ist, mit zugrunde liegender Störung im Bereich des Gasaustauschs, der Durchblutung oder der Verteilung, ist die kombinierte Hypoxämie mit Hyperkapnie bedingt durch eine ventilatorische Insuffizienz bei alveolärer Hypoventilation (Pumpversagen). Nicht selten finden sich auch Mischbilder aus pulmonaler und ventilatorischer Insuffizienz.

14.3 Klinische Falldiskussion

Fallschilderung

Eine 55-jährige Patientin (170 cm, 87 kg, BMI 30 kg/m^2) leidet an einer mittlerweile generalisierten Myasthenia gravis und wird mit einem Cholinesterase-Inhibitor (Pyridostigmin) und einer immunsuppressiven Kombination aus niedrigdosiertem Prednisolon und Azathioprin neurologisch behandelt. Der Aktivitätsradius ist zunehmend eingeschränkt bei deutlicher Abgeschlagenheit und Leistungsminderung, auch in Ruhe beim Liegen beklagt die Patientin leichte Dyspnoe. Kardiopulmonale Erkrankungen wurden bereits im Vorfeld ausgeschlossen.

Erster Untersuchungsbefund

Auskultatorisch zeigt sich beidseits ein vesikuläres Atemgeräusch, keine Nebengeräusche, jedoch beidseitig erhöhte untere Atemgrenzen, Herztöne rein und rhythmisch, HF 80/min, AF 18/min, SpO_2 97 % unter RL, keine Ödeme. ◄

Fall-Diskussion

1. Was ist in den Lungenfunktionsuntersuchungen der Patientin zu erwarten?
2. Welche diagnostischen Maßnahmen sind bei einer respiratorischen Insuffizienz generell durchzuführen?
3. Welche prinzipiellen Behandlungsansätze der respiratorischen Insuffizienz gibt es?

1. *Was ist in den Lungenfunktionsuntersuchungen der Patientin zu erwarten?*

   Neuromuskuläre Erkrankungen führen bei Beteiligung der Atemmuskulatur zu einer restriktiven Ventilationsstörung mit eingeschränktem Lungenvolumen und zunehmender Störung der vollständigen Entleerung der Lunge mit Verschiebung der Atemmittellage, siehe Abb. 14.3. Dies führt zu einer leicht erhöhten Last der Atem-

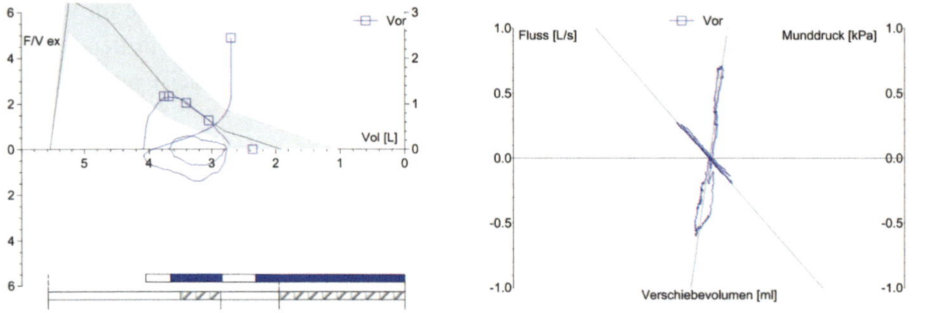

		Soll	Soll uG	Ist	% vom Soll	Z-Score	Author
VC MAX	L	3.64	2.80	1.74	47.7		Quanjer GLI (2012)
FVC	L	3.64	2.80	1.74	47.7		Quanjer GLI (2012)
FEV 1	L	2.87	2.20	1.35	47.1		Quanjer GLI (2012)
FEV 1 % FVC	%	78.65	67.94	77.83	99.0		ECCS (1993)
PEF	L/s	6.59	5.11	2.34	35.4		ECCS (1993)
FEF 25	L/s	5.70	3.48	2.34	41.0		ECCS (1993)
FEF 50	L/s	2.62	1.40	2.04	78.1		Quanjer GLI (2012)
FEF 75	L/s	0.82	0.34	1.28	156.0		Quanjer GLI (2012)
sR eff	kPa*s	0.96	0.96	0.30	30.7		ECCS calculated (1983)
R eff	kPa/(L/s)	0.30	0.30	0.09	30.3		ECCS (1983)
sR tot	kPa*s	0.96	0.96	0.47	49.4		ECCS calculated (1983)
R tot	kPa/(L/s)	0.30	0.30	0.15	48.7		ECCS (1983)
sG eff	1/(kPa*s)	1.04	1.04	3.39	325.7		ECCS (1983)
TLC	L	5.43	4.44	4.06	74.8		ECCS (1993)
FRCpleth	L	2.86	2.04	2.84	99.1		ECCS (1993)
ERV	L	0.91	0.91	0.51	56.6		ECCS calculated (1993)
RV	L	1.96	1.38	2.32	118.7		ECCS (1993)
IC	L	2.42	2.42	1.23	50.7		ECCS calculated (1993)
RV % TLC	%	37.66	28.07	57.19	151.9		ECCS (1993)

Abb. 14.3 Spirometrie/Bodyplethysmografie mit mittelgradiger restriktiver Ventilationsstörung (VC, TLC) und zudem gefesselter Luft (Airtrapping) – RV erhöht trotz verminderter Lungenvolumina. Zudem Hinweise auf Atemmuskelschwäche – PIF, PEF vermindert, frühzeitiger Abbruch der Atemmanöver

pumpe (P0,1 – Mundverschlussdruck 0,1 sec nach Inspirationsbeginn). Bei zudem oft stark verminderter Kapazität der muskulären Atempumpe (PiMax – max. inspiratorischer Saugdruck) resultiert konsekutiv eine deutlich erhöhte Beanspruchung der Atempumpe (P0,1/PiMax) mit Überlastung und letztlich respiratorischer Globalinsuffizienz (pO_2 vermindert, pCO_2 erhöht). Die atemmuskuläre Funktionsuntersuchung ist in Abb. 14.4 gezeigt.

2. *Welche diagnostischen Maßnahmen sind bei einer respiratorischen Insuffizienz generell durchzuführen?*

   Zur Sicherung der Diagnose sind die blutgasanalytische Messung des Sauerstoffs und Kohlendioxids im Blut essenziell. Neben der Sauerstoffsättigung werden hierzu die Partialdrücke von Sauerstoff und Kohlendioxid (pO_2 und pCO_2) aus arteriellem oder

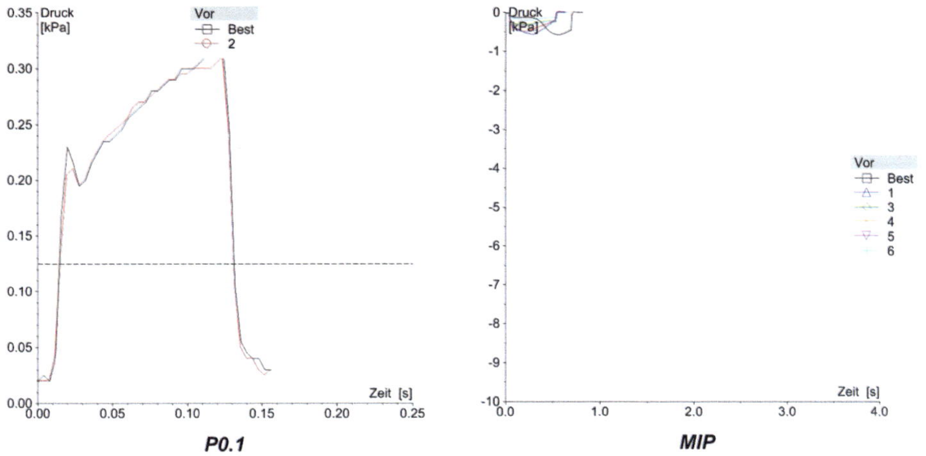

		Soll	Soll uG	Soll oG	Best	% vS	1	2	3	4	5	6	Author
VT_P0.1	L	0.64	0.64	0.64	0.67	104	0.76	0.58					JAEGER (1994)
BF_P0.1	1/min	20	20	20	13	67	14	13					JAEGER (1994)
P0.1	kPa	0.13	0.03	0.30	0.13	105	0.13	0.13					JAEGER (1994)
MIP	kPa	5.72	2.54	8.90	0.57	10	0.25	0.57	0.23	0.28	0.25	0.13	Karvonen (1994)
P0.1/MIP		0.02	0.02	0.02	0.23	983							JAEGER (1994)

Abb. 14.4 Verschlussdruckmessungen mit normalem Atemantrieb bzw. unauffälliger Last (P0,1), kritisch verminderter Kapazität der Atempumpe (PiMax) und entsprechend starker Überbeanspruchung (P0,1/PiMax)

hilfsweise arterialisiertem Kapillarblut bestimmt. Besondere Bedeutung für die Beurteilung der Sauerstoffversorgung hat darüber hinaus der Sauerstoffgehalt des Blutes (ctO_2), für den auch der Hämoglobinwert entscheidend ist. Im Rahmen der Blutgasanalyse wird zudem der Säure-Basen-Haushalt analysiert. Da Veränderungen häufig etwas schwankend sind und auch messtechnische Ungenauigkeiten Einfluss nehmen können, sollte eine Diagnose nie auf einer Messung allein basieren. Es sind stets mehrere Bestimmungen, wenn möglich auch unter unterschiedlichen Bedingungen (Ruhe, definierte Belastung, im Schlaf, unter Raumluft, Sauerstoff etc.) durchzuführen. Mitunter kann auch eine Langzeit-Kapnometrie mittels transkutaner CO_2-Messung (z. B. im Schlaf) sinnvoll sein. Belastung und Schlaf demaskieren häufig latente bzw. beginnende Schwächen, die unter Ruhebedingungen oft noch nicht erkennbar sind. Neben der Diagnostik der eigentlichen respiratorischen Insuffizienz bedarf es einer sorgfältigen Untersuchung der zugrunde liegenden Erkrankung um möglichst ursächliche Therapieansätze ausschöpfen zu können. Des Weiteren müssen auch die Kompensationsmechanismen (Niere, Herz etc.) beachtet werden, da auch hier Schwächen zu Verstärkungen führen können. Die Abb. 14.5 zeigt eine Blutgasanalyse. In der Abb. 14.6 ist zudem eine Langzeit-Kapnometrie gezeigt.

SÆURE-BASE	37.0	°C
pH	7.397	
pCO_2	50.9	mmHg
pO_2	57.4	mmHg
HCO_3^-act	30.6	mmol/L
HCO_3^-std	28.2	mmol/L
BE(B)	4.4	mmol/L
BE(ecf)	5.8	mmol/L
$ctCO_2$	32.2	mmol/L
CO-OXYMETRIE		
Hct	48	%
tHb	16.4	g/dL
sO_2	91.9	%
FO_2Hb	90.2	%
FCOHb	1.6	%
FMetHb	0.3	%
FHHb	7.9	%
SAUERSTOFFSTATUS	37.0	°C
ctO_2(a)	20.7	mL/dL
ELEKTROLYTE		
Na^+	136.3	mmol/L
K^+	4.65	mmol/L
Ca^{++}	1.15	mmol/L
Ca^{++}(7.4)	1.15	mmol/L
Cl^-	100	mmol/L
METABOLITE		
Glu	90	mg/dL
Flow	3.00	L/min

Abb. 14.5 Kapilläre Blutgasanalyse aus dem hyperämisierten/arterialisierten Ohrläppchen eines Patienten mit schwerer COPD. Trotz Sauerstoffgabe mit einem Fluss von 3 l/min besteht eine mittelgradige Hypoxämie mit zusätzlich mindestens leichtgradiger Hyperkapnie. Der Sauerstoffgehalt liegt bei hochnormalem Hb und unter O_2-Gabe im Normbereich. Der pH-Wert ist bei metabolischen Kompensationsmechanismen ausgeglichen (Erhöhung HCO_3 und BE) im Sinne einer kompensierten respiratorischen Azidose

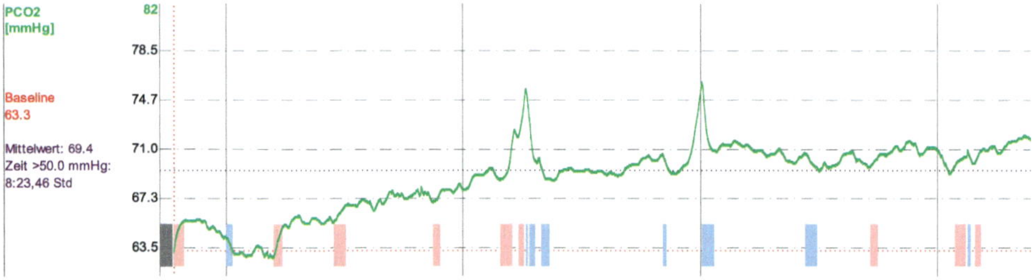

Abb. 14.6 Nächtliche transkutane CO_2-Messung eines Patienten mit schwerer COPD. In dem gezeigten Intervall von sieben Stunden steigt der CO_2 von initial rund 63 auf 70 mmHg an

3. *Welche prinzipiellen Behandlungsansätze der respiratorischen Insuffizienz gibt es?*
   Um die Ausmaße und weitere Progression einer respiratorischen Insuffizienz zu begrenzen, ist es zunächst essenziell, die Grunderkrankung sowie relevante Komorbiditäten aufzudecken und bestmöglich zu behandeln. Zur Therapie einer pulmonalen Insuffizienz mit Hypoxämie steht prinzipiell eine Sauerstoffgabe (über Nasenbrille oder Mund-Nasen-Maske) zur Verfügung, hierbei wird die Flussrate gemäß den Einschränkungen und dem Aktivitätsstatus an die Bedürfnisse titriert und die Verträglich-

keit überprüft (reaktive Hyperkapnie). Eine weitere Möglichkeit besteht in der positiven Druckbeatmung, die jedoch eher bei akuten respiratorischen Insuffizienzen (z. B. bei ausgeprägten Pneumonien) zum Einsatz kommt. Auch die nasale High-Flow-Sauerstofftherapie (HFOT) kann in Einzelfällen bei chronischer respiratorischer Insuffizienz zur Verbesserung beitragen, die Stärken liegen aber eher in der Behandlung akuter Störungen.

Eine ventilatorische Insuffizienz ist hingegen primär durch eine gestörte Abgabe des CO_2 gekennzeichnet. Hier hat sich seit Jahren die nicht invasive Beatmung (NIV) als Mittel der Wahl etabliert. Hierbei wird die spontane Atmung über eine Mund-Nasen-Maske unterstützt. Dies führt nicht nur zu einem Ausgleich der pathologischen Werte sondern dient vor allem der Regeneration der Atemmuskulatur in der intermittierenden Beatmungsphase. Bei unzureichendem Erfolg steht eine Intubation mit invasiver Beatmung sowie, als Ultima Ratio, eine extrakorporale Membranoxygenierung (ECMO) mit CO_2-Elimination zur Verfügung. Die Ausdehnung der Maßnahmen über die NIV hinaus sollte jedoch vornehmlich bei akuten Einschränkungen bzw. mutmaßlich passageren Verschlechterungen einer chronischen Insuffizienz erwogen werden. Bei fortgeschrittenen Grunderkrankungen mit ausgeprägter Insuffizienz sind meist frühzeitig palliativmedizinische Überlegungen und Konzepte einzubeziehen.

Fallbericht Fortsetzung

Erwartungsgemäß wurde eine restriktive Ventilationsstörung sowie deutliche Schwäche der Atempumpe nachgewiesen. Eine Blutgasanalyse ergab eine leichte respiratorische Globalinsuffizienz ohne relevante Verschiebung des Säure-Basen-Haushalts in Ruhe und im Sitzen – pH 7,39; pO_2 65 mmHg; pCO_2 48 mmHg; HCO_3 28 mmol/l. Es wurde eine Nachtmessung mit Polygrafie und transkutaner CO_2-Messung durchgeführt. Hier zeigte sich eine leichtgradige obstruktive Schlafapnoe (OSA) mit einem Apnoe-Hypopnoe-Index (AHI) von zwölf Ereignissen pro Stunde, die Sättigung lag im Mittel bei 93 % und der CO_2 stieg im Laufe der Nacht von 51 auf 60 mmHg an. ◄

Weiterführende Fall-Diskussion

4. Wie sind die Ergebnisse der funktionellen Untersuchungen zusammenfassend zu werten?
5. Wie sollte die chronische respiratorische Insuffizienz behandelt werden?

4. *Wie sind die Ergebnisse der funktionellen Untersuchungen zusammenfassend zu werten?*
Es liegt eine symptomatische chronisch respiratorische Insuffizienz im Rahmen einer ventilatorischen Insuffizienz vor. Ursächlich ist vornehmlich die fortgeschrittene neuromuskuläre Störung mit Restriktion sowie Atempumpenschwäche. Ergänzend liegt eine leichte Adipositas vor, die sowohl mechanischen Einfluss hat als auch eine gewisse Hypoventilation im Sinne einer Obesitas Hypoventilation (OHS) mit Störung des zentralen Atemantriebs. Des Weiteren wurde eine leichte obstruktive Schlafapnoe nachgewiesen. Neben der Adipositas mit anatomischer Enge der Rachenstrukturen

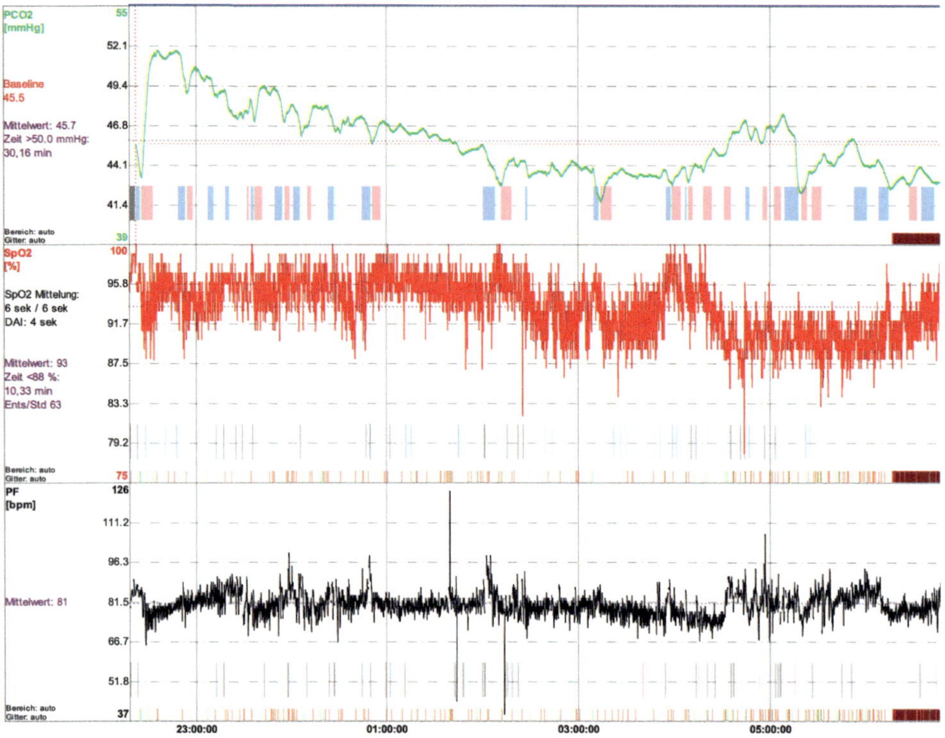

Abb. 14.7 Nächtliche transkutane CO_2-Messung unter NIV. Initial CO_2 um 50 mmHg. Im Laufe der Nacht Absenkung auf ca. 44 mmHg. Gegen 5 Uhr passagere Verschlechterung der Werte bei Problemen mit der Maske (Verrutschen mit Leckage)

kommt es bei diversen neuromuskulären Erkrankungen zur Reduktion des pharyngealen Muskeltonus durch die Grunderkrankung selbst, was eine OSA bei diesen Patienten recht häufig macht.

5. *Wie sollte die chronische respiratorische Insuffizienz behandelt werden?*
   Die Therapie der chronischen ventilatorischen Insuffizienz unter Berücksichtigung der OSA sollte in Form einer NIV erfolgen. Zunächst kann mit ein Druck von 6 (PEEP) bis 22 (IPAP) mbar, d. h. effektiver Beatmungsdruck 16 mbar, versucht werden. Gegebenenfalls muss der Druck noch ein wenig nach oben angepasst werden. Eine zusätzliche Sauerstoffzufuhr scheint bei fehlender kardiopulmonaler Organerkrankung nicht erforderlich. Das Ergebnis der Nachtmessung unter der oben genannten BiPAP-Beatmung ist in Abb. 14.7 gezeigt.

► **Merke** Grundsätzlich liegt die Indikation für eine Sauerstofflangzeittherapie (LTOT) bei adäquat behandelter Grunderkrankung immer dann vor, wenn der arterielle pO_2 unter Ruhebedingungen und während einer stabilen Krankheitsphase von mindestens drei Wochen mindestens zweimal ≤55 mmHg gemessen wird. Bei Cor pulmonale oder sekundärer Polyglobulie ≤60 mmHg.

Eine intermittierende nichtinvasive Beatmung (NIV) ist bei andauernder leichten Hyperkapnie am Tage (≥50 mmHg) oder stärkerer nächtlicher Hyperkapnie (≥55 mmHg) bzw. nächtlichem Anstieg ≥10 mmHg gegeben. Bei thorakal-restriktiven oder neuromuskulären Erkrankungen gelten auch niedrigere Grenzwerte.

Clinical Pearls

- Eine chronisch respiratorische Insuffizienz kann sowohl hypoxämisch (pulmonale Insuffizienz) als auch hyperkapnisch (ventilatorische Insuffizienz) bedingt sein. Mischbilder sind möglich.
- Chronische Einschränkungen können akut überlagert werden und sich so passager verschlechtern, zum Beispiel durch Pneumonie bei vorbekannter COPD.
- Die Behandlung sollte zunächst die Therapieoptimierung der Grunderkrankung anzielen, sowie die Abklärung relevanter Komorbiditäten, die sowohl die Insuffizienz selbst verschlechtern und die Beschwerden überlagern können als auch eingeschränkte Kompensationsmechanismen nach sich ziehen können.
- Grundsätzlich wird eine chronische hypoxämische Insuffizienz primär durch eine Sauerstoffgabe behandelt und eine chronische hyperkapnische Insuffizienz durch eine nicht invasive Beatmung.
- Eine chronische respiratorische Insuffizienz verschlechtert die Prognose der ohnehin fortgeschrittenen Grunderkrankungen weiter, daher sollten auch palliativmedizinische Überlegungen frühzeitig einfließen und offen mit dem Patienten und den betreuenden Personen kommuniziert werden.

▶ **Kapitelhinweis für weiterführende Informationen** Akute respiratorische Insuffizienz, COPD, Interstitielle Lungenerkrankung, Obstruktive Schlafapnoe

Weiterführende Literatur

Boentert M (2023) Schlafstörungen bei neuromuskslären Störungen. Somnologie 27:64–73

Groß M, Dorst J, Pelzer K (2019) Beatmung bei neuromuskulären Erkrankungen Neurologische Beatmungsmedizin 4:193–246

Haidl P, Jany B, Geisler J, Andreas S et al (2020) S2k-Leitlinie zur Langzeit-Sauerstofftherapie. Pneumologie 74:813–841

Kabitz H-J, Walterspacher S, Mellies U, Criée CP et al (2014) Empfehlungen der Deutschen Atemwegsliga zur Messung der Atemmuskelfunktion. Pneumologie 68:307–314

Windisch W, Dreher M, Geisler J, Siemon K et al (2017) S2k-Leitlinie: Nichtinvasive und invasive Beatmung als Therapie der chronischen respiratorischen Insuffizienz – revision 2017. Pneumologie 71:722–795

Interstitielle Lungenerkrankung 15

15.1 Einleitung

Unter dem Oberbegriff der interstitiellen Lungenerkrankungen (ILD) sind verschiedene Erkrankungen zusammengefasst, die das Interstitium, die Alveolen und die Bronchioli betreffen können. Die Symptomatik ist häufig unspezifisch und eine genaue Anamnese unabdingbar. Die ILD unterscheiden sich hinsichtlich des klinischen Verlaufs sowie verschiedener radiologischer und histopathologischer Kriterien voneinander. Mittlerweile werden unter den ILDs mehr als 200 verschiedene Erkrankungen differenziert. Die genaue Unterscheidung ist oftmals schwierig und in der Regel nur durch sorgfältiges interdisziplinäres Abwägen der verschiedenen Aspekte gegeneinander möglich. Da die Verläufe und Prognosen sowie die Therapiemöglichkeiten erheblich variieren, kommt der genauen Diagnosestellung der zugrunde liegenden Erkrankung jedoch erhebliche Bedeutung zu.

Jede einzelne Erkrankung für sich ist selten, zusammengefasst ist es jedoch eine Patientengruppe mit erheblicher Relevanz. Die Prävalenz für interstitielle Lungenerkrankungen liegt bei etwa 0,2 %. Da die Inzidenz im Alter deutlich ansteigt, liegt die Prävalenz bei 80-jährigen Menschen bei fast 1 %.

Von einer ILD abzugrenzen ist der radiologische Zufallsbefund von interstitiellen Lungenauffälligkeiten (ILA). Ohne klinischen Verdacht auf eine ILD werden häufig bei einem Teil der älteren Bevölkerung in einer durchgeführten Computertomografie interstitielle Abnormalitäten (Milchglas, Retikulationen, Traktionsbronchiektasen, Honigwaben, Zysten in ≥5 % der Lungenzone) gefunden, die über längere Zeit oft progredient verlaufen. Die Prävalenz in der älteren Bevölkerung wird auf 7 % geschätzt. Sie können eine Frühform einer ILD darstellen. Bei der Mehrzahl der Patienten wird jedoch im Verlauf keine ILD diagnostiziert. Derzeit wird eine risikoadaptierte Verlaufsbeobachtung dieser Patienten empfohlen. Bei UIP-Muster, lungenfunktionellen Einschränkungen oder ausgeprägtem Befund wird gemeinhin zu einer frühzeitigen Abklärung geraten.

D. Bösch, *Pneumologie*, https://doi.org/10.1007/978-3-662-71444-7_15

► **Merke** Interstitielle Lungenerkrankungen sind eine heterogene Gruppe verschiedener Erkrankungen, die das Lungengerüst durch unterschiedliche Ursachen und auf verschiedene Weise beeinträchtigen. Die Verläufe und Therapiemöglichkeiten unterscheiden sich ebenfalls erheblich. Die korrekte Diagnosestellung der zugrunde liegenden Erkrankung ist oftmals schwierig hat aber meist erhebliche Bedeutung.

Grundlegende Überlegungen und vertiefende Diskussionspunkte:

1. Wie sind die verschiedenen ILD klassifiziert?
2. Kommt es im Krankheitsverlauf einer ILD regelhaft zu einer Lungenfibrose?
3. Welche grundlegenden Therapieformen stehen bei einer ILD zur Verfügung?

15.2 Diskussion

1. *Wie sind die verschiedenen ILD klassifiziert?*

   Es gibt verschiedene Klassifikationsansätze. Ätiologisch werden die interstitiellen Lungenerkrankungen in vier Gruppen unterteilt:
   - ILD bekannter Ursache, z. B. Medikamente oder Kollagenosen
   - Idiopathische interstitielle Pneumonien, z. B. idiopathische pulmonale Fibrose (IPF) oder kryptogene organisierende Pneumonie (COP)
   - Granulomatöse ILD, z. B. Sarkoidose oder exogen allergische Alveolitis (EAA)
   - Andere ILD, z. B. eosinophile Pneumonien oder pulmonale Alveolarproteinose

   Bei den idiopathischen Verlaufsformen werden mehrere weitere Kriterien unterschieden: fibrosierend (z. B. IPF), Rauch-assoziiert (z. B. respiratorische Bronchiolitis assoziierte ILD, RB-ILD), akut/subakut (z. B. COP), seltene Verlaufsformen (z. B. lymphozytische interstitielle Pneumonie) und nicht klassifizierbare. Beispiele sind in den Abb. 15.1 und 15.2 gezeigt.

2. *Kommt es im Krankheitsverlauf einer ILD regelhaft zu einer Lungenfibrose?*

   Generell kann zwischen entzündlich geprägten ILD-Formen, die oft reversibel sind, und sog. fibrosierenden ILD unterschieden werden, die meist chronisch, irreversibel und progredient verlaufen. Der Begriff Lungenfibrose kann also nicht synonym für interstitielle Lungenerkrankungen gebraucht werden, da es sich nur um eine Untergruppe handelt. Viele ILD haben primär eine entzündliche Komponente und zeigen erst im Krankheitsverlauf eine progredient fibrosierende Komponente. Etwa 25 % der ILD gehen in einen progredient fibrosierenden Verlauf über. Beispielsweise geht eine IPF stets in eine Fibrosierung über, während eine RB-ILD ausschließlich entzündlich verläuft. Eine EAA wiederum geht in ca. 50 % der Fälle in einen fibrosierenden Verlauf über.

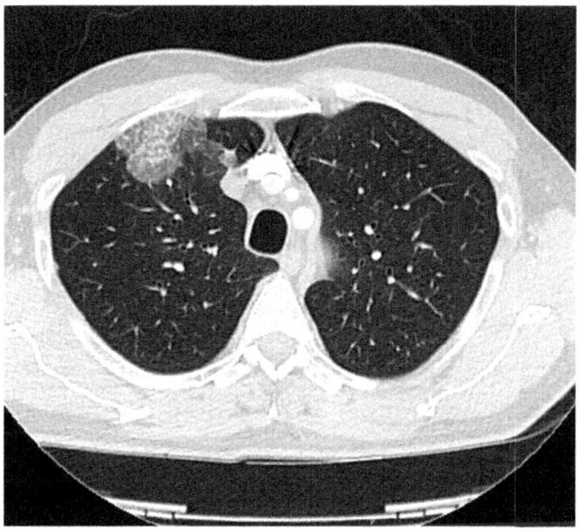

Abb. 15.1 Computertomografie des Thorax mit Darstellung einer peripheren infiltrativen Konsolidierung, die in ähnlicher Morphe auch in anderen Schichten nachweisbar war. In der BAL und im Blut Nachweis einer Eosinophilie mit über 20 %, Diagnose einer eosinophilen Pneumonie, unter Prednisolon im Verlauf rasche klinische, lungenfunktionelle und radiologische Besserung

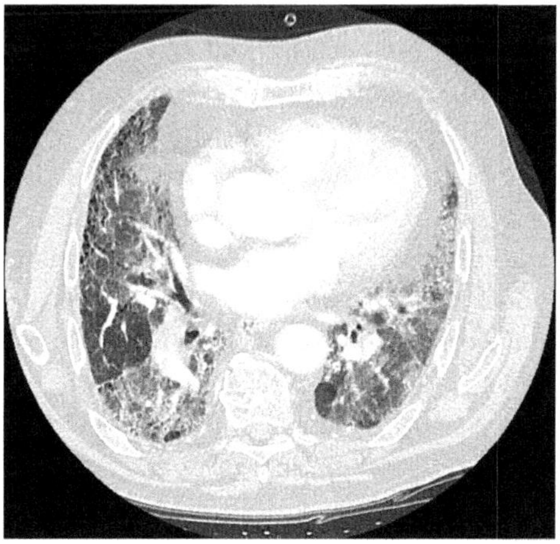

Abb. 15.2 Computertomografie des Thorax mit diffusen interstitiellen Veränderungen (Milchglas, Retikulationen, Zysten, Bronchiektasien) bei histologisch nachgewiesener NSIP

3. *Welche grundlegenden Therapieformen stehen bei einer ILD zur Verfügung?*
   Da unterschiedliche ILD-Entitäten naturgemäß verschiedener Behandlungsansätze bedürfen, ist zunächst die Ursachenabklärung bzw. ätiologische Zuordnung wichtig. Autoimmune ILD im Rahmen einer rheumatologischen Erkrankung werden beispielsweise primär antiinflammatorisch therapiert. Bei expositionsbedingten ILD wie etwa medikamentenassoziierter ILD oder EAA bei Taubenzüchtern ist die Expositionskarenz der entscheidende Behandlungsschritt.

Bei Hinweisen (z. B. Milchglastrübung oder Bronchialwandverdickung im CT) oder histologischem Nachweis von entzündlicher Aktivität steht eine antientzündliche Medikation mit Corticosteroiden und/oder Immunsuppressiva im Vordergrund.

Bei Verlaufsformen mit progredient pulmonaler Fibrose (PPF) ist eine antiinflammatorische Behandlung nur dann angezeigt, wenn Hinweise auf eine entzündliche Komponente bestehen. Letztlich muss die Entscheidung jedoch immer individuell getroffen werden und die Therapieeinleitung sollte möglichst in multidisziplinären ILD-Boards festgelegt werden. Die IPF sowie progredient fibrosierende ILD (PPF) sprechen meist gut auf eine antifibrotische Therapie (z. B. mit Nintedanib) an. Während Antifibrotika bei Nachweis einer IPF ab dem Zeitpunkt der Diagnose eingesetzt werden sollen und mittlerweile die Standardtherapie darstellen, ist der Einsatz bei PPF unklarer Ätiologie für Nintedanib nur unter definierten Voraussetzungen zugelassen und sinnvoll. Die Fibrosierung muss ein gewisses Maß erfüllen und die Progression muss funktionell (Abfall FVC $\geq$10 % des Sollwerts) oder kombiniert klinisch + radiologisch oder klinisch + funktionell über einen Zeitraum von 24 Monaten vorliegen. Die individuelle Therapieentscheidung sollte in einem ILD-Board festgelegt werden. Neben Nintedanib und Pirfenidon steht Nerandomilast (Stand 6/25) als weiteres antifibrotisches Medikament zur Zulassung. Der orale Inhibitor der Phosphodiesterase 4B wirkt zudem immunmodulatorisch und es wird erwartet, dass es zukünftig in Kombination mit bestehenden Medikamenten eine Verbesserung der Therapie bedeuten könnte.

Bei entsprechender hypoxämischer Insuffizienz kann neben der antiinflammatorischen und/oder antifibrotischen Therapie eine Sauerstofftherapie indiziert sein. Patienten mit IPF bzw. PPF und Hinweisen auf eine pulmonale Hypertonie sollen zur weiteren Abklärung und ggf. Therapieeinleitung in einem PH-Zentrum vorgestellt werden, da die medikamentöse Behandlung auch zu einer Verschlechterung führen kann. Bei fortgeschrittenen Stadien und ausgeschöpfter konservativer Therapie kann unter Umständen auch eine Lungentransplantation eine Option sein, die die Lebensqualität und -erwartung verbessern kann.

15.3 Klinische Falldiskussion

Fallschilderung

Ein 81-jähriger Patient (168 cm, 78 kg, BMI 27 kg/m^2) wird zur Abklärung einer zunehmenden und nunmehr schweren Belastungsdyspnoe sowie einem chronischen trockenen Husten eingewiesen. Beschrieben wurde ferner eine fortschreitende unspezifische Abgeschlagenheit. Die Beschwerden bestünden seit über einem Jahr und würden langsam stärker. Gelenkbeschwerden habe er nicht. Es seien bislang noch keine diagnostischen Schritte erfolgt. Der Patient gibt an, bis vor zehn Jahren geraucht zu haben, ca. 25 Packungsjahre. Allergien bestünden nicht, es würden keine Tiere gehalten, relevante kardiopulmonale Vorerkrankungen bestünden nicht und es würden derzeit keine

Medikamente eingenommen. Er sei seit 15 Jahren berentet und sei zuvor zeitlebens einer Bürotätigkeit nachgegangen.

Erster Untersuchungsbefund

Auskultatorisch ergab sich beidseits ein inspiratorisches Knisterrasseln (Sklerosiphonie) mit basaler Betonung, die Herztöne waren rein und rhythmisch, HF 85/min, AF 18/min, SpO_2 93 % unter RL, keine Ödeme. ◄

Fall-Diskussion

1. Was sind die Risikofaktoren für die Entstehung einer idiopathischen pulmonalen Fibrose?
2. Wie kann die Diagnose in dem vorliegenden Fall am besten bestätigt werden?

1. *Was sind die Risikofaktoren für die Entstehung einer idiopathischen pulmonalen Fibrose?*
   Die IPF ist eine auf die Lunge beschränkte Fibrose ohne erkennbare Ursache. Sie tritt überwiegend im höheren Lebensalter auf. Das mittlere Alter bei Diagnosestellung liegt bei 65 Jahren. Männer sind etwas häufiger betroffen als Frauen. Aktives Zigarettenrauchen und ehemaliges Rauchen sind ein starker Risikofaktor, vor allem ab einer kumulativen Dosis von 20 Packungsjahren. Diskutiert wird zudem eine Begünstigung durch verschiedene Umwelteinflüsse oder Expositionen am Arbeitsplatz (z. B. organische und anorganische Stäube). Die Genetik scheint außerdem eine gewisse Rolle zu spielen.

2. *Wie kann die Diagnose in dem vorliegenden Fall am besten bestätigt werden?*
   Alter, Geschlecht und Rauchanamnese sowie das Fehlen von jeglichen Gelenkbeschwerden oder Komorbiditäten legen bei dem geschilderten Beschwerdebild mit der zudem festgestellten Sklerosiphonie (Knisterrasseln) das Vorliegen einer Lungenfibrose, speziell einer IPF nahe. Zur Sicherung der ILD wird zudem eine funktionelle Untersuchung mit Nachweis einer Transferstörung und Restriktion sowie eine Bildgebung mit HRCT benötigt. Zur Abgrenzung zu Differenzialdiagnosen ist zudem eine sorgfältige Anamnese (Exposition gegenüber verschiedenen Antigenen) und serologische Analysen auf das Vorliegen von Autoantikörpern angezeigt. Je nach Eindeutigkeit in der Computertomografie wird zur Sicherung einer IPF eine Biopsie (Kryobiopsie oder offene Biopsie) oder bei sehr sicherer Darstellung eines UIP-Musters vielfach zumindest die Durchführung einer BAL (zum Ausschluss einer EAA mit lymphatischer Alveolitis) gefordert. Letztlich soll die Diagnose, das etwaige weitere diagnostische Prozedere und das therapeutische Vorgehen in multidisziplinären ILD-Boards beraten und beschlossen werden.

Fallbericht Fortsetzung

Bei interstitiellen Veränderungen im konventionellen Röntgen-Thoraxbild erfolgte eine Computertomografie des Thorax (siehe Abb. 15.3 a und b), die die typischen Veränderungen einer fortgeschrittenen IPF zeigte. Zudem wurde eine Lungenfunktionsdiagnostik durchgeführt mit dem Nachweis höhergradiger Einschränkungen im Sinne einer Lungenfibrose mit restriktiver Ventilationsstörung und Gastransferstörung (sie Abb. 15.4 a und b). Eine BGA zeigte eine leichtgradige Hypoxämie in Ruhe sowie mittelgradige Hypoxämie unter leichter Belastung (Ergometer 5 min 25 W). Laborchemische Untersuchungen inklusive Auto-Antikörper blieben unauffällig. Eine ergänzende Bronchoskopie mit bronchoalveolärer Lavage wurde durchgeführt. Das zytologische Ergebnis konnte eine lymphatische Alveolitis ausschließen. In einem multidisziplinären ILD-Board wurde die Einleitung einer antifibrotischen Therapie empfohlen. ◀

Weiterführende Fall-Diskussion

3. Wie ist die Prognose einer unbehandelten IPF?
4. Sind ILD im Rahmen von rheumatologischen Erkrankungen häufig?

3. *Wie ist die Prognose einer unbehandelten IPF?*
   Der Krankheitsverlauf einer IPF ist heterogen, und es gibt Patienten mit einem langsamen oder schnellen Voranschreiten. Stets ist die IPF jedoch chronisch-progredient

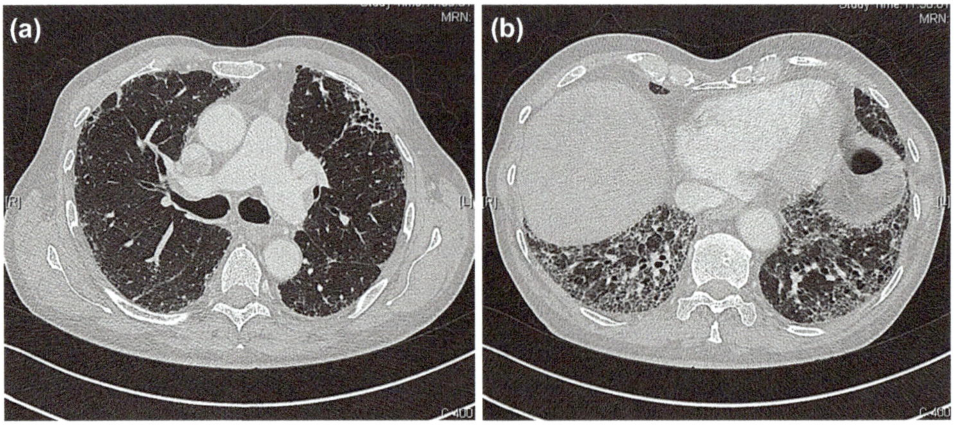

Abb. 15.3 Computertomografie des Thorax, apikal (**a**) und basal (**b**) mit typischen Zeichen einer IPF mit sog. UIP-Muster: interstitielle retikuläre Zeichnungsvermehrung, subpleural betont und mit basaler Prädominanz; Honigwabenbildung mit vereinzelten Traktionsbronchiektasen; Fehlen von Zeichen, die mit UIP unvereinbar sind (u. a. ausgeprägte Milchglasveränderungen, Konsolidierungen, noduläre Veränderungen, Ober-/Mittelfeldprädominanz)

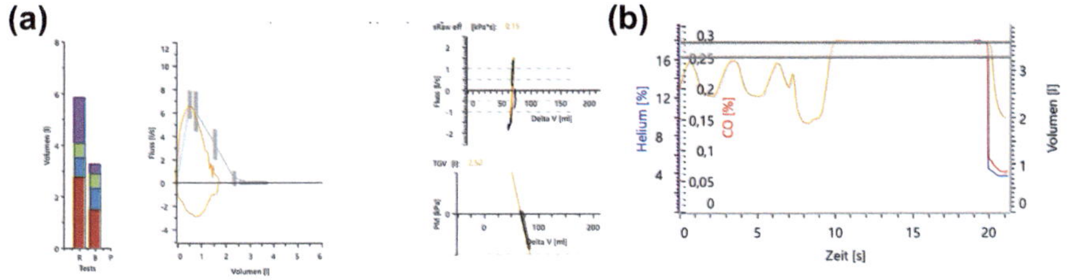

		Soll	LLN	Pre	% Soll	Z-Score
VC IN	[L]	3,06	2,14	1,76	58 %	-2,3
FVC	[L]	3,14	2,24	1,76	56 %	-2,5
FEV 1	[L]	2,34	1,59	1,77	75 %	-1,3
FEV1%FVC	[%]	75,08	59,60	100,01	133 %	3,0
PEF	[L/s]	6,67	4,68	6,43	96 %	-0,2
FEF 75	[L/s]	0,39	0,12	2,39	620 %	2,8
FEF 50	[L/s]	3,30	1,13	5,36	162 %	1,6
FEF 25	[L/s]	6,10	3,30	6,14	101 %	0,0
sRaw eff	[kPa*s]	1,18	1,18	0,15	13 %	
Raw eff	[kPa*s/L]	0,30	0,30	0,06	20 %	
sRaw tot	[kPa*s]	1,18	1,18	0,65	55 %	
Raw tot	[kPa*s/L]	0,30	0,30	0,26	86 %	
sGaw eff	[1/(kPa*s)]	0,85	0,85	6,65	783 %	
TLC	[L]	6,10	4,96	3,26	53 %	-4,1
FRC	[L]	3,53	2,54	2,32	66 %	-2,0
ERV	[L]	0,75	0,75	0,83	110 %	
RV	[L]	2,78	2,11	1,50	54 %	-3,1
IC	[L]	2,32	2,32	0,94	41 %	
RV%TLC	[%]	46,72	37,77	45,87	98 %	-0,2

		Soll	LLN	Pre	% Soll	Z-Score
DLCO	[mmol/min/kPa]	6,80	4,90	2,40	35 %	-4,6
KCO	[mmol/min/kPa/L]	1,32	0,96	0,70	53 %	-2,9
VA	[L]	5,18	4,12	3,40	66 %	-2,8
VC IN	[L]	3,06	2,14	1,71	56 %	-2,4
T hold	[sec]	-	-	12,00	-	
TLC	[L]	6,10	4,96	3,58	59 %	-3,6
FRC	[L]	3,53	2,54	2,48	70 %	-1,7
RV	[L]	2,78	2,11	1,86	67 %	-2,2

Abb. 15.4 Spirometrie/Bodyplethysmografie (**a**) mit mittelgradiger restriktiver Ventilationsstörung (FVC und TLC), typische Fluss-Volumen-Kurve; Diffusionsmessung (**b**) mit schwergradiger Transferstörung (DLCO), überwiegend parenchymales Muster (DLCO, KCO, VA)

und irreversibel. Bei unbehandelten Patienten kommt es zum Verlust an Vitalkapazität um ca. 200 mL/Jahr und die Mortalität ist deutlich erhöht. Die Überlebenszeit von Patienten mit unbehandelter IPF beträgt im Mittel drei bis fünf Jahre. Die Einführung der antifibrotischen Therapie konnte für diese Patienten vor einigen Jahren bahnbrechende Verbesserungen erzielen. So konnte eine Verminderung der Progression sowie der Exazerbationshäufigkeit gezeigt werden, einhergehend mit einer Verbesserung des Überlebens. Komplikationen wie das Auftreten einer Exazerbation oder die Entwicklung einer pulmonalen Hypertonie sind nur schlecht zu behandeln und haben erhebliche Prognoserelevanz. Eine aufmerksame Betreuung ist daher essenziell für diese Patienten.

4. *Sind ILD im Rahmen von rheumatologischen Erkrankungen häufig?*
Interstitielle Lungenerkrankungen können bei den meisten entzündlich-rheumatischen Systemerkrankungen begleitend auftreten und haben einen signifikanten Einfluss hinsichtlich Morbidität und Mortalität. Mitunter treten ILD sogar vor Manifestation der eigentlichen rheumatischen Grunderkrankung auf. Die Kollagenose und die rheumatoide Arthritis sind die häufigsten ILD-assoziierten Grunderkrankungen. Bei der systemischen Sklerose kommt es in fast der Hälfte der Fälle zu einer ILD, meist mit radiologischem NSIP-Muster und häufig einer PPF im Verlauf. Eine klinisch manifeste ILD findet sich bei über 10 % der Patienten mit rheumatoider Arthritis. In fast 10 % der Fälle sogar vor der Manifestation der typischen Gelenkbeschwerden. Das häufigste radiologische Muster der RA-ILD ist die UIP, jedoch werden auch NSIP und andere

histologische Muster beschrieben. Neben klinischen Hinweisen sind bei der Abklärung vor allem serologische Marker (ANA, ENA, RF etc.) von großer Bedeutung.

Clinical Pearls

- Interstitielle Lungenerkrankungen betreffen vornehmlich ältere Menschen und die Inzidenz steigt mit dem 60. Lebensjahr deutlich an.
- Nicht alle ILD verlaufen fibrosierend und der Begriff Lungenfibrose ist nicht synonym für interstitielle Lungenerkrankungen zu verwenden.
- Es gibt unzählige verschiedene ILD-Entitäten. Viele, aber nicht alle, haben einen fibrosierenden Verlauf (PPF). Oft liegt auch eine eher entzündlich geprägte Form vor, eine genaue Differenzierung ist nötig.
- Von ILD abzugrenzen sind ILA, die im Alter recht häufig zu finden sind, nicht selten voranschreiten, jedoch nur bei einer Minderheit zu einer ILD führen.
- ILD bei entzündlich-rheumatischen Systemerkrankungen sind häufig und sollten daher stets bedacht und ausgeschlossen werden.
- Die IPF wird anhand verschiedener Kriterien diagnostiziert (Patientencharakteristik, Klinik, HRCT, Lungenfunktion) sowie dem Ausschluss anderer z. T. ähnlicher Formen (EAA etc.). Gegebenenfalls ist zudem eine zusätzliche histologische Sicherung erforderlich.
- Die Therapie der IPF und auch anderer progredient fibrosierender ILD erfolgt mit einer antifibrotischen Therapie. Eine Cortisonbehandlung bzw. eine antiinflammatorische Therapie ist nur bei entzündlich geprägten ILD (Rheuma etc.) oder bei Hinweisen auf eine entzündliche Komponente einer primär nichtautoimmunen progredienten pulmonalen Fibrose empfohlen.
- Die Prognose einer IPF ist im Allgemeinen stark eingeschränkt, eine antifibrotische Therapie soll daher unmittelbar bei Diagnosestellung eingeleitet werden.
- Im Verlauf einer progredient fibrosierenden ILD entwickelt sich häufig eine chronisch hypoxämische respiratorische Insuffizienz mit Indikation zur Sauerstofflangzeittherapie.

▶ **Kapitelhinweis für weiterführende Informationen** Chronischer Husten, Pneumonie, Chronische respiratorische Insuffizienz, Akute respiratorische Insuffizienz, Sarkoidose, Exogen allergische Alveolitis, Asbestose

Weiterführende Literatur

Behr J et al (2023) Pharmakotherapie der idiopathischen Lungenfibrose (ein update) und anderer progredienter pulmonaler Fibrosen. Pneumologie 77:94–119

Jouanjan L et al (2024) Interstitial lung Abnormalties (ILA): Interstitielle Lungenerkrankungen früh erkennen und therapieren. Kompendium Pneumologie:44–49

Kreuter M et al (2023) S1-Leitlinie Interdisziplinäre Diagnostik interstitieller Lungenerkrankungen im Erwachsenenalter. Pneumologie 77:269–302

Kreuter M et al (2021) The diagnosis and treatment of pulmonary fibrosis. Dtsch Arztebl Int 118:152–162

Prasse A (2022) Therapie der Lungenfibrosen: Interdisziplinäre Diagnostik bessert Therapiechancen. Dtsch Arztebl:119. (17): [6] DOI: 10.3238

Travis WD et al (2013) An official American thoracic society/European respiratory society statement: update of the international multidisciplinary classification of the idiopathic interstitial pneumonias. Am J Respir Crit Care Med 188:733–748

Lungenembolie

16

16.1 Einleitung

Die Verlegung einer oder mehrerer Pulmonalarterien durch einen Embolus wird als Lungenembolie (LE) oder auch Lungenarterienembolie (LAE) bezeichnet. Das Risiko einer Lungenembolie (LE) steigt mit höherem Lebensalter deutlich an, zwei Drittel der Patienten sind älter als 65 Jahre. Die klinische Bedeutung einer LE reicht von asymptomatischen Zufallsbefunden bis hin zu akut lebensbedrohlichen Zuständen. Der Embolus besteht meist aus einem Thrombus, der in über 80 % der Fälle aus einer tiefen Becken- oder Beinvene (tiefe Venenthrombose, TVT) in die pulmonalarterielle Strombahn eingeschwemmt wird. In etwa der Hälfte der Fälle kommt es bei einer TVT zu einer Embolisation der Lunge. Selten haben Thromben ihren Ursprung in anderen Körperregionen. Gelegentlich besteht der Embolus nicht aus Thrombenmaterial sondern Luft, Fettgewebe, Tumormaterial oder auch Knochenzement, siehe Abb. 16.1.

Grundlegende Überlegungen und vertiefende Diskussionspunkte:

1. Was sind Risikofaktoren für eine tiefe Beinvenenthrombose und Lungenembolie?
2. Wie bedrohlich ist eine Lungenembolie?
3. Sind alle akuten Lungenembolien gleich?

D. Bösch, *Pneumologie*, https://doi.org/10.1007/978-3-662-71444-7_16

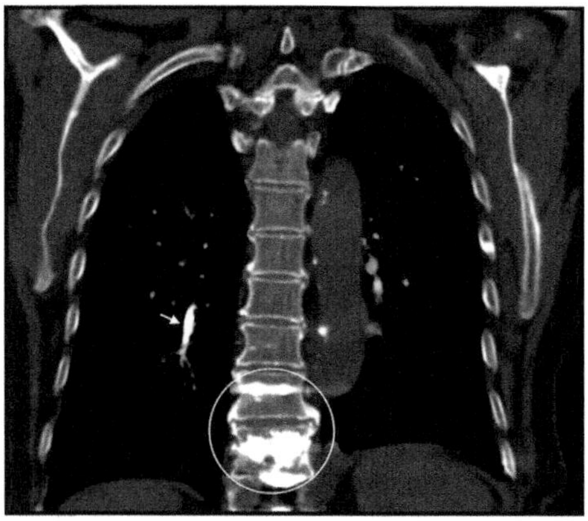

Abb. 16.1 Computertomografie des Thorax mit Nachweis einer Zementembolie in der rechten Unterlappenarterie (Pfeil). Im Bereich der Wirbelsäule (Kreis) Darstellung der Emboliequelle – Knochenzement nach Einspritzung in den Wirbelkörper im Rahmen einer Vertebroplastie

16.2 Diskussion

1. *Was sind Risikofaktoren für eine tiefe Beinvenenthrombose und Lungenembolie?*
   Drei grundlegende Risikofaktoren (Virchow-Trias) sind mit der Entwicklung einer Thrombose und konsekutiven Embolie assoziiert: Beeinträchtigung des venösen Blutflusses (Stase), eine Schädigung des Gefäßendothels sowie Veränderungen in der Zusammensetzung des Blutes zugunsten von prokoagulatorischen Faktoren (Hyperkoagulabilität). Die meisten klinischen Risikofaktoren lassen sich diesen begünstigenden Faktoren zuordnen, siehe auch Tab. 16.1. Nicht selten handelt es sich auch um ein multifaktorielles Geschehen, bei dem intrinsische (Grunderkrankung, Thrombophilie etc.) und externe Faktoren (Venenverweilkanüle, Bettruhe etc.) zusammenkommen.

2. *Wie bedrohlich ist eine Lungenembolie?*
   Die Sterblichkeit bei einer Lungenembolie beträgt rund 10 % bei behandelten Fällen und steigt auf bis zu 30 % bei unentdeckten Embolien. Die initiale plötzliche hämodynamische Beeinträchtigung (Schock) stellt dabei das größte Risiko dar. Zusätzliche Komplikationen sind das Auftreten weiterer Embolien, die Entstehung einer Infarktpneumonie oder Pleuritis sowie im Verlauf zudem die Entwicklung einer chronisch thrombembolischen pulmonalen Hypertonie (CTEPH). Zudem muss bedacht werden, dass viele Patienten an einer begünstigenden Grunderkrankung bzw. Komorbidität leiden. Des Weiteren geht auch die therapeutische Antikoagulation und insbesondere eine etwaige Lysebehandlung mit einem gewissen Komplikationsrisiko einher.

3. *Sind alle akuten Lungenembolien gleich?*
   Akute Lungenembolien können je nach Ausmaß, Lokalisation und Komorbidität bzw. weiteren Faktoren unterschiedliche Manifestationsformen und Risiken aufweisen. Sel-

Tab. 16.1 Prädisponierende Faktoren einer venösen Thrombembolie

Starkes Risiko	Moderates Risiko	Schwaches Risiko
Vorherige venöse Thrombembolie	Kardiovaskuläre Erkrankungen (z. B. Herzinsuffizienz, Apoplex)	Adipositas
Hüft-/Kniegelenkersatz	Maligne Erkrankungen	Immobilität (z. B. bei langen Reisen)
Knochenfraktur Becken und/oder Bein	Thrombophilie (z. B. APC Resistance)	Bettruhe (≥ 3 Tage)
Schweres Trauma	Autoimmunerkrankungen	Schwangerschaft
Hospitalisation wegen Herzinsuffizienz	Infektionen (insb. Pneumonie)	Hohes Lebensalter
Rückenmarkverletzung	Zentralvenöser Katheter Einnahme oraler Kontrazeptiva	Diabetes mellitus Varikosis

ten kommt es zu einer massiven Embolisation mit schwerer hämodynamischer Beeinträchtigung. Innerhalb kürzester Zeit kann sich hierbei ein kardiogener Schock und letztlich eine Reanimationsbedürftigkeit entwickeln. Ebenfalls verhältnismäßig selten ist die Embolisation mit höhergradigem oder vollständigem Verschluss eines oder mehrerer Segmente mit konsekutiver Infarzierung der Lunge. Die häufigste Form ist die Lungenembolie ohne Lungeninfarkt oder hämodynamische Beeinträchtigung. Diese leichteren Fälle können aufgrund fehlender spezifischer Symptome leicht übersehen oder fehlinterpretiert werden.

▶ **Merke** Bei jeder tiefen Venenthrombose bzw. venösen Thromboembolie sollen die relevanten Risikofaktoren stets untersucht und die Ursache abgeklärt werden, da dies maßgeblichen Einfluss auf die Therapie und die Sekundärprophylaxe haben kann und nicht selten bisher unbekannte (zugrunde liegende) Erkrankungen aufgedeckt werden.

16.3 Klinische Falldiskussion

Fallschilderung

Eine 65-jährige Patientin (168 cm, 80 kg, BMI 28 kg/m^2) wird mit Ruhedyspnoe, etwas Husten und rechtsthorakalen Schmerzen in der Notaufnahme vorstellig. Die Patientin ist sichtlich angestrengt und deutlich abgeschlagen. Die Atembeschwerden hätten plötzlich vor zwei Tagen begonnen, seit gestern seien die Schmerzen und der Husten hinzugekommen. Zunächst war der Husten trocken, heute habe sie auch etwas blutigen Schleim abgehustet. Der Schmerz sei bei tiefer Einatmung verstärkt. Das linke Bein sei zudem seit einigen Tagen leicht schmerzhaft, ein Trauma habe sie nicht gehabt. Seit Wochen leide sie unter Appetitmangel und habe in den letzten drei Monaten 5 kg an Gewicht abgenommen.

Erster Untersuchungsbefund

Auskultatorisch vesikuläres Atemgeräusch, rechts basal zudem leichte Rasselgeräusche, Herztöne rein und rhythmisch, HF 110/min, RR 100/60 mmHg, AF 20/min, SpO_2 92 % unter RL; leichte Schwellung des linken Beins, Temperatur 37 °C. ◄

Fall-Diskussion

1. Wie sollte der Verdacht auf eine akute Lungenembolie weiter abgeklärt werden?
2. Welchen Stellenwert hat die Bestimmung der D-Dimere?
3. Welche initialen therapeutischen Maßnahmen sollten eingeleitet werden?

1. *Wie sollte der Verdacht auf eine akute Lungenembolie weiter abgeklärt werden?*
Die Schritte der Abklärung bei Verdacht auf das Vorliegen einer Lungenembolie hängen von der Wahrscheinlichkeit sowie der Akuität des Krankheitsbildes ab. In dem dargestellten Fall ist die Wahrscheinlichkeit recht hoch (plötzlicher Beginn, Thrombosezeichen, Tachykardie, niedriger RR, Hämoptysen). Der klinische Komplex aus Dyspnoe, thorakalen Schmerzen und Husten ist zudem zwar typisch aber letztlich unspezifisch und nicht beweisend. Der rechtsthorakale und atemabhängige Schmerz macht eine kardiale Genese unwahrscheinlich. Zur Abschätzung der klinischen Wahrscheinlichkeit für das Vorliegen einer akuten Lungenembolie bzw. Thrombose wird auch die Anwendung etablierter klinischer Scores, z. B. revidierter Genfer Score oder Wells-Score, empfohlen. Aufgrund der akuten Beschwerden mit Hypoxämie und leichter hämodynamischer Beeinträchtigung sollte die weitere Abklärung bei der Patientin rasch und gezielt erfolgen. Eine Computertomografie mit Kontrastmittel (CT-Pulmonalisangiografie) sollte baldmöglichst durchgeführt werden. Selten wird heute zum Nachweis alternativ noch eine Ventilations-/Perfusionsszintigrafie (V/Q-scan) durchgeführt. Weitere Basismaßnahmen wie Blutentnahme für orientierendes Labor, Durchführung eines EKG und meist auch eine konventionelle Röntgenaufnahme des Thorax sind initial empfehlenswert, um Begleitumstände zu erfassen bzw. Differenzialdiagnosen und Komorbiditäten abzugrenzen. Eine ergänzende arterielle oder kapilläre Blutgasanalyse erfasst zudem das Ausmaß der respiratorischen Insuffizienz.

Mittels Sonografie sollte stets das Vorliegen einer tiefen Beinvenenthrombose untersucht werden (Kompressionssonografie und Duplexsonografie). Nicht selten kann auch die Lungenembolie sonografisch nachgewiesen werden. Der Lungenultraschall sollte jedoch möglichst immer in Kombination mit der Sonografie der Beinvenen und der Echokardiografie erfolgen und erfordert einige Erfahrung. Eine Sonografie der Lunge allein reicht nicht aus zum sicheren Ausschluss einer Lungenembolie.

Bei hämodynamisch instabilen Patienten steht entgegen den vorstehenden Ausführungen zunächst die Klärung des instabilen Zustandes (Reanimation, Schock, anhaltende Hypotension) sowie die Einleitung einer intensivmedizinischen Überwachung mit kreislaufunterstützenden Maßnahmen im Vordergrund. Letztlich ist in diesen Fällen die Einleitung einer raschen Reperfusion oft unumgänglich, eine Zeitverzögerung daher möglichst zu vermeiden. Auf eine initiale Computertomografie muss daher ggf. verzichtet werden und der echokardiografische Nachweis einer akuten Rechtsherzbelastung, ggf. mit zusätzlichen Nachweis einer tiefen Beinvenenthrombose, ist dann mitunter ausreichend Beweis für das Vorliegen einer fulminanten Lungenembolie.

2. *Welchen Stellenwert hat die Bestimmung der D-Dimere?*
Eine D-Dimer-Bestimmung sollte nur bei niedriger klinischer Wahrscheinlichkeit erfolgen, da die Sensitivität zwar sehr hoch, die Spezifität mit unter 50 % jedoch sehr niedrig ist und somit, abhängig von der Vortestwahrscheinlichkeit, viele falsch positive Befunde erhoben werden. Die eigentliche Stärke der sog. Fibrinspaltprodukte liegt im Ausschluss einer Thrombose bzw. Embolie bei negativem Wert. Ferner sollte bedacht werden, das die D-Dimere physiologischerweise im Verlauf der Schwangerschaft auf bis zu 3 mg/l ansteigen können. Auch im Alter steigt der Wert häufig leicht an. Ab einem Alter von 50 Jahren sollte bei Patienten daher ein altersadjustierter Grenzwerte genutzt werden – 0,5 mg/l für Patienten ≤ 50 Jahre, > 50 Jahren zuzüglich 0,1 mg/l pro Lebensdekade.

3. *Welche initialen therapeutischen Maßnahmen sollten eingeleitet werden?*
Zur supportiven Therapie ist bei der Patientin eine Sauerstoffgabe mit einer Flussrate von 2 l/min angezeigt. Zudem sollte ein Venenzugang gelegt und eine vorsichtige Volumengabe eingeleitet werden. Bei hohem klinischen Verdacht, wie in unserem Beispiel sollte zudem eine Antikoagulation begonnen werden. Hierfür stehen unfraktioniertes Heparin und niedermolekulare Heparine (NMH) sowie Fondaparinux zur Verfügung. Prinzipiell können alternativ auch bereits initial die direkten oralen Antikoagulanzien (DOAK) Apixaban und Rivaroxaban eingesetzt werden. Weitere DOAK können erst nach einer mindestens fünftägigen parenteralen Heparinbehandlung begonnen werden. Bei Patienten mit intermediärem Risiko für eine Verschlechterung mit hämodynamischer Instabilität sollte zunächst mit Heparin begonnen werden, da evtl. noch eine systemische Thrombolyse erforderlich wird.

Fallbericht Fortsetzung

Ein angefertigtes EKG ergab eine leichte Sinustachykardie mit diskreten Hinweisen auf eine Rechtsherzbelastung (SI-QIII-Typ). Laborchemisch ergab sich eine leichte CRP-Erhöhung, sonst zeigten sich keine relevanten Veränderungen und auch das Troponin war normwertig. Eine supportive Therapie wurde eingeleitet sowie eine gewichtsadaptierte Antikoagulation mit einem niedermolekularen Heparin. Die vermutete Lungenembolie konnte wenig später in einer CT-Angiografie bestätigt werden, siehe Abb. 16.2 a–c. ◄

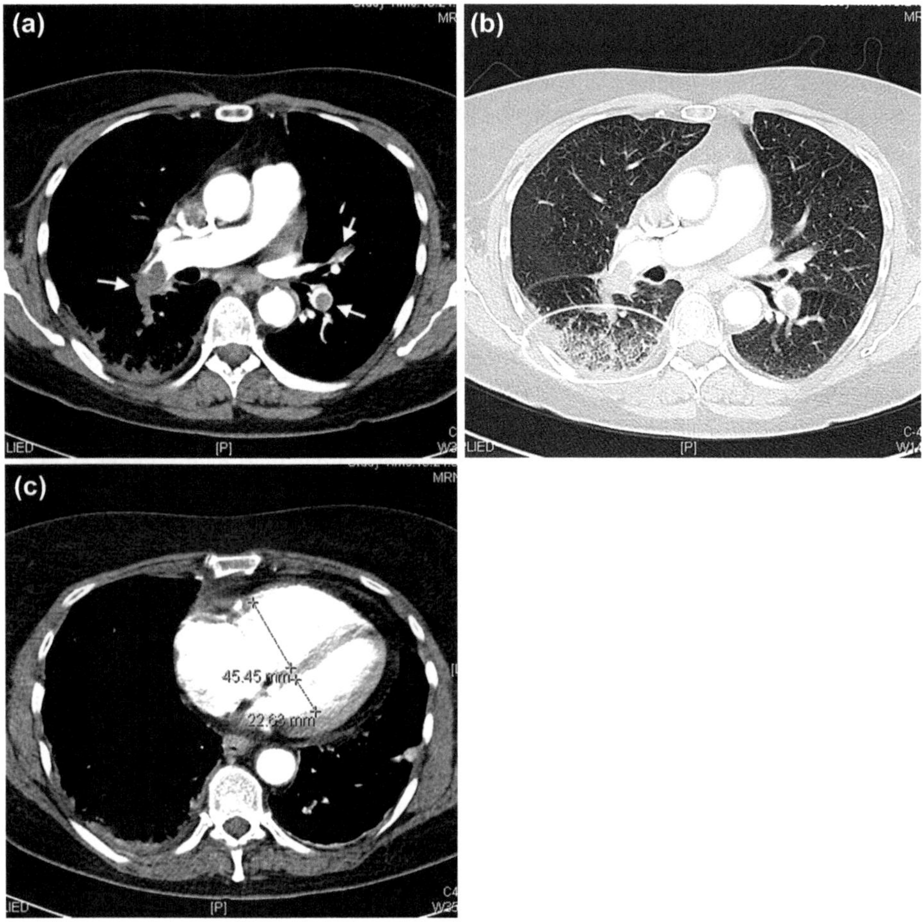

Abb. 16.2 Im CT-Thorax, Weichteilfenster (**a**) Darstellung der beidseitigen Lungenembolie durch Kontrastmittelaussparungen in den Pulmonalarterien (Pfeile); im Lungenfenster (**b**) zudem Darstellung einer Infarktpneumonie und Pleuritis im Bereich des rechten Unterlappens (Kreis); zugleich zeigt der Herzanschnitt (**c**) eine schwere Dilatation des rechten Herzens als Zeichen der akuten pulmonalarteriellen Druckerhöhung, RV/LV-Verhältnis >1,0

Weiterführende Fall-Diskussion

4. Was sollte hinsichtlich der Ursachenabklärung unternommen werden?
5. Wie lange sollte eine Antikoagulation durchgeführt werden?
6. Wie kann ein postthrombotisches Syndrom vermieden werden?

4. *Was sollte hinsichtlich der Ursachenabklärung unternommen werden?*
   Bei jeder Thrombose und/oder venösen Thromboembolie sollte versucht werden, die auslösende Ursache zu finden. Typische Begleitumstände sind bereits als Risikofaktoren in Tab. 16.1 aufgeführt. Okkulte Tumorerkrankungen lassen sich in ca. 5 % der Fälle detektieren. Mitunter lässt sich kein Risikofaktor bzw. provozierende Ursache erkennen. Somit stellt sich manchmal die Frage nach einem Thrombophilie-Screening. Einigkeit besteht darüber, dass ein Screening nur dann sinnvoll ist, wenn sich aus dem Ergebnis therapeutische Konsequenzen ableiten lassen. Dies ist beispielsweise dann der Fall, wenn bei einem Patienten die Entscheidung für oder gegen eine prolongierte Antikoagulation unklar ist bzw. der Status Einfluss auf die Dauer und Intensität der Antikoagulation hat. Häufig wird eine Untersuchung auch bei recht jungen Patienten ohne erkennbare provozierende Ursache sowie bei Patienten mit spontanem Rezidivereignis oder positiver Familienanamnese eingeleitet.

5. *Wie lange sollte eine Antikoagulation durchgeführt werden?*
   Unter Beachtung der Kontraindikationen (wie etwas schwere Niereninsuffizienz oder Schwangerschaft) werden in den meisten Fällen für die Sekundärprophylaxe direkte orale Antikoagulanzien (DOAK) bevorzugt. Bei venösen Thromboembolien mit vorübergehendem Risikofaktor (Immobilisation, OP etc.) kann die Antikoagulation meist nach drei Monaten beendet werden. Bei ausgeprägten Befunden wird häufig eine Behandlung über sechs Monate empfohlen. Patienten, die einen anhaltenden Risikofaktor vorweisen (Tumorerkrankung, Antiphospholipidsyndrom etc.), sollen auf unbestimmte Zeit antikoaguliert werden, wobei eine Fortsetzung regelmäßig, durch Abwägen zwischen Rezidiv- und Blutungsrisiko überprüft werden sollte.

6. *Wie kann ein postthrombotisches Syndrom vermieden werden?*
   Eine Rekanalisation der Leitvene wird in den meisten Fällen beobachtet. In etwa 30 % entwickelt sich jedoch eine postthrombotisches Syndrom (PTS), insbesondere bei proximalen Thrombosen. Bei tiefen Beinvenenthrombosen mit deutlicher Beinschwellung bzw. Beinumfangsdifferenz soll zunächst ein Kompressionsverband zur Entstauung angelegt werden. Anschließend sollen Kompressionsstrümpfe verordnet werden, deren längerfristige Indikation nach sechs Monaten anhand klinischer Beschwerden und venöser Flussverhältnisse überprüft werden sollte.

   Andererseits entwickeln einige Patienten ein post-pulmonary-embolism-syndrome mit anhaltenden Atembeschwerden und/oder funktionellen Einschränkungen (z. B. Gastransferstörung), welches nicht immer durch eine chronisch thrombembolische pulmonale Hypertension (CTEPH) erklärt ist. Die Patienten sollten daher nach spätestens sechs Monaten hinsichtlich persistierender Beschwerden und funktionellen Einschränkungen (Lungenfunktionsprüfung, Echokardiografie) untersucht werden.

Clinical Pearls

- Lungenembolien entstehen meist aus tiefen Beinvenenthrombosen, für deren Entstehung es eine Vielzahl verschiedener transienter oder auch dauerhafter Risikofaktoren gibt.
- In der überwiegenden Zahl der Fälle verlaufen Lungenembolien mit lediglich leichten Symptomen bzw. Beeinträchtigungen, mitunter kann eine Lungenembolie jedoch auch zu einem Lungeninfarkt oder auch hämodynamischer Instabilität führen, welche mit deutlich erhöhter Sterblichkeit einhergeht.
- Die meisten venösen Thrombembolien gehen mit erhöhten D-Dimer-Werten einher. Ein Anstieg der D-Dimere ist jedoch keinesfalls gleichzusetzen mit dem Vorliegen einer Thromboembolie. Normwertige D-Dimere machen das Vorliegen einer akuten Thrombose bzw. Embolie hingegen unwahrscheinlich, vor allem bei niedriger Vortestwahrscheinlichkeit.
- Der Nachweis mittels CT-Pulmonalisangiografie gilt mittlerweile als Goldstandard, mitunter kann eine Lungenembolie auch mittels Lungensonografie dargestellt werden, selten wird noch ein V/Q-Scan zur Detektion angewandt.
- Eine Antikoagulation wird heute meist mit DOAKs empfohlen, die bei unkomplizierten Fällen oft nach drei Monaten wieder beendet werden kann, selten ist eine längere oder auch prinzipiell unlimitierte Anwendung angezeigt, die jedoch regelmäßig hinsichtlich Nutzen-Risiko-Abwägung überprüft werden muss.
- Initial wird häufig noch eine Antikoagulation mit einem (niedermolekularen) Heparin begonnen, insbesondere wenn evtl. noch eine Thrombolysetherapie oder Intervention erforderlich sein sollte.
- Zur Vermeidung von Spätzeitfolgen ist eine Kompressionsbehandlung der betroffenen Extremität sowie eine Verlaufskontrolle hinsichtlich Rekanalisation der Leitvene sowie persistierender pulmonaler Einschränkungen empfohlen.

▶ **Kapitelhinweis für weiterführende Informationen** Akute Dyspnoe, Pulmonale Hypertonie, Akute respiratorische Insuffizienz

Weiterführende Literatur

Kahn SR, de Witt K (2022) Pulmonary embolism. N Engl J Med 387:45–57

Konstantinides S et al (2021) Diagnostik und Therapie der Lungenembolie. Herz 46:589–604

Linnemann B et al. Diagnostik und Therapie der tiefen Venenthrombose und Lungenembolie – AWMF-S2k-Leitlinie. https:/register.awmf.org/de/leitlinien/detail/065-002. Zugegriffen: 17. Febr 2024

Peracaula M et al (2024) Decoding pulmonary embolism: pathophysiology, diagnosis, and treatment. Biomedicine 12(9):1936

Bronchiektasen-Erkrankung 17

17.1 Einleitung

Die umschriebenen permanenten Erweiterung der Bronchien und Bronchiolen entstehen durch eine Schädigung der Wandstrukturen, meist infolge schwerer Infektionen mit Verlegung des Lumens und Initiierung einer chronischen Entzündung. Diese Aussackungen können in Form von zylindrischen, varikösen oder zystischen Ausweitungen erfolgen. Es resultiert je nach Ausmaß eine gestörte mukoziliäre Clearance, die eine weitere Verlegung mit chronischer Entzündung nach sich zieht, so dass die Veränderungen meist progredient verlaufen. Bronchiektasen können sowohl asymptomatisch sein, als auch massive Beschwerden verursachen. Der Begriff der Bronchiektasen-Erkrankung (BE) ist für relevante Bronchiektasen vorbehalten, die neben der radiologischen Nachweisbarkeit mit einer assoziierten Symptomatik einhergehen. Die Dunkelziffer ist weiterhin hoch, obwohl Bronchiektasen heute aufgrund der steigenden Zahl von CT-Untersuchungen häufiger und auch früher diagnostiziert werden. In Deutschland geht man derzeit von einer Prävalenz von mind. 100/100.000 aus.

Grundlegende Überlegungen und vertiefende Diskussionspunkte:

1. Was sind die verschiedenen Ursachen für Bronchiektasen?
2. Wie ist das symptomatische Spektrum?
3. Was sind die diagnostischen Kriterien für Bronchiektasen?

D. Bösch, *Pneumologie*, https://doi.org/10.1007/978-3-662-71444-7_17

17.2 Diskussion

1. *Was sind die verschiedenen Ursachen für Bronchiektasen?*
   Viele Patienten mit zystischer Fibrose (CF) entwickeln Bronchiektasen und ein Großteil der Bronchiektasen ist durch eine CF bedingt, siehe Kap. 28.

   Bronchiektasen, die nicht durch eine zystische Fibrose verursacht wurden, bezeichnet man als Non-CF-Bronchiektasen. Die klassische Ursache für die Entwicklung von Non-CF-Bronchiektasen sind (wiederholte) schwere pulmonale Infekte, vor allem während der Kindheit, da hier die Bronchialwände deutlich vulnerabler sind. Verschiedene Infekte prädestinieren hierzu in besonderer Weise: Pertussis, Pseudomonas aeruginosa, Haemophilus influenzae, Tuberkulose, atypische Mykobakteriosen. Ebenfalls häufig ist die Bronchiektasie verursacht durch eine COPD. Über 30 % der Patienten mit fortgeschrittener COPD weisen Bronchiektasen auf. Seltener liegt auch ein Asthma vor. Zudem begünstigen sämtliche Immundefekte mit rezidivierenden Infekten die Entwicklung einer Bronchiektasie. Seltener ergeben sich eine interstitielle Lungenerkrankung, rheumatoide Erkrankungen oder eine allergisch bronchopulmonale Aspergillose (ABPA) als Ursache. Die häufigste angeborene Ursache für Non-CF-Bronchiektasen ist eine primäre ziliäre Dyskinesie (PCD) mit stark eingeschränkter mukoziliärer Clearance aufgrund einer Fehlfunktion der beweglichen Zilien. In über 30 % der Fälle lässt sich gemäß den Registerdaten (in Deutschland) jedoch keine eindeutige Ursache nachweisen (idiopathische Bronchiektasie).

   Nimmt das Ausmaß der Bronchiektasie zu, kommt es meist zur Entwicklung von Symptomen und man spricht von einer Bronchiektasen-Erkrankung. Die Treiber einer Progression sind strukturelle Lungenschädigungen, chronische Atemwegsinfektionen, chronische Atemwegsentzündungen und eine Beeinträchtigung der mukoziliären Clearance. Diese Faktoren bestärken sich gegenseitig im Sinne eines Circulus vitiosus. Neben den o. g. Bakterien haben auch Pilze und vor allem Viren einen erheblichen Anteil an der Verschlechterung der Bronchiektasen-Erkrankung. Viren können insbesondere Exazerbationen auslösen, die mukoziliäre Clearance beeinträchtigen und bakterielle Infektionen begünstigen.

2. *Wie ist das symptomatische Spektrum?*
   Es gibt nicht wenige Patienten, die über weite Phasen asymptomatisch bleiben und nur während Exazerbationen Beschwerden entwickeln. Klassischerweise klagen Patienten mit Bronchiektasen jedoch über chronischen Husten und Verschleimung. Der Auswurf ist zum Teil recht voluminös und tritt vorzugsweise in den Morgenstunden auf. Die meisten Patienten weisen hierbei ein mukopurulentes oder purulentes Sputum auf, selten kommt es auch zu rezidivierenden Hämoptysen. Das sehr voluminöse dreischichtige Sputum ist pathognomonisch, jedoch eher die Ausnahme. Die Symptomatik bei Bronchiektasie ist nicht spezifisch und weist eine hohe Variabilität zwischen den Patienten auf. Vielfach wird sie durch weitere Symptome zugrunde liegender bzw. weiterer Atemwegs- bzw. Lungenerkrankungen überlagert.

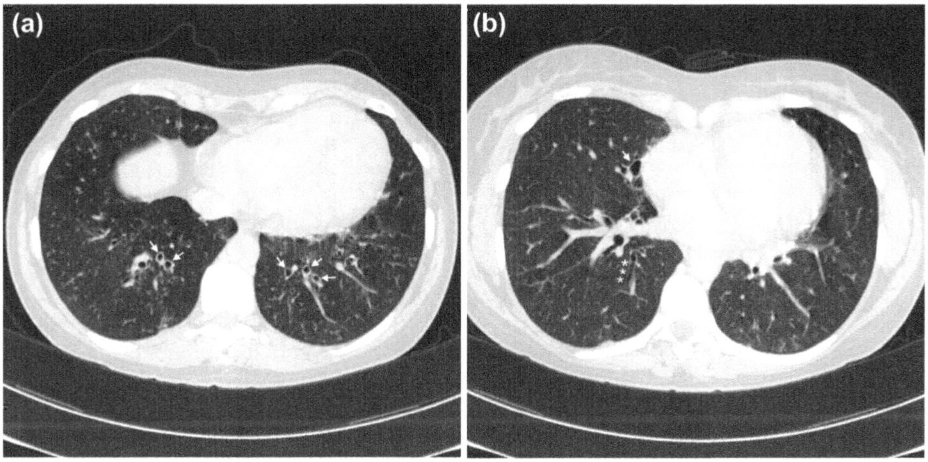

Abb. 17.1 Computertomografie des Thorax einer Patientin mit leichter Bronchiektasie beidseits. CT-Schnitt (**a**) zeigt mehrere Bronchodilatationen mit deutlich erhöhter Ratio zu begleitender Arterie von > 1,5: 1 (Pfeile). Im CT-Schnitt (**b**) sackförmige Bronchiektase medial (Pfeil) und leichte Bronchiektasie mit fehlender Verjüngung über 20 mm (*)

Nicht selten werden neben dem Husten und der Dyskrinie verschiedene weitere unspezifische Beschwerden beklagt. So leiden viele Patienten gleichzeitig an Abgeschlagenheit, Kurzatmigkeit, Gewichtsverlust oder Thoraxschmerzen.

3. *Was sind die diagnostischen Kriterien für Bronchiektasen?*
Bei charakteristischen Beschwerden im Sinne eines chronisch produktiven Hustens, der möglicherweise über Jahre besteht und im Fall von Asthma oder COPD nicht oder nur mäßig auf die Therapie anspricht, sollte an das Vorliegen einer Bronchiektasie gedacht werden. Auch der Sputumnachweis von Pseudomonas oder atypischen Mykobakterien sollte den Verdacht auf Bronchiektasen nach sich ziehen. Die Methode der Wahl für die Bildgebung ist eine hochauflösende Computertomografie (HR-CT) des Thorax. Über die Morphe und Lokalisation der radiologischen Veränderungen lassen sich zudem Hinweise auf die Genese ableiten. Im Weiteren ist die mikrobiologische Untersuchung des Sputums bzw. bronchoskopisch gewonnener Lavageflüssigkeit ein wichtiger Schritt in der Abklärung und Evaluation einer Bronchiektasie. Die diagnostischen CT-Kriterien bei Bronchiektasie sind:
- Bronchienerweiterung, beurteilt durch Verhältnis zwischen Innendurchmesser eines Bronchus zur begleitenden Arterie – Ratio ≥ 1: 1 (z. T. auch ≥1,5: 1 empfohlen)
- Fehlende Verjüngung eines Bronchus über 20 mm hinweg, distal einer Atemwegsaufzweigung
- Subpleurale Sichtbarkeit kleiner Atemwege innerhalb 10 mm von der Pleura

Einige Beispiele von Bronchiektasen sind in Abb. 17.1 und 17.2 gezeigt.

Nicht selten gehen Bronchiektasen mit weiteren Veränderungen einher, die auf eine chronische Entzündung hindeuten: Bronchialwandverdickung, Mucus plugging oder Tree-in-bud-Sign. Die Bronchienerweiterungen bei Bronchiektasie sind stets perma-

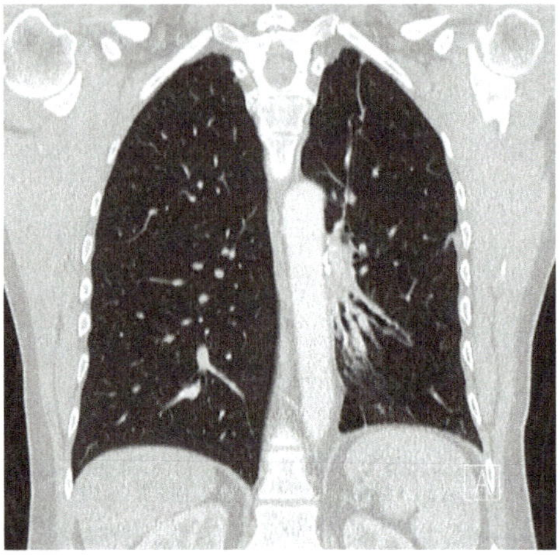

Abb. 17.2 Computertomografie des Thorax eines Patienten mit ausgeprägter Bronchiektasie links. Koronarer CT-Schnitt zeigt erhebliche Bronchiektasen links (zum Teil mit bronchitischer Wandverdickung) nach erfolgter Teilresektion des linken Unterlappens und Vernarbung, siehe zudem auch leichten Zwerchfellhochstand links

Abb. 17.3 Abgesaugter Bronchialschleim bei chronischer Pseudomonasbesiedelung der Bronchien

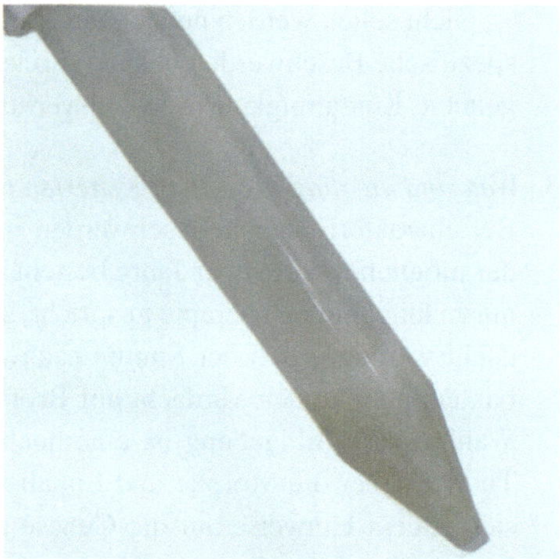

nent und müssen von leichten passageren Bronchodilatationen abgegrenzt werden, die etwa in großen Höhen, bei starker Hypoxämie oder im Rahmen von Infekten vorkommen können und sich reversibel zeigen. Vielfach lässt sich über eine Sputumprobe oder Bronchiallavage (Abb. 17.3) eine Keimbesiedelung, z. B. Kolonisation mit Pseudomonas nachweisen.

► **Merke** Bronchiektatische Aussackungen mit Schädigung der Wandstrukturen resultieren in eine gestörte mukoziliäre Clearance, die oft zu Sekretretention mit weiteren Infektionen führt. Vielfach entsteht eine chronische Entzündung mit sich selbst verstärkenden Effekten im Sinne eines Circulos vitiosus.

17.3 Klinische Falldiskussion

Fallschilderung

Eine 68-jährige Patientin (168 cm, 64 kg, BMI 23 kg/m^2) berichtet über eine seit Monaten anhaltende Leistungsminderung. Seit Jahren habe sie einen chronischen Husten mit gelblichem Auswurf. Der Husten und die Verschleimung hätten in den letzten zwei Wochen deutlich zugenommen. Die Verschleimung sei morgens am stärksten, der Auswurf sei gelb-grünlich und zäh, mitunter habe sie auch leichte Blutspuren beobachtet. In den letzten Tagen sei sie vermehrt kurzatmig gewesen und abgeschlagen. Fieber bestehe nicht, ebenso kein Nachtschweiß oder Gewichtsverlust. Vor drei bis fünf Jahren habe sie wiederholt Lungenentzündungen gehabt, sei aber sonst nie relevant lungenkrank gewesen.

Erster Untersuchungsbefund

Auskultatorisch beidseits vesikuläres Atemgeräusch, keine Nebengeräusche; Herztöne zudem rein und rhythmisch, HF 80/min, AF 14/min, SpO_2 97 % unter RL, Temperatur 36,8 °C; keine Ödeme. ◄

Fall-Diskussion

1. Welche diagnostischen Schritte sollten eingeleitet werden?
2. Gibt es Hinweise auf die Ursache der Bronchiektasen?

1. *Welche diagnostischen Schritte sollten eingeleitet werden?*
Zur Orientierung sollte zunächst eine konventionelle Röntgen-Thoraxaufnahme angefertigt werden, um wichtige Differenzialdiagnosen auszuschließen bzw. einzugrenzen. Auch wenn das konventionelle Röntgen keinen zusätzlichen Informationsgehalt zur wohl zusätzlich anstehenden Computertomografie haben wird, so ist es dennoch wertvoll, um schnell erste Hinweise zu bekommen und zudem ein Vergleichsmedium zu schaffen, das später zur etwaigen konventionellen Verlaufskontrolle dienen kann. Im Weiteren wird bei der aktuellen Sachlage die Anfertigung einer Computertomografie angestrebt, um eine genaue Darstellung der im konventionellen Röntgen oft nur diskret angedeuteten strukturellen Veränderungen (Struktur, Ausmaß und Verteilung) darzulegen. Zudem sollte ein Labor mit Differenzialblutbild, Leber- und Nierenwerten, CRP, den Immunglobulinen A, M, G und E angefertigt werden. Des Weiteren wäre die Bestimmung von antinukleären Antikörpern und den Rheumafaktoren sinnvoll. Das Sputum sollte zudem mikrobiologisch auf pathogene Keime untersucht werden, da akute und chronische Infekte sowohl für die Pathogenese als auch den Verlauf der Bronchiektasen-Erkrankung von zentraler Bedeutung sind. Die Untersuchung von Sputum bzw. respiratorischem Material ist daher nicht nur initial, sondern auch bei klinischer Verschlechterung und bei stabilen Patienten mindestens einmal jährlich empfohlen. Nötigenfalls ist auch die Durchführung einer Broncho-

skopie zu erwägen, sollte es hinsichtlich der Hämoptysen oder des mikrobiologischen Status Unklarheiten geben.

Außerdem sollte bei der Patientin eine Lungenfunktionsprüfung erfolgen. Die Identifizierung der auslösenden Grunderkrankung spielt eine große Rolle, um dann auch therapeutisch mögliche und sinnvolle Handlungsansätze offenzulegen.

2. *Gibt es Hinweise auf die Ursache der Bronchiektasen?*
Die Patientin berichtete über mehrere Pneumonien, die möglicherweise nicht vollständig ausgeheilt waren und über Kolonisationen chronische Entzündungen induziert haben könnten, die über Monate entsprechende strukturelle Veränderungen nach sich zogen. Anhaltspunkte für eine erworbene Immundefizienz ergeben sich primär nicht. Kongenitale Veränderungen sind aufgrund des Alters bei der Erstmanifestation nicht zu erwarten. Klinische Hinweise auf eine primäre Grunderkrankung wie Rheuma, ABPA, COPD liegen ebenfalls nicht vor. Ein Lungenfunktionstest zum Ausschluss einer Ventilations- und/oder Diffusionsstörung sollte dennoch routinemäßig durchgeführt werden, sowie entsprechende Laboruntersuchungen.

Fallbericht Fortsetzung

In der CT des Thorax erfolgte der Nachweis ausgeprägter Bronchiektasen, zum Teil mit mukoider Impaktion, siehe Abb. 17.4 a und b. Das CRP war mit 23 mg/l leichtgradig erhöht. Die Immunglobuline und das weitere Labor waren unauffällig. In der Lungenfunktionsprüfung ergab sich der Nachweis einer leichtgradigen Obstruktion. Ursächlich für die Verschlechterung der chronischen Beschwerden ergab sich eine Exazerba-

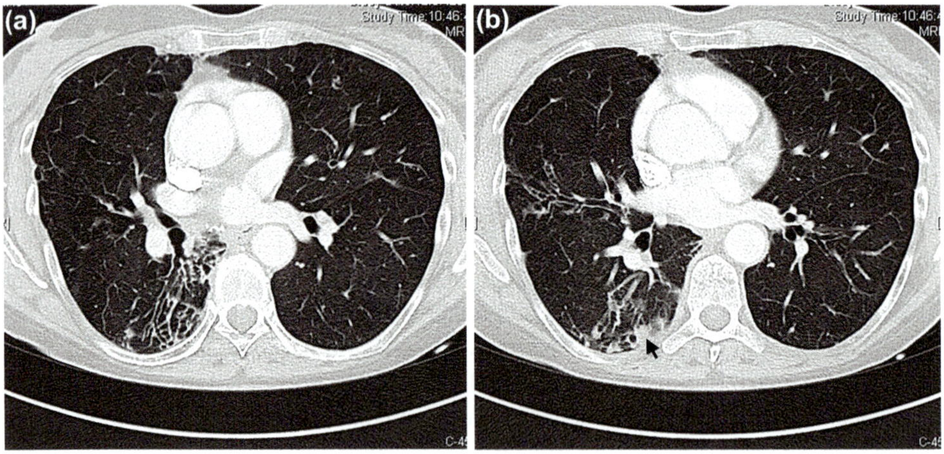

Abb. 17.4 Computertomografie des Thorax (**a**) mit Darstellung ausgeprägter zylindrischer Bronchiektasen im apikalen rechten Unterlappen; Im 2. Anschnitt (**b**) zudem mukoide Impaktion einer subpleuralen Bronchiektase im Unterlappen (Pfeil) sowie weiteren zylindrischen Bronchiektasen im Mittellappen.

tion der bis dato unbekannten Bronchiektasie. In Anbetracht der chronischen Symptome muss vielmehr von einer Bronchiektasen-Erkrankung gesprochen werden. In einer mikrobiologischen Aufarbeitung des Sputums ließ sich bei der Patientin Haemophilus influenzae isolieren. Eine antibiogrammgerechte antibiotische Behandlung über 14 Tage wurde eingeleitet. Zudem erfolgten physikalische und atemtherapeutische Anwendungen zur Verbesserung der mukoziliären Clearance. ◄

Weiterführende Fall-Diskussion

3. Was sind die prinzipiellen Therapiemöglichkeiten bei Bronchiektasie?
4. Welche Bedeutung haben Exazerbationen?
5. Wie lässt sich die Sekretmobilisation verbessern?

3. *Was sind die prinzipiellen Therapiemöglichkeiten bei Bronchiektasie?*
   Die Basis der Therapie ist, wenn möglich, die Behandlung der Grunderkrankung (z. B. Substitution mit Immunglobulinen bei Hypogammaglobulinämie oder Behandlung von Atemwegsobstruktion bei COPD). Zudem ist die Verbesserung der mukoziliären Clearance und Sekretdrainage (s. u.) ein zentrales Thema. Die Therapie von Infektionen (Antibiotika bei Exazerbationen, in Einzelfällen auch inhalative oder orale Intervall- oder Dauertherapie), bei Nachweis einer neuen Kolonisation (bzw. chronischen Infektion) mit Pseudomonas aeruginosa wird zudem eine Eradikationsbehandlung empfohlen. Die Durchführung einer Infektprophylaxe (vor allem Impfungen) ist ebenfalls wichtig. Mitunter kann der Einsatz chemischer Expektorantien (z. B. Ambroxol oder N – Acetylcystein) oder Phytotherapeuktika (Cineol, Efeu-Thymian) hilfreich sein. Vor allem bei lokal umschriebenen und ausgeprägten Befunden (evtl. mit rezidivierenden Hämoptysen) kann auch eine chirurgische Intervention (z. B. Segmentresektion) angezeigt und sinnvoll sein. Die überwiegende Mehrzahl der Bronchiektasen weißt eine Inflammation vom neutrophilen Endotyp auf. Derzeit gibt es Studien, die hoffnungsvolle Ergebnisse mit Brensocatib zeigten. Brensocatib ist ein oralen Hemmer des Enzyms Dipeptidyl-Peptidase-1 (DPP-1), das für die Aktivierung der neutrophilen Serinproteasen verantwortlich ist. Daten weisen auf eine gute antiinflammatorische Wirkung mit Reduktion der Exazerbationsrate hin, so dass die bisher eher eingeschränkten Therapiemöglichkeiten bei Non-CF-Bronchiektasen wohl zukünftig erweitert werden könnten.

4. *Welche Bedeutung haben Exazerbationen?*
   Viele Patienten mit Bronchiektasen haben jährlich mindestens eine Exazerbation. Etwa ein Drittel der Betroffenen leidet sogar jährlich an drei oder mehr Exazerbationen und nicht wenige müssen regelmäßig stationär behandelt werden. Ursächlich sind meist Atemwegsinfektionen, vor allem durch Pseudomonas, Haemophilus oder Staphylokokken. Die folgenden Symptome deuten auf eine Exazerbation hin, wobei mindestens drei der folgenden Kardinalsymptome (über mindestens 48 Stunden) vorliegen sollten:

- Neuer oder vermehrter Husten
- Zunahme von Sputummenge und/oder -konsistenz
- Neuauftreten oder Zunahme der Sputumpurulenz
- Neue oder vermehrte Dyspnoe und/oder verschlechterte Belastbarkeit
- Zunahme von Müdigkeit, Abgeschlagenheit
- Neu aufgetretene oder vermehrte Hämoptysen

Die antibiotische Therapie sollte möglichst Antibiogramm-kontrolliert erfolgen, und die Behandlungsdauer sollte mit mindestens 14 Tagen über der Dauer einer üblichen Pneumoniebehandlung liegen. Meist empfiehlt sich zudem die Durchführung einer antibiotischen Kombinationsbehandlung.

5. *Wie lässt sich die Sekretmobilisation verbessern?*
Einen besonderen Stellenwert hat die atem- und physiotherapeutische bzw. physikalische Behandlung der Dyskrinie. Die Verbesserung der mukoziliären Clearance und Sekretdrainage ist die zentrale Maßnahme der Akut- und Langzeittherapie für die meisten Patienten. Für die Verflüssigung des Bronchialsekretes ist die ausreichende Trinkmenge eine Grundvoraussetzung. Neben der regelmäßigen Feuchtinhalation von Kochsalzlösung (möglichst hyperosmolar), steht eine Selbstbehandlung mit oszillierenden PEP-Geräten zur Verfügung. Patienten sollten verschiedene Mucus-clearance-Techniken erlernen. Neben der Selbsttherapie sind jedoch oftmals zusätzlich atemtherapeutische Anwendungen hilfreich. Die Sekretolyse und Sekretmobilisation kann vielfach auch durch den Einsatz von Phytopharmaka (z. B. Cineol) unterstützt werden.

Clinical Pearls

- Bronchiektasen sind irreversible Aussackungen der Bronchien, die von passageren leichten Bronchienerweiterungen differenziert werden müssen.
- Bronchiektasen sind regelmäßig bei Patienten mit zystischer Fibrose nachweisbar, davon abzugrenzen sind Non-CF-Bronchiektasen die durch eine Reihe verschiedener Ursache ausgelöst werden können (schwere Atemwegsinfekte, COPD, primär ziliäre Dyskinesie etc.).
- Die Bronchiektasen-Erkrankung ist in Abgrenzung zur alleinigen radiologische Darstellbarkeit durch zusätzliche assoziierte Symptome definiert.
- Die Computertomografie gilt als Goldstandard für die Diagnose von Bronchiektasen. Bei jungen Patienten kann auch eine Magnetresonanztomografie erwogen werden.
- Keime können sowohl Auslöser als auch Treiber einer Bronchiektasen-Erkrankung sein, zudem sind sie meist die Ursache für Exazerbationen.
- Die Beschwerden sind meist von einer chronisch produktiven Hustensymptomatik charakterisiert. Häufig bestehen zudem jedoch unspezifische Begleitbeschwerden.

- Bronchiektasen führen mitunter zu wiederholten und auch starken Hämoptysen.
- Viele Patienten haben regelmäßig Infekt-bedingte Exazerbationen der Bronchiektasen, eine Antibiogramm-gerechte und ausreichend lange antibiotische Therapie ist essenziell.
- Verschiedene Maßnahmen zur Sekretmobilisation bzw. Verbesserung der mukoziliären Clearance, wie zum Beispiel regelmäßige Feuchtinhalation einer hyperosmolaren Kochsalzlösung, stellen eine Basistherapie dar.
- Möglicherweise bieten antiinflammatorische Antikörpertherapien zukünftig eine Behandlungsoption.

► **Kapitelhinweis für weiterführende Informationen** Zystische Fibrose, Hämoptysen, COPD, Tuberkulose

Weiterführende Literatur

Juliusson G, Gudmundsson G (2019) Diagnostic imaging in adult non-cystic fibrosis bronchiectasis. Breathe 15:190–197

Polverino E et al (2017) European Respiratory Society guidelines for the management of adult bronchiectasis. Eur Respir J 50:1700629

Rademacher J, Welte T (2011) Bronchiektasen – Diagnostik und Therapie. Dtsch Arztebl Int 108(48):809–815

Ringshausen FC et al. DGP, S2k-Leitlinie. Management erwachsener Patientinnen und Patienten mit Bronchiektasen-Erkrankung. AWMF-Registernummer: 020-030, Version 1.2 – Mai 2024

Sarkoidose

18

18.1 Einleitung

Die Sarkoidose ist eine entzündliche Erkrankung, die häufig chronisch und multisystemisch verläuft und histologisch durch nicht nekrotisierende (synonym nicht einschmelzende/nicht verkäsende) epitheloidzellige Granulome charakterisiert ist. Sie umfasst ein breites Spektrum klinischer Manifestationsformen, weshalb man bei der Sarkoidose auch vom Chamäleon der inneren Medizin spricht. Die Lunge und die angrenzenden Lymphknoten sind vornehmlich in ca. 90 % der Fälle betroffen. Wichtige extrapulmonale Manifestationen sind vor allem die Sarkoidose des Herzens, der Nerven/des Gehirns, der Nieren, der Augen und der Haut. Prinzipiell kann jedes Organ betroffen bzw. mit beteiligt sein. Die Genese ist bis heute weitestgehend unklar. Unbekannte Auslöser provozieren bei genetisch prädestinierten Personen eine Immunreaktion mit typischer Granulombildung.

Mit einer Prävalenz von ca. 40/100.000 gehört die Sarkoidose zu den häufigeren Erkrankungen innerhalb der Gruppe der seltenen Krankheiten. Die Inzidenz steigt ab der dritten Lebensdekade deutlich an und gipfelt um das 55. Lebensjahr. Frauen und Männer sind hierbei gleichermaßen betroffen.

► **Merke** Die Sarkoidose ist eine Erkrankung mit vielen Gesichtern, da sie verschiedene Organe betreffen und sich mit unterschiedlichen Symptome präsentieren kann. Die Verläufe sind zudem recht unterschiedlich und schlecht voraussagbar. In vielen Fällen bleibt die Sarkoidose symptomlos und heilt spontan ab. Daher wird die Sarkoidose nicht selten auch als Zufallsbefund diagnostiziert.

D. Bösch, *Pneumologie*, https://doi.org/10.1007/978-3-662-71444-7_18

Grundlegende Überlegungen und vertiefende Diskussionspunkte:

1. Wie sind die Manifestationsformen bei einer Sarkoidose der Lunge?
2. Wie sind weitere Organbeteiligungen auszuschließen?
3. Welchen Stellenwert hat der Ausschluss von Differenzialdiagnosen?

18.2 Diskussion

1. *Wie sind die Manifestationsformen bei einer Sarkoidose der Lunge?*
   Es gibt eine akute Verlaufsform, das Löfgren-Syndrom, welches plötzlich auftritt und durch folgende Trias charakterisiert ist:
   - Bihiläre Lymphadenopathie (Lymphknotenvergrößerung beider Hili)
   - Erythema nodosum (schmerzhafte Knoten an den Streckseiten der Unterarme und Unterschenkel)
   - Schmerzhafte Sprunggelenksarthritis

   Häufig ist die Trias initial durch grippale Symptome begleitet. Frauen sind etwas häufiger betroffen als Männer. Das typische Manifestationsalter liegt zwischen dem 20. und 30. Lebensjahr. Es heilt in den meisten Fällen spontan innerhalb weniger Monate ab. Oftmals sind NSAR hilfreich und ausreichend.

   Hiervon abzugrenzen ist die chronisch pulmonale Sarkoidose der Lunge (mit angrenzenden Lymphknoten), die, historisch begründet, basierend auf den Beobachtungen von Scadding in den 50er Jahren, noch heute mit der nachfolgenden radiologischen Einteilung klassifiziert wird (Typ/Stadium 0–IV):
   - Typ 0 – radiologisch normal/unauffällig
   - Typ I – bihiläre Lymphadenopathie
   - Typ II – bihiläre Lymphadenopathie und Lungeninfiltrate
   - Typ III – Lungeninfiltrate ohne bihiläre Lymphadenopathie
   - Typ IV – Fibrosierung des Lungenparenchyms

   Die radiologische Einteilung beruht auf konventionell-radiologischen Thoraxbildern und sollte nur bedingt auf die deutlich höher sensitiven computertomografischen Bilder übertragen werden, da es sonst regelhaft zu höherklassifizierten Befunden kommt.

   Die chronische Verlaufsform zeigt abhängig vom Röntgentyp unterschiedliche Spontanremissionsraten. Während Typ I und II meist innerhalb von ein bis zwei Jahren eine Remission zeigen, verläuft der seltenere Typ III häufig chronisch progredient und führt zu Fibrosierungen (Typ IV). Mitunter kommt es komplikatorisch auch zu einer zusätzlichen pulmonalen Hypertonie. In über der Hälfte der Fälle lässt sich jedoch eine Sarkoidose vom Typ I nachweisen. Diese geht mit einer sehr hohen Spontanheilungsrate einher. Chronisch progrediente Verläufe gibt es nur sehr selten. Die Abb. 18.1 und 18.2 zeigen verschiedene radiologische Manifestationsformen.

   In etwa der Hälfte der Fälle bleibt die pulmonale Sarkoidose asymptomatisch, insbesondere bei Typ I. Andere Patienten entwickeln eine unspezifische pulmonale Symp-

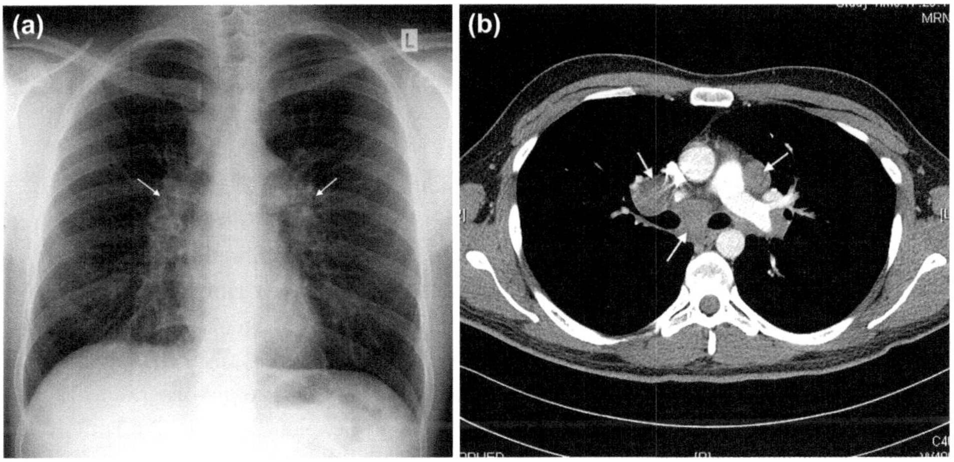

Abb. 18.1 Röntgen-Thoraxaufnahme (**a**) mit bihilärer Lymphadenopathie (Pfeile), in der Computertomografie des Thorax (**b**) korrelierend hiläre und mediastinale Lymphknotenvergrößerungen (Pfeile) bei Sarkoidose Typ I

Abb. 18.2 Röntgen-Thoraxaufnahme eines Patienten mit beidseits ausgeprägten pulmonalen Infiltrationen im Rahmen einer Sarkoidose Typ III

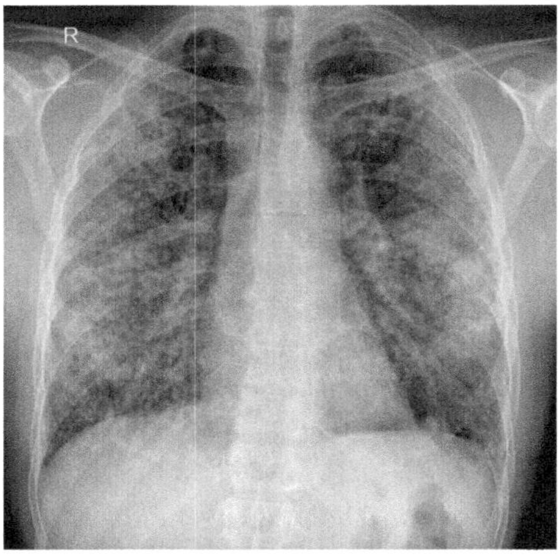

tomatik, die meist durch trockenen Reizhusten, Belastungsdyspnoe und seltener thorakale Schmerzen geprägt ist. Oft kommt es zusätzlich zu einer Leistungsminderung und Abgeschlagenheit. Mitunter werden auch subfebrile Temperaturen, Gewichtsverlust oder Nachtschweiß beklagt. Lungenfunktionell sind bei den meisten Patienten keine Einschränkungen nachweisbar, insbesondere wenn lediglich eine Lymphadenopathie vorliegt. Bei infiltrativen oder gar fibrosierenden Veränderungen kommt es häufig zu Diffusionsstörungen sowie zu einer restriktiven und/oder auch obstruktiven Ventilationsstörung.

▶ **Merke** Das Ausmaß der strukturellen radiologischen Veränderungen muss nicht mit den lungenfunktionellen Einschränkungen oder der Stärke der Beschwerden korrelieren. Nicht selten gehen ausgeprägte radiologische Befunde mit relativ schwachen Beschwerden bzw. Einschränkungen einher.

2. *Wie sind weitere Organbeteiligungen auszuschließen?*
Die Sarkoidose kann prinzipiell jedes Organ betreffen. Nicht selten sind auch mehrere Organe erkrankt. In der initialen Diagnostik sollte daher auch immer nach Zeichen einer extrapulmonalen Organbeteiligung gesucht werden. Jeder Hinweis auf eine mögliche Organbeteiligung sollte sorgfältig abgeklärt werden. Wegen der Tragweite sollte neben der Lunge stets das Herz, die Augen, die Nieren und das Nervensystem untersucht werden. Die Untersuchung sollte neben einer umfassenden körperlichen Untersuchung im Wesentlichen ein EKG, LZ-EKG, eine Echokardiografie, Abdomensonografie, Augenuntersuchung, Blutbild, Leber- und Nierenwerte und Kalziumbestimmung umfassen. Mitunter sind weiterführende Untersuchungen wie Schädel-MRT, Kardio-MRT oder Kardio-FDG-PET-CT erforderlich. Das initiale Screening sollte anlassbezogen, spätestens jedoch nach einem Jahr wiederholt werden, da weitere Organmanifestationen häufig innerhalb der ersten ein bis zwei Jahre auftreten.

3. *Welchen Stellenwert hat der Ausschluss von Differenzialdiagnosen?*
Die Sarkoidose hat ein weites Spektrum an klinischen Manifestationen. Daran zu denken ist daher essenziell. Es gibt keinen Laborparameter, der eine Sarkoidose spezifisch nachweisen könnte. Biomarker wie ACE, löslicher IL2-Rezeptor oder Neopterin sind initial oft erhöht und so bei unklaren Situationen hilfreich, zudem können die Parameter oft zur Verlaufsbeurteilung herangezogen werden.

Eine histologische Sicherung sollte möglichst immer angestrebt werden. Hierzu empfiehlt sich meist die Punktion der intrathorakalen Lymphknoten mittels endobronchialem Ultraschall und Nadelbiopsie (EBUS/TBNA). Diese Methode ist komplikationsarm und hat bei Vorliegen von vergrößerten Lymphknoten eine sehr hohe Sensitivität. Ergänzend sollte stets eine Bronchoskopie, möglichst mit bioptischer Probeentnahme, durchgeführt werden. Unproblematisch und vielfach hilfreich sind Schleimhautbiopsien aus dem sichtbaren Bereich der großen Bronchien. Selbst bei fehlenden makroskopischen Auffälligkeiten (z. B. kopfsteinpflasterartiges Relief) lassen sich nicht selten Granulome nachweisen. Eine etwas höhere Sensitivität aber auch eine höhere Komplikationsrate hat die transbronchiale Biopsie (TBB) aus dem Lungenparenchym. Zudem empfiehlt sich meist die Durchführung einer bronchoalveolären Lavage (BAL) zur Durchführung einer Immunzytologie und dem mikrobiologischen Ausschluss von Infektionen (vor allem der Tuberkulose). Die BAL zeigt typischerweise eine lymphozytäre Alveolitis (> 15 %) mit erhöhtem CD4/CD8-Quotienten (>3,5). Die immunzytologischen Veränderungen sind nicht beweisend, machen eine Sarkoidose jedoch wahrscheinlicher. Andererseits ist auch der histologische Granulom-

Tab. 18.1 Relevante Differenzialdiagnosen der Lungensarkoidose

Erkrankungsart/Gruppe	Beispielerkrankungen
Infektionskrankheiten	Tuberkulose, atypische Mykobakteriose
	Aspergillose, Histoplasmose
Expositionsassoziierte Erkrankungen	Exogen allergische Alveolitis
	Chronische Berylliose
	Silikose
Malignome	Lymphome, z. B. Morbus Hodgkin
	Karzinome mit Lymphangiosis carcinomatosa oder Sarkoidose-ähnliche Läsionen (sarcoid like lesions)
Assoziation zu Medikamenteneinnahmen	Sarkoidose-ähnliche Läsionen durch z. B. Checkpointinhibitoren oder TNF-Alpha-Blocker
Sonstige	Fremdkörperaspirationen, Aspirationspneumonie

nachweis nicht gleichbedeutend mit dem Vorliegen einer Sarkoidose. Es gibt eine Reihe von Differenzialdiagnosen, die es von der Sarkoidose abzugrenzen gilt und die mitunter zu Verwechslungen führen können. Insofern hat der Ausschluss von Differenzialdiagnosen einen hohen Stellenwert. Eine kleine Übersicht gibt die Tab. 18.1.

18.3 Klinische Falldiskussion

Fallschilderung

Die Einweisung eines 50-jährigen Patienten (173 cm, 80 kg, BMI 27 kg/m^2) erfolgte mit trockenem Husten seit über sechs Monaten. Begleitet sei der Husten durch eine alltagseinschränkende Abgeschlagenheit und zunehmende leichte Belastungsdyspnoe. Fieber bestehe nicht, das Gewicht sei stabil. Im konventionellem Röntgenbild des Thorax vor vier Wochen zeigten sich beidseits infiltrative Veränderungen, siehe Abb. 18.3. Daraufhin eingeleitete antibiotische Therapien seien jedoch ohne Effekt geblieben; keine weitere Vormedikation und keine relevanten Vorerkrankungen.

Erster Untersuchungsbefund

Auskultatorisch ließen sich beidseits vesikuläre Atemgeräusche, keine Nebengeräusche feststellen. Die Herztöne waren zudem rein und rhythmisch, HF 80/min, AF 16/min, SpO_2 96 % unter RL, Temperatur 36,8 °C, keine Ödeme, Haut und Gelenke zudem unauffällig. ◄

Fall-Diskussion

1. Wie ist das konventionelle ambulante Röntgenbild zu werten?
2. Welche diagnostische Strategie sollte nun eingeleitet werden?

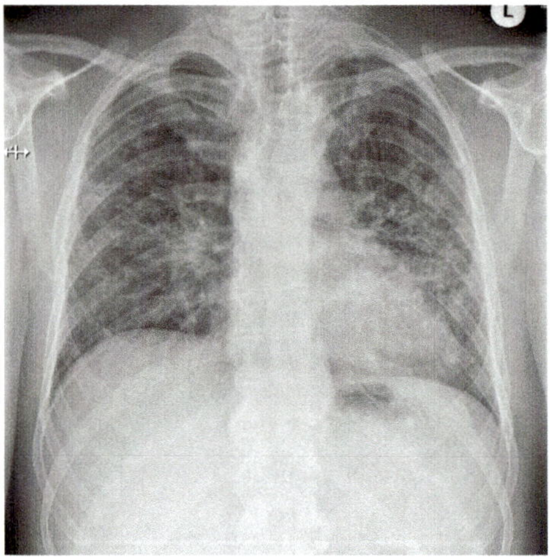

Abb. 18.3 Röntgen-Thoraxbild mit beidseitigen fleckförmigen, zum Teil konfluierenden Lungeninfiltraten

1. *Wie ist das konventionelle ambulante Röntgenbild zu werten?*

   Die prolongierte, eher blande Symptomatik passt nicht zu einer Pneumonie mit beidseitigen radiologischen Infiltrationen. Die fehlende Ansprache auf zwei antibiotische Behandlungen bestärkt diese Annahme. Eine Sarkoidose ist sicherlich eine wichtige Differenzialdiagnose bei dem Patienten. Das konventionelle Röntgenbild würde einem Typ bzw. Stadium III entsprechen, da die Hili nicht vergrößert imponieren. Auch eine kryptogen organisierende Pneumonie (COP) sollte differenzialdiagnostisch erwogen werden.

2. *Welche diagnostische Strategie sollte nun eingeleitet werden?*

   Bei dem vorliegenden Verdacht auf eine pulmonale Sarkoidose muss diese gesichert und andere Differenzialdiagnosen ausgeschlossen werden. Zudem sollte bei Bestätigung einer Sarkoidose der Ausschluss weiterer relevanter Organbeteiligungen (Augen, Herz, Niere etc.) eingeleitet werden. Des Weiteren ist die Abgeschlagenheit weiter abzuklären, da sie zwar grundsätzlich zu einer Sarkoidose passen könnte, aber letztlich unspezifisch ist und daher auch andere Differenzialdiagnosen (Hypothyreose, Schlafapnoe etc.) in Betracht kämen.

   Im Fall der Bestätigung einer Sarkoidose muss zudem noch die Frage der Notwendigkeit einer Therapie überprüft werden und ggf. eine Langzeittherapie bzw. Strategie (Verlaufskontrolle, Therapieanpassungen) eingeleitet und geplant werden.

Fallbericht Fortsetzung

Eine Computertomografie zeigte sarkoidosetypische parenchymale Veränderungen (siehe Abb. 18.4 a und b) und offenbarte zudem leicht vergrößerte mediastinale und hiläre Lymphknoten. Mittels bioptischer Proben EBUS/TBNA und Bronchoskopie mit endobronchialen Biopsien der großen Bronchien ließen sich im Weiteren epitheloidzellige Granulome nachweisen. Eine BAL ergab zudem eine lymphozytäre Alveolitis

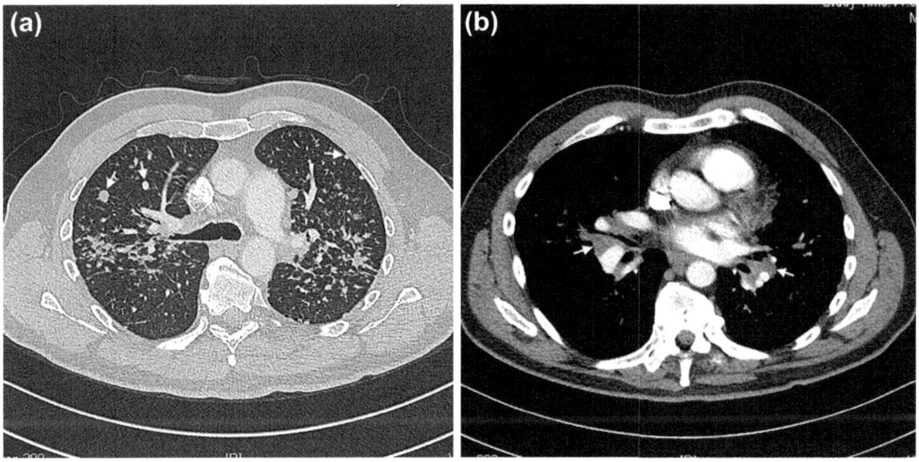

Abb. 18.4 Computertomografie des Thorax (**a**) mit multiplen Mikronoduli beidseits zentrilobulär, zum Teil konfluierend und zudem vereinzelt Rundherden bis 8 mm (Pfeile), Veränderungen betont im Mittelfeld. Im Weichteilfenster des CT (**b**) Nachweis leicht vergrößerter bihilärer Lymphknoten (bis 12 mm, kurze Achse)

(21 %) mit einem CD4/8-Quotienten von 6, was mit einer Sarkoidose gut vereinbar war. Eine mikrobiologische Untersuchung (inklusive Tuberkulose) blieb unauffällig. Auch sonst ergaben sich keine Hinweise auf etwaige Differenzialdiagnosen, sodass die pulmonale Sarkoidose als gesichert angesehen wurde.

Das ACE und der sIL2-Rezeptor waren leicht erhöht, das übrige Labor ergab normwertige Parameter, inklusive des Kalziums. In der Lungenfunktionsuntersuchung zeigte sich eine Einschränkung mit verminderter FVC von 61 %vS bei zudem verminderter TLC von 65 %vS. Die FEV1 waren passend zur Volumenminderung auf 56 %vS reduziert. In der Diffusionsmessung ergab sich ein verminderter Transferfaktor von 73 %vS, der Transferkoeffizient lag zudem bei 78 %vS bei zudem leicht vermindertem Alveolarvolumen von 80 %vS. ◄

Weiterführende Fall-Diskussion

3. Wie ist die Lungenfunktionsprüfung zu bewerten?
4. Welche therapeutischen Maßnahmen sollten empfohlen werden?
5. Ist die Rezidivgefahr relevant?

3. *Wie ist die Lungenfunktionsprüfung zu bewerten?*
   Die Volumenminderung entspricht einer leichtgradigen restriktiven Ventilationsstörung (FVC und TLC vermindert, FVC >60 % vom Soll). Der Tiffeneau-Index ist normal, eine zusätzliche Obstruktion liegt nicht vor. Zudem liegt jedoch noch eine beginnende Transferstörung vor bei leicht vermindertem Transferfaktor. KCO und DLCO sind recht gleichförmig vermindert, was für eine parenchymale Störung spricht. Prinzipiell

wäre bei homogener DLCO- und KCO-Minderung auch eine pulmonalvaskuläre Komponente (pulmonale Hypertonie) oder ein Emphysem denkbar. Das Emphysem ist jedoch abwegig, zumal es in der CT des Thorax keine entsprechenden Hinweise gab. Eine zusätzliche pulmonale Hypertonie tritt mitunter komplikatorisch auf, daher sollte mittels Echokardiografie nach möglichen Hinweisen gesucht werden.

4. *Welche therapeutischen Maßnahmen sollten empfohlen werden?*
Eine Sarkoidose ist in vielen Fällen spontan rückläufig. Der Hauptgrund einer medikamentösen Sarkoidosebehandlung ist in einer Verringerung der Morbidität und Mortalität bzw. Verbesserung der Lebensqualität begründet. Eine Therapieindikation hängt auch von der betroffenen Organmanifestation ab. Der Befall von Herz, ZNS, Augen, Nieren und Haut (Lupus pernio) sollte immer zu einer Therapie führen. Glucocorticoide sind die erste Wahl, aber es gibt auch Alternativen der Immunsuppression. Dem Nutzen einer Therapie sollten stets auch die potenziellen Nebenwirkungen einer Cortisondauerbehandlung gegenübergestellt werden. Falls initial keine klare Behandlungsindikation vorliegt, sollte die Indikation erneut und regelmäßig, z. B. nach drei, sechs und zwölf Monaten überprüft werden.

In unserem Fall besteht eine deutliche Symptomlast (Husten, Fatigue, Belastungsdyspnoe) sowie funktionelle Einschränkungen (Restriktion, Diffusionsstörung). Eine Behandlungsindikation ist somit unstrittig. Entscheidend sind nicht die Ausprägungen der radiologischen Veränderungen sondern die Beschwerden und funktionellen Einschränkungen. Die Therapie der Wahl ist der Einsatz systemischer Glucocorticoide. In den letzten Jahren wurde die initiale Dosisempfehlung für die pulmonale Sarkoidose von Prednisolon 0,5 mg/kg KG auf 20 (bis 40) mg täglich gesenkt. Nach einem Monat soll die Dosis stufenweise über zwei bis drei Monate auf eine Erhaltungsdosis von 5–10 mg reduziert werden. Die Therapiedauer sollte mindestens sechs bis zwölf Monate betragen.

Bei relevanten Nebenwirkungen oder ausbleibender Besserung oder Rezidiv sollte die Therapie um z. B. Methotrexat ergänzt bzw. ersetzt werden. Neuere Studien haben gezeigt, dass eine primäre MTX-Therapie im Vergleich zu Prednisolon möglicherweise effektiver und nebenwirkungsärmer ist und so könnten aktuelle Therapieempfehlungen zukünftig weiter angepasst werden. Bei Nichtansprechen auf Glucocorticoide oder Zweitlinienmedikamente werden monoklonale Antikörper, z. B. Infliximab (TNF-Alpha-Inhibitoren) empfohlen. Zuvor muss stets eine (latente) Tuberkulose mittels (IGRA und Röntgen-Thoraxaufnahme) ausgeschlossen werden und im Fall des Nachweises einer latenten Tuberkulose eine präventive Therapie (z. B. mit Isoniazid und Rifampicin über drei Monate) eingeleitet werden. Das Risiko einer Reaktivierung einer latenten TBC ist im unter TNF-Alpha-Inhibition etwa zehnfach erhöht im Vergleich zur Normalbevölkerung.

5. *Ist die Rezidivgefahr relevant?*
   In etwa der Hälfte der Fälle kommt es zu Rezidiven. Bei einer Indikation für eine Langzeitbehandlung über zwölf Monate ist die Rezidivrate sogar noch höher. Es ist daher empfohlen, die Patienten für mindestens drei Jahre nach Erreichen der Remission regelmäßig nachzuverfolgen. Dabei löst ein Sarkoidose-Rezidiv nicht zwangsläufig die gleichen Symptome aus wie die Erstmanifestation, da bei einem Rezidiv auch andere Organe betroffen sein können.

Clinical Pearls

- Die Sarkoidose manifestiert sich vornehmlich an Lunge und angrenzenden Lymphknoten, kann jedoch prinzipiell jedes Organ betreffen.
- Die Symptomatik und der Verlauf sind sehr variabel und das Spektrum reicht von asymptomatisch bis lebensbedrohlich.
- Das Ausmaß der strukturellen Veränderungen muss nicht mit den Funktionseinschränkungen oder der Stärke der Beschwerden korrelieren.
- Der histologische Nachweis von Granulomen ist nicht gleichbedeutend mit der Diagnose einer Sarkoidose, Differenzialdiagnosen wie der Tuberkulose sollten stets bedacht und ausgeschlossen werden.
- Beim Befall von Herz, ZNS, Augen, Nieren oder Haut sowie bei Hyperkalzämie sollte stets eine Therapie eingeleitet werden.
- Etwa die Hälfte der Fälle mit pulmonaler Sarkoidose sind asymptomatisch bzw. müssen nicht primär behandelt werden. Die Rate an Spontanremissionen ist insbesondere bei Stadium 0 und I sehr hoch.
- Ziel der Behandlung ist die Vermeidung eines irreversiblen oder progredienten Funktionsverlustes (z. B. Lungenfibrosierung) und/oder die Verbesserung von Beschwerden.
- Eine Sarkoidose spricht meist gut auf orale Corticosteroidgabe an, hierbei sind die Empfehlungen der initialen Dosen seit einigen Jahren deutlich niedriger bei gleicher Wirksamkeit.
- Die verschiedenen Nebenwirkungen einer Steroidlangzeitbehandlung sollten stets bedacht und minimiert werden.
- MTX ist eine mögliche Therapiealternative mit steigendem Stellenwert.
- Als Drittlinientherapie werden vor allem TNF-Alpha-Inhibitoren (z. B. Infliximab) empfohlen. Zuvor ist eine (latente) Tuberkulose auszuschließen und ggf. zu behandeln.
- Die Rezidivrate ist recht hoch, daher sollte die Therapie ausreichend lang sein und in Nachkontrollen münden.

► **Kapitelhinweis für weiterführende Informationen** Interstitielle Lungenerkrankung, chronische respiratorische Insuffizienz, Tuberkulose

Weiterführende Literatur

Baughman RP et al (2021) ERS clinical practice guidelines on treatment of sarcoidosis. Eur Respir J 58:2004079

Drent M et al (2021) Challenges of sarcoidosis and its management. N Engl J Med 385:1018–1032

James WE, Bonella F (2022) Pulmonary sarcoidosis. In: Bonella F, Culver DA, Israël-Biet D (Hrsg) Sarcoidosis (ERS monograph). European Respiratory Society, Sheffield, S 122–141

Lang, D. Sarkoidose – neue Leitlinien, neue Therapieansätze. rheuma plus (2025). https://doi.org/10.1007/s12688-024-00815-y

Prasse A (2016) Diagnose, Differenzialdiagnose und Therapie der Sarkoidose. Dtsch Arztebl Int 113:565–574

Soriano D et al (2020) Sarkoidose Pneumologe 17:65–80

Malignes Pleuramesotheliom 19

19.1 Einleitung

Im Vergleich zum Lungenkarzinom ist das maligne Pleuramesotheliom (MPM) eine eher seltene maligne Tumorerkrankung, welche sich von den serösen Häuten der Pleura ableitet. Über 90 % der Fälle können auf eine Asbestexposition zurückgeführt werden. Männer sind vornehmlich betroffen und das mittlere Erkrankungsalter ist mit 75 Jahren recht hoch. Die Diagnose führt zur Meldepflicht des Verdachts auf das Vorliegen einer Berufskrankheit (BK Nr. 4105) auch wenn eine berufliche Exposition nicht immer offensichtlich oder erinnerlich ist. Oft handelt es sich nur um eine kurze Expositionszeit, die zum Teil bis zu 50 Jahre zurückliegt. Schutzvorschriften wurden schon vor Jahrzehnten installiert und die berufliche Verarbeitung von Asbest seit über 30 Jahren unterbunden. Dennoch kommt es auch heute noch, teils durch Unwissenheit, zu Asbestexposition im privaten Umfeld. Dies sind aktuell vornehmlich Sanierungsarbeiten, da Asbest vielfach eingesetzt wurde: Asbestzement, Putzmasse, Elektrogeräte, Bremsbeläge etc. Es wird wohl noch Jahrzehnte dauern, die als unverwüstlich geltenden Asbestquellen zu beseitigen. Aufgrund der zudem oft mehrjährigen Latenz zwischen Exposition und Manifestation asbestbedingter Lungen- und Pleuraerkrankungen ist noch über viele Jahre mit regelmäßigen Neuerkrankungen zu rechnen. Die jährliche Inzidenz in Deutschland liegt bei ca. 1200 Fällen und ist seit 2015 (1400 Fälle) leicht fallend. Die Zahl der jährlich als Berufskrankheit anerkannten Fälle liegt bei ca. 800 Fällen und ist ebenfalls seit wenigen Jahren etwas rückläufig.

Grundlegende Überlegungen und vertiefende Diskussionspunkte:

1. Welche Formen des malignen Pleuramesothelioms lassen sich unterscheiden?
2. Wie wird ein malignes Pleuramesotheliom diagnostiziert?
3. Welche therapeutischen Maßnahmen stehen prinzipiell zur Verfügung?

D. Bösch, *Pneumologie*, https://doi.org/10.1007/978-3-662-71444-7_19

19.2 Diskussion

1. *Welche Formen des malignen Pleuramesothelioms lassen sich unterscheiden?*
   Histologisch werden drei Typen unterschieden, die hinsichtlich Häufigkeit und Prognose differieren. Das epitheloide maligne Pleuramesotheliom bildet mit 50–60 % den häufigsten Subtyp und ist prognostisch am günstigsten. Als nicht-epitheloide MPM werden der biphasische und der sarkomatoide Subtyp zusammengefasst. Dies hat hinsichtlich der Therapieempfehlungen eine relevante Bedeutung. Während der überwiegende Anteil als asbestinduziert anzusehen ist, lässt sich bei knapp 10 % keine frühere Asbestexposition nachweisen, sodass man hier zum Teil von Spontanmesotheliomen ausgeht, die früher, meist in der vierten Lebensdekade, auftreten und Frauen und Männer gleichermaßen betreffen. Das MPM wächst vor allem organbegrenzt, meist zunächst unifokal umschrieben, später diffus flächig-knotig entlang der Pleuraoberfläche. Metastasierungen kommen jedoch vor und betreffen vornehmlich die thorakalen Lymphknoten, die Lunge und das Peritoneum. Zum Teil werden die benachbarten Strukturen auch per continuitatem infiltriert. Meist entwickelt sich bereits relativ früh ein ausgedehnter Pleuraerguss.

2. *Wie wird ein malignes Pleuramesotheliom diagnostiziert?*
   Initial ist ein Pleuramesotheliom oft relativ symptomarm. Später klagen die meisten Patienten über zunehmende Dyspnoe und im Verlauf progrediente thorakale Schmerzen. Einige leiden zudem an einem zumeist trockenen Husten. Begleitet werden können diese pulmonalen Beschwerden von unspezifischer Abgeschlagenheit oder auch Gewichtsverlust. Nicht selten liegen Monate zwischen den ersten Symptomen und der gesicherten Diagnose.

   In einem Thoraxröntgenbild zeigt sich initial oft ein ausgeprägter einseitiger Pleuraerguss. Pleuraverdickungen kommen meist erst nach der Ergusspunktion zur Darstellung. Mittels Ultraschall lässt sich der Erguss leicht sichern, und es lassen sich oftmals auch pleurale Verdickungen nachweisen. Eine initiale Ergussentlastung ist auch unter dem Aspekt sinnvoll, dass sich die tumorösen Veränderungen in der nachfolgenden Bildgebung besser darstellen lassen. Goldstandard für die Beurteilung der Tumorausdehnung und Lokalisation sowie den Nachweis von Lymphknotenmetastasen ist die kontrastmittelgestützte Computertomografie des Thorax. Hier zeigen sich oft auch Brückenbefunde zur vermeintlichen Asbestexposition in Form von verkalkten Pleuraplaques. Zur Frage der Weichgewebsinfiltration (Zwerchfell, Thoraxwand etc.) kann zudem ein MRT hilfreich sein. Selten, etwa vor kurativ intendierten chirurgischen Therapien, ist auch eine PET-CT angezeigt. Ein Beispiel zeigt die Abb. 19.1 a und b.

   Bei Verdacht auf ein MPM ist die histologische Diagnostik mit ergänzender immunhistochemischer Sicherung unumgänglich. Die rein zytologische Diagnostik (des Ergusses) kann fälschlicherweise leicht zu dem Verdacht eines Adenokarzinoms führen und ist daher nicht ausreichend. Die videoassistierte Thorakoskopie (VATS) ist der sonografisch gesteuerten Pleurastanzbiopsie weit überlegen und gilt heute als Methode

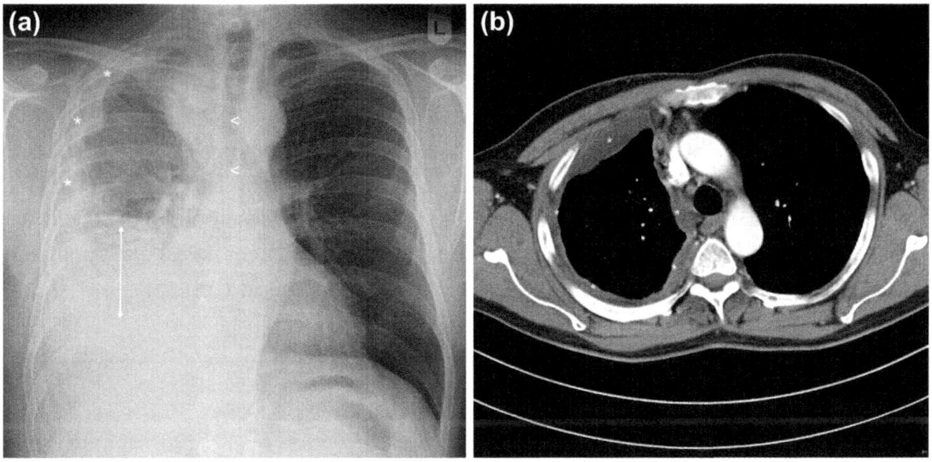

Abb. 19.1 Röntgen-Thoraxaufnahme, p. a. (**a**) mit leichter Mediastinalverlagerung nach rechts (<) trotz Pleuraergusses (Doppelpfeil), jedoch bei Pleuraverdickung/Tumorummauerung der Lunge (*). Im Weichteilfenster der Computertomografie des Thorax (**a**) nach Pleurapunktion bestätigt sich die zirkuläre tumoröse Ummauerung der Lunge (*) die später als malignes Pleuramesotheliom histopathologisch gesichert wurde

der Wahl um die Diagnose histopathologisch zu sichern und die Tumorausdehnung in der Pleurahöhle festzustellen. In palliativen Situationen erlaubt die Thorakoskopie gleichzeitig die Durchführung einer Talkumpoudrage zur Pleurodese.

3. *Welche therapeutischen Maßnahmen stehen prinzipiell zur Verfügung?*

Die Prognose bei malignem Pleuramesothelioms ist deutlich eingeschränkt und die therapeutischen Möglichkeiten begrenzt. Die Fünf-Jahres-Überlebensrate liegt nur bei gut 10 %. Dies ist auch von dem histologischen Subtyp abhängig. Das mittlere Überleben ohne Behandlung beträgt ca. sieben Monate. Da eine Komplettresektion auch in lokalisierten Stadien praktisch kaum möglich ist, kommt der systemischen Tumortherapie eine besondere Bedeutung zu. Die Therapieempfehlung orientiert sich an der Ausbreitung, dem histologischen Subtyp und dem Allgemeinzustand des Patienten. Bei Vorliegen eines epitheloiden Subtyps in frühem Stadium und lediglich begrenztem Lymphknotenbefall kann eine erweiterte Pleurektomie/Dekortikation begleitet von einer neoadjuvanten oder adjuvanten systemischen Therapie erwogen werden. Dieser potenziell kurative Therapieansatz dient einer möglichst maximalen Krankheitskontrolle, Rezidive sind jedoch häufig und erfolgreiche Langzeiterfolge eher die Ausnahme. Zum Teil werden operative Maßnahmen mit einer hyperthermischen intraoperativen Chemotherapie (HITHOC) kombiniert.

In fortgeschrittenem oder metastasiertem Stadium sowie bei Rezidiven wird eine Chemotherapie oder eine Immuntherapie empfohlen. Die Reihenfolge hängt primär vom histologischen Subtyp ab und zum Teil auch vom Ausmaß. Letztlich bleiben bei vielen Patienten im Verlauf nur symptomorientierte palliativmedizinische Maßnahmen

(Best Supportive Care) zur Linderung der Dyspnoe oder Schmerzen. Neben einer Analgetikaeinnahme kann die Anwendung einer begrenzten Strahlentherapie, die Durchführung einer Pleurodese oder auch eine Sauerstofftherapie sinnvoll sein.

▶ **Merke** Bei einseitigen Pleuraergüssen oder Pleuraverdickungen sollte bei fehlenden Zeichen einer Infektion und insbesondere bei zusätzlichen Thoraxschmerzen verstärkt an das mögliche Vorliegen eines malignen Pleuramesothelioms gedacht werden. Frühere Asbestkontakte erhärten den Verdacht, sind aber initial und spontan oft nicht erinnerlich, da meist eine Latenz von 30 bis 40 Jahren vorliegt.

19.3 Klinische Falldiskussion

Fallschilderung

Eine progrediente und nunmehr schwere Belastungsdyspnoe, zunehmende linksthorakale Schmerzen und ein leichter trockener Husten führten bei einem 78-jährigen Patienten (174 cm, 67 kg, BMI 22 kg/m^2) zur stationären Einweisung. Fieber wurde nicht beobachtet. Die Beschwerden hätten vor ca. drei Monaten begonnen und seien in den letzten vier Wochen zunehmend stärker geworden. Eine kardiologische Vorstellung vor einer Woche sei ohne pathologischen Herzbefund geblieben, ergab jedoch nebenbefundlich den sonografischen Nachweis eines linksseitigen Pleuraergusses. Relevante kardiopulmonale Vorerkrankungen wurden verneint, der Patient habe zudem nie geraucht.

Erster Untersuchungsbefund

Auskultatorisch ergab sich linksseitig ein deutlich abgeschwächtes Atemgeräusch, rechts vesikuläres Atemgeräusch, keine Nebengeräusche, Herztöne rein und rhythmisch, HF 90/min, RR 120/60 mmHg, AF 18/min, SpO_2 96 % unter RL, keine Ödeme.

In der Röntgenaufnahme des Thorax ergab sich der Verdacht auf eine pleurale Verdickung linkslateral sowie der Nachweis eines ausgedehnten Pleuraergusses linkseitig, siehe Abb. 19.2. In der Lungenfunktion zeigte sich eine mindestens leichtgradige extraparenchymale Restriktion, siehe Abb. 19.3 a und b. Es erfolgte im Weiteren eine ergänzende Sonografie des Thorax, bei der der ausgeprägte Erguss bestätigt wurde und in gleicher Sitzung 1000 ml leicht blutige Ergussflüssigkeit punktiert wurden. Zudem konnten tumoröse Verdickungen weiterer Pleuraabschnitte dargestellt werden. Mit dem Verdacht auf das Vorliegen eines malignen Pleuramesothelioms wurde daraufhin eine Untersuchung mittels Computertomografie des Thorax mit Kontrastmittel initiiert, siehe Abb. 19.4. ◀

Fall-Diskussion

1. Wie lässt sich die Diagnose sichern?
2. Weshalb ist die genaue Berufsanamnese und Klärung der beruflichen Asbestexposition wichtig?

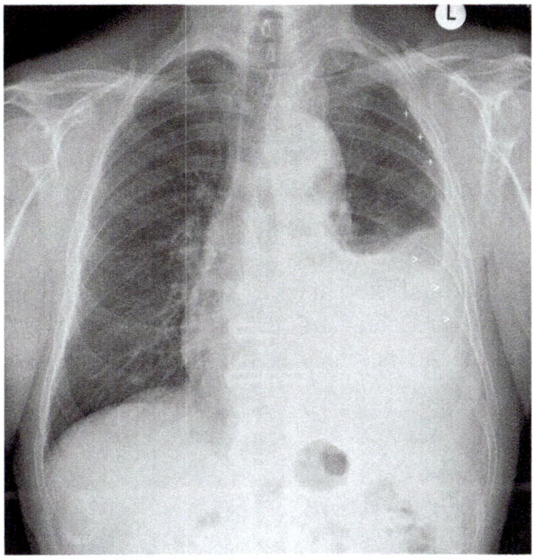

Abb. 19.2 Röntgen-Thoraxaufnahme, p. a. ergibt den Verdacht auf eine pleurale Verdickung linkslateral (+) und einen ausgedehnten Pleuraerguss links (>)

(a)

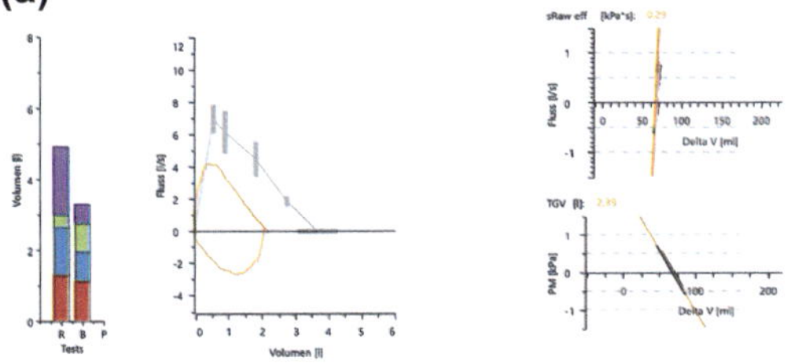

		Soll	LLN	Pre	% Soll	Z-Score
VC IN	[L]	3,58	2,89	2,08	58 %	-3,6
FVC	[L]	3,68	2,94	2,17	59 %	-3,4
FEV 1	[L]	3,21	2,58	2,02	63 %	-3,1
FEV1%FVC	[%]	87,83	76,20	93,04	106 %	0,9
PEF	[L/s]	6,94	5,46	4,17	60 %	-3,1
FEF 75	[L/s]	1,85	1,01	1,35	73 %	-0,9
FEF 50	[L/s]	4,46	2,65	2,97	67 %	-1,4
FEF 25	[L/s]	6,13	3,91	4,06	66 %	-1,5
sRaw eff	[kPa*s]	0,96	0,96	0,29	30 %	
Raw eff	[kPa*s/L]	0,30	0,30	0,12	40 %	
sRaw tot	[kPa*s]	0,96	0,96	0,70	73 %	
Raw tot	[kPa*s/L]	0,30	0,30	0,29	98 %	
sGaw eff	[1/(kPa*s)]	1,04	1,04	3,47	334 %	
TLC	[L]	4,77	3,78	3,30	69 %	-2,4
FRC	[L]	2,61	1,79	1,96	75 %	-1,3
ERV	[L]	1,36	1,36	0,83	61 %	
RV	[L]	1,30	0,72	1,13	87 %	-0,5
IC	[L]	2,29	2,29	1,34	59 %	
RV%TLC	[%]	27,46	17,90	34,26	125 %	1,2

(b)

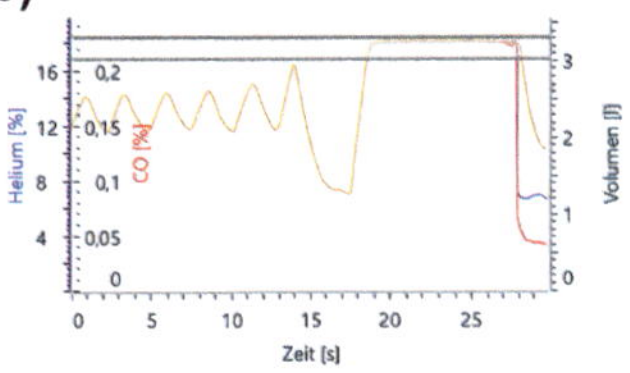

		Soll	LLN	Pre	% Soll	Z-Score
DLCO	[mmol/min/kPa]	7,18	5,49	6,35	88 %	-0,8
KCO	[mmol/min/kPa/L]	1,62	1,26	2,03	126 %	1,7
VA	[L]	4,49	3,68	3,13	70 %	-3,0
VC IN	[L]	3,58	2,89	1,99	56 %	-3,8
T hold	[sec]	-	-	10,77	-	
TLC	[L]	4,77	3,78	3,23	68 %	-2,5
FRC	[L]	2,61	1,79	2,08	80 %	-1,1
RV	[L]	1,30	0,72	1,24	96 %	-0,1

Abb. 19.3 Spirometrie/Bodyplethysmografie (**a**) mit Nachweis einer mindestens leichtgradigen restriktiven Ventilationsstörung (VC, TLC). In der Diffusionsmessung (**b**) niedrignormale Transferleistung (DLCO) mit jedoch leichter Verminderung des Alveolarvolumens (VA) und konsekutiver Erhöhung des Transferkoeffizienten (KCO). Somit keine relevante parenchymale Einschränkung, sondern rein extraparenchymale bedingte Restriktion

1. *Wie lässt sich die Diagnose sichern?*

   Die Bildgebung zeigt zwar das morphologische Bild und das lokale Ausmaß der Veränderungen, kann die Diagnose jedoch nicht sichern. Hierzu ist eine Probeentnahme

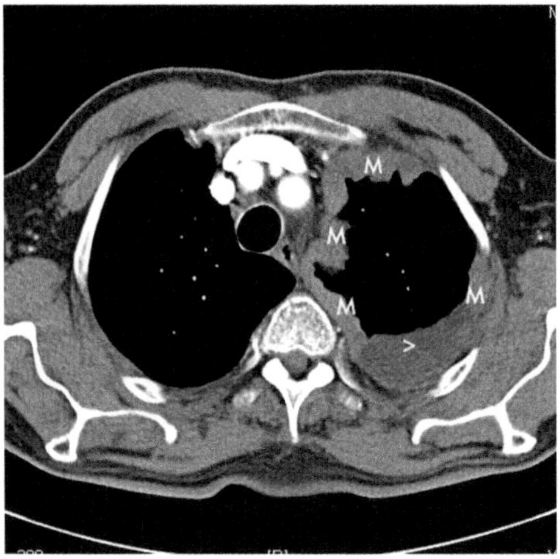

Abb. 19.4 Im Weichteilfenster der Computertomografie des Thorax zeigt sich die tumoröse Ummauerung der linken Lunge (M) und Ergussresiduen (>) in den dorsalen Abschnitten. Der Befund ist in hohem Maße verdächtig auf das Vorliegen eines malignen Pleuramesothelioms

notwendig. Durch eine Pleurapunktion mit Aspiration von Pleuraflüssigkeit lassen sich zytologisch eher selten eindeutige maligne Zellkomplexe nachweisen. Zudem ist das Material meist nicht geeignet, um weitergehende pathologische Untersuchungen durchzuführen. In aller Regel ist daher eine Biopsie der tumorösen Veränderungen angezeigt. Diese erfolgt mittels eines kleinen operativen Eingriffs, einer videoassistierten Thorakoskopie (VATS), oder hilfsweise in Form einer transthorakalen sonografisch gesteuerten Pleurastanze. Unter Sicht werden im Rahmen der Brustkorbspiegelung nicht nur größere Gewebeproben für eine histologische Untersuchung gewonnen, sondern gegebenenfalls kann auch eine Reduktion der Tumorlast sowie eine Talkumpleurodese (Verklebung der Rippenfelle) durchgeführt werden.

2. *Weshalb ist die genaue Berufsanamnese und Klärung der beruflichen Asbestexposition wichtig?*
   Die Frage der beruflichen Vorgeschichte und der beruflichen Asbestexposition ist insofern wichtig, als mindestens 90 % der Fälle von MPM durch Asbestfaserstaubinhalation verursacht sind und im Fall einer anerkannten Berufskrankheit sämtliche Kosten der Behandlung von der zuständigen Berufsgenossenschaft übernommen werden und dem Patienten eine Rente im Rahmen der Minderung der Erwerbsfähigkeit gezahlt wird.

   Für die Anerkennung einer Berufskrankheit nach Ziffer 4105 reicht in der Regel bei histologisch gesicherter Diagnose eines MPM eine sichere berufliche Expositionsanamnese und eine entsprechende Latenzzeit zur Anerkennung aus. Eine kumulative Faserjahrberechnung muss nicht zwingend erfolgen und das Vorliegen von Brückenbefunden ist gemeinhin nicht erforderlich. Maligne Pleuramesotheliome haben eine ungünstige Prognose, so dass die Minderung der Erwerbsfähigkeit in der Regel dauerhaft mit 100 % zu bewerten ist.

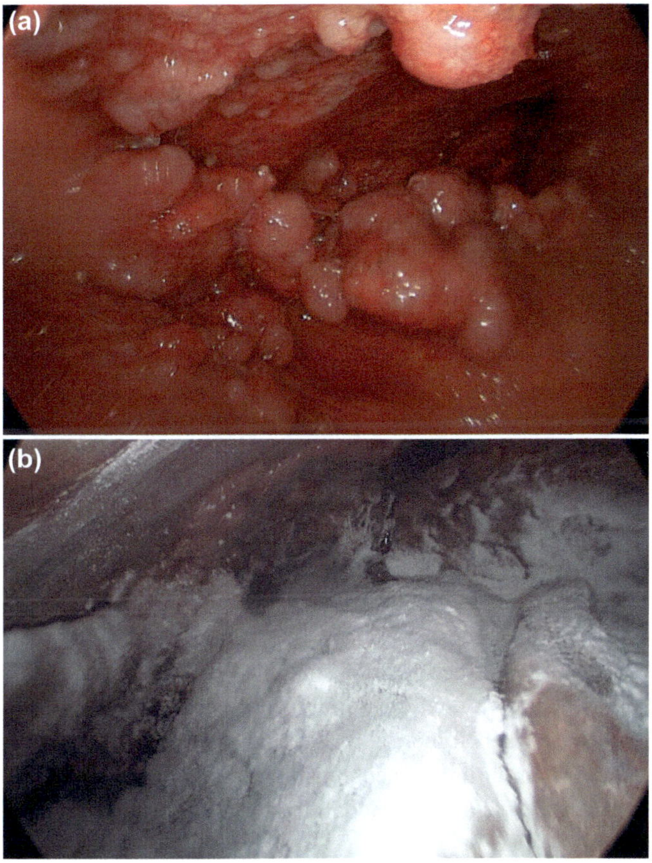

Abb. 19.5 Videothorakoskopischer Blick (**a**) auf in die linksseitige Pleurahöhle mit diffuser knotig-tumoröser Pleuraverdickung. Blick nach Einbringen des Talkumpulvers (**b**) zur Pleurodese

Fallbericht Fortsetzung

Über eine VATS wurde ein epitheloides malignes Pleuramesotheliom bei dem Patienten gesichert (siehe Abb. 19.5 a) und eine Pleurodese mittels Talkumpoudrage durchgeführt (siehe Abb. 19.5 b). Letztlich ergab sich bei dem Patienten ein lokal ausgedehnter nicht-resezierbarer Tumor (cT4 cN1 Mx).

Berufsanamnestisch konnte eruiert werden, dass der Patient vor 48 Jahren im Rahmen sein Tätigkeit als Elektriker über Jahre regelmäßig mit asbesthaltigen Materialien (feuerfeste Isolationen) gearbeitet hat und auf Baustellen durch Nebengewerke oft zusätzlich exponiert war. Es erfolgte daraufhin eine Berufskrankheitsmeldung an die zuständige Berufsgenossenschaft, die im Weiteren das Vorliegen einer Berufskrankheit und die etwaigen Entschädigungsansprüche etc. zu klären hat. ◄

Weiterführende Fall-Diskussion

3. Welche therapeutischen Möglichkeiten können dem Patienten angeboten werden?
4. Sollte zusätzlich eine Bestrahlung erfolgen?

3. *Welche therapeutischen Möglichkeiten können dem Patienten angeboten werden?*
   Dem Patienten wurde gemäß der Empfehlung eines Tumorboards zunächst eine systemische Chemotherapie mit Cisplatin/Pemetrexed angeboten und eine begleitende Vitaminvorbehandlung (Vitamin B12 und Folsäure zur besseren Verträglichkeit) begonnen. Für die meisten Patienten ist eine palliative systemische Tumortherapie angezeigt. Über viele Jahre galt die Chemotherapie mit einem Platinderivat (Carbo- oder Cisplatin) in Kombination mit Pemetrexed für alle histologischen Subtypen als alleiniger Standard der Erstlinientherapie. Das mittlere Überleben konnte gemäß Studiendaten damit auf über zwölf Monate verlängert werden. Nach über 20 Jahren steht seit Kurzem nun zumindest für den nicht-epitheloiden Subtyp ein neuer Standard für nicht-resezierbare MPM zur Verfügung. Eine Immuntherapie als Kombination aus Nivolumab und Ipilimumab zeigte im Vergleich zu einer Chemotherapie mit Platin/Pemetrexed vor allem für MPM mit einer nicht-epithelialen Histologie und einer PD-L1 Expressionsrate von >1 % einen signifikanten Vorteil. Das mittlere Überleben ließ sich insgesamt um vier Monate steigern, bei der Subgruppe der Patienten mit nicht-epitheloiden Subtyp sogar über neun Monate im Vergleich zu sechs Zyklen Platin/Pemetrexed. Bei epitheloidem Subtyp scheint insbesondere die Kombination aus Chemotherapie und Angiogenesehemmer (z. B. Bevacizumab) besonders erfolgversprechend. Neben den guten Daten für immer neuere Kombinationen und Therapieansätze müssen jedoch auch immer die Zulassungsmodalitäten und etwaigen Komorbiditäten berücksichtigt werden.

4. *Sollte zusätzlich eine Bestrahlung erfolgen?*
   Die Strahlentherapie hat eine relativ hohe Bedeutung bei individuellen palliativen Indikationen, z. B. schmerzhafte Tumorinfiltration der Wirbelsäule oder Thoraxwand. Hier kommen Dosen von 40–50 Gy zur Anwendung. Eine medikamentöse Schmerzbehandlung alleine führt oft nicht zu einer befriedigenden Schmerzlinderung.

   Oftmals wird zudem die Durchführung einer frühzeitigen prophylaktischen Radiatio mit drei bis vier Bestrahlungssitzungen der thorakalen Zugangsstellen empfohlen, um eine Stichkanalmetastasierung zu verhindern. Eine klare Evidenz über den Nutzen fehlt allerdings bzw. wird kontrovers diskutiert. Meist ist die Radiotherapie jedoch ohne größeren Aufwand möglich und wird gut vertragen, weshalb die Indikation in der Regel großzügig gestellt wird.

Clinical Pearls

- Fast alle Fälle eines MPM sind auf eine Asbestexposition zurückzuführen, die häufig Jahrzehnte zurückliegt und oft, aber nicht immer, beruflich assoziiert war.
- Eine histologische Probeentnahme ist unumgänglich für die Sicherung der Diagnose.
- Die Bestimmung des histopathologischen Subtyps hat besondere Bedeutung für die Prognose und die Auswahl der Therapie.
- Eine chirurgische Therapie ist nur in wenigen Fällen sinnvoll und geht häufig mit Rezidiven einher.
- Eine systemische Tumortherapie ist für die meisten Patienten die Behandlung der Wahl, neben einer Chemotherapie steht für viele Patienten neuerdings auch eine Immuntherapie mit Checkpoint-Inhibitoren zur Verfügung.
- Symptomorientierte palliativmedizinische Behandlungsformen haben im Verlauf für viele Patienten eine besondere Bedeutung, die durch eine Dyspnoe und Schmerzen sehr belastet sein können.
- Thorakale Punktionen und Inzisionen führen nicht selten zu einer Tumorzellverschleppung mit Metastasierung in die Zugangswege (Stichkanalmetastasierung). Eine frühzeitige Bestrahlung der Zugangswege ist relativ einfach und daher vielfach empfohlen, der Nutzen jedoch nicht unumstritten.

▶ **Kapitelhinweis für weiterführende Informationen** Asbestose, Lungenkarzinom, Pleuraerguss

Weiterführende Literatur

Aigner C et al (2021) Die aktuelle Therapie des asbestassoziierten malignen Pleuramesothelioms – Ein Experten-Konsensuspapier. Pneumologie 75:776–794

Jain M et al (2024) Malignant pleural mesothelioma: a comprehensive review. J Clin Med 13:5837

Metzenmacher M et al, in Onkopedia – Pleuramesotheliom. URL: https://www.onkopedia.com/de/onkopedia/guidelines/pleuramesotheliom. Zugegriffen: 02. Juli 2025

Neumann V et al (2013) Malignes Pleuramesotheliom – Inzidenz, Ätiologie, Diagnostik, Therapie und Arbeitsmedizin Dtsch Arztebl Int 110(18):319–326

Sackmann S (2010) Klinik und Diagnostik des malignen Pleuramesothelioms. Pneumologe 7:19–27

Akute Dyspnoe 20

20.1 Einleitung

Neben der chronischen Dyspnoe, mit der gemeinhin Beschwerden gemeint sind, die über einen Zeitraum von über vier Wochen bestehen, wird der Begriff der akuten Dyspnoe für eine neu aufgetretene Symptomatik genutzt, die sich über die letzten Stunden bis zu vier Wochen neu entwickelt hat. Dyspnoe ist eines der häufigsten Leitsymptome in der Pneumologie und bezeichnet eine Reihe verschiedener unangenehmer Empfindungen beim Atmen. Solche Sensationen können zum Beispiel eine erhöhte Atemanstrengung oder ein Erstickungsgefühl sein. Patienten sprechen oft von Lufthunger, Kurzatmigkeit, Atemlosigkeit, Atemnot oder benutzen Begriffe der regionalen Mundart. Wichtig ist, zu verstehen, dass es sich bei Dyspnoe um ein Gefühl handelt, also eine subjektive Wahrnehmung. Diese Wahrnehmung beschreibt verschiedenartige Empfindungen, die zudem unterschiedliche Intensität haben können. Angst, Panik oder Depression können hierbei zu verstärktem Empfinden führen. Zudem gibt es weitere relevante Einflussfaktoren, wie beispielsweise das soziale Umfeld. Die Intensität der Dyspnoe orientiert sich tendenziell an der zugrunde liegenden funktionellen Einschränkung, hat aber eine große Streubreite und korreliert insgesamt eher schlecht mit den Funktionsstörungen.

Die Symptomwahrnehmung ist multidimensional und umfasst eine sensorische und eine affektive Komponente. Letztlich entsteht Dyspnoe, wenn die Stimulation zentraler Atemareale (pH-Wert, CO_2-Partialdruck, Mechanorezeptoren der Lunge etc.) nicht zu einer ausreichenden ventilatorischen Antwort führt, verglichen mit den erwarteten individuellen Vorerfahrungen. Mit anderen Worten kommt es zu einem Mismatch von neuen/aktuellen afferenten und efferenten Informationen im Vergleich zu abgespeicherten Vorwerten. Die Höhe der Abweichung bestimmt hat dabei Einfluss auf die Intensität der Beschwerden.

Die Liste der möglichen Ursachen ist lang und reicht von harmlosen selbstlimitierenden Zuständen bis hin zu unmittelbar lebensbedrohlichen Störungen. Eine sorgfältige Anam-

D. Bösch, *Pneumologie*, https://doi.org/10.1007/978-3-662-71444-7_20

nese ist unumgänglich und liefert wertvolle Hilfe bei der Differenzialdiagnose. Folgende essenzielle Punkte sollten dabei eruiert werden:

- Gibt es kardiopulmonale oder sonstige relevante Vorerkrankungen?
- Ist eine Medikation verordnet und wird diese auch eingenommen?
- Seit wann besteht die Symptomatik und ist sie durchgehend oder intermittierend?
- Ist die Intensität konstant, wechselnd oder im Verlauf zunehmend/abnehmend?
- Treten die Beschwerden nur bei Belastung oder auch in Ruhe auf?
- Gibt es einen Zusammenhang zur Körperposition, z. B. Liegen?
- Gibt es weitere Begleitbeschwerden wie Husten oder Schmerzen?

Grundlegende Überlegungen und vertiefende Diskussionspunkte:

1. Welche Symptome sind der Dyspnoe sehr ähnlich und müssen regelmäßig abgegrenzt werden?
2. Wie kann versucht werden, die Dyspnoe als subjektive Empfindung zu objektivieren bzw. zu quantifizieren?
3. Welche Begleitsymptome können für die Differenzialdiagnose richtungsweisend sein?
4. Welches sind die häufigsten Ursachen für eine akute Dyspnoe?

20.2 Diskussion

1. *Welche Symptome sind der Dyspnoe sehr ähnlich und müssen regelmäßig abgegrenzt werden?*
   Nicht selten berichten Patienten von einer Leistungsminderung und Belastungsdyspnoe und meinen aber eigentlich eine Antriebsarmut und allgemeine Abgeschlagenheit. Die Abgrenzung einer Dyspnoe zu einer empfundenen Abgeschlagenheit oder Fatigue, die beispielsweise im Rahmen einer Depression, Hypothyreose oder Schlafapnoe auftreten kann, ist sehr wichtig und zugleich jedoch nicht immer einfach. Zudem wird eine Dyspnoe mitunter als thorakalen Beklemmung/Enge wahrgenommen. Insbesondere Asthmatiker berichten häufig, sich thorakal eingeengt zu fühlen und nicht frei durchatmen zu können.

2. *Wie kann versucht werden, die Dyspnoe als subjektive Empfindung zu objektivieren bzw. zu quantifizieren?*
   Zum einen gibt es krankheitsspezifische Klassifizierungen, wie etwa die NYHA-Klassifikation von I–IV, bei denen die Belastungsstufen semiquantitativ erfasst werden, die zu Beschwerden führen. Andererseits kann auch die Belastungsstufe, z. B. in Form von möglicher Etagenzahl beim Treppenaufstieg abgefragt werden. Des Weiteren kann zur Objektivierung der Dyspnoe die Belastungsintensität recht einfach mittels visueller Analogskala oder Borg-Skala quantifiziert werden oder als aufwendigeres Instrument

Fragebögen wie der "modified Medical Research Council Dyspnea Scale" (mMRC) bis hin zum mehrseitigen "Multidimensional Dyspnea Profil" (MDP) genutzt werden.

3. *Welche Begleitsymptome können für die Differenzialdiagnose richtungsweisend sein?*
Die eigentliche Dyspnoe wird häufig von weiteren Symptomen begleitet, die oft wichtige differenzialdiagnostische Hinweise auf die Ursache geben können. Pathologische Atemgeräusche wie Giemen finden sich beispielsweise oft bei Asthma oder COPD. Hämoptysen können auf eine Lungenembolie oder ein Bronchialkarzinom hindeuten. Feuchte Rasselgeräusche, Halsvenenstauung oder Beinschwellungen finden sich gehäuft bei dekompensierter Herzinsuffizienz bzw. einem Lungenödem. Fieber und Schüttelfrost könnte zum Beispiel im Rahmen einer Pneumonie auftreten. Eine starke Blässe (vor allem Schleimhäute) deutet vielfach auf eine Anämie hin. Atemabhängige thorakale Schmerzen können auf eine Pleuropneumonie oder einen Pneumothorax hinweisen, atemunabhängige etwa auf einen Myokardinfarkt. Husten kann z. B. als trockener Reizhusten der Dyspnoe im Rahmen eines Asthma-Anfalls vorausgehen. Produktiver Husten könnte insbesondere bei Atemwegsinfekten/Pneumonien mit Atembeschwerden einhergehen. Es gibt viele Begleitsymptome, die beachtet werden sollten, um das Spektrum der zu untersuchenden Differenzialdiagnosen deutlich eingrenzen können.

4. *Welches sind die häufigsten Ursachen für eine akute Dyspnoe?*
Atembeschwerden gehören zu den häufigsten Symptomen, für die Patienten medizinische Hilfe suchen. Die Verteilung der häufigsten Ursachen für die Dyspnoe hängt stark vom evaluierten Setting ab. Ein Hausarzt wird quasi mit dem ganzen Spektrum potenzieller Ursachen konfrontiert, hierbei sind Atembeschwerden im Rahmen von Atemwegsinfektionen (akute Tracheobronchitis etc.) in über einem Drittel der Fälle führend. Im Rettungsdienst und in den Notaufnahmen der Kliniken sind es drei große Hauptdiagnosen die zusammen etwa die Hälfte der Fälle ausmachen, deren Häufigkeitsverteilung aber auch von der Jahreszeit abhängt. Die häufigsten Ursachen in diesem Setting sind Herzinsuffizienz und COPD zu je ca. 15 % sowie Pneumonie zu ca. 10 %. Weitere recht häufige Ursachen sind das akute Koronarsyndrom/Herzinfarkt, Asthma bronchiale, Herzrhythmusstörungen (vor allem tachykardes Vorhofflimmern) oder Lungenembolien. Gerade bei chronischen Grunderkrankungen sind kombinierte Ursachen keine Seltenheit und können durch eingeschränkte funktionelle Reserven schnell zu starken Beeinträchtigungen und Symptomen führen, etwa wenn ein Patient mit COPD, Herzinsuffizienz und chronischer Anämie zusätzlich eine akute Atemwegsinfektion erleidet.

▶ **Merke** Dyspnoe ist eine subjektive Empfindung, die individuell wahrgenommen und beschrieben wird, hierbei nicht notwendigerweise mit der Schwere der funktionellen Einschränkung korreliert und mitunter Schwierigkeiten bei der Abgrenzung zu Abgeschlagenheit oder thorakaler Beklemmung bereitet. Dyspnoe ist ein Symptom, dessen Ursache es zu finden und zu behandeln gilt.

20.3 Klinische Falldiskussion

Fallschilderung

Ein 66-jähriger Patient (178 cm, 66 kg, BMI 21 kg/m^2) wird mit akuter Dyspnoe vom Rettungsdienst in die Notaufnahme gebracht. Der Patient berichtet mit offensichtlicher Sprechdyspnoe und in sehr kurzen Sätzen, seit gestern kaum noch Luft zu bekommen. Auch sein chronischer Husten habe deutlich zugenommen. Er sei stark verschleimt und könne das zähe, dunkelbraune Sekret kaum abhusten. Er habe einen leichten thorakalen Druck, Fieber bestehe wohl nicht.

Aus der Vorgeschichte ist eine COPD bekannt, die mit einem inhalativen Kombipräparat (LABA/LAMA) behandelt wird. Bis vor fünf Jahren habe der Patient geraucht (50 Packungsjahre).

Erster Untersuchungsbefund

Auskultatorisch beidseits abgeschwächtes Atemgeräusch, keine Nebengeräusche. Herztöne rein und rhythmisch, HF 110/min, AF 22/min, RR 140/80 mmHg, SpO_2 94 % unter Sauerstoff (Flussrate 2 l/min). Temperatur 37,8 °C. Fassthorax, leichte Unterschenkelödeme beidseits, normaler Ernährungszustand. ◄

Fall-Diskussion

1. Welche Diagnostik ist unmittelbar einzuleiten?
2. Was könnte neben der COPD noch zu den Beschwerden beitragen?
3. Welche Erstmaßnahmen können die Beschwerden mildern und vor Komplikationen schützen?

1. *Welche Diagnostik ist unmittelbar einzuleiten?*
   Der Patient hat offenbar starke Atembeschwerden und es muss neben der Ursache auch das Ausmaß der Beeinträchtigungen unmittelbar abgeklärt werden. Neben einem Röntgenbild des Thorax und einem EKG sollte unmittelbar ein Labor zur Bestimmung von Blutbild, CRP/PCT, D-Dimere, Troponin, Kreatinin und der Elektrolyte initiiert werden. Des Weiteren sollte eine arterielle Blutgasanalyse unter definierter Sauerstoffgabe durchgeführt werden. Wenn möglich, sollte frisches Sputum gewonnen und zur mikrobiologischen Aufarbeitung versandt werden. Im Verlauf wäre die Durchführung einer Lungenfunktionsprüfung und evtl. noch eine Computertomografie des Thorax und eine Echokardiografie angezeigt.

2. *Was könnte neben der COPD noch zu den Beschwerden beitragen?*
   Eine fortgeschrittene COPD geht regelhaft mit einer deutlichen Belastungsdyspnoe sowie einem chronischen, mäßig produktivem Husten einher. Aufgrund der Vorerkrankung sind die funktionellen Reserven meist stark eingeschränkt, sodass weitere Probleme schnell zu einer klinischen Dekompensation führen. Gefürchtet sind Ex-

azerbationen, die oft durch Atemwegsinfekte bedingt und getriggert sind. Auch in unserem Fall ist von einer Infektexazerbation auszugehen (voluminöser, putrider Auswurf, Temperaturerhöhung), wobei eine Pneumonie ausgeschlossen werden sollte. Des Weiteren leiden Patienten mit fortgeschrittener COPD oft an einem Cor pulmonale, welches im Rahmen von Exzerbationen dekompensieren kann, dies ist in unserem Fall ebenfalls zu vermuten. Differenzialdiagnostisch und insbesondere bei fehlenden Zeichen eines Atemwegsinfekts ist eine Lungenembolie als Ursache der plötzlichen Verschlechterung auszuschließen. Ebenso darf nicht vergessen werden, dass kardiovaskuläre Erkrankungen, insbesondere die koronare Herzkrankheit bei COPD gehäuft auftreten, nicht nur wegen des gemeinsamen Risikofaktors Zigaretten rauchen.

3. *Welche Erstmaßnahmen können die Beschwerden mildern und vor Komplikationen schützen?*
   Wichtig ist ein Bündel an verschiedenen Maßnahmen. Der Patient hat nicht nur unangenehme Beschwerden, sondern zugleich deutliche Zeichen einer akuten respiratorischen Insuffizienz, die rasch dekompensieren kann. Es empfiehlt sich eine deutliche Oberkörperhochlagerung, möglichst mit Einbringen der Atemhilfsmuskulatur, was die meisten Patienten bereits instinktiv durchführen. Zudem sollte vorsichtig Sauerstoff appliziert werden. Meist genügt eine Flussrate von 1–3 l/min, um die Sauerstoffsättigung auf 90–92 % zu erhöhen, was als Zielwert bei Patienten mit potenzieller Gefahr einer Hypoventilation (CO_2-Erhöhung) ausreicht. Nicht zu unterschätzen ist ein souveräner Umgang mit der Situation und ein beruhigender Einfluss auf den Patienten. Viele Patienten haben Angst. Eine psychische Agitation erhöht jedoch den Sauerstoffbedarf und führt zu einer dysfunktionalen Atmung. Mitunter ist die Gabe niedrigdosierter Morphingaben hilfreich aber nicht ungefährlich, weshalb sie nur unter bestimmten Bedingungen erwogen werden sollte. Die inhalative Bronchodilatation sollte mittels Feuchtvernebelung (z. B. von Salbutamol und Ipratropium) erfolgen und alle vier bis fünf Stunden wiederholt werden. Die Anwendung üblicher Inhhalationsdevices ist im Akutfall häufig nur unzureichend möglich, da dem Patienten oft die Kraft und das notwendige Inhalationsvolumen fehlt. Zudem sollte die Gabe eines systemischen Steroids (40 mg Prednisolon, fortgesetzt für 5 Tage) eingeleitet und eine (zunächst intravenöse) antibiotische Therapie (z. B. mit Amoxicillin/Clavulansäure) begonnen werden. Je nach Flüssigkeitshaushalt wäre auch die Gabe eines Diuretikums (z. B. 20 mg Furosemid) zu erwägen. Bei Immobilisation ist zudem an das erhöhte Thromboserisiko zu denken und eine Prophylaxe mit einem niedermolekularen Heparin zu starten. Je nach Erschöpfungsgrad, Vigilanz und Blutgaswerten ist auch frühzeitig an eine respiratorische Unterstützung mittels nicht invasiver Beatmung (NIV) zu denken. Auf jeden Fall sollte der Patient ein Monitoring erhalten bis sich der Zustand merklich bessert.

Fallbericht Fortsetzung

Radiologisch ergab sich erwartungsgemäß ein Emphysemaspekt mit deutlicher Überblähung und kleinen Randwinkelschwielen, jedoch keine Infiltrationen oder Hinweise auf Belüftungsstörungen. Im EKG Nachweis von Zeichen eines Cor pulmonale bei sonst Sinustachykardie im Rahmen der respiratorischen Insuffizienz und Stresssituation. Blutgasanalytisch zeigte sich unter einer Sauerstoffgabe von 2 l/min eine leichte Hypoxämie mit beginnender Hypoventilation (pO_2 60 mmHg, pCO_2 46 mmHg, pH 7,39). Im Labor ergab sich eine moderate CRP-Erhöhung, leichte Kreatininerhöhung bei normalen Elektrolyten. Troponin und D-Dimere waren normwertig. Die Einschränkungen verschlechterten sich zunächst (pCO_2 55 mmHg, pH 7,31), sodass der Patient vorsorglich eine NIV über die Nacht erhielt. Am nächsten Morgen ergab sich eine deutliche klinische Besserung und ein Lungenfunktionstest konnte durchgeführt werden, siehe Abb. 20.1 a und b. ◄

Weiterführende Fall-Diskussion

4. Was ist die Indikation für eine nichtinvasive Beatmung ist der Situation?
5. Welche Maßnahme sollte durchgeführt werden, wenn sich der Patient am dritten Tag nicht merklich bessert?
6. Wie können Exazerbationen vermieden werden?

4. *Was ist die Indikation für eine nichtinvasive Beatmung ist der Situation?*
Eine akute hypoxämische respiratorische Insuffizienz kann meist mit einer Sauerstoffgabe oder High-Flow-Sauerstoffgabe ausgeglichen werden. Die ventilatorische Insuffizienz mit CO_2-Anstieg als Zeichen der Hypoventilation kann mitunter durch eine vorsichtige Sauerstoffgabe behoben werden, wenn die Leistung der Atempumpe durch Ausgleich des Sauerstoffmangels verbessert werden kann. Oft führt eine (zu ambitionierte) Sauerstoffgabe jedoch auch zu einer Verschlechterung. Neben dem verminderten Atemantrieb liegt dies an der Aufhebung reflektorischer Vasokonstriktionen schlecht belüfteter Areale und am sog. Haldane-Effekt, da sich die CO_2-Bindungsfähigkeit bei Sauerstoffgabe verschlechtert. Die nicht invasive Beatmung (NIV) ist die Domäne der Behandlung der ventilatorischen Insuffizienz bei COPD. Sie verhindert Intubationen, verbessert das Überleben und verkürzt Krankenhausaufenthalte. Die Indikation zur NIV besteht bei einer akuten hyperkapnischen respiratorischen Insuffizienz mit einem pH-Wert <7,35 und dem Fehlen von Kontraindikationen: fehlende Spontanatmung/Schnappatmung, verlegte Atemwege, gastrointestinale Blutungen/Ileus oder nicht hyperkapnisch bedingtem Koma. Selbst bei niedrigen pH-Werten und hyperkapnischer Vigilanzstörung ist unter bestimmten Bedingungen ein NIV-Versuch gerechtfertigt. Der Erfolg hängt auch stark von der Erfahrung und Güte bei der Einleitung und Einstellung der NIV ab. Ein Patient, der bisher keine Erfahrung mit dieser Beatmungsform hatte, braucht meist eine sehr einfühlsame und auch zeitaufwendige Begleitung in der Einleitungsphase. Häufig verbessern sich die Patienten innerhalb der ersten Stunde.

(a)

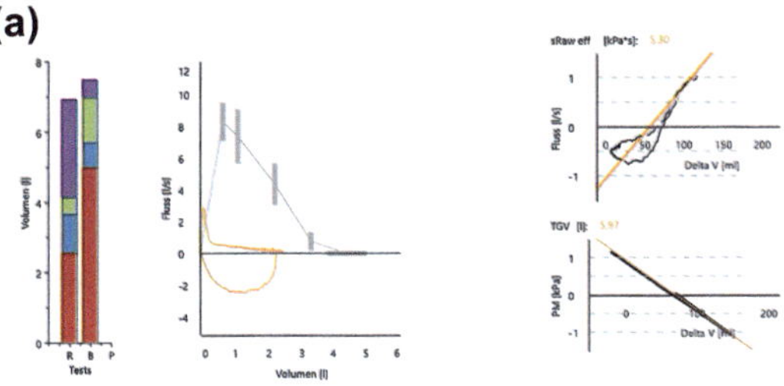

		Soll	LLN	Pre	% Soll	Z-Score
VC IN	[L]	4,36	3,44	2,28	52 %	-3,7
FVC	[L]	4,42	3,32	2,48	56 %	-2,9
FEV 1	[L]	3,37	2,48	0,72	21 %	-4,4
FEV1%FVC	[%]	76,56	63,74	29,14	38 %	-4,8
PEF	[L/s]	8,24	6,26	2,86	35 %	-4,5
FEF 75	[L/s]	0,76	0,29	0,29	38 %	-1,6
FEF 50	[L/s]	4,35	2,19	0,36	8 %	-3,0
FEF 25	[L/s]	7,33	4,53	0,46	6 %	-4,0
sRaw eff	[kPa*s]	1,18	1,18	5,30	450 %	
Raw eff	[kPa*s/L]	0,30	0,30	0,89	296 %	
sRaw tot	[kPa*s]	1,18	1,18	7,04	599 %	
Raw tot	[kPa*s/L]	0,30	0,30	1,18	393 %	
sGaw eff	[1/(kPa*s)]	0,85	0,85	0,19	22 %	
TLC	[L]	7,14	5,99	7,47	105 %	0,5
FRC	[L]	3,67	2,69	5,70	155 %	3,4
ERV	[L]	1,12	1,12	0,70	63 %	
RV	[L]	2,55	1,88	4,99	196 %	6,0
IC	[L]	3,24	3,24	1,78	55 %	
RV%TLC	[%]	39,70	30,75	66,83	168 %	5,0

(b)

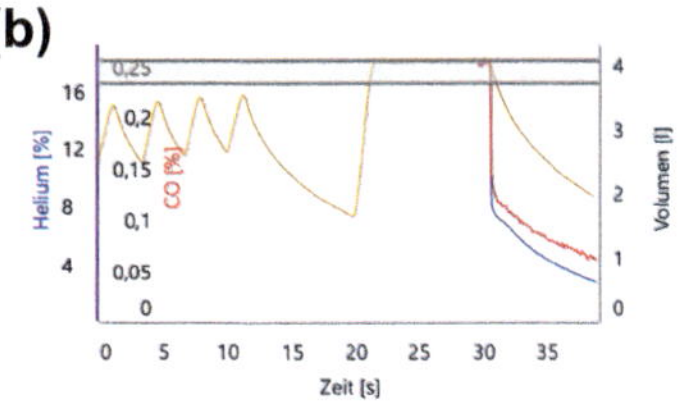

		Soll	LLN	Pre	% Soll	Z-Score
DLCO	[mmol/min/kPa]	8,93	6,63	2,37	27 %	-6,1
KCO	[mmol/min/kPa/L]	1,39	1,04	0,61	44 %	-4,0
VA	[L]	6,48	5,20	3,89	60 %	-3,5
VC IN	[L]	4,36	3,44	2,43	56 %	-3,5
T hold	[sec]	-	-	12,65	-	
TLC	[L]	7,14	5,99	4,03	56 %	-4,4
FRC	[L]	3,67	2,69	2,65	72 %	-1,7
RV	[L]	2,55	1,88	1,60	63 %	-2,3

Abb. 20.1 Die Spirometrie/Bodyplethysmografie (**a**) zeigt eine schwergradige obstruktive Ventilationsstörung mit peripherer Betonung (starke FEV1-Minderung, biphasischer Verlauf in der exspiratorischen Fluss-Volumenkurve, Reff mittelgradig, Rtot schwergradig erhöht), zudem deutliche VC-Minderung bei mindestens mittelgradiger Überblähung/Airtrapping (VC, TLC, FRC, RV). Die VC Minderung ist sehr ausgeprägt, andererseits ist die TLC nur leicht erhöht, sodass auch eine zusätzliche restriktive Komponente nicht auszuschließen ist. In der Diffusionsmessung (**b**) zeigt sich erwartungsgemäß eine schwergradige Transferstörung (DLCO). Der Transferkoeffizient (KCO) ist jedoch bei zusätzlicher Minderung des Alveolarvolumens (VA) etwas schwächer beeinträchtigt, was neben dem Emphysem auf eine zusätzliche volumenmindernde Komponente hindeutet oder auch durch eine Verteilungsstörung bei inhomogener Belüftung bedingt sein könnte, zumal die RV, gemessen in der Bodyplethysmografie, deutlich größer ist als in der Diffusionsmessung

Bei NIV-Versagen muss eine invasive Beatmung eingeleitet werden, die mit vielen Nachteilen einhergeht und daher möglichst vermieden werden sollte.

5. *Welche Maßnahme sollte durchgeführt werden, wenn sich der Patient am dritten Tag nicht merklich bessert?*
   Bei ausbleibender Besserung empfiehlt sich die Durchführung einer Bronchoskopie zur Bronchialtoilette, Ausschluss bzw. Behebung von Schleimverlegungen (mucoid impaction) und Materialgewinnung für eine weitergehende mikrobiologische Untersuchung. Eine Bronchoskopie kann auch während einer laufenden NIV-Beatmung erfolgen. Zudem sollte überprüft werden, ob die antibiotische Therapie Wirkung zeigt oder weitere Komplikationen vorliegen, wie Pleuraerguss, Pneumonie, Herzinsuffizienz, Lungenembolie, Nierenversagen etc.

6. *Wie können Exazerbationen vermieden werden?*
Die Exazerbationsvermeidung hat einen hohen Stellenwert, da Exazerbationen ein Risiko für weitere Exazerbationen darstellen, den Krankheitsverlauf häufig verschlechtern und die Mortalität erhöhen können. Nicht selten kommt es nach Exazerbationen einer COPD auch zu kardialen Komplikationen, was unbedingt bedacht werden sollte.

Es gibt verschiedene Maßnahmen um das Exazerbationsrisiko zu vermindern. Wichtig ist die etwaige Aufgabe von Zigaretten rauchen (Tabakentwöhnung). Die inhalative Dauertherapie der COPD mit langwirksamen Bronchodilatatoren zielt nicht nur auf eine Symptomverbesserung, sondern auch auf eine Reduktion des Exazerbationsrisikos ab. Inhalative Corticosteroide (ICS) können dies bei Vielexazerbierern und leichter Eosinophilie weiter verbessern. Auch Roflumilast (PDE-4-Hemmer) und Dupilumab (monoklonaler AK IL4/IL13) können als Add-on-Therapie bei bestimmten Patienten und entsprechenden Gegebenheiten das Exazerbationsrisiko senken.

Zudem sollten die Patienten angebotene Schutzimpfungen wahrnehmen und die Infektabwehr allgemein optimieren (Vitamin D, vollwertige Ernährung, körperliche Betätigung/Sport).

Clinical Pearls

- Dyspnoe ist eine rein subjektive Wahrnehmung mit vielen Einflussfaktoren.
- Die Beschwerdeintensität korreliert eher schlecht mit der Ausprägung der auslösenden funktionellen Einschränkungen.
- Mitunter ist eine Dyspnoe schlecht von einer Abgeschlagenheit/Fatigue oder auch thorakalen Beklemmung/Enge zu unterscheiden.
- Die pathogenetischen Hintergründe einer akuten Dyspnoe sind breit gefächert. Neben pulmonalen Auslösern gibt es auch viele potenzielle extrapulmonale Ursachen und mitunter liegt auch eine Überlagerung verschiedener Mechanismen vor.
- Bei Patienten ab dem 50. Lebensjahr ist eine neue Dyspnoe meist pulmonal oder kardial begründet.
- Die Verteilung der Häufigkeiten hängt vom Setting der Patientenvorstellung ab (Hausarzt, Notaufnahme etc.).
- Häufige Ursachen in der Notaufnahme sind dekompensierte Herzinsuffizienz, exazerbierte COPD oder Pneumonie. Nicht selten treten verschiedene Ursachen auch kombiniert auf.
- Die Erstversorgung einer akuten Dyspnoe zielt auf die Symptomlinderung, die Verhinderung einer Verschlechterung bzw. den Eintritt von Komplikationen und eine grobe/erste Ursachenabklärung ab.
- Letztlich ist eine Dyspnoe nur ist ein Symptom und keine eigenständige Erkrankung. Der Hauptfokus in der Versorgung muss daher die Ursachenabklärung und Behandlung der zugrunde liegenden Störung bzw. Krankheit sein.

► **Kapitelhinweis für weiterführende Informationen** Asthma bronchiale, COPD, Akute respiratorische Insuffizienz, Pneumonie

Weiterführende Literatur

Berliner D et al (2016) Differenzialdiagnose bei Luftnot Dtsch Arztebl Int 113:834–845

Rühle KH, Nilius G (2010) Leitsymptome der Pneumologie: Dyspnoe Atemw Lungenkrkh 36:428–434

Santus P et al (2023) Acute dyspnea in the emergency department: a clinical review. Intern Emerg Med 18:1491–1507

Westhoff M et al (2024) S2K-Leitlinie Nichtinvasive Beatmung als Therapie der akuten respiratorischen Insuffizienz, herausgegeben von der Deutschen Gesellschaft für Pneumologie und Beatmungsmedizin. Pneumologie 78:453–514

Kryptogene organisierende Pneumonie

21

21.1 Einleitung

Obwohl die Bezeichnung Pneumonie im Namen getragen wird, ist es die kryptogene organisierende Pneumonie (COP) keine Infektionskrankheit. Es bezeichnet vielmehr eine speziell organisierte Entzündungsformation, welche primär die Alveolen und in geringerem Ausmaß auch Bronchioli ausfüllt. Die COP wurde früher auch Bronchiolitis obliterans mit organisierender Pneumonie (BOOP) genannt. Aus unbekannter Ursache kommt es zu entzündlichen Veränderungen, die von eigentlichen Pneumonieformen abgegrenzt werden müssen und unbehandelt schwere parenchymale Veränderungen verursachen können. Am häufigsten bleibt die Lungenerkrankung kryptogen (idiopathisch), es gibt jedoch auch einige bekannte Ursachen, die Gewebeveränderungen in identischer Weise auslösen können und sich auch klinisch und radiologisch nicht unterscheiden. Hier spricht man auch von sekundär organisierenden Pneumonien.

Mögliche Ursachen einer COP sind:

- Verschiedene bakterielle und virale Lungeninfektionen (z. B. Mykoplasmen, SARS-CoV-2 etc.)
- Medikamente (z. B. Amiodaron, Nitrofurantoin etc.)
- Inhalative Noxen (z. B. Kokain, E-Zigaretten etc.)
- Strahlentherapie (z. B. Radiatio bei Mammakarzinom etc.)
- Kollagenosen (z. B. Rheumatoide Arthritis, Sjögren-Syndrom etc.)
- Hämatologische Erkrankungen (z. B. Hodgkin und Non-Hodgkin-Lymphome etc.)
- Aspiration (Nahrungsbestandteile)

Die COP wird als eine Form der interstitiellen Lungenerkrankungen (ILD) definiert und den idiopathischen interstitiellen Pneumonien (IIP) zugeordnet. Die COP wird zwar

D. Bösch, *Pneumologie*, https://doi.org/10.1007/978-3-662-71444-7_21

zu den sechs häufigsten IIP gezählt, ist aber absolut gesehen eine seltene Erkrankung, wobei die idiopathische Form etwa doppelt so häufig vorkommt wie die sekundäre organisierende Pneumonie. Sie betrifft Männer und Frauen gleichermaßen und manifestiert sich meist zwischen dem 50. und 60. Lebensjahr.

Grundlegende Überlegungen und vertiefende Diskussionspunkte:

1. Wieso wird die COP häufig erst nach mehreren Wochen bis Monaten diagnostiziert?
2. Welche radiologischen Veränderungen sind charakteristisch für eine COP?

21.2 Diskussion

1. *Wieso wird die COP häufig erst nach mehreren Wochen bis Monaten diagnostiziert?*
   Die typische Symptomatik besteht aus trockenem Husten, Belastungsdyspnoe und Fieber bis 39 °C. Diese Symptome sind nicht spezifisch und lassen zunächst eine Infektion vermuten. Häufig bekommen die Patienten mehrere Antibiotika, bevor Sie zur weiteren Abklärung pneumologisch vorgestellt werden. Aufgrund der infiltrativen radiologischen Veränderungen werden die Patienten nicht selten mit therapierefraktärer Pneumonie eingewiesen. Nicht wenige zeigen zusätzlich auch Allgemeinsymptome wie Abgeschlagenheit, Appetitmangel und Gewichtsverlust.

2. *Welche radiologischen Veränderungen sind charakteristisch für eine COP?*
   Die radiologischen Manifestationen variieren erheblich. Es gibt jedoch einige charakteristische Befunde, die eine COP vermuten lassen. Häufig finden sich beidseitige, teils konfluierende fleckförmige Infiltrationen, die besonders subpleural und unterlappenbetont auftreten und mitunter auch wandern. Computertomografisch können sich sowohl milchglasartige Verdichtungen als auch infiltrative Konsolidierungen mit positivem Bronchogramm zeigen. Siehe auch Abb. 21.1 und 21.2.

► **Merke** Die kryptogene organisierende Pneumonie ist keine Infektionskrankheit, ähnelt jedoch stark einer infektiösen Pneumonie und wird daher oft zunächst für eine solche gehalten und über Wochen erfolglos antibiotisch behandelt.

21.3 Klinische Falldiskussion

Fallschilderung

Ein 61-jähriger Patient (182 cm, 84 kg, BMI 25 kg/m^2) wird bei therapierefraktärer Pneumonie stationär eingewiesen. In den letzten vier Wochen habe er einen trockenen Husten und leichte Atembeschwerden bei Belastung gehabt. Zudem seien wiederholt Temperaturerhöhungen bis 38,8 °C gemessen worden. Er habe seit einer Woche keinen

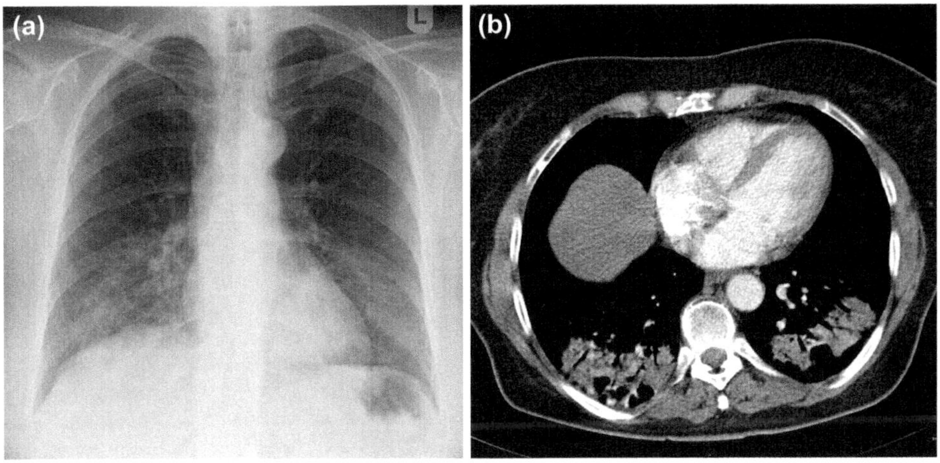

Abb. 21.1 Röntgen-Thoraxaufnahme p.a. (**a**) einer 50-jährigen Patientin mit COP, Darstellung beidseitiger infiltrativer Veränderungen in den Unterfeldern. In der CT-Thoraxaufnahme (**b**) subpleural gelegene infiltrative weichteildichte Konsolidierungen mit positivem Bronchogramm

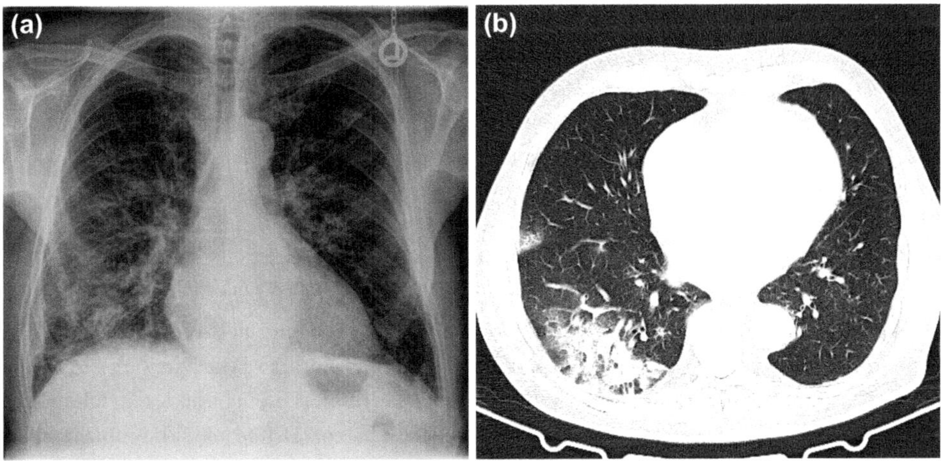

Abb. 21.2 Röntgen-Thoraxaufnahme p.a. (**a**) eines 60-jährigen Patienten mit COP, Darstellung flauer Infiltrationen in den Mittel- und Unterfeldern beidseits, betont im rechten Unterlappen. Computertomografisch (**b**) Nachweis typischer subpleuraler Infiltrate im rechten Unterlappen aus denen die Diagnose über eine bronchoskopische Probeentnahme histologisch gesichert wurde

Appetit und nunmehr mindestens 3 kg abgenommen. Zwei antibiotische Therapien seien ohne jeglichen Effekt geblieben. Sonst sei er bisher völlig gesund gewesen und habe insbesondere keine kardiopulmonale Vorgeschichte. Medikamente würden nicht genommen. Er habe nie geraucht. Vor drei Tagen sei ein Röntgenbild angefertigt worden, siehe Abb. 21.3.

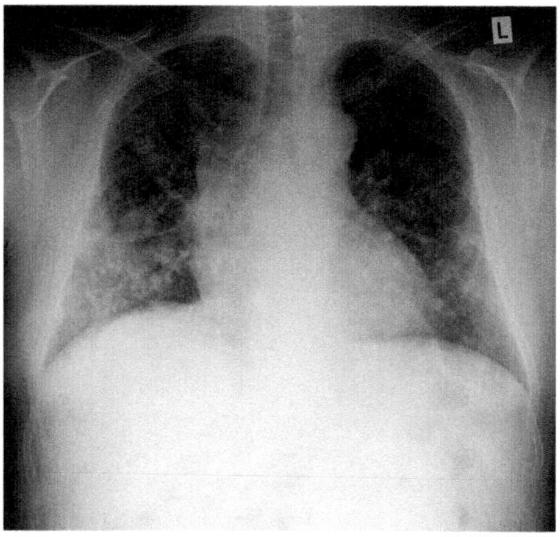

Abb. 21.3 Röntgen-Thoraxbild p.a. mit beidseitigen unterfeldbetonten Infiltraten rechts > links, aufgenommen drei Tage vor stationärer Aufnahme

Erster Untersuchungsbefund

Auskultatorisch ließen sich beidseits basal leichte Rasselgeräusche wahrnehmen. Die Herztöne waren indes rein und rhythmisch, HF 90/min, RR 130/70 mmHg, AF 16/min, SpO_2 96 % unter RL, Temperatur 38,0 °C, Rachen unauffällig, keine Ödeme. ◄

Fall-Diskussion

1. Wie lässt sich bei dem Patienten eine COP sichern?
2. Welche Therapie führt in den meisten Fällen zu einer raschen Besserung?
3. Wie ist die Prognose der Erkrankung?

1. *Wie lässt sich bei dem Patienten eine COP sichern?*
   Die Diagnose stützt sich zum einen auf die Klinik und die fehlende Ansprache auf die antibiotische Vortherapie. Zudem lassen sich konventionell-radiologische Veränderungen zeigen, die gut mit einer COP vereinbar sind. Es sollte jedoch ergänzend eine Computertomografie durchgeführt werden, in der die charakteristischen Veränderungen meist viel deutlicher erkennbar und von Differenzialdiagnosen abzugrenzen sind. Des Weiteren ist die Durchführung einer Bronchoskopie mit BAL (typischerweise zytologisch buntes Zellbild mit leichter Lymphozytose und vermindertem CD4/8-Quotienten) und wenn möglich transbronchialen Biopsie sinnvoll, um die Diagnose zu sichern und andere Pathologien auszuschließen. Eine mikrobiologische Untersuchung des Bronchialsekrets sollte zudem atypische Erreger ausschließen. Oft findet sich eine leichte bis moderate CRP-Erhöhung ohne PCT-Anstieg. Eine Eosinophilie sollte ebenfalls nicht vorliegen. Die gute Ansprache auf die Therapie bestätigt dann zudem die Diagnose, insbesondere wenn keine histologische Probe entnommen wurde.

2. *Welche Therapie führt in den meisten Fällen zu einer raschen Besserung?*
   Bei diskreten Befunden kann mitunter ein abwartendes Verhalten ausreichen und eine Spontanremission eintreten. Weit häufiger bedarf es jedoch einer antiinflammatorischen Therapie. In den meisten Fällen spricht eine COP sehr gut auf die orale Gabe von Glucocorticosteroiden an und häufig kommt es schon nach wenigen Tagen zu einer merklichen klinischen und radiologischen Besserung. Die initiale Dosis sollte zwischen 40 und 60 mg Prednisolon liegen. Nach zwei bis vier Wochen kann die Dosis sukzessive über ca. vier Monate meist auf eine Erhaltungsdosis von 5 mg reduziert werden. Die Gesamttherapiedauer sollte aufgrund der relativ hohen Rezidivrate nicht unter zwölf Monaten liegen.

3. *Wie ist die Prognose der Erkrankung?*
   Die Prognose ist unter einer Kortisontherapie sehr gut, die Eskalation auf eine kombinierte immunsuppressive Therapie ist nur selten notwendig. Insbesondere bei zu früher Dosisreduktion oder Absetzen des Kortikosteroids kommt es allerdings zu Rezidiven, die jedoch meist gut auf eine erneute Kortisontherapie ansprechen. Selbst bei einer zwölfmonatigen Therapie liegt die Rezidivrate noch bei über 10 %. Zu fibrosierenden Veränderungen kommt es dennoch nur in seltenen Einzelfällen.

Fallbericht Fortsetzung

Lungenfunktionell konnte bei dem Patienten eine leichtgradige Restriktion und leichtgradige Transferstörung gezeigt werden, passend zu den bekannten Infiltrationen aus der radiologischen Voraufnahme. Der Patient entwickelte eine stetige klinische Verschlechterung und die Computertomografie zeigte nur vier Tage nach der Aufnahme des konventionellen Vorbildes eine deutliche Progredienz. Im Labor ließ sich eine starke CRP-Erhöhung nachweisen. PCT, ANAs und ANCAs sowie das weitere Routine-Labor waren unauffällig. Es wurde eine systemische Steroidtherapie begonnen und der Patient musste bei weiterer klinischer Verschlechterung mit dem Bild eines ARDS für zwei Tage invasiv beatmet werden. Hierbei wurde notfallmäßig eine Bronchoskopie mit BAL und transbronchialer Biopsie durchgeführt und der Verdacht auf eine COP letztlich bestätigt. Die Computertomografie und das Röntgen-Thoraxbild sind in Abb. 21.4 a und b gezeigt. Drei Tage nach Einleitung einer Prednisolontherapie konnte der Patient extubiert werden und nach weiteren fünf Tagen konnte er die Klinik zu Fuß verlassen und war nahezu beschwerdefrei. ◄

Weiterführende Fall-Diskussion

4. Wie erklärt sich der besondere Verlauf des Patienten?
5. Was gilt es bei Kortison-Langzeitbehandlungen zu beachten?

4. *Wie erklärt sich der besondere Verlauf des Patienten?*
   Bei einem kleinen Teil der Patienten kommt es zu einem rapid progressiven Verlauf, der unter Umständen eine High-flow-Sauerstofftherapie oder, wie in unserem Fall, eine

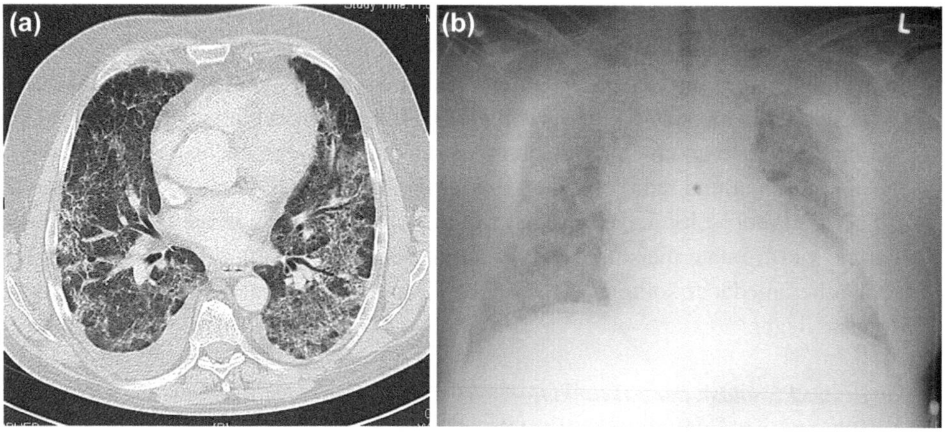

Abb. 21.4 Computertomografie des Thorax (**a**) mit diffusen beidseitigen Infiltrationen und diskreten Pleuraergüssen, ein Tag nach stationärer Aufnahme (vier Tage nach der Anfertigung des Röntgen-Thoraxbildes aus Abb. 21.3). Im Röntgen-Thoraxbild a.p. (**b**) massive Verschattungen beidseits nur zwei Tage nach der Durchführung der CT (**a**) bzw. sechs Tage nach der Aufnahme des Röntgenbildes aus Abb. 21.3. Es zeigt sich das Bild eines ARDS. Der Patient ist beatmet und intensivmedizinisch versorgt (EKG, ZVK). Das Herz ist in a.p. Projektion deutlich größer als zuvor in der Aufnahme im p.a. Strahlengang (Abb. 21.3)

mechanische Beatmung erfordert. Gerade bei diesen Patienten ist der Ausschluss triggernder Ursachen wie Infekt oder Kollagenose besonders wichtig. Eine zügige und ausreichend dosierte systemische Glucocorticoidtherapie ist aber auch hier meist rasch erfolgreich. In unserem Beispiel hat sich der Patient innerhalb einer Woche zu einem ARDS-ähnlichen Bild verschlechtert und genauso schnell unter der Therapie wieder erholt. Dies ist sicher ein besonderer Fall. Auch vier Wochen nach der Entlassung war der Patient anhaltend gebessert und das Röntgenbild hatte sich vollständig normalisiert.

5. *Was gilt es bei Kortison-Langzeitbehandlungen zu beachten?*
   Kortison führt neben einer sehr guten Entzündungshemmung oft auch zu unerwünschten Nebenwirkungen, die es zu beachten gilt. Eine längerfristige Behandlung kann vielfältige Effekte nach sich ziehen: Nebennierenrindeninsuffizienz, Myopathie, diabetische Stoffwechsellage, Infektneigung, Adipositas/Fettumverteilung, Osteoporose etc. Die Dosis sollte deshalb so schnell wie möglich auf ein Mindestmaß reduziert werden. Zu Beginn sollte zudem eine Behandlung mit Vitamin D und evtl. auch Kalzium eingeleitet werden. Blutdruck, die Zuckerwerte und ggf. auch die Knochendichte sollten regelmäßig überprüft werden. Oft sind auch augenärztliche Kontrollen angeraten. Da auch die Infektabwehr relevant supprimiert sein kann, empfehlen einige die prophylaktische Gabe von Antibiotika (z. B. Cotrimoxazol). Hier gibt es jedoch keine generellen und einheitlichen Empfehlungen und die Indikation sollte im Einzelfall und Beachtung des Gesamtrisikos und der Dosis überprüft werden. Unstrittig ist hingegen, dass der Impfstatus regelmäßig kontrolliert und ggf. aktualisiert werden sollte.

Clinical Pearls

- Die COP ähnelt einer Pneumonie, ist jedoch nicht Ausdruck einer Infektion und spricht nicht auf Antibiotika an.
- Manchmal triggern Atemwegsinfekte eine COP, zudem können diverse weitere Ursachen eine sekundäre organisierende Pneumonie auslösen.
- Die Ursache der kryptogenen organisierenden Pneumonie ist unklar und zählt zu den idiopathischen interstitiellen Pneumonien.
- Die Diagnose wird durch eine entsprechende Klinik, Nichtansprache auf Antibiotika, charakteristische Bildgebung und meist ergänzende zytologische oder histologische Veränderungen gestellt.
- Die gute Ansprache auf die Therapie bestätigt die Diagnose.
- Die COP spricht meist gut auf Kortikosteroide an und hat eine exzellente Prognose.
- Wegen häufiger Rezidive sollte die Therapiedauer zwölf Monate betragen und selbst dann kommt es nicht selten zu Rückfällen.
- Bei einer Kortison-Langzeitbehandlung sollte ein Mindestmaß an Dosis angestrebt werden. Etwaige Nebenwirkungen sind zu beachten, unter Umständen prophylaktisch zu behandeln, regelmäßig zu überprüfen und ggf. zu therapieren.

► **Kapitelhinweis für weiterführende Informationen** Pneumonie, Interstitielle Lungenerkrankung

Weiterführende Literatur

Cordier JF (2006) Series „Rare Interstitial Lung Disease" cryptogenic organising pneumonia. Eur Respir J 28:422–446

King TE, Lee JS (2022) Cryptogenic organizing pneumonia. N Engl J Med 386:1058–1069

Krupar R, Kümpers C, Haenel A et al (2021) Kryptogen organisierende Pneumonie versus sekundäre organisierende Pneumonie. Pathologe 42:55–63

Matthay MA, Arabi Y, Arroliga AC, Bernard G et al (2024) A new global definition of acute respiratory distress syndrome. Am J Respir Crit Care Med 209(1):37–47

Pulmonale Hypertonie

22

22.1 Einleitung

Der Lungenkreislauf umfasst die Pulmonalarterien, das Kapillarbett des Lungenparenchyms sowie die Pulmonalvenen, also die Gefäße zwischen dem rechten und dem linken Herz. Aufgrund verschiedener Erkrankungen und Pathomechanismen kann es zu einer chronischen Druckerhöhung im Lungenkreislauf kommen. Per definitionem liegt ein erhöhter Druck vor, wenn der mittlere Druck der Pulmonalarterien (mPAP) 20 mmHg überschreitet. Bis zur Aktualisierung der Leitlinie 2022 wurde ein pathologischer Grenzwert von 25 mmHg angenommen. Neben dem mPAP werden der Widerstandswert und der Druck im Kapillarnetz bei der Diagnostik erfasst. Sie sind die Grundlage für die Differenzierung verschiedener Formen der pulmonalen Hypertonie (PH). Die Prävalenz in der Bevölkerung ist mit ca. 1 % recht hoch und steigt mit zunehmendem Alter. Bei den über 65-Jährigen wird sie auf ca. 10 % geschätzt. Dies liegt vor allem an der hohen Prävalenz von Lungen- und Herzerkrankungen in höherem Alter. Die Betroffenen der Gruppe 2 und 3 (siehe unten) stellen daher die größte Patientengruppe dar. Die Unterschiede der klinischen Relevanz und Therapieformen zwischen den einzelnen Formen ist erheblich, sodass eine weitere Differenzierung unerlässlich ist.

Grundlegende Überlegungen und vertiefende Diskussionspunkte:

1. Wie wird die Diagnose gesichert und welche hämodynamischen Kriterien werden zur Unterscheidung der verschiedenen Formen bestimmt?
2. Wie wird die pulmonale Hypertonie klassifiziert?
3. Wie ist die Prognose bei vorliegender pulmonaler Hypertonie?

22.2 Diskussion

1. *Wie wird die Diagnose gesichert und welche hämodynamischen Kriterien werden zur Unterscheidung der verschiedenen Formen bestimmt?*

D. Bösch, *Pneumologie*, https://doi.org/10.1007/978-3-662-71444-7_22

Eine Echokardiografie liefert wichtige Hinweise für eine pulmonale Hypertonie. Der Druck kann hierdurch jedoch lediglich abgeschätzt werden und ist eher unzuverlässig. Für die Messung des mittleren pulmonal-arteriellen Drucks und weiterer wichtiger hämodynamischer Parameter wird eine Rechtsherzkatheteruntersuchung benötigt. Sie ist daher der Goldstandard in der Diagnostik der PH. Hierbei wird unter anderem der pulmonalarterielle Verschlussdruck (PAWP) und der pulmonale Gefäßwiderstand (PVR) gemessen. Die Bestimmung des PAWP und des PVR erlauben, zwischen präkapillärer, postkapillärer und kombinierter post- und präkapillärer PH zu unterscheiden.

- Bei der isolierten postkapillären PH kommt es aufgrund einer Linksherzinsuffizienz zu einer Stauung des Blutes vor dem linken Herz mit konsekutiver Druckerhöhung in den nachgeschalteten Pulmonalvenen, Kapillaren und den Pulmonalarterien. Der PAWP ist erhöht auf über 15 mmHg, Der PVR ist jedoch normal (≤2 WU, wood units). Der Widerstand wird häufig auch in dyn × s × cm^{-5} angegeben. Die Umrechnung erfolgt durch Multiplikation der WU × 80.
- Eine präkapilläre PH ist demgegenüber gekennzeichnet durch eine isolierte Druckerhöhung in den Pulmonalarterien, hier liegt der PAWP ≤15 mmHg und der Gefäßwiderstand ist erhöht, PVR >2 WU. Bei präkapillärer PH sollte ergänzend die Vasoreagibilität auf inhalative vasoreaktive Substanzen (z. B. NO) getestet werden. Sie ist positiv bei Drucksenkung des mPAP um mindestens 10 mmHg auf einen Absolutwert von höchstens 40 mmHg. Dies ist in 5–10 % der Fälle zu erwarten und prädestiniert für eine gute therapeutische Ansprache auf Ca-Antagonisten. Druckerhöhungen der präkapillären Gefäße sind primär durch pathologische Veränderungen der Lunge (z. B. bei COPD) oder eine chronischen Thrombembolie bedingt. Bei Abwesenheit anderer Ursachen für eine präkapilläre PH spricht man von einer pulmonal arteriellen Hypertonie (PAH).
- Zudem gibt es auch Mischformen bei kombinierter post- und präkapillärer PH sowie eine belastungsinduzierte Form.

2. *Wie wird die pulmonale Hypertonie klassifiziert?*
Die wichtigsten Formen der pulmonalen Hypertonie sind klassifiziert in fünf Hauptgruppen. Die Basisstruktur der Leitlinie von 2015 wurde 2022 bestätigt und nur in kleinen Unterpunkten aktualisiert, nachfolgend eine vereinfachte Darstellung der Klassifikation:
   - Gruppe 1 – Pulmonal arterielle Hypertonie
     - Idiopathisch
     - Hereditär
     - Medikamenten-/drogenassoziiert (z. B. Appetitzügler, Amphetamine etc.)
     - Assoziiert mit verschiedenen Erkrankungen (Kollagenosen, HIV etc.)
     - Pulmonale veno- oder kapillärokklusive Erkrankungen
     - Persistierende PH des Neugeborenen

- Gruppe 2 – Assoziiert mit Linksherzerkrankung
  - Herzinsuffizienz
  - Klappenvitien
  - Angeborene oder erworbene kardiovaskuläre Zustände, die zu post-kapillärer PH führen
- Gruppe 3 – Assoziiert mit Lungenerkrankungen und/oder Hypoxämie
  - COPD oder Emphysem
  - Restriktive Lungenerkrankungen (z. B. ILD)
  - Lungenerkrankungen mit kombinierter obstruktiver/restriktiver Ventilationsstörung
  - Hypoventilationssyndrome (z. B. OSA)
  - Hypoxämie ohne Lungenerkrankung (z. B. Höhenaufenthalt)
  - Entwicklungsstörungen der Lunge (z. B. bronchiale Atresien etc.)
- Gruppe 4 – Assoziiert mit pulmonalarterieller Obstruktion
  - Chronisch thrombembolische PH (CTEPH)
  - Andere pulmonalarterielle Verlegungen (z. B. Tumoren)
- Gruppe 5 – PH mit unklarem und/oder multifaktoriellen Mechanismen
  - Hämatologische Erkrankungen (z. B. myeloproliferative Erkrankungen)
  - Systemische Erkrankungen (z. B. Sarkoidose)
  - Metabolische Störungen (z. B. Glykogen-Speicherkrankheiten)
  - Chronische Niereninsuffizienz mit oder ohne Dialyse
  - Pulmonale tumorthrombotische Mikroangiopathie
  - Fibrosierende Mediastinitis

3. *Wie ist die Prognose bei vorliegender pulmonaler Hypertonie?*
Eine PH geht mit einem erhöhten Sterblichkeit einher, das Mortalitätsrisiko ist auf über zweifach gesteigert. Das Risiko steigt dabei mit zunehmender Ausprägung und lässt sich anhand einiger Parameter stratifizieren. Die WHO-Funktionsklassen (I–IV, ähnlich der NYHA-Klassifikation), die Gehstrecke im Sechs-Minuten-Gehtest (6MWD) sowie die Höhe des BNP/NT-proBNP sind die stärksten Prognosemarker. Die schlechteste Prognose haben Patienten der Gruppe 3 mit zugrunde liegenden Lungenerkrankungen, hier liegt die Fünf-Jahres-Überlebensrate bei unter 40 %. Meist wird die Diagnose einer pulmonalen Hypertonie sehr verzögert gestellt und es vergeht oft wertvolle Zeit bis zur Einleitung einer Therapie. Bei der pulmonal arteriellen Hypertonie liegen im Mittel zwei Jahre zwischen dem Auftreten einer Belastungsdyspnoe und der Diagnosesicherung einer PAH. Die Aufmerksamkeit im primärärztlichen Bereich ist hierfür entscheidend.

► **Merke** Die pulmonale Hypertonie ist definiert als eine Erhöhung des mittleren pulmonalarteriellen Drucks über 20 mmHg. Für die Diagnosesicherung ist eine Rechtsherzkatheteruntersuchung notwendig, die dann durch eine zusätzliche Bestimmung des pulmonalarteriellen Verschlussdrucks und des pulmonalen Gefäßwiderstands eine Differenzierung von prä- oder postkapillären Formen ermöglicht. Anhand echokardiografischer Veränderungen kann eine PH lediglich vermutet werden.

22.3 Klinische Falldiskussion

Fallschilderung

Ein 81-jähriger Patient (168 cm, 66 kg, BMI 23 kg/m^2) stellt sich vor und berichtet über eine seit Monaten anhaltende Verschlechterung seiner seit Jahren bestehenden Belastungsdyspnoe. Er müsse das Gehen nach ca. 50 Metern pausieren, erhole sich sodann jeweils recht schnell und könne anschließend weitergehen. In Ruhe habe er keine Atembeschwerden. Husten bestehe nicht. Es sei eine COPD bekannt, für die er seit Jahren die gleiche duale Bronchodilatation (LABA/LAMA) regelmäßig inhaliere. Atemwegsinfekte oder Exazerbationen seien in den letzten Monaten nicht aufgetreten. Er habe eine Sauerstofflangzeittherapie, nutze diese aber nur sporadisch. Das Rauchen habe er vor zwei Jahren eingestellt (60 Packungsjahre), damals habe er eine Lungenembolie erlitten und hierfür drei Monate eine Antikoagulation mit einem DOAK erhalten.

Erster Untersuchungsbefund

Auskultatorisch zeigt sich ein beidseits abgeschwächtes Atemgeräusch, keine Nebengeräusche, Herztöne rein und rhythmisch, HF 90/min, AF 18/min, RR 140/80 mmHg, SpO_2 94 % unter RL, keine Ödeme. ◄

Fall-Diskussion

1. Wie sollten die nächsten diagnostischen Schritte aussehen?
2. Was sind mögliche Ursachen für eine pulmonale Hypertonie?

1. *Wie sollten die nächsten diagnostischen Schritte aussehen?*
   Zur Orientierung sollte eine Reevaluation der bekannten Einschränkungen erfolgen, sowie nach weiteren Störungen gesucht werden. Neben einer Lungenfunktion wäre ein orientierendes Labor inklusive BNP/NT-proBNP sinnvoll sowie ein EKG und eine Röntgenaufnahme des Thorax. Es ist eine COPD bekannt, die sich bisher stabil zeigte und in den letzten Monaten auch nicht exazerbiert war. Es ist daher zu vermuten, dass es noch eine weitere Ursache für die klinische Verschlechterung geben muss. Da COPD-Patienten, nicht zuletzt aufgrund einer vielfach ausgedehnten Rauchanamnese, oft eine kardiovaskuläre Komorbidität aufweisen, sollte eine zusätzlich manifeste Herzinsuffizienz ausgeschlossen werden. In einem weiteren Schritt scheint daher eine Echokardiografie sinnvoll. Diese würde auch Rechtsherzbelastungszeichen aufgrund der schweren COPD mit chronischer Hypoxämie zeigen sowie Hinweise auf eine mögliche pulmonale Hypertonie geben. Sollte sich der Verdacht bestätigen, wäre zur Bestä-

tigung und weiteren Eingruppierung die Durchführung einer Rechtsherzkatheteruntersuchung angezeigt. Es muss aufhorchen lassen, dass der Patient die zusätzlichen Probleme im Grunde seit der Lungenembolie entwickelt hat und die Antikoagulation damals nur für drei Monate fortgeführt wurde. Insofern scheint die Durchführung einer CT-Pulmonalisangiografie sinnvoll, um etwaige persistierende Thrombembolien aufzuzeigen. Periphere Befunde lassen sich allerdings meist nur durch eine Szintigrafie sichern, die jedoch auch durch die strukturellen COPD-Schäden bedingt sein könnten, sodass eine kombinierte Ventilations-/Perfusionsszintigrafie durchgeführt werden sollte, die Mismatches zwischen Ventilations- und Perfusionsdefekten aufzeigen soll.

2. *Was sind mögliche Ursachen für eine pulmonale Hypertonie?*
   Bei dem Patienten bieten sich vielfältige theoretische Möglichkeiten für die Entwicklung einer pulmonalen Hypertonie. Der Patient leidet bereits an einer fortgeschrittenen chronisch obstruktiven Lungenerkrankung mit Emphysem und chronisch hypoxämischer respiratorischer Insuffizienz. Die Entwicklung eines Cor pulmonale ist daher wahrscheinlich. Zudem ist das Vorhandensein zusätzlicher kardiovaskulärer Komorbiditäten (koronare Herzkrankheit mit Linksherzinsuffizienz) gut denkbar, zumal der Patient bis vor zwei Jahren stark geraucht hat. Das Risiko für eine kardiovaskuläre Komorbidität ist selbst unabhängig vom Raucherstatus signifikant erhöht und etwa 30 % der Patienten mit COPD haben eine kardiale Komorbidität. Des Weiteren ist bei dem Patienten zwei Jahre zuvor eine Lungenembolie aufgetreten, die nur recht kurz antikoagulativ behandelt wurde, sodass eine chronisch thrombembolische pulmonale Hypertonie ebenfalls möglich scheint. Letztlich ist auch eine kombinierte Genese nicht auszuschließen.

Fallbericht Fortsetzung

Es wurden folgende Befunde erhoben: Das Labor blieb unauffällig, auch das NT-proBNP lag mit 150 pg/ml im Normbereich. Im EKG zeigte sich die Aufzeichnung eines normfrequenten Sinusrhythmus, P-pulmonalis, Steiltyp und diskrete Zeichen der rechtsventrikulären Hypertrophie. Im Röntgenbild des Thorax ergab sich ein Emphysemaspekt mit leichter Hypertransparenz und Überblähung, die Herzsilhouette war zudem rechts und retrosternal etwas verbreitert. Lungenfunktionell bestätigte sich die schwere COPD (siehe Abb. 22.1 a und b). Blutgasanalytisch bestand in Ruhe messtechnisch lediglich eine leichte Hypoxämie bei Normoventilation (pO_2 59 mmHg, pCO_2 35 mmHg). Zusammenfassend ergaben sich einige Hinweise auf eine Rechtsherzbelastung und pulmonale Hypertonie bei vorbekannter COPD. Im Vergleich zu den Vorwerten war die COPD jedoch über die letzten zwei Jahre funktionell weitestgehend stabil, was den Verdacht auf eine zusätzliche Störung bekräftigte. Lediglich die Transferleistung hatte sich im Vergleich zu Voruntersuchungen etwas verschlechtert. Eine Echokardiografie (siehe Abb. 22.2) ergab ein normales linkes Herz (EF 70 %, keine Wandbewegungsstörung, normale Dimensionen) bei dilatierten rechten Herzhöhlen

(a)

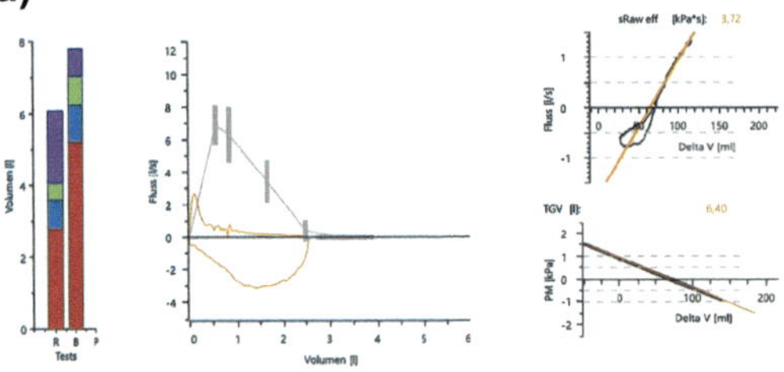

		Soll	LLN	Pre	% Soll	Z-Score
VC MAX	[L]	3,27	2,36	2,56	78 %	-1,3
FVC	[L]	3,31	2,37	2,44	74 %	-1,5
FEV 1	[L]	2,46	1,68	0,80	32 %	-3,3
FEV1%FVC	[%]	74,98	59,68	32,62	44 %	-4,1
PEF	[L/s]	6,90	4,91	2,66	39 %	-3,5
MEF 25	[L/s]	0,41	0,13	0,16	40 %	-1,4
MEF 50	[L/s]	3,44	1,28	0,30	9 %	-2,4
MEF 75	[L/s]	6,30	3,49	0,73	12 %	-3,3
sRaw eff	[kPa*s]	1,18	1,18	3,72	316 %	
Raw eff	[kPa*s/L]	0,30	0,30	0,58	194 %	
sRaw tot	[kPa*s]	1,18	1,18	4,58	390 %	
Raw tot	[kPa*s/L]	0,30	0,30	0,72	239 %	
sGaw eff	[1/(kPa*s)]	0,85	0,85	0,27	32 %	
TLC	[L]	6,34	5,20	7,79	123 %	2,1
FRC	[L]	3,59	2,60	6,24	174 %	4,4
ERV	[L]	0,79	0,79	1,01	128 %	
RV	[L]	2,80	2,12	5,22	187 %	5,9
IC	[L]	2,48	2,48	1,55	62 %	
RV%TLC	[%]	46,33	37,38	67,11	145 %	3,8

(b)

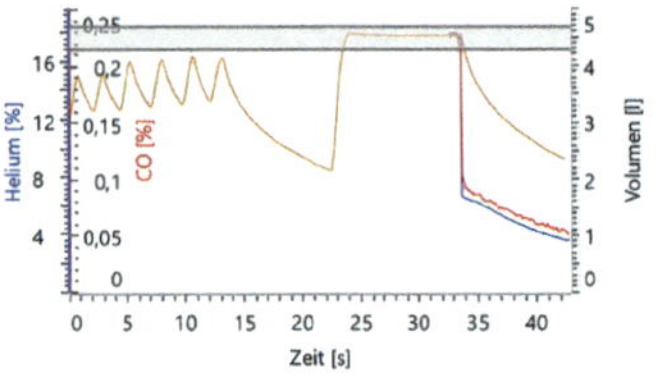

		Soll	LLN	Pre	% Soll	Z-Score
DLCO	[mmol/min/kPa]	7,11	5,12	1,96	28 %	-5,4
KCO	[mmol/min/kPa/L]	1,32	0,96	0,44	34 %	-4,4
VA	[L]	5,43	4,31	4,39	81 %	-1,5
VC IN	[L]	3,27	2,36	2,38	73 %	-1,6
T hold	[sec]	-	-	13,19	-	
TLC	[L]	6,34	5,20	4,54	72 %	-2,6
FRC	[L]	3,59	2,60	3,38	94 %	-0,3
RV	[L]	2,80	2,12	2,15	77 %	-1,6

Abb. 22.1 In der Spirometrie/Bodyplethysmografie (**a**) ist eine schwergradige Obstruktion sowie schwergradige Überblähung bei typischem COPD-Aspekt zu erkennen. In der Diffusionsmessung (**b**) zeigt sich zudem eine schwergradige Transferstörung, die aufgrund der Konstellation der Einzelparameter zueinander am ehesten parenchymal, evtl. zusätzlich auch pulmonalvaskulär sowie durch eine Verteilungsstörung verstärkt sein könnte

(RVEDD 44 mm) mit erhaltener systolischer RV-Funktion (TAPSE 27 mm), Trikuspidalklappeninsuffizienz mit deutlich erhöhter Trikuspidalregurgitationsgeschwindigkeit und einem geschätztem sPAP von 90 mmHg + ZVD. In einem 6MWD wurde eine Gehstrecke von 180 m erreicht (Entsättigung von 95 auf 87 % unter Raumluft, Borg 9 (von 10), 1 × Pause, Abbruch nach 4 min). In einer CT-Pulmonalisangiografie zeigte sich neben dem bekannten Lungenemphysem ein vergrößerter Durchmesser der Pulmonalarterien, eine Vergrößerung der rechten Herzkammer sowie mehrere diskrete periphere Füllungsdefekte, verdächtig auf Thrombembolien. Es wurde daher ergänzend eine Ventilations-/Perfusionsszintigrafie durchgeführt, die mehrere segmentale und subsegmentale Perfusionsdefekte ergaben, passend zu chronischen Thrombembolien. In einem anschließenden Rechtsherzkatheter wurde die pulmonale Hypertonie bestätigt. Der mPAP wurde bei 43 mHg gemessen, bei normalem Verschlussdruck von 8 mmHg und erhöhtem Gefäßwiderstand von 650 dyn × s × cm^{-5} (entsprechend 8 WU). Somit ergaben sich keine Hinweise auf eine zusätzliche Linksherzerkrankung. Es wurde die Diagnose einer pulmonalen Hypertonie, Gruppe 4, d. h. eine CTEPH gestellt, wobei ein Mischbild aus Gruppe 3 und 4 bei vorbekannter schwerer COPD nicht ausgeschlossen werden kann. ◄

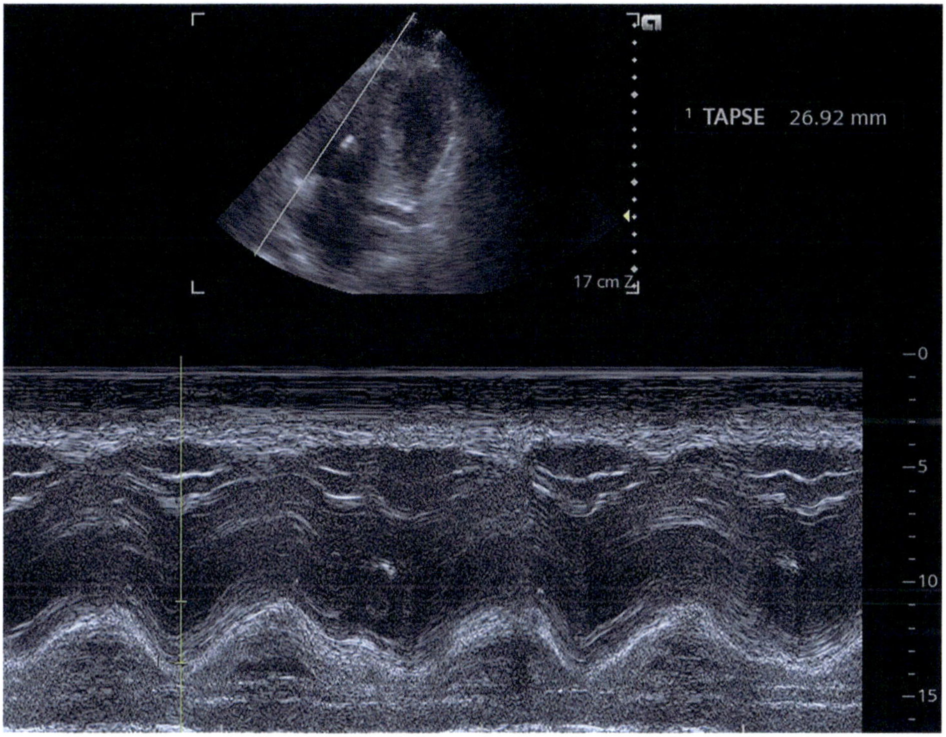

Abb. 22.2 Echokardiografie mit Messung der TAPSE (tricuspid annular plane systolic excursion), einem einfachen Maß der rechtsventrikulären Kontraktionsfähigkeit. Gemessen wird die Bewegung des Trikuspidalklappenanulus im M-Mode während der Systole, hier 27 mm (Soll ≥18 mm)

Weiterführende Fall-Diskussion

3. Welche Befunde zeigen besonders eindrücklich die Auswirkungen der CTEPH?
4. Welche therapeutischen Optionen liegen bei dem Patienten vor?

3. *Welche Befunde zeigen besonders eindrücklich die Auswirkungen der CTEPH?*
   Der Patient leidet seit Jahren an einer COPD mit gewisser Belastungsdyspnoe. Die Schilderung, dass sich seine Gehstrecke nun deutlich vermindert habe und er nun schon nach wenigen Metern plötzlich erschöpft und kurzatmig stehen bleiben müsse, ist typisch und oft sehr belastend. Die vorgebrachte Anamnese entspricht einer WHO-Funktionsklasse (FC) von III. Neben den diversen Zeichen der Rechtsherzbelastung und pulmonalen Hypertonie (EKG, Röntgenbild, Echokardiografie) und letztlich der Bestätigung über den Rechtsherzkatheter, zeigt sich die pulmonale Hypertonie in einer Einschränkung der Gastransferleistung in der Diffusionsmessung (in diesem Fall additiv zu den Einschränkungen durch das Lungenemphysem) mit konsekutiver Verschlechterung der Oxygenierung (BGA) vor allem unter Belastung (6MWD, SpO_2-Verlauf unter Belastung). Die Gehstrecke im 6MWD war deutlich eingeschränkt, es

musste eine Pause gemacht werden und letztlich der Test vorzeitig bei starkem Sättigungsabfall abgebrochen werden.

4. *Welche therapeutischen Optionen liegen bei dem Patienten vor?*
Bei zugänglichen Befunden ist prinzipiell die pulmonale Endarteriektomie (PEA) an einem spezialisierten Zentrum die Methode der Wahl, da hierdurch häufig der Widerstand deutlich gesenkt werden kann. Bei Patienten ohne weitere Komorbiditäten entspricht dies meist einer vollständigen Heilung. Bei der PEA werden die zentralen Pulmonalarterien operativ eröffnet und die betroffenen Abschnitte innen ausgeschält. Über ⅔ der Patienten sind heute operabel.

Bei Inoperabilität oder residuellem Befund nach PEA steht eine medikamentöse Therapie mit Riociguat zur Verfügung. Riociguat ist ein Stimulator der löslichen Guanylatzyklase und induziert eine Relaxation der glatten Gefäßmuskulatur.

Zudem kann eine Intervention mittels pulmonalarterieller Ballonangioplastie (BPA) erwogen werden. Die Ergebnisse sind häufig sehr gut, es kann jedoch zu ersthaften komplikatorischen Gefäßschäden kommen, was ebenso bedacht werden muss.

Für alle Patienten ist eine lebenslange Antikoagulation empfohlen. Für die meisten Patienten sind heute DOAKs das Mittel der Wahl. Da DOAKs bei Patienten mit Antiphospholipidsyndrom (APS) zu gehäuften thrombotischen Komplikationen führen können und bei ca. 10 % der CTEPH-Patienten ein APS vorliegt, soll ein APS bei Patienten mit CTEPH ausgeschlossen werden und bei diesen Patienten ein Vitamin-K-Antagonist genutzt werden.

Bei unserem Patienten wurde eine Dauerantikoagulation mit einem DOAK eingeleitet, der Patient hat die Wichtigkeit der Sauerstofflangzeittherapie verstanden und den O_2 fortan zuverlässig genutzt mit einer Flussrate von 1 l/min in Ruhe und 2 l/min unter Belastung. Aufgrund der Risiken und des Alters hatte der Patient eine Operation (PEA) und einer Katheterintervention (BPA) abgelehnt und wurde mit Riociguat behandelt. Hierunter ließ sich eine leichte klinische Besserung beobachten, die FC besserte sich von III auf II und im 6MWD ergab sich eine Verbesserung der Gehstrecke um 50 m.

Während für die seltene pulmonal arterielle Hypertonie (Gruppe 1) aktuell gleich fünf spezifische Medikamente zugelassen sind, die als Monotherapie oder in sequenzieller Kombinationsbehandlung eingesetzt werden können, gibt es für die Patienten einer PH der Gruppe 2 und 3, die die Mehrzahl der Patienten bildet, bis dato keine spezifische Behandlung. Problematisch ist mitunter zwischen einem Patienten mit einer PAH der Gruppe 1 und komorbider kardiopulmonaler Erkrankung und andererseits einer PH der Gruppe 2 oder 3 mit kardiopulmonaler Grunderkrankung zu unterscheiden. Bei Letzteren ist die kardiopulmonale Erkrankung naturgemäß meist deutlich fortgeschrittener.

Clinical Pearls

- Die pulmonale Hypertonie ist definiert als mittlere pulmonalarterielle Druckerhöhung über 20 mmHg (vormals 25 mmHg).
- Die pulmonale Hypertonie ist recht häufig, wird oft spät erkannt und geht mit einer erhöhten Sterblichkeit einher.
- Das Leitsymptom der PH ist eine schleichend progrediente Belastungsdyspnoe, oft geht dies mit einer raschen Ermüdbarkeit einher und mitunter wird eine Dyspnoe beim Vornüberbeugen/Bücken beklagt.
- Die Mehrzahl der PAH-Patienten ist in Ruhe beschwerdefrei und zeigt initial keinerlei körperliche Untersuchungszeichen. Nicht selten werden initial klinische Fehldiagnosen wie Asthma bronchiale gestellt und die richtige Diagnosestellung verzögert.
- Die Ursachen sind sehr unterschiedlich und sind in den Pulmonalgefäßen selbst oder durch assoziierte Erkrankungen begründet. Die häufigste Form ist die Gruppe 2 mit PH aufgrund von Herzerkrankungen.
- Die Echokardiografie ist ein wichtiges diagnostisches Instrument, reicht aber nicht aus, um die Diagnose zu sichern. Hierfür ist die Durchführung einer Rechtsherzkatheteruntersuchung notwendig.
- Bei Linksherzerkrankungen ist der postkapilläre Druck erhöht, alle anderen Formen gehen primär mit einer präkapillären Druckerhöhung einher.
- Wenn möglich, sollte die Behandlung der zugrunde liegende Erkrankung (Herz, Lunge etc.) optimiert werden.
- Patienten mit einer PAH und positivem Vasoreagibilitätstest im RH-Katheter (5–10 %) werden zunächst mit einem Kalziumantagonisten behandelt.
- Bei unzureichender Wirkung oder negativem Test soll bei Patienten mit PAH rasch eine gezielte medikamentöse Therapie eingeleitet werden. Hierfür stehen eine Reihe verschiedener Medikamente zur Verfügung.
- Eine Dauerantikoagulation wird nur noch bei Patienten mit CTEPH empfohlen.
- Diuretika sind nur bei Patienten mit Zeichen der Überwässerung indiziert.
- Eine Sauerstofflangzeittherapie ist bei Patienten mit einer wiederholten Hypoxämie und einem pO_2 von <60 mmHg indiziert, belastungsinduzierte Hypoxämien sind besonders zu beachten.
- Patienten mit einer pulmonalen Hypertonie, insbesondere jedoch pulmonal arteriellen Hypertonie zeigen häufig einen Eisenmangel, der die Beschwerden verstärken kann. Eine Kontrolle ist daher ratsam und ggf. die Durchführung einer Substitution, da sie die Beschwerden merklich bessern kann.

▶ **Kapitelhinweis für weiterführende Informationen** Chronische respiratorische Insuffizienz, COPD, Lungenembolie

Weiterführende Literatur

Hoeper MM et al (2017) Pulmonary hypertension. Dtsch Arztebl Int 114:73–84

Humbert M et al (2023) 2022 ESC/ERS guidelines for the diagnosis and treatment of pulmonary hypertension. Eur Respir J 61:2200879

Tello K et al (2023) Diagnose Algorithmus der pulmonalen Hypertonie und Screening-Verfahren. Pneumologie 77:871–889

Akute respiratorische Insuffizienz 23

23.1 Einleitung

Kommt es plötzlich und neu zu einer pulmonalen oder ventilatorischen Insuffizienz, spricht man von einer akuten respiratorischen Insuffizienz (ARI). Für die Propädeutik der respiratorischen Insuffizienz mit der Einteilung in eine pulmonale (primär hypoxämische) und eine ventilatorische (primär hyperkapnische) Insuffizienz siehe Kap. 14 „Chronische respiratorische Insuffizienz".

Eine respiratorische Insuffizienz kann, wie eine fulminanten Lungenembolie mit Verlegung der zentralen Pulmonalarterien, unvermittelt innerhalb von Minuten eintreten oder auch als akute Verschlechterung eines chronischen Leidens auftreten, beispielsweise innerhalb Stunden bei einer akute Infektexazerbation einer COPD.

Je nach Ausmaß und Akuität der respiratorischen Insuffizienz kann die Störung rasch lebensbedrohlich werden, insbesondere wenn die Kompensationsmechanismen selbst durch Komorbiditäten eingeschränkt sind. Ein Sauerstoffmangel im Blut führt letztlich auch zu einem O_2-Mangel im Gewebe, hierdurch werden die verschiedenen Organe zunächst in ihrer Funktion und im Verlauf auch in ihrer Struktur geschädigt. Unter Umständen sind diese Schädigungen auch irreversibel. Das Gehirn ist hierbei besonders anfällig für Hypoxien. Als kritischer Wert wird eine Grenze des pO_2 von 30 mmHg angesehen, dies hängt aber auch von anderen Variablen wie Durchblutung, Körpertemperatur etc. ab.

Terminologisch meint eine Hypoxämie einen verminderten Sauerstoffpartialdruck oder erniedrigten Sauerstoffgehalt im Blut, während eine Hypoxie dagegen die Sauerstoffunterversorgung von Organen bezeichnet. Eine Hypoxie kann hierbei hypoxämisch aber z. B. auch anämisch und toxisch bedingt sein.

Letztlich entscheidend für die Gewebeoxygenierung ist das Sauerstoffangebot, welches sich aus dem Produkt aus Herzzeitvolumen und Sauerstoffgehalt ergibt. Der O_2-Gehalt des

D. Bösch, *Pneumologie*, https://doi.org/10.1007/978-3-662-71444-7_23

Blutes (CaO_2) wird hierbei vereinfacht mit der Formel $CaO_2 = 1{,}34 \times \text{Hämoglobin} \times SO_2$ errechnet.

Bei der Behandlung sind das schnelle Erkennen und Ausgleichen des Sauerstoffmangels sowie die Ursachenfindung und gezielte Therapie entscheidend für den Verlauf und das Überleben des Patienten.

Grundlegende Überlegungen und vertiefende Diskussionspunkte:

1. Was sind die typischen Symptome der respiratorischen Insuffizienz?
2. Welche Pathomechanismen führen zu einer respiratorischen Insuffizienz?
3. Was sind die Kompensationsmechanismen einer Hypoxämie?

23.2 Diskussion

1. *Was sind die typischen Symptome der respiratorischen Insuffizienz?*
   Die respiratorischen Zeichen einer Hypoxämie sind Atemnot/Kurzatmigkeit, vertiefte und/oder beschleunigte Atmung, Einsatz der Atemhilfsmuskulatur, Mundatmung oder Nasenflügel. Zudem zeigen viele Patienten Angst und Unruhe. Mit zunehmender Schwere kann im Verlauf das Bewusstsein eingeschränkt sein. Weitere Symptome wie Angina pectoris, Palpitationen bei Herzrhythmusstörungen oder Tachykardie sind ebenfalls möglich. Die Haut kann blass (Zentralisierung der Durchblutung) oder auch zyanotisch (Blaufärbung durch erhöhte Konzentration desoxygenierten Blutes) sein. Bei zusätzlicher Hyperkapnie kommt es häufig zu leichtem Kopfschmerz. Je nach Akuität kann es mit steigenden Werten auch zu Verwirrung und Vigilanzstörungen bis hin zum CO_2-Koma kommen. Hierbei können Patienten mit chronischer Hyperkapnie akute Steigerungen wesentlich besser tolerieren als Patienten, die zuvor stets Normwerte aufwiesen. Als weiteres neurologisches Zeichen werden mitunter Muskelzuckungen, selten auch Muskelkrämpfe beobachtet.

2. *Welche Pathomechanismen führen zu einer respiratorischen Insuffizienz?*
   Eine O_2-arme Umgebung z. B. im Hochgebirge bzw. Verminderung der O_2-Konzentration in der Inspirationsluft kann auch bei sonst gesunden Menschen eine Hypoxämie bzw. Hypoxie auslösen. Erkrankungen führen über vier pathophysiologische Hauptmechanismen zu einer akuten respiratorischen Insuffizienz:

   - Hypoventilation (verminderte Belüftung)
   - Diffusionsstörung (eingeschränkter O_2-Gasaustausch)
   - Venöse Beimischungen (pulmonaler Rechts-Links-Shunt)
   - Verteilungsstörung (Mismatch von Belüftung/Durchblutung)

   Bei der Hypoventilation führt ein ventilatorisches Atempumpversagen zu einer verminderten Belüftung der Lunge, konsekutiv steigt das CO_2 an und die O_2-Konzentration fällt ab (respiratorische Globalinsuffizienz). Ursächlich können eine zentrale Atemdepression (Medikamente, Drogen, Apoplexie etc.), neuromuskuläre Störungen (amyotrophe Lateralsklerose, Myasthenia gravis etc.) oder chronisch obstruktive sowie restriktive Ventilationsstörungen (COPD, Kyphoskoliose etc.) sein.

Eine Diffusionsstörung führt zu einem verminderten Sauerstoffgasaustausch bei verminderter Diffusionsfläche (Lungenemphysem) oder Zunahme der Diffusionsbarriere (Lungenfibrose). Bei der pulmonalen Insuffizienz ist die CO_2-Diffusion aufgrund der deutlich höheren Leitfähigkeit nicht beeinträchtigt und es resultiert eine respiratorische Partialinsuffizienz.

Venöse Beimischungen können anatomisch oder funktionell auftreten. Anatomische Rechts-Links-Shunts sind Kurzschlussverbindungen zwischen Pulmonalarterien und Lungenvenen (intrapulmonal) oder auf Herzebene. Sie sind häufig angeboren und führen daher eher nicht zu akuten Einschränkungen. Funktionelle Rechts-Links-Shunts entstehen, wenn alveoläre Bereiche zwar noch durchblutet aber nicht mehr ventiliert werden, z. B. im Rahmen von Atelektasen oder Pneumonien. Diese Form der Hypoxämie spricht typischerweise schlecht auf eine Sauerstoffgabe an. Das CO_2 ist normal oder auch kompensatorisch vermindert.

Bei einer Verteilungsstörung ist das Verhältnis zwischen Belüftung und Durchblutung gestört (sog. V/Q-Mismatch). Zugrunde liegt meist eine inhomogene Belüftung im Rahmen von verschiedenen Ventilationsstörungen wie etwa COPD, Asthma bronchiale, schwere Adipositas etc. Neben der Hypoxämie kann es je nach Grunderkrankung zu erniedrigten, normalen oder auch erhöhten pCO_2-Werten kommen.

Nicht zuletzt gibt es einige Beispiele (Lungenembolie, ARDS, Pneumonie etc.) von kombinierten und komplexen Störungen bei denen die verschiedenen Mechanismen in unterschiedlicher Konstellation zusammentreffen und zum Teil durch weitere Mechanismen, wie etwa hämodynamische kardiale Effekte, verstärkt und ergänzt werden. Die Tab. 23.1 zeigt eine Übersicht über die verschiedenen Hauptmechanismen.

3. *Was sind die Kompensationsmechanismen einer Hypoxämie?*
Der Organismus kann über verschiedene Mechanismen eine Hypoxämie ausgleichen. Von Zuständen mit Suppression des Atemantriebs (z. B. durch Drogen oder Medikamente) abgesehen kommt es zur kompensatorischen Hyperventilation (Tachypnoe). Dies führt zur zunehmenden Hypokapnie und respiratorischen Alkalose, was den ver-

Tab. 23.1 Ursachen, Hauptwirkungen und Beispiele für Störungen mit respiratorischer Insuffizienz (hypoxämische Hypoxie)

Ursache	pO_2	pCO_2	Beispiele
Hypoventilation	vermindert	erhöht	Drogenintoxikation, neuromuskuläre Erkrankungen, COPD etc.
Diffusionsstörung	vermindert	vermindert	Lungenemphysem, Lungenfibrose etc.
Venöse Beimengung	vermindert	normal	pulmonale arteriovenöse Malformationen, Pneumonie, Atelektasen etc.
Verteilungsstörung	vermindert	variabel	ARDS, COPD, Asthma, Adipositas etc

stärkten Atemantrieb gleichzeitig wieder abmildert. Gleichzeitig werden über eine Aktivierung des sympathischen Nervensystems kardiovaskuläre Reaktionen stimuliert mit Zunahme des Herzzeitvolumens über eine Tachykardie und Blutdruckanstieg. Oft lässt sich zudem eine Zentralisierung mit einer Abnahme der peripheren Durchblutung beobachten. Bedacht werden muss, dass es bei kardiopulmonalen Vorerkrankungen zu deutlich eingeschränkten Kompensationsmechanismen kommen kann und dass bei Zunahme der akuten respiratorische Störung kritische Grenzen überschritten werden können, die im Verlauf unweigerlich zur Überlastung und Dekompensation dieser Ausgleichsmechanismen führen.

▶ **Merke** Eine akute respiratorische Insuffizienz kann schnell lebensbedrohlich werden. Ein rasches Erkennen und Ausgleichen sowie die zügige Ursachenabklärung zur Einleitung einer gezielten Therapie sind entscheidend in der erfolgreichen Behandlung der ARI.

23.3 Klinische Falldiskussion

Fallschilderung

Ein 56-jähriger Patient (186 cm, 95 kg, BMI 28 kg/m^2) wird mit akuter Dyspnoe bei bereits ambulant diagnostizierter Covid-19-Infektion eingewiesen. Er sei vor 14 Tagen PCR-positiv (SARS-CoV-2) gewesen und habe einen zunehmenden, überwiegend trockenen Husten, leichtes Fieber, Abgeschlagenheit und Kurzatmigkeit bei leichter Belastung gehabt. Seit wenigen Stunden seien die Atembeschwerden deutlich stärker geworden und er beklagt nunmehr eine Ruhedyspnoe. Die letzten zehn Tage sei er kaum aus dem Bett gekommen. Relevante Vorerkrankungen bestünden nicht. Er habe vor zwei Wochen die letzte Zigarette geraucht bei ca. 30 Packungsjahren. Bis auf NSAR habe er keine Medikamente eingenommen. Kardiopulmonale Vorerkrankungen seien nicht bekannt.

Erster Untersuchungsbefund

Auskultatorisch ergaben sich beidseits feuchte Rasselgeräusche, die Herztöne waren hingegen rein und rhythmisch, HF 110/min, RR 120/70 mmHg, AF 20/min, SpO_2 90 % unter RL, Temperatur 37,5 °C, leichte Umfangsvermehrung des rechten Oberschenkels. ◀

Fall-Diskussion

1. Wie ist die respiratorische Situation zu bewerten?
2. Welche diagnostischen und therapeutischen Schritte sollten unmittelbar eingeleitet werden?

1. *Wie ist die respiratorische Situation zu bewerten?*
   Es liegt offensichtlich eine akute respiratorische Insuffizienz vor. Moderate Beschwerden, die primär einer Covid-19-Erkrankung zuzuordnen sind, haben sich plötzlich verschlechtert. Neben einer Pneumonie mit beginnendem ARDS ist auch an eine häufig komplikatorisch zu beobachtende Lungenembolie zu denken. Die Auswirkungen der ARI lassen sich nicht nur an der subjektiven Stärke der Atemnot, sondern vor allem an der Einschränkung der Sauerstoffsättigung sowie der Ausprägung der kardiorespiratorischen Kompensation (Tachykardie, Tachypnoe) ableiten. Der erste Eindruck des Patienten ist bedrohlich, jedoch ist der Kreislauf stabil und die Werte noch tolerabel. Die Situation kann sich jedoch rasch verschlechtern, sodass eine suffiziente Versorgung unmittelbar einzuleiten ist.

2. *Welche diagnostischen und therapeutischen Schritte sollten unmittelbar eingeleitet werden?*
   Der Patient sollte in aufrechter Position gelagert werden und Sauerstoff per Nasenbrille erhalten. Die Flussrate sollte sich an der SpO_2 orientieren und vorsichtig titriert werden, bevor die arteriellen Blutgase mehr Klarheit bringen. Vermutlich lässt sich die Sättigung mit 2–3 l/min auf ca. 95% anheben. Hierunter sollte die Tachypnoe und die Tachykardie etwas zurückgehen. Zudem sollte eine vorsichtige intravenöse Flüssigkeitssubstitution eingeleitet werden, da der Patient durch die Temperaturerhöhung, die Krankheit der letzten Tage und die Tachypnoe leicht exsikkiert ist. Aus Sicherheitsgründen sollte der Patient sonst zunächst nüchtern gelassen werden, da bei akuter Verschlechterung ggf. eine Beatmung nötig wäre. Im Weiteren sollte ein orientierendes Labor (BB, CRP/PCT, BNP, Niere, Elektrolyte, Leber) angefertigt werden, eine arterielle Blutgasanalyse durchgeführt und ein EKG sowie eine Röntgen-Thoraxaufnahme erstellt werden. Bezüglich des sich aufdrängenden Verdachts einer Lungenembolie sollte bei hoher Wahrscheinlichkeit eine CT des Thorax mit Kontrastmittel (CT-Pulmonalisangiografie), eine Echokardiografie und eine Sonografie der Beinvenen durchgeführt werden. Bei hoher Wahrscheinlichkeit sollte eine Heparinisierung nicht verzögert werden. Die Gabe eines Antibiotikums sollte ebenfalls erwogen werden, insbesondere wenn die Anfertigung von CRP und/oder PCT nicht unmittelbar verfügbar ist. Für eine Covid-19-Antikörpertherapie ist es zu spät. Eine bakterielle Superinfektion ist indes nicht ausgeschlossen.

Fallbericht Fortsetzung

Die arterielle Blutgasanalyse unter Sauerstoffgabe (Flussrate +2 l/min) bestätigte die ARI Typ 1 (hypoxämische respiratorische Insuffizienz): pO_2/pCO_2 60/31 mmHg, CaO_2 vermindert auf 16,5 ml/dl. Das CRP zeigte sich mit 83 mg/l deutlich erhöht. Das PCT war jedoch normwertig. Ebenso unauffällig waren BNP, Troponin sowie die übrigen

Routineparameter des Labors. Radiologisch ergab sich die Darstellung typischer Infiltrate einer Covid-19-Pneumonie sowie der Nachweis einer beidseitigen zentralen Lungenembolie, siehe Abb. 23.1 und 23.2. Echokardiografisch zeigten sich zudem Zeichen einer leichten Rechtsherzbelastung, sonografisch hierzu passend die Darstellung einer tiefen Oberschenkelvenenthrombose rechts. ◄

Weiterführende Fall-Diskussion

3. Wie kann der Zustand des Patienten weiter verbessert werden?
4. Was sind die prinzipiellen Behandlungsmöglichkeiten der akuten respiratorischen Insuffizienz?

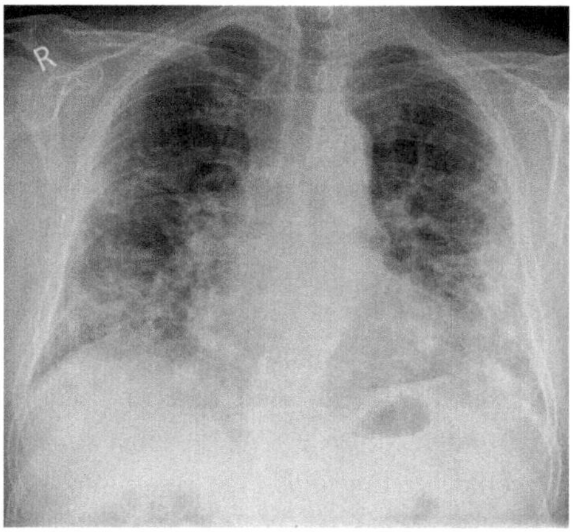

Abb. 23.1 In der Röntgen-Thoraxaufnahme a.p. sind subpleural betonte Infiltrate beidseits in den Mittel- und Unterfeldern zu erkennen

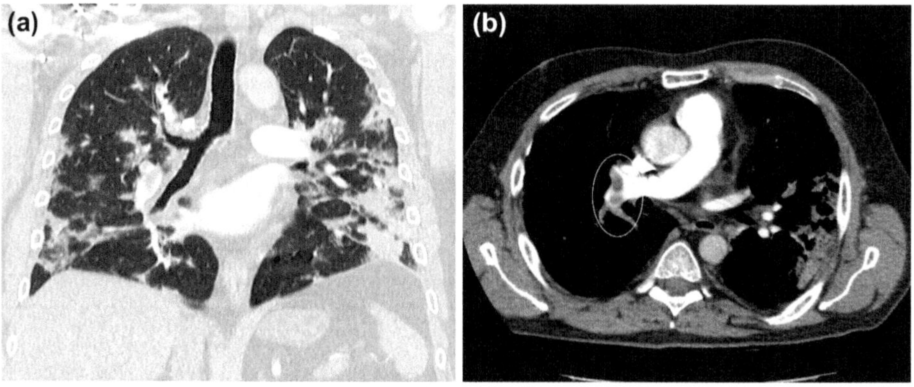

Abb. 23.2 Eine Computertomografie des Thorax (**a**) bestätigt die für eine Covid-19-Pneumonie typischen Infiltrationen. In der Weichteilwichtung des CT (**b**) sieht man zudem Kontrastmittelaussparungen rechts, zentral und in den pulmonalen Unterlappenarterien als Nachweis einer zentralen Lungenembolie (Markierung)

3. *Wie kann der Zustand des Patienten weiter verbessert werden?*
Auf der Wachstation (IMC) wird der Patient weiter supportiv behandelt (Sauerstoff nach SpO_2), BGA-Kontrollen, Ausgleich des Flüssigkeitshaushalts, Antikoagulation und Cortisongabe. Hier hat sich die Gabe von Dexamethason 6 mg über zehn Tage bewährt. Die Einleitung einer nicht invasiven Ventilation wurde vorbereitet, da es bei Patienten mit Covid-19-Pneumonien erfahrungsgemäß zu raschen Verschlechterungen kommen kann. Als vorteilhaft hat sich bei diesen Patienten zudem eine Wach-Bauchlagerung über mindestens sechs Stunden am Tag erwiesen. Bei langsamer Besserung konnte der Patient am dritten Tag aus dem Bett mobilisiert werden.

4. *Was sind die prinzipiellen Behandlungsmöglichkeiten der akuten respiratorischen Insuffizienz?*
Prinzipiell ist bei der Behandlung zwischen einer ARI vom Typ 1 (hypoxämische respiratorische Insuffizienz, vom Typ 2 (hyperkapnische respiratorische Insuffizienz) zu unterscheiden. Eine hypoxämische pulmonale Insuffizienz ist primär durch eine Sauerstoffgabe zu behandeln. Hierbei darf nicht versäumt werden, die zugrunde liegende Ursache zu eruieren um eine gezielte kausale Therapie einleiten zu können, z. B. Gabe eines Antibiotikums. Für die einfache Sauerstoffgabe bis zu einem Fluss von 6 l/min (entspricht FiO_2 von ca. 0,4) wird die Applikation via Nasenbrille bevorzugt. Für die Verordnung sollte stets ein Zielsättigungsbereich definiert werden. Gemeinhin gilt für Patienten ohne Hyperkapnierisiko ein Zielbereich von 92–96 % und mit Hyperkapnierisiko (z. B. bei schwerer COPD, ausgeprägter Adipositas etc.) ein Bereich von 88–92%, jeweils ohne Beatmung. Unter Beatmung wird einheitlich ein Sättigung von 92–96% angestrebt. Bei therapierefraktärer Hypoxämie muss die Therapie eskaliert werden. Hierbei ist zwischen eine High-flow-Sauerstofftherapie und einer nicht-invasiven Ventilation (NIV) abzuwägen. Eine Intubation zur invasiven Beatmung sollte möglichst vermieden werden. Die High-flow-O_2-Therapie via Nasenkanüle (HFOT oder auch HFNC) bietet die Möglichkeit, über einen Sauerstoffmischer eine FiO_2 von 0,2–1,0 zu applizieren. Hierbei wird bei einem hohen Fluss von 30–70 l/min ein leichter PEEP erzeugt, und die Atemluft ist angewärmt und angefeuchtet, was den Komfort für die Patienten deutlich erhöht.

Stets sollte bei allen Formen der akuten O_2-Therapie bedacht werden, dass unreflektierte Sauerstoffgaben stets die Gefahr der Entwicklung einer zusätzlichen hyperkapnischen Insuffizienz bergen.

Die akute hypoxämisch-hyperkapnische ventilatorische Insuffizienz sollte möglichst mittels NIV unter Zugabe von Sauerstoff behandelt werden. Die Indikation zur NIV besteht bei einer akuten hyperkapnischen respiratorischen Insuffizienz mit einem pH-Wert <7,35 und dem Fehlen von Kontraindikationen: fehlende Spontanatmung bzw. Schnappatmung, verlegte Atemwege, gastrointestinale Blutungen/Ileus oder nicht hyperkapnisch bedingtes Koma. Selbst bei niedrigen pH-Werten und Vorliegen einer hyperkapnischen Vigilanzstörung ist meist ein NIV-Beatmungsversuch gerechtfertigt. Die engmaschige Kontrolle des Effektes (Klinik, BGA) ist jedoch Voraussetzung.

Oftmals verbessern sich die Patienten innerhalb der ersten Stunde. Sollte sich keine Besserung einstellen, gilt dies als NIV-Versagen und es muss eine invasive Beatmung eingeleitet werden. Eine invasive Beatmung geht mit einigen Nachteilen und erhöhten Risiken einher: beatmungsassoziierte Pneumonie, Sedierung, Trachealschäden, keine orale Nahrungsaufnahme etc. Da die NIV gegenüber der invasiven Beatmung viele Vorteile hat, sollte sie daher wenn möglich vorgezogen werden. In Einzelfällen kann auch der Versuch einer Therapie mit einer Sauerstoff-High-Flow-Therapie erwogen werden. Dies ist jedoch nur bei leichter CO_2-Retention erfolgversprechend.

Clinical Pearls

- Die akute respiratorische Insuffizienz Typ 1 (hypoxämisch) und die ARI Typ 2 (hypoxämisch-hyperkapnisch) sind Ausdruck einer potenziell lebensbedrohlichen Situation und sollten ohne Verzug versorgt werden.
- Eine pulmonale hypoxämische Insuffizienz wird prinzipiell mit einer Sauerstoffgabe, die ventilatorische hyperkapnische Insuffizienz mit einer (nicht invasiven) Beatmungstherapie behandelt. Stets sollte die zugrunde liegende Ursache eruiert und therapiert werden.
- Für eine akute Sauerstofftherapie sollten Sauerstoffsättigungszielbereiche definiert und berücksichtigt werden.
- Die Sauerstofftherapie via Nasenbrille wird gut toleriert ist jedoch nur bis zu einem Fluss von 6 l/min effektiv, FiO_2 max. ca. 0,4.
- Bei Sauerstoff-High-Flow-Therapie wird angewärmte, feuchte Luft mit einem hohen Fluss appliziert. Sie ermöglicht die Einstellung eines FiO_2 zwischen 0,2 und 1,0.
- Eine NIV ist vielmals effektiv in der Behandlung ventilatorischer Insuffizienzen, der Erfolg muss jedoch engmaschig überprüft werden und eine Eskalation mit Intubation und Einleitung einer invasiven Beatmung sollte sichergestellt sein.
- Die invasive Ventilation hat gegenüber der NIV verschiedene Nachteile und sollte wenn möglich vermieden werden.

► **Kapitelhinweis für weiterführende Informationen** Akute Dyspnoe, Chronisch respiratorische Insuffizienz, Lungenembolie, Asthma bronchiale, COPD, Pneumonie, Pneumothorax, COVID-19

Weiterführende Literatur

Gottlieb J et al (2022) S3-Leitlinie Sauerstoff in der Akuttherapie beim Erwachsenen. Pneumologie 76:159–216

Grensemann J et al (2022) High-flow-Sauerstofftherapie – Chancen und Risiken. Pneumologe 19:21–26

Summers C et al (2022) Acute respiratory failure. Perioperative Medicine 39:576–586

Westhoff M et al (2024) Deutsche Gesellschaft für Pneumologie und Beatmungsmedizin. S2k-Leitlinie Nichtinvasive Beatmung als Therapie der akuten respiratorischen Insuffizienz 2023. Pneumologie 78:453–514

Pulmonale Rundherde

24

24.1 Einleitung

Bei einem pulmonalen Rundherd handelt es sich um einen annähernd rundlichen Prozess im Lungenparenchym, der konventionell radiologisch als Verschattung bzw. computertomografisch als Verdichtung mit einer Größe von bis zu 3 cm imponiert. Gewebeprozesse darüber hinaus werden hingegen als Raumforderung bezeichnet. Die Abb. 24.1 und 24.2 zeigen zwei typische Beispiele.

Pulmonale Rundherde (RH) können entzündlicher, infektiologischer oder auch tumoröser Genese sein. Wichtig ist die Erfassung der Anzahl der RH, da solitäre Lungenrundherde anders zu bewerten sind als multiple Rundherde. Die ätiologische Abklärung und Bestimmung der Dignität (in maligne oder benigne) ist unumgänglich. Meist ist hierzu eine Gewebeprobe notwendig. Vielfach sind jedoch auch radiologische Voraufnahmen/Befunde hilfreich, etwa wenn sich herausstellt, dass Befunde unverändert bereits vor Jahren dargestellt waren. Die Anamnese hinsichtlich früherer Aufnahmen ist daher essenziell. Zudem sollte auch nach Vorerkrankungen gefragt werden, da es eine Reihe von pulmonalen und extrapulmonalen Erkrankungen gibt, die sich auch über Lungenrundherde manifestieren können. Bei einer bildgebenden Größenkonstanz von über zwei Jahren darf gemeinhin von einer Gutartigkeit ausgegangen werden und eine histologische Abklärung wird entbehrlich. Oftmals sind pulmonale Rundherde Zufallsbefunde, die nebenbefundlich in Computertomografien, Magnetresonanztomografien und zum Teil auch in einer konventionellen Röntgenbildgebung erfasst werden. In einigen Ländern wurde begonnen, Zigarettenraucher mit Niedrigdosis-CT zu screenen. Hierbei kommen jedoch unzählige Rundherde zur Darstellung, die überwiegend als harmlose Granulome zu werten sind und wohl ohne Screening nie aufgefallen wären. Bei CT-Untersuchungen von Erwachsenen, die wegen extrapulmonaler Erkrankungen angefertigt wurden, kommt in mindestens jeder zehnten Untersuchung nebenbefundlich ein Lungenrundherd zur Darstellung. Bei ge-

D. Bösch, *Pneumologie*, https://doi.org/10.1007/978-3-662-71444-7_24

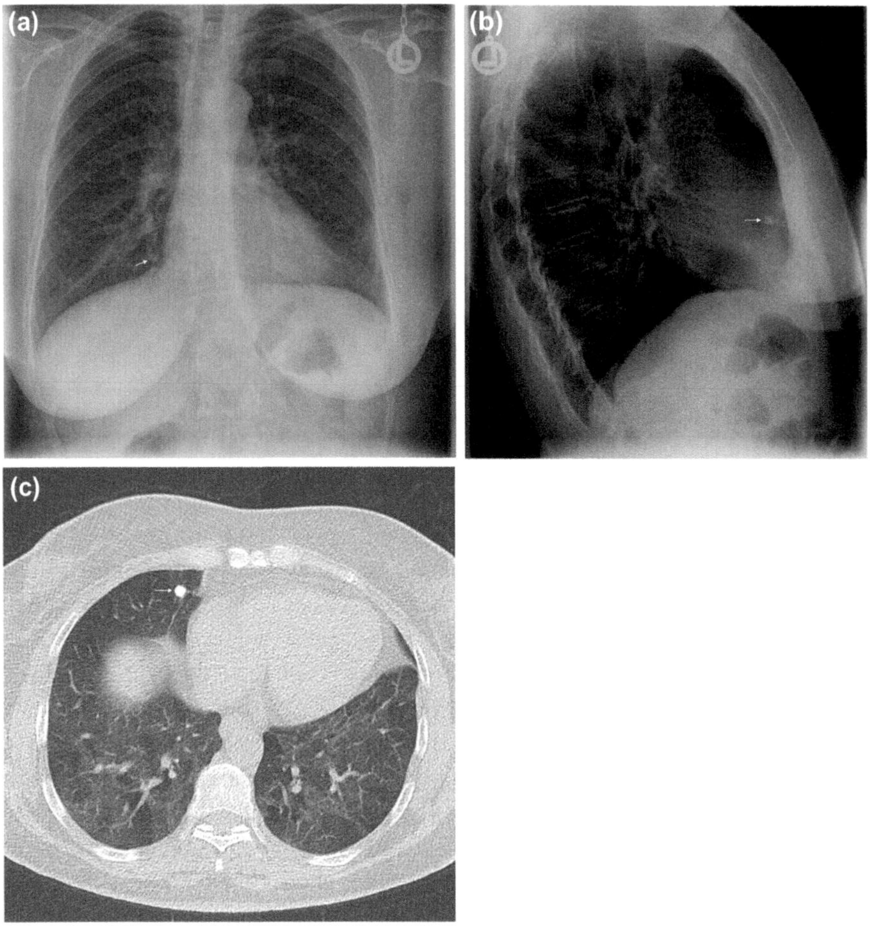

Abb. 24.1 Röntgen-Thoraxbild p.a. (**a**) einer Patientin mit Nachweis eines Rundherds (Pfeil) im rechten Unterfeld, in der Seitaufnahme (**b**) lässt sich der Rundherd dem Mittellappen zuordnen. Mittels Computertomografie des Thorax (**c**) detaillierte Darstellung des verkalkten Rundherds mit einer Größe von 6 mm (Pfeil). Der Rundherd wurde als postspezifisches Granulom gewertet, zumal die Patientin aus einer Region mit deutlich erhöhter Tuberkuloseinzidenz stammt

zielten Screening-CT der Lunge ist dies bei etwa jeder dritten Computertomografie der Fall.

Grundlegende Überlegungen und vertiefende Diskussionspunkte:

1. Was sind die verschiedenen Ursachen für pulmonale Rundherde?
2. Wie lässt sich das Malignitätsrisiko einschätzen?

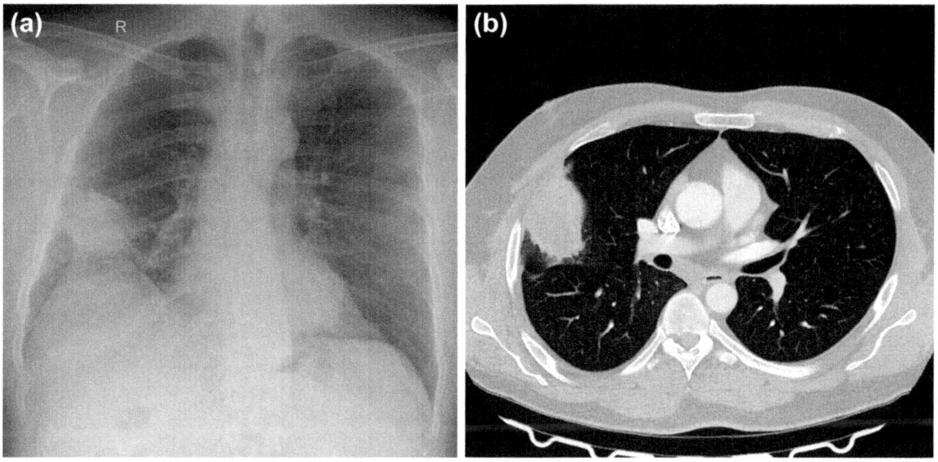

Abb. 24.2 Röntgen-Thoraxbild p.a. (**a**) mit Darstellung einer rundlichen Struktur, die aufgrund ihrer Größe als Raumforderung (RF) bezeichnet werden muss. In der Computertomografie des Thorax (**b**) zeigt sich die wandständige Raumforderung mit einer Ausdehnung von 4×5 cm im Mittellappen lokalisiert. Eine transthorakale Stanze hat den histologischen Nachweis eines IgG4-Pseudotumors ergeben. Unter Kortisongabe war die Raumforderung nach wenigen Wochen nicht mehr darstellbar

24.2 Diskussion

1. *Was sind die verschiedenen Ursachen für pulmonale Rundherde?*
   Ätiologisch kommen verschiedenste Erkrankungen in Betracht. Rundherde können Ausdruck einer Entzündung sein, z. B. im Form von Granulomen oder Rheumaknoten. Sie können jedoch auch infektiologischer Genese sein, z. B. septische Streuherde oder Tuberkulose. Nicht zuletzt muss aber auch immer an tumoröse Manifestationen gedacht werden, z. B. gutartige Hamartome oder maligne Metastasen eines Karzinoms. Eine Übersicht über wichtige Differenzialdiagnosen gibt die Tab. 24.1. Es darf nicht außer Acht gelassen werden, dass es bei mehreren Herden durchaus unterschiedliche Ursachen und Dignitäten geben kann. Mitunter sollten verschiedene Herde histologisch biopsiert bzw. reseziert werden. Zumindest aber sollten histologisch nicht gesicherte Rundherde verlaufsbeobachtet werden. Die Kontrollintervalle richten sich nach dem Risiko, was durch die Morphe und sonstige Risikofaktoren (z. B. Zigaretten rauchen) determiniert wird.

2. *Wie lässt sich das Malignitätsrisiko einschätzen?*
   Es gibt verschiedene Faktoren, die mit einem erhöhten Malignitätsrisiko einhergehen:
   - Größe des Lungenrundherds
   - Aktives oder stattgehabtes Zigaretten rauchen (Abfall mit zunehmender Latenz, Zunahme mit steigender kumulativer Dosis)

Tab. 24.1 Differenzialdiagnosen solitärer oder vereinzelter Lungenrundherde

Benigne	Maligne
Sepsis mit pulmonalem(n) Streuherd(en)	Lungenkarzinom
Tuberkulose	Lungenkarzinoid
Nicht tuberkulöse Mykobakteriose	Lungenmetastase (Lungenkarzinom)
Aspergillom	Lungenmetastase (extrapulmonales Karzinom)
Aktinomykose	Lymphom
(kryptogene) organisierende Pneumonie	Lungensarkom
Granulom	
Amyloidose	
Rheumaknoten	
Sarkoidose	
Hamartom/Chondrohamartom	
IgG4-Pseudotumor	
Lipom	
Intrapulmonaler Lymphknoten	
Vaskulitis (GPA, EGPA)	
Lungensequester	
Lungeninfarkt	
Rundatelektase	
Arteriovenöse Malformation	

- Vorgeschichte maligner Erkrankungen (Abfall mit zeitlichem Abstand)
- Höheres Lebensalter
- Größenzunahme des Herds, Volumenverdoppelung innerhalb eines Jahres
- Lokalisierung in den Oberlappen
- Spikulierung des Herds (strangförmige Ausziehungen im CT)

Es gibt verschiedene Modelle, die die Wahrscheinlichkeit über die Erfassung der verschiedenen Variablen statistisch berechnen. Nach Brock ergibt sich beispielsweise ein Malignitätsrisiko für einen zufällig gefundenen soliden Rundherd von 5 mm für einen männlichen Patienten im Alter von 60 Jahren ohne relevante Vorerkrankungen von ca. 0,5 %. Wäre der Herd nunmehr 10 mm groß, läge das Risiko bereits bei 3 % und bei 20 mm bei 13 %. Das Modell bezieht sich auf eine Population von Rauchern und ehemaligen Rauchern. Andere Modelle zeigen tendenziell höhere Risiken und in etwa eine Verdoppelung bei Zigarettenrauchern im Vergleich zu Nichtrauchern.

Wurde die Größe und die Größenzunahme früher allein über den Durchmesser angegeben bzw. berechnet, wird heute vielfach das Volumen und die Volumenzunahme herangezogen. Sie werden automatisch oder halbautomatisch in der Software der radiologischen Workstation berechnet und sind hinsichtlich der Größenveränderung wesentlich zuverlässiger als die Betrachtung des Durchmessers (Abb. 24.3).

► **Merke** Es gibt viele verschiedene Ursachen für pulmonale Rundherde. Da Lungenrundherde nicht selten maligne sind, sollte jeder Herd bis zum Beweis des Gegen-

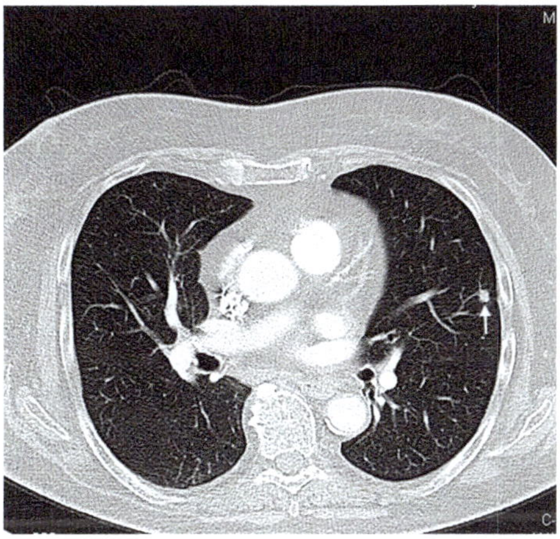

Abb. 24.3 Computertomografie des Thorax mit Darstellung eines 7 mm durchmessenden soliden Lungenrundherdes im linken Oberlappen (Pfeil) einer 70-jährigen Patientin. Eine Resektion hat den histologischen Nachweis eines Karzinoids ergeben

teils als malignitätssuspekt gelten. Nur selten kann ein Herd allein über die computertomografische Morphe als klar benigne eingestuft werden. Das Malignitätsrisiko ist bei Rauchern etwa doppelt so hoch wie bei Nichtrauchern, es gibt jedoch noch viele weitere Determinanten die berücksichtigt werden sollten.

24.3 Klinische Falldiskussion

Fallschilderung

Ein 62-jähriger Patient (182 cm, 84 kg, BMI 25,5 kg/m^2) wird wegen eines geplanten orthopädischen Eingriffs stationär aufgenommen. Als Vorerkrankung wird eine COPD angegeben, für die er regelmäßig ein Inhalativum (LAMA) anwende. In diesem Rahmen habe er eine leichte Belastungsdyspnoe und etwas Husten. Die Symptome seien stabil. Weitere Vorerkrankungen bestünden nicht. Er habe bis vor fünf Jahren Zigaretten geraucht, ca. 20 Packungsjahre.

Es wird eine Röntgen-Thoraxuntersuchung durchgeführt, welche einen Rundherd im rechten Oberfeld zeigt, siehe Abb. 24.4.

Erster Untersuchungsbefund

Auskultatorisch findet sich beidseits ein vesikuläres Atemgeräusch, keine Nebengeräusche. Die Herztöne sind zudem rein und rhythmisch, HF 80/min, AF 14/min, RR 130/70 mmHg, SpO_2 98 % unter RL, keine Ödeme. ◄

Fall-Diskussion

1. Wie ist das Malignitätsrisiko des Rundherds einzuschätzen?
2. Wie sollte nach dem Entdecken des Rundherds weiter vorgegangen werden?

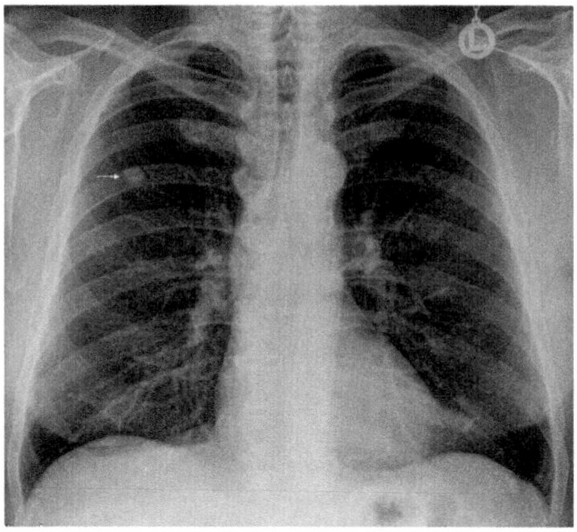

Abb. 24.4 Im Röntgen-Thoraxbild Darstellung eines kleinen Rundherdes im rechten Oberfeld (Pfeil)

1. *Wie ist das Malignitätsrisiko des Rundherds einzuschätzen?*
   Der Rundherd wurde inzident bzw. nebenbefundlich gefunden. Der Patient ist in höherem Lebensalter und an einer COPD vorerkrankt. Der Rundherd hat einen Durchmesser von 10 mm und ist im Oberlappen lokalisiert. Zudem hat der Patient bis vor fünf Jahren eine nicht unerhebliche Menge geraucht. Dieses sind verschiedene Risikofaktoren, die berücksichtigt werden sollten. Nach dem Brock-Modell (Brock University cancer prediction equation) ergibt sich ein Risiko von 8 %, andere Modelle kommen tendenziell kalkulatorisch auf ein eher höheres Risiko von beispielsweise 17 % (Mayo Clinic Model). Sehr wichtig für die Risikoeinschätzung ist zudem jedoch die CT-Morphologie des Befundes und der Vergleich zu etwaigen Voraufnahmen.

2. *Wie sollte nach dem Entdecken des Rundherds weiter vorgegangen werden?*
   Empfehlungen sehen vor, dass zufällig entdeckte Rundherde <5 mm und mit typischer benigner Radiomorphologie keine Verlaufskontrollen erfordern. Bei größeren Rundherden sollen Vorbilder beachtet werden sowie Informationen zur Einschätzung des Malignitätsrisikos zusammengetragen werden (Rauchen, maligne Vorerkrankungen etc.). Das Risiko soll zudem systematisch (z. B. nach Brock Modell) erfasst werden. Liegt das Risiko unter 10 %, ist eine CT-Verlaufskontrolle empfohlen. Beträgt das Risiko 10 % oder mehr, ist eine histologische Abklärung angezeigt. Unter Umständen sollte zuvor noch ein FDG PET/CT angefertigt werden. Bei entsprechend hohem Malignitätsrisiko ist letztlich eine pathologische Klärung zu erwägen. Dies kann prinzipiell über eine CT-gesteuerte Biopsie, eine transbronchiale (ultraschall- oder durchleuchtungsgesteuerte) Biopsie sowie eine videoassistierte Thorakoskopie (VATS), z. B. mit Keilresektion, erfolgen. Die Methode der histologischen Klärung richtet sich nach Größe, Lage, Zugangsweg und wird zuvor multidisziplinär erörtert und mit dem Patienten abgestimmt.

   Einen Einfluss hat auch die CT-Morphologie des jeweiligen Rundherds. Es wird zwischen soliden (also vollständig weichteildicht) und subsoliden Rundherden unterschieden. Die subsoliden Herde werden weiter in Milchglasherde (Milchglas, Gefäßstrukturen nicht maskiert) und teilsolide Herde (teils milchglasig, teils solide) unterschieden. Die Besonderheit besteht darin, dass subsolide Rundherde zwar insgesamt eine bessere Prognose haben als solide Rundherde, paradoxerweise aber häufiger maligne sind und der teilsolide Rundherd zudem einen unabhängigen Prädiktor für Malignität darstellt. Reine Milchglasherde entsprechen häufig prämalignen adenomatösen Hyperplasien oder Adenokarzinomen in situ, teilsolide Rundherde entgegen häufig minimalinvasiven lepidischen Adenokarzinomen. Sie wurden früher auch als bronchoalveoläres Karzinom bezeichnet und werden nicht selten über viele Monate als therapierefraktäre Pneumonie verkannt.

Neben der bildgebenden Evaluation des Rundherds sollte auch anamnestisch und ggf. mittels technischer Untersuchungen (z. B. Sonografie) bei den Patienten nach Hinweisen gesucht werden, z. B. neuer/veränderter Husten, Gewichtsverlust, Verdauung, rheumatische Zeichen etc.

In unserem Fall wurde das Malignitätsrisiko mit <10 % eingestuft und es ergaben sich keine anamnestischen Hinweise auf eine spezifische Ursache. Prinzipiell wäre also eine Verlaufskontrolle (nach 3, 6–12, 18–24 Monaten) angezeigt. Es kam jedoch heraus, dass der Patient eine CT-Voruntersuchung vor knapp zehn Jahren hatte. Die Bilder wurden zur weiteren Evaluation organisiert.

Fallbericht Fortsetzung

In einer CT-Voruntersuchung vor zehn Jahren (siehe Abb. 24.5) kam der Lungenrundherd bereits in identischer Weise zur Darstellung. Der Lungenrundherd imponierte als glatt berandeter Rundherd mit Fetteinlagerungen und zudem typischen Popcorn-artigen Verkalkungen. Das Muster war quasi pathognomonisch für ein Chondrohamartom und eine weitere Abklärung daher nicht erforderlich, zumal der Patient hinsichtlich des Rundherdes symptomfrei war. Er konnte somit bedenkenlos der anstehenden orthopädischen Versorgung zugeführt werden. ◄

Weiterführende Fall-Diskussion

3. Müssen Hamartome operativ entfernt werden?
4. Gibt es Benignitätskriterien für pulmonale Rundherde?

3. *Müssen Hamartome operativ entfernt werden?*
   Hamartome sind die häufigsten benignen Lungentumore. Sie stellen meistens Zufallsbefunde dar und verursachen in der Regel keine Symptome. Selten wachsen Hamartome jedoch auch endobronchial und können dann z. B. zu einem therapierefraktärem chronischen Husten oder auch zu einer Belüftungsstörung (Atelektase) führen. Hamartome wachsen meist sehr langsam, können jedoch prinzipiell maligne entarten. Daher

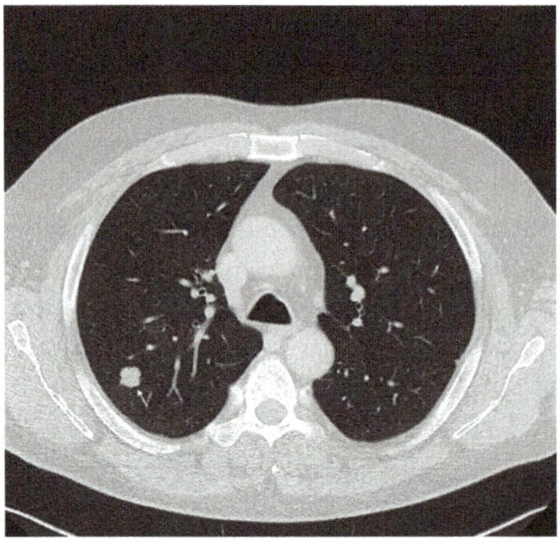

Abb. 24.5 Computertomografie des Thorax mit Darstellung des 1 cm messenden solitären Rundherdes im rechten Oberlappen (Pfeil) mit Fetteinlagerungen sowie Popcorn-artigen Verkalkungen

sollten sie spätestens bei malignitätssuspektem Wachstum reseziert werden. In unserem Fall ist das Hamartom über lange Zeit völlig stabil und bereitet keine Beschwerden. Daher ist eine operative Resektion aktuell nicht indiziert.

4. *Gibt es Benignitätskriterien für pulmonale Rundherde?*
Die CT-Morphologie von Rundherden ist selten pathognomonisch und erlaubt keine sichere ätiologische Zuordnung. Fettäquivalente Dichtewerte in Teilen des Rundherdes oder typische Verkalkungsmuster zählen jedoch zu den Benignitätskriterien und geben oft Hinweise auf die zugrunde liegende Ursache. Typische benigne Verkalkungsmuster wären eine homogene/vollständige Verkalkung (Vergleiche auch Abb. 24.1), eine lamellenartige Verkalkung, eine zentrale Verkalkung oder eine Popcorn-artige Verkalkung. Es muss jedoch bedacht werden, dass es selten auch Verkalkungen in malignen Rundherden geben kann, meist mit amorpher exzentrischer Verteilungsform.

Eine Größenkonstanz über mindestens zwei Jahre wird vielfach ebenfalls als Benignitätskriterium gesehen. Es gibt nur sehr wenige maligne oder prämaligne Strukturen, z. B. das lepidische Adenokarzinom, die über längere Zeit stabil bleiben können.

Clinical Pearls

- Rundliche Verdichtungen des Lungenparenchyms werden bis 3 cm Größe als Rundherd und ab 3 cm Größe als Raumforderung bezeichnet.
- Die Ursachen eines Lungenrundherds sind vielfältig. Grob kann zwischen einer infektiologisch, entzündlichen oder tumorösen Genese unterschieden werden.
- Pulmonale Rundherde finden sich meist als Zufallsbefund in einer Röntgen- oder CT-Untersuchung der Lunge oder einer benachbarten Region.

- Während ein kleiner Rundherd auf einer konventionellen Röntgenaufnahme schnell übersehen werden kann, ist die Darstellung computertomografisch bis ins Detail möglich.
- CT-morphologisch kann zwischen soliden und subsoliden RH unterschieden werden. Bei den subsoliden wird zwischen reinen Milchglasherden und teilsoliden Herden unterschieden. Zudem können die Begrenzung und Form, sowie Fetteinlagerungen und Verkalkungen für die Abschätzung der Genese und Dignität analysiert werden.
- Die meisten inzident gefundenen Lungenrundherde sind benigne, insbesondere bei solitären Herden bis zu 5 mm Durchmesser. Herde können jedoch auch Lungenkarzinome im Frühstadium sein oder anderen malignen Manifestationen entsprechen, eine systematische Einschätzung und Abklärung gemäß den Empfehlungen ist daher essenziell.
- Die Frage nach radiologischen Voraufnahmen und der Vergleich mit Vorbildern ist sehr wertvoll, häufig wegweisend und sollte daher nicht versäumt werden.
- Das Malignitätsrisiko eines solitären pulmonalen Rundherdes steigt unter anderem mit der Größe und der Wachstumsgeschwindigkeit des Herde, mit dem zunehmenden Lebensalter und mit dem Rauchverhalten.
- Die Darstellung mehrerer pulmonaler Rundherde ist per se suspekt auf das Vorliegen von Metastasen der Lunge selbst oder extrapulmonaler Karzinome, wie z. B. von Kolon, Mamma oder Nieren.
- Seit Jahren wird versucht, über die Etablierung eines CT-Screenings die Früherkennung von Lungenkarzinomen bei Rauchern zu verbessern. Während solche Programme anderswo schon angeboten werden, ist dies in Deutschland derzeit noch in Vorbereitung.

► **Kapitelhinweis für weiterführende Informationen** Lungenkarzinom, Sarkoidose, Tuberkulose

Weiterführende Literatur

Callister MEJ et al (2015) British Thoracic Society guidelines for the investigation and management of pulmonary nodules. Thorax 70:ii1 - ii54

Leitlinienprogramm Onkologie (Deutsche Krebsgesellschaft, Deutsche Krebshilfe, AWMF): Prävention, Diagnostik, Therapie und Nachsorge des Lungenkarzinoms, Langversion 3.0, 2024

MacMahon H et al (2017) Guidelines for management of incidental pulmonary nodules detected on CT images: from the Fleischner society 2017. Radiology 284(1):228–243

McWilliams A et al (2013) Probability of cancer in pulmonary nodules detected on first screening CT. N Engl J Med 369:910–919

Ost D et al (2003) The solitary pulmonary nodule. N Engl J Med 348:2535–2542

Vocal Cord Dysfunction 25

25.1 Einleitung

Die Manifestation einer „Vocal Cord Dysfunction" (VCD) ist für die Betroffenen sowie etwaige beobachtende Personen oft sehr beängstigend. Von einer Sekunde zu anderen kommt es plötzlich zu Dyspnoe, die nicht selten lebensbedrohlich erlebt wird. Ausgelöst wird dies durch eine paradoxe Adduktion der Stimmlippen während der Inspiration, selten auch während der Exspiration. Hierdurch kommt es zur Verengung der Stimmritze mit Atemflussbehinderung. Die Patienten beschreiben, auf Halsebene keine Luft mehr zu bekommen und nicht einatmen zu können. Oft sind solche Anfälle auch von inspiratorischem Stridor begleitet. Manchmal kommt es zudem zu trockenem Husten und/oder vorübergehendem Stimmverlust. So schnell die Beschwerden gekommen sind, vergehen sie auch wieder, sodass die meisten Patienten berichten, dass die Anfälle nicht einmal eine Minute lang anhalten würden. Obwohl sich die Symptome in einigen Dingen eindeutig von asthmatischen Beschwerden unterscheiden, sind Asthma-Anfälle eine wichtige Differenzialdiagnose, aber auch eine häufige Fehldiagnose, die dazu führt, dass die betroffenen Patienten immer mehr Asthmamedikamente verordnet bekommen. Die Asthmatherapie ist jedoch wirkungslos, sodass die Patienten letztlich Nebenwirkungen durch hohe Dosen und zunehmende Frustration davontragen, die indirekt der VCD-Anfallshäufigkeit sogar Vorschub geben kann. Seit einiger Zeit wird auch der Begriff der „Induced Laryngeal Obstruction" (ILO) synonym gebraucht und vielfach auch favorisiert, da neben der Einengung auf Glottisebene mittlerweile auch supraglottische Mechanismen einer obstruktiven Funktionsstörung belegt sind. Obwohl das Krankheitsbild nicht so selten ist und in den letzten Jahren öfter in den Fokus gerückt ist, wissen viele Patienten und auch behandelte Ärzte meist sehr wenig über die Existenz und die Bedeutung dieses Krankheitsbildes.

Grundlegende Überlegungen und vertiefende Diskussionspunkte:

1. Was löst Anfälle einer Vocal Cord Dysfunction aus?
2. Wer ist besonders betroffen von VCD?

D. Bösch, *Pneumologie*, https://doi.org/10.1007/978-3-662-71444-7_25

25.2 Diskussion

1. *Was löst Anfälle einer Vocal Cord Dysfunction aus?*
   Die genaue Pathogenese ist nicht geklärt und die VCD ist eine heterogene Erkrankung mit vielen Facetten. Letztlich handelt es sich um eine laryngeale Überreizbarkeit, die durch verschiedene Stimuli aktiviert werden kann. Es gibt eine Reihe identifizierter Trigger für eine VCD. Anfälle können im Wesentlichen durch psychischen Stress, körperliche Anstrengung, inhalative Irritanzien, pharyngealen Reflux, postnasal drip, Verschlucken bzw. Aspiration ausgelöst werden. Bei bestimmten Personen besteht eine generelle Bereitschaft und Empfindlichkeit, sodass die beschriebenen Triggerfaktoren willkürlich zu anfallsartigen Beschwerden führen können.

2. *Wer ist besonders betroffen von VCD?*
   Jüngere Menschen und Frauen scheinen gehäuft betroffen zu sein. VCD kann jedoch durchaus auch bei älteren und männlichen Patienten nachgewiesen werden. Eine Vocal Cord Dysfunction kann bei sonst völlig gesunden Personen auftreten. Eine Häufung findet sich jedoch bei Asthmatikern. Studien gehen davon aus, dass ca. 5 % der Asthmatiker auch an einer VCD leiden. Bei jugendlichen Patienten mit einem unkontrollierten Asthma wird die Prävalenz auf 25 % geschätzt. Eine Studie unter Jugendlichen zeigte eine laryngeale Obstruktion durch körperliche Anstrengung (EILO) bei über 5 %. Jugendliche, die an regelmäßiger Belastungsdyspnoe litten, hatten eine Häufigkeit einer EILO in über 10 %, hierbei fand sich kein Unterschied zwischen den Geschlechtern. Während sich Atembeschwerden bei der EILO oft schon während der körperlichen Belastung einstellen und meist wenige Minuten nach Belastungsende bereits vorüber sind, treten demgegenüber asthmatische Beschwerden durch starke körperliche Belastung meist erst 5–10 min nach Ende der Anstrengung auf und persistieren dann oft über mehr als 30 min.

▶ **Merke** Eine VCD führt zu beeindruckenden Einschränkungen, die lebensbedrohlich wirken können, jedoch an sich harmlos sind und nach wenigen Augenblicken selbstlimitierend verlaufen. Es findet sich eine Häufung bei Asthmatikern. Gleichzeitig ist schweres Asthma eine sehr häufige Fehldiagnose bei Patienten mit VCD, da der Nachweis schwierig ist und die Anamnese das wichtigste diagnostische Instrument darstellt.

25.3 Klinische Falldiskussion

Fallschilderung

Ein 23-jähriger Patient (171 cm, 73 kg, BMI 25 kg/m^2) wird zur Abklärung eines schweren therapierefraktären Asthma bronchiale vorstellig. Er habe seit fünf Jahren Asthma und sei bis vor einem Jahr mit einer niedrigdosierten ICS/LABA Kombination stets gut eingestellt gewesen. Beschwerden habe er nur während starker Pollenbelastung gehabt. Der ACT-Symptomscore lag vor 1,5 Jahren bei 24 (von 25) Punkten, entsprechend einem klinisch gut kontrolliertem Asthma. Seit einem Jahr habe er nun gehäuft stärkste Anfälle, die in den letzten Wochen fast täglich aufgetreten seien und dazu führten, dass er sein Studien kaum noch weiterführen könne, da er den Unterricht öfter unterbrechen müsse. Die Medikation sei seit Monaten auf ein Maximum erhöht, habe jedoch keinen Effekt. Er erlebe die Anfälle lebensbedrohlich, obwohl sie stets nur kurz anhielten, und er habe mittlerweile ausgeprägte Ängste. Auf Nachfrage seien die Zustände selbstlimitierend nach 1–2 min, von einem Moment auf den anderen bekomme er keine Luft mehr, der Hals sei wie zugeschnürt und es sei ein ziehendes Atemgeräusch bei der Einatmung zu hören. In diesen Momenten könne er auch nicht mehr sprechen. Manchmal werde die Luftnot von etwas Husten begleitet. Im Urlaub in den Semesterferien vor drei Monaten habe er gar keine Beschwerden gehabt und nun vor den wichtigen Prüfungen seien die Beschwerden und die Häufigkeit unerträglich. Sein Leidensdruck spiegelt sich in dem aktuellen ACT-Symptomscore mit lediglich 12 Punkten wider.

Erster Untersuchungsbefund

Auskultatorisch ergab sich beidseits ein vesikuläres Atemgeräusch, keine Nebengeräusche. Die Herztöne waren zudem rein und rhythmisch, HF 70/min, AF 14/min, SpO_2 99 % unter RL, keine Ödeme, Rachen inspektorisch unauffällig. ◀

Fall-Diskussion

1. Wie kann die Diagnose gesichert werden?
2. Was sind Differenzialdiagnosen einer VCD?

1. *Wie kann die Diagnose gesichert werden?*
   Es ist fast nie möglich, während akuter Beschwerden Messungen bzw. gezielte Diagnostik bei den Patienten durchzuführen. Bei der Vorstellung präsentieren die Patienten nur im Ausnahmefall die beschriebenen Beschwerden. Eine ausführliche und gezielte Anamnese ist daher das wichtigste Diagnostikum bei Verdacht auf eine VCD. Der Goldstandard für den Nachweis ist die laryngoskopische Untersuchung des wachen Patienten. Zum einen kann der Pharynx und Larynx nach Veränderungen (z. B. durch Reflux) und auf Differenzialdiagnosen (z. B. Stimmbandtumoren) untersucht werden, andererseits kann durch verschiedene Atemmanöver und manchmal auch olfaktorische Stimuli versucht werden, typische paradoxe Stimmbandbewegung zu provozieren. Dies gelingt jedoch nicht immer und der fehlende Nachweis ist kein Ausschluss einer VCD. Viele Patienten reagieren auch auf eine unspezifische inhalative Provokation mit Metacholin, sodass die Veränderungen in einer unmittelbar anschließenden Laryngoskopie visualisiert oder auch über typische lungenfunktionelle Einschränkungen nachgewiesen werden können.

Bei der Spirometrie ist insbesondere der inspiratorische Schenkel der Fluss-Volumen-Kurve auffällig. Eine Flusslimitation mit Abflachung, zum Teil auch Entwicklung eines leichten Sägezahnmusters, wären typische Auswirkungen. Hierbei muss jedoch beachtet werden, dass das inspiratorische Manöver auch mit maximaler Bemühung durchgeführt wird, da die Abflachung und Flusseinschränkung sonst nur Ausdruck einer verminderten Mitarbeit sind. Mitunter kommt es auch in der bodyplethysmografischen Atmungsschleife im oberen Abschnitt der inspiratorischen Hälfte zu einer sichtbaren kleinen Rechtsauslenkung. Die inspiratorischen Einschränkungen lassen sich auch bei einem Teil der Patienten ohne Beschwerden zwischen den Anfällen darstellen. Normalerweise liegt der Index FEF 50/FIF 50 <1, bei den Betroffenen findet sich jedoch durch die Einschränkung des FIF 50 häufig ein Index >1.

Ebenfalls hilfreich ist die Dokumentation mittels „Video-Selfie", was bei der heutigen Smartphone-Verbreitung meist ohne Schwierigkeiten möglich ist. Hierdurch ist es möglich, den Behandelnden die Beschwerden „live" zu demonstrieren.

2. *Was sind Differenzialdiagnosen einer VCD?*
Differenzialdiagnostisch sind Asthma-Anfälle bereits anamnestisch meist relativ klar zu unterscheiden. Selten kann es bei schwerem Asthma bronchiale tatsächlich Schwierigkeiten geben, insbesondere wenn sich die Beschwerden gewissermaßen überlappen.

Es gibt verschiedene strukturelle Veränderungen, die eine ähnliche Symptomatik auslösen können, aber hierbei weniger Anfallscharakter haben, als vielmehr stabil oder auch progredient verlaufen. Hierzu zählen, z. B. Stimmbandpolypen bzw. tumoröse Veränderungen, die evtl. auch subglottisch lokalisiert sind, siehe Abb. 25.1. Zudem können ein- oder beidseitige Stimmbandparesen inspirationsbetonte Dyspnoe auslösen. Zum Teil gehen diese Veränderungen auch mit einer erhöhten Reagibilität auf externe Reize, z. B. Reflux, einher und führen so zu rezidivierenden Laryngospasmen, mit kurzzeitig völligem Verschluss der Stimmritze.

Hiervon abzugrenzen sind somatoforme Störungen wie Hyperventilationssyndrom oder Panikstörungen, die zu vergleichbaren anfallsartigen Beschwerden führen können

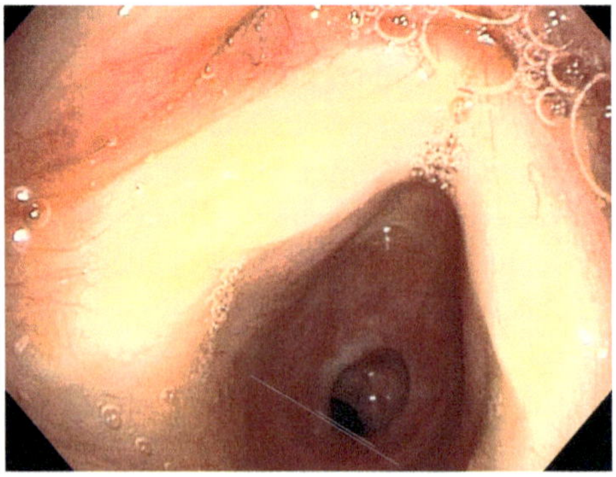

Abb. 25.1 Endoskopischer Blick über den Larynxeingang auf eine hochgradige subglottische Stenose, mit Einengung über 50 % des Lumens (weiße Linien). Die Patientin erhielt zuvor über Monate erfolglos eine Asthmatherapie

und welche über den bedrohlichen Charakter einer VCD aber auch sekundär und verstärkend hinzukommen können.

Akute Zustände wie Pseudokrupp oder Angioödeme können unter Umständen ebenfalls differenzialdiagnostisch in Betracht kommen, sind aber nicht auf 1–2 min begrenzt.

Fallbericht Fortsetzung

Der Patient erhielt eine Lungenfunktionsprüfung mit auffällig eingeschränktem Inspirationsschenkel der Fluss-Volumenkurve, siehe Abb. 25.2. Daraufhin wurde eine Bronchoskopie durchgeführt die keine anatomischen/strukturellen Auffälligkeiten zeigte, aber auch keine VCD-typischen Veränderungen an der Stimmbandmotorik. Bei typischer Klinik einer VCD und fehlenden Hinweisen auf eine weitere Ursache wurde die Diagnose einer VCD gestellt. Die asthmatische Medikation wurde auf ein sinnvolles Maß reduziert. ◄

Weiterführende Fall-Diskussion

3. Was sind die therapeutischen Möglichkeiten bei einer VCD?
4. Wie ist die Prognose einer VCD bzw. ILO?

3. *Was sind die therapeutischen Möglichkeiten bei einer VCD?*
   Zunächst sollte in der Behandlung im Vordergrund stehen, dem Patienten den Charakter und die Harmlosigkeit der Störung zu vermitteln um weitere Ängste und die daraus ggf. erwachsende Eigendynamik zu vermindern. Eine medikamentöse Behandlung der VCD gibt es nicht. Für verschiedene pharmakologische Ansätze ließen sich keinen klaren Evidenzen erbringen. Es sollte vielmehr überprüft werden, ob die vorhandene Medikation, die aufgrund der VCD-Symptomatik genommen oder dosiserhöht wurde, abgesetzt oder reduziert werden kann, z. B. etwaige überhöhte Asthma-Medikation.

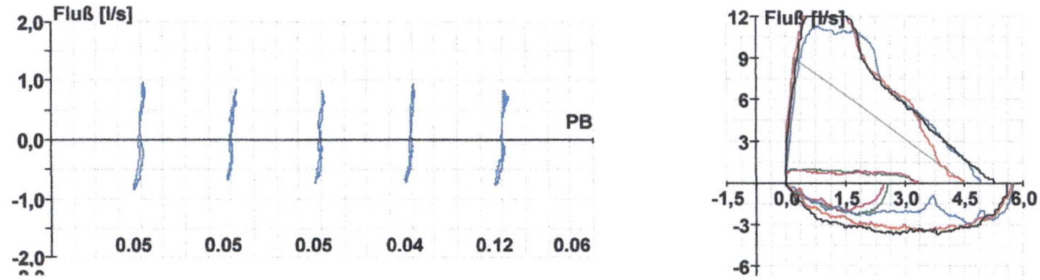

Abb. 25.2 Eine Spirometrie/Bodyplethysmografie zeigt ein hochnormales Lungenvolumen, VC 120 %vS, die Atemschleifen und Widerstände sind unauffällig. Die Exspiration der Fluss-Volumen-Kurve ergibt sehr gute Flussgeschwindigkeiten, der FEF 50 liegt mit 6,5 l/s bei 130 %vS. Inspiratorisch ergibt sich jedoch eine Flusslimitation mit einem FIF 50 von lediglich 4 l/s und somit ein Index >1

Es sollte stets versucht werden triggernde Faktoren aufzudecken. Bei zugrunde liegenden Störungen bzw. aufgedeckten aggravierenden Faktoren, z. B. chronische Sinusitis oder starkem Reflux sollte versucht werden, diese zu behandeln bzw. zu verbessern um den Stimulus zu reduzieren. Bei vielen ist dies ein bewusster Stressabbau bzw. das Erlernen von Stressbewältigungsstrategien und Entspannungsübungen. Zudem sollten die Patienten lernen, bei aufkommenden Symptomen bewusst entspannende vorsichtige Atemmanöver durchzuführen, sodass ein VCD-Anfall vielfach im Ansatz noch abgewendet werden kann. In den meisten Fällen lässt sich so die Symptomatik und die Anfallshäufigkeit auf ein Minimum reduzieren.

4. *Wie ist die Prognose einer VCD bzw. ILO?*
Die Prognose kann allgemein als günstig bewertet werden. Wenn es gelingt, triggernde Faktoren zu identifizieren und der Patient erlernt, mit entsprechenden Anfällen bzw. Einschränkungen gut umzugehen, sind nicht wenige Patienten nach kurzer Zeit deutlich beschwerdegebessert oder auch anhaltend beschwerdefrei. Oft reicht es schon, die Harmlosigkeit darzulegen, psychosoziale Stressfaktoren zu benennen und effektive Atemtechniken für den Bedarfsfall zu vermitteln, um einen gewissen Circulus vitiosus zu durchbrechen, der aus angstbedingtem zusätzlichem Stress entstanden ist.

Bleibt eine VCD oder deren aggravierende Störungen unerkannt, kann es zu einer Chronifizierung kommen, die zum Teil deutlich psychosoziale Einschränkungen (z. B. Isolation) nach sich ziehen kann. Falls die VCD als therapierefraktäres Asthma bronchiale fehlgedeutet wird, drohen zudem Folgen durch eine längerfristige Asthmamedikation in Höchstdosen.

Clinical Pearls

- Die Vocal Cord Dysfunction bzw. Induced Laryngeal Obstruction hat eine hohe Dunkelziffer und wird auch heute noch oftmals als schweres Asthma fehlgedeutet.
- Ein Anteil von schätzungsweise 5 % der Asthmatiker leidet gleichzeitig an einer VCD.
- VCD-Anfälle wirken bedrohlich, sind jedoch harmlos und nach ca. 1 min selbstlimitierend.
- Eine VCD wird oft von behandelbaren Erkrankungen (v. a. pharyngealen Reflux und post nasal drip) begünstigt und getriggert.
- Wichtige Differenzialdiagnosen wie Asthma und verschiedene strukturelle und funktionelle Veränderungen des Larynx sollten ausgeschlossen werden.
- Eine VCD kann ein Grund für ein vermeintlich unkontrollierbares Asthma bronchiale sein.
- Der direkte Nachweis einer VCD (über Visualisierung mittels Laryngoskopie oder typische lungenfunktionelle Veränderungen) gelingt nicht immer. Eine gezielte Anamnese ist daher essenziell. Video-Selfies können sehr hilfreich sein.

- Relativ viele Jugendliche und vor allem ambitionierte Sportler leiden an einer anstrengungsinduzierten laryngealen Obstruktion (EILO), bei ca. 10 % lässt sich eine regelmäßige Kurzatmigkeit beim Sport als EILO identifizieren.
- Die wichtigste Maßnahme ist die Aufklärung der Patienten. Über gezielte atementspannende Atemmanöver lassen sich die Beschwerden meist gezielt vermeiden. Zudem ist die Minimierung triggernder Faktoren (Reflux, Stress etc.) essenziell.

► **Kapitelhinweis für weiterführende Informationen** Asthma bronchiale, Akute Dyspnoe

Weiterführende Literatur

Dillenhöfer S et al (2021) Die induzierbare laryngeale Obstruktion (ILO) – Ursachen, klinische Präsentation, Diagnostik und Therapie. Monatsschr Kinderheilkd 169:1075–1082

Dunn NM et al (2015) Vocal cord dysfunction: a review. Asthma Research and Practice 1(9):1–9

Halvorsen T et al (2017) Inducible laryngeal obstruction: an official joint European Respiratory Society and European laryngological society statement. Eur Respir J 50:1602221

Kenn K, Balkissoon R (2011) Vocal cord dysfunction: what do we know? Eur Respir J 37:194–200

Kenn K und Hess MM. Vocal Cord Dysfunction. Eine wichtige Differenzialdiagnose zum Asthma bronchiale. Dtsch Arztebl 2008; 105(41): 699–704

Obstruktive Schlafapnoe

26

26.1 Einleitung

Vielfach unbemerkt haben viele Menschen nachts Atemaussetzer, in Extremfällen im Durchschnitt über 100 Mal in einer Stunde. Bedenkt man, dass die einzelnen Episoden im Mittel 15–30 Sekunden andauern, bedeutet dies, dass einige Menschen nachts nur etwa die Hälfte der Zeit atmen. Die Folgen sind mannigfaltig und oft schwerwiegend. In einer deutschen Kohorte mit Frauen und Männern von 20–80 Jahren betrug die Prävalenz einer obstruktiven Schlafapnoe (OSA) mit einem Apnoe-Hypopnoe-Index von $\geq$ 15/h insgesamt 21 % (Männer 30 % und Frauen 13 %). Als Ereignisse werden Apnoen (Flussreduktion $\geq$90 %) oder Hypopnoen (Flussreduktion $\geq$30 % und Sättigungsabfall um 3 %) mit einer Länge von jeweils mindestens zehn Sekunden gewertet.

Eine relevante Symptomatik im Sinne eines obstruktiven Schlafapnoe-Syndroms (OSAS), definiert über einen Epworth-Sleepiness-Scale(ESS)-Punktwert von >10, hatten 6 % der Untersuchten. Die Dunkelziffer ist jedoch sehr hoch. Umso wichtiger erscheint es, dass das Problem erhöhte Aufmerksamkeit bekommt und mehr Primär- und Sekundärprophylaxe betrieben wird.

Der Vollständigkeit halber sei erwähnt, dass es neben der OSA weitere schlafbezogene Atmungsstörungen gibt, die hier nicht weiter erörtert werden sollen, differenzialdiagnostisch aber relevant sein könnten. Hierzu zählen zum Beispiel das zentrale Schlafapnoe-Syndrom (z. B. bei Herzinsuffizienz), die schlafbezogene Hypoventilation durch körperliche Erkrankungen (z. B. bei COPD) und weitere mehr.

Grundlegende Überlegungen und vertiefende Diskussionspunkte:

1. Was macht die Diagnose einer OSA so relevant?
2. Was sind die typischen Symptome einer OSA?
3. Was sind die wichtigsten Risikofaktoren für eine OSA?

D. Bösch, *Pneumologie*, https://doi.org/10.1007/978-3-662-71444-7_26

26.2 Diskussion

1. *Was macht die Diagnose einer OSA so relevant?*
   Eine obstruktive Schlafapnoe ist dadurch charakterisiert, dass es im Schlaf zu wiederkehrenden Verlegungen der oberen Atemwege kommt. Prädisponiert sind (adipöse) Menschen mit anatomischer Enge im unteren Pharynxbereich. Meist wird dies durch starkes Schnarchen angezeigt. Bei zunehmender Schlaftiefe kommt es zu einem physiologischen Verlust des Muskeltonus, die Atemwege werden instabil und kollabieren letztlich. Dies wird vielfach durch eine Rückenlage begünstigt. Eine Verlegung der Atemwege führt je nach Ausmaß zu einer Hypopnoe oder auch Apnoe, die dann konsekutiv eine Entsättigung nach sich zieht, die wiederum eine Weckreaktion verursacht. Diese Arousals haben zur Folge, dass der Muskeltonus sich kurz wieder erhöht und die Atemwege sich öffnen bevor das nächste Ereignis eintritt. Diese Weckreaktionen führen oft zu einer empfindlichen Schlaffragmentierung und Sympathikusaktivierung. Die repetitive Störung der physiologischen Schlafarchitektur geht meist mit einem nicht erholsamen Schlaf einher und zieht multiple gesundheitliche Folgen nach sich. Typische Beeinträchtigungen sind:
   - Erhöhte Tagesschläfrigkeit, Sekundenschlaf
   - Verminderte Aufmerksamkeit/Konzentrationsfähigkeit
   - Kognitive Einschränkungen
   - Morgendlicher Kopfschmerz
   - Unfallrisiko
   - Depressive Störungen
   - Bluthochdruck
   - Herzrhythmusstörungen
   - Herzinfarktrisiko
   - Schlaganfallrisiko
   - Diabetes mellitus Typ 2
   - Erektile Dysfunktion
   - Erhöhtes Risiko maligner Erkrankungen
   - Letztlich führt eine unbehandelte OSA nicht nur zu einer eingeschränkten Lebensqualität und erhöhten Morbidität sondern geht auch mit einer deutlich verkürzten Lebenserwartung einher.

2. *Was sind die typischen Symptome einer OSA?*
   Viele Patienten werden vorstellig, weil fremdanamnestisch über starkes Schnarchen und beobachtete nächtliche Atemaussetzer bei ihnen berichtet wird. Bei anderen fällt ein therapierefraktärer Bluthochdruck oder Diabetes auf. Ungefähr 50 % der OSA-Patienten weisen einen erhöhten Blutdruck auf und manchmal ist dies auch der einzige Hinweis auf das Vorliegen einer OSA. Eher auf Nachfrage wird seitens der Patienten über einen nicht erholsamen Schlaf mit erhöhter Tagesschläfrigkeit oder anderen

Einschränkungen berichtet. Manchmal kommt es auch zu nächtlichem Hochschrecken mit kurzzeitiger Atemnot (für Sekunden), Nachtschweiß und/oder Nykturie.

3. *Was sind die wichtigsten Risikofaktoren für eine OSA?*
   Man kann zwischen konstitutionellen, anatomischen Faktoren, wie Retrognathie, tonsillärer Hypertrophie u. ä., sowie nicht anatomischen Risikofaktoren unterscheiden. Bei den nicht anatomischen Faktoren erhöhen eine Fettleibigkeit (BMI), eine zentrale Fettverteilung, ein zunehmendes Alter, das männliche Geschlecht, Schlafen in Rückenlage, vermehrter Alkoholkonsum und Schlafmittelgebrauch das Risiko für eine OSA. Die Adipositas spielt hierbei eine zentrale Rolle. Über 50 % der OSA-Patienten sind übergewichtig, und über die Hälfte der Patienten mit Adipositas entwickeln im Laufe der Jahre eine OSA. Weitere Risikofaktoren sind ein erhöhter Halsumfang (> 43 cm), eine Häufung von OSA in der Familie, starkes Schnarchen oder eine Hypothyreose. Nahezu jeder zweite Erwachsene schnarcht regelmäßig beim Schlafen. Bei stärkerer Ausprägung kann es hierbei über ein Vibrationstrauma zu einer sensomotorischen Neuropathie kommen, die letztlich zu einer pharyngealen Instabilität führen kann. Habituelles Schnarchen rückt daher zunehmend in den Fokus und wird nicht mehr nur als ein akustisch unangenehmes Phänomen betrachtet.

► **Merke** Die obstruktive Schlafapnoe ist weitverbreitet, wird jedoch vielfach nicht erkannt, bzw. ist vielfach auch weitgehend asymptomatisch. Eine Adipositas spielt meist eine zentrale Rolle in der Pathogenese. Aufgrund weitreichender gesundheitlicher Konsequenzen ist das Erkennen und die Behandlung von großer Wichtigkeit.

26.3 Klinische Falldiskussion

Fallschilderung

Ein 50-jähriger Patient (175 cm, 88 kg, BMI 29 kg/m^2) ist wegen eines Asthma bronchiale bekannt und berichtet im Rahmen der Kontrolluntersuchung, seit vielen Monaten nachts gehäuft aufzuschrecken und dann für Sekunden um Luft zu ringen. Auf Nachfrage wird ferner berichtet, dass er sich morgens oft unausgeschlafen fühle, seit Längerem deutliche Leistungsminderung habe und unter ausgeprägter Tagesmüdigkeit und Einschlafneigung leide. Seine Ehefrau sage, dass er stark schnarche, Atemaussetzer seien aber wohl noch nie beobachtet worden. Das Gewicht habe in den letzten Monaten um ca. 5 kg zugenommen. Das Asthma sei seit Jahren unter einer ICS/LABA-Fixkombination sehr gut eingestellt. Er habe nur noch sehr selten tagsüber asthmatische Beschwerden. Nachts hatte er bis vor einen Monaten noch nie Beschwerden. Wegen eines erhöhten Blutdrucks nehme er seit einigen Wochen ein Sartan ein.

Erster Untersuchungsbefund

Auskultatorisch zeigt sich beidseits ein vesikuläres Atemgeräusch, keine Nebengeräusche. Die Herztöne sind zudem rein und rhythmisch, HF 80/min, RR 140/90 mmHg. AF 12/min, SpO_2 99 % unter RL, keine Ödeme, Rachen anatomisch relativ eng, inspektorisch sonst unauffällig. ◄

Fall-Diskussion

1. Welche Diagnostik ist angezeigt, um den Verdacht auf eine OSAS abzuklären?
2. Wie ist die Schweregradeinteilung der OSA?

1. *Welche Diagnostik ist angezeigt, um den Verdacht auf eine OSAS abzuklären?*
   Neben der allgemeinen körperlichen Untersuchung sollte insbesondere der Rachenraum genauer inspiziert werden. Es sollte im Vorfeld zudem abgeklärt werden, ob es relevante pulmonale oder kardiale Erkrankungen gibt, die zu nächtlichen Beeinträchtigungen führen können. Die Körpermaße sollten ferner bestimmt und evaluiert werden. Zur Quantifizierung der Tagesschläfrigkeit sollte ein standardisierter Fragebogen, z. B. der Epworth Sleepiness Scale (ESS), genutzt werden, bei dem der Patient seine habituelle Einschlafwahrscheinlichkeit in 8 vorgegebenen (Alltags-)Situationen selber einschätzt. Ein Punktwert von 0–10 wird als normal bewertet. Über 10 Punkten wird der Wert als erhöht bewertet und das Vorliegen einer schlafbezogenen Atmungsstörung ist sehr wahrscheinlich. Die Anamnese ist zudem ein sehr wertvolles Instrumentarium, mit dem man die typischen Beschwerden und Einschränkungen oft sehr schön herausarbeiten kann. Ein besonderer Fokus liegt dabei auf nächtlichen Beschwerden, morgendlichen Beschwerden, Beschwerden tagsüber, Fremdbeobachtungen und Gewichtsverlauf.

   Der Goldstandard und die Referenzmethode der schlafmedizinischen Untersuchung ist die kardiorespiratorische Polysomnografie (PSG). Hierbei werden die verschiedenen physiologischen Signale aufgezeichnet, mit denen der Schlaf und die Schlafstörungen differenziert evaluiert werden können. Die PSG wird in einem Schlaflabor durchgeführt, wo der Patient die ganze Nacht überwacht wird. Die Aufzeichnung umfasst folgende Parameter: Elektroenzephalografie (EEG), Elektrookulogramm (EOG), Elektromyografie (EMG), Elektrokardiogramm (EKG), Scharchaufzeichnung, Atemflussbestimmung, Messung der Atemanstrengungen (Thorax und Bauch), Messung der Sauerstoffsättigung, Aufzeichnung der Körperlage, Videoaufzeichnung – siehe auch Abb. 26.1.

   Als Vortest bzw. Screening-Methode wird oft eine Polygrafie (PG) durchgeführt, bei der der Patient die Messung mit einem portablen System zu Hause durchführen kann. Hier werden vier bis sechs Messkanäle aufgezeichnet, ohne Bestimmung des Schlaf-EEGs. Dies sind mindestens: Atemfluss, Atemanstrengung, Sauerstoffsättigung, Pulsfrequenz, Körperlage. In neueren Empfehlung wird die umfangreichere PSG nur noch empfohlen, wenn die Ergebnisse der PG nicht eindeutig sind, bei einem persistierenden

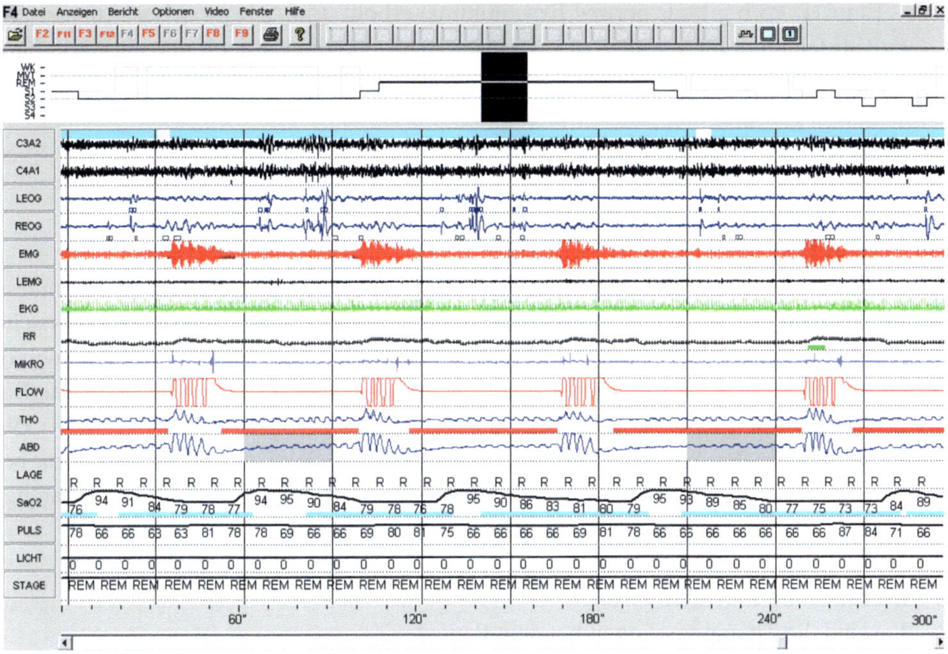

Abb. 26.1 Polysomnografie einer Patientin mit schwergradigem OSAS. ESS 20 Punkte, AHI 105/h; in der Fünf-Minuten-Übersicht regelmäßige Apnoen über 45–60 Sekunden mit Entsättigungen bis 73 %

Verdacht auf eine schlafbezogene Atmungsstörungen bei unauffälliger PG oder auch bei differenzialdiagnostisch speziellen Fragestellungen. Bei hoher Vortestwahrscheinlichkeit und eindeutigem pathologischen Befund kann die Diagnose einer OSA mittels PG mit hinreichender Sicherheit gestellt werden.

2. *Wie ist die Schweregradeinteilung der OSA?*
   Der Schweregrad einer OSA kann sich an verschiedenen Auswirkungen orientieren. Betrachtet man die Klinik, ist das führende Symptom oft die Tagesschläfrigkeit. Diese lässt sich subjektiv mithilfe des ESS standardisiert erfassen. Ein erhöhter Wert von 11–12 Punkten kann als leichte übersteigerte Tagesschläfrigkeit angesehen werden. Zwischen 13 und 15 wird die erhöhte Tagesschläfrigkeit als mittelgradig bewertet und von 16 bis 24 Punkten als schwergradig. Nicht alle Patienten leiden jedoch unter einen ausgeprägten Tagesschläfrigkeit und der Wert korreliert bei leichter OSA nur schwach mit der Ausprägung der Schlafapnoe. Gemeinhin wird der Apnoe-Hypopnoe-Index (AHI) und das Ausmaß der Entsättigungen als Indikator der Schwere einer obstruktiven Schlafapnoe genutzt.

Ein AHI <5/h gilt als normal bzw. minimal erhöht. Ein AHI zwischen 5 und <15/h wird als leichtgradig bewertet, ein Wert von 15 bis 30 gilt als mittel- und ein AHI >30/h als schwergradig erhöht.

Bei der Entsättigung gelten Werte bis 90 % als leicht, Abfälle zwischen 80 und 89 % als mittel- und unter 80 % als schwergradig.

Fallbericht Fortsetzung

Die Epworth Sleepiness Scale ergab einen Punktwert von 14 und bestätigte die Anamnese der erhöhten Tagesschläfrigkeit. Es wurde sodann eine nächtliche kardiorespiratorische Polygrafie durchgeführt, die den Verdacht einer OSA mit einem AHI von 50/h eindeutig und als schwergradig bestätigte. Der Entsättigungsindex (ODI) war mit 43/h konform. Bei normwertiger basaler SpO_2 von 95 % zeigten sich moderate Entsättigungen bis 82 %. Die Ergebnisse sind in der Abb. 26.2 a und b dargestellt. In Rückenlage lag der AHI sogar bei 65/h, während er in Seitenlage lediglich 29/h betrug, was eine gewisse Lageabhängigkeit belegt.

Weiterführende Fall-Diskussion

3. Wie sind die Therapieoptionen bei dem Patienten?
4. Sollte die Therapie kontrolliert werden?

3. *Wie sind die Therapieoptionen bei dem Patienten?*
   Bei einem Gewichtsverlust von mindestens 5 % des Ausgangsgewichts ist bei Adipositas mit einer Verbesserung der Schlafqualität zu rechnen. Mit konsequenten lebensstilmodifizierenden Maßnahmen lässt sich bei OSAS meist ein Gewichtsverlust von 5–15 % erzielen, was mit einer Verbesserung des Apnoe-Hypopnoe-Index von 5–50 % einhergeht. Die große Variabilität spiegelt wieder, dass eine signifikante Gewichtsreduktion nicht bei allen zu einer relevanten Besserung des AHI führt. Bei unserem Patienten geht die Progression der Beschwerden mit einer gewissen Gewichtszunahme einher, so dass auch ein Effekt hinsichtlich der Schlafapnoe zu erwarten ist. Dies sollte jedoch nicht überbewertet werden, da der Patient bei muskulösem Körperbau und einem BMI von 29 kg/m^2 nur moderat übergewichtig ist und andererseits der AHI mit 50/h schwergradig erhöht ist. Die Meidung der Rückenlage ist ebenfalls ein Behandlungsansatz der oft leichte aber relevante Effekte bewirken kann, bei schwergradigen Befunden jedoch unzureichend ist. Der Verzicht auf einen abendlichen Alkoholkonsum ergänzt die Liste der Möglichkeiten, die bei leichter OSA eine gewisse Besserung erwarten lassen.

   Die häufigste und effektivste Therapie der OSA ist die Überdruckbeatmung mittels continuous positive airway pressure (CPAP). Über eine Nasenmaske oder Nase-Mundmaske wird hierbei ein positiver Druck appliziert, der die oberen Atemwege den ganzen Atemzyklus offen hält. Die CPAP-Therapie ist bei einem AHI $\geq$ 15/h indiziert, da erst ab einem gewissen Schweregrad mit einem klinischen Benefit durch die Therapie zu

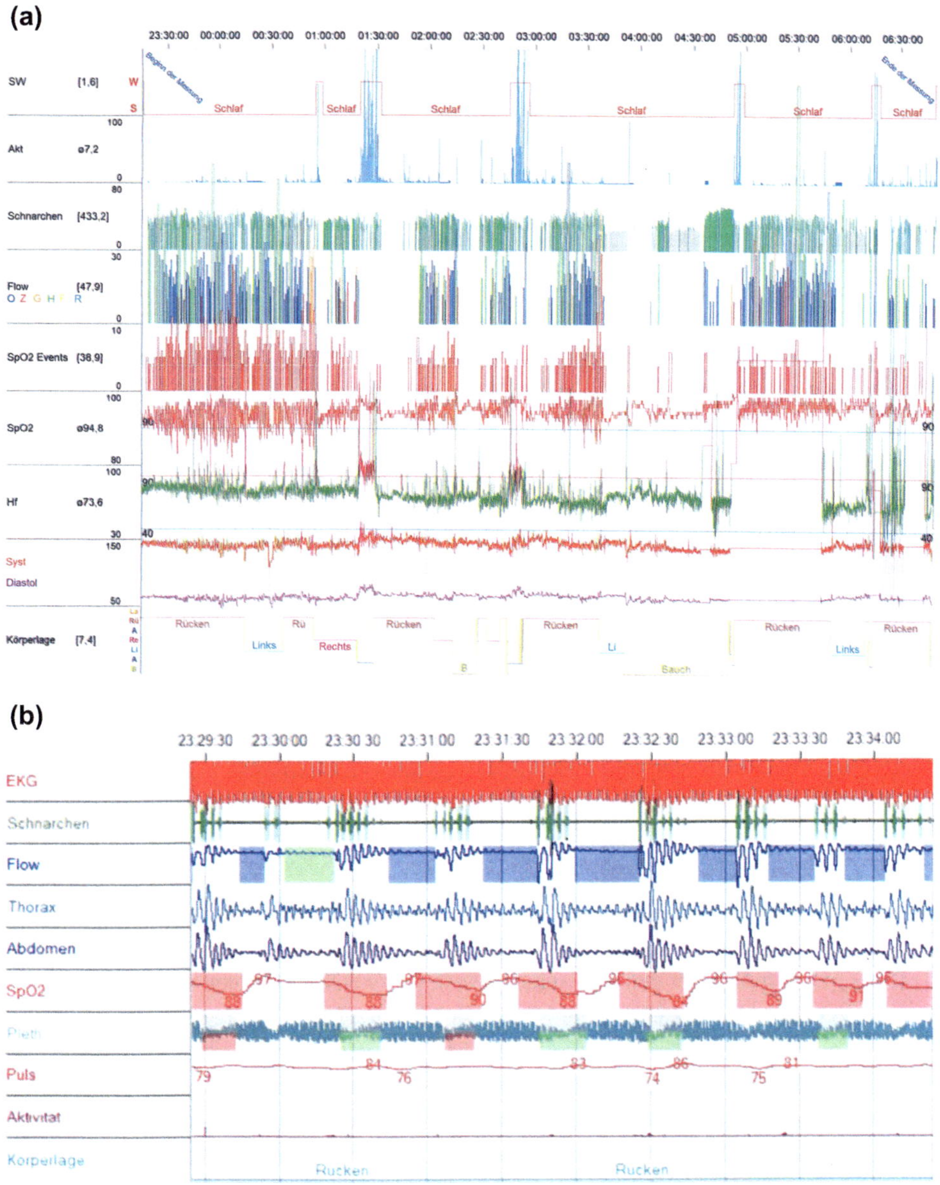

Abb. 26.2 Die nächtliche Polygrafie über sieben Stunden bestätigt die OSA. In der Übersicht (**a**) sieht man die Häufigkeit der Ereignisse – jeder Strich entspricht einem Ereignis. Bei Betrachtung der Körperlage erkennt man eine Clusterung der Ereignisse in Rückenlage. Der Blutdruck steigt nachts immer wieder an und erfährt keinerlei Nachtsenkung. Im Fünf-Minuten-Fenster (**b**) ist ein repräsentativer Moment gezeigt. Kurze Atmung mit Schnarchen und Apnoephasen über 25–30 Sekunden wechseln sich ab. Etwas zeitversetzt kommt es nach jeder Apnoe zu einer Entsättigung von ca. 96 % auf Werte zwischen 84 und 91 %

rechnen ist. Eine effektive CPAP-Therapie kann die Symptomatik und Lebensqualität verbessern sowie einige Risikofaktoren vermindern. Heute wird die PAP-Therapie meist in Form einer automatic positive airway pressure (APAP) Atemtherapie favorisiert. Diese Variante der PAP-Therapie ist dadurch charakterisiert, dass das Gerät den Druck über die Nacht automatisch den Bedürfnissen anpasst und den kleinsten Druck einstellt, der benötigt wird, die Atemwege offenzuhalten. APAP wird im Vergleich zu CPAP von vielen als komfortabler erlebt und ermöglicht meist geringere Drücke über die Nacht, da sich die CPAP-Einstellung immer an dem höchstbenötigten Druck orientiert, der jedoch nur in Teilen der Nacht benötigt wird. Meist ist dies lagebedingt. Es wird vermutet, dass höhere Drücke den Erfolgen und Vorteilen einer CPAP-Therapie entgegenstehen. Daher sollte das Druckniveau mit Bedacht gewählt und im Verlauf ggf. weiter angepasst werden.

In unserem Beispiel erhielt der Patient eine APAP-Therapie über eine Nasenmaske und ein definiertes Druckintervall von 6–10 mbar. Das Ergebnis ist in Abb. 26.3 a–c gezeigt. Der Index ließ sich mit der APAP-Therapie von 50/h auf 1/h normalisieren und der Patient war von dem Effekt auf das Wohlbefinden begeistert.

In seltenen Fällen sind weitere Therapieformen angezeigt oder erfolgversprechend. Bei einem AHI <30/h kann die Therapie mittels Unterkieferprotrusionsschiene versucht werden. Unabhängig vom AHI ist bei bestimmten anatomischen Verhältnissen die Durchführung HNO-ärztlicher chirurgischer Maßnahmen (z. B. Tonsillektomie in Kombination mit Uvulopalatopharyngoplastik) erfolgversprechend. Die Durchführung ist zu erwägen, wenn andere Therapieformen nicht möglich sind. Bei AHI von 30–65/h und einem BMI von ≥35 kg/m^2 ist bei unzureichender Toleranz bzw. unzureichender Wirkung einer PAP-Therapie die obere Atemwegsstimulation zu erwägen. Hierbei wird nachts der N. hypoglossus atmungsgesteuert stimuliert und so der obere Atemweg erweitert („Zungenschrittmacher").

4. *Sollte die Therapie kontrolliert werden?*
   Ein ganz wesentlicher und zugleich kritischer Faktor für den Therapieerfolg ist die Therapieadhärenz. Für den klinischen Erfolg ist eine Nutzung von mehr als vier Stunden pro Nacht und über 70 % der Nächte notwendig. Nicht wenige Patienten haben jedoch eine gewisse Aversion oder gleich zu Beginn negative Erfahrung (Druckstelle auf der Nase, trockene Schleimhäute etc.), lehnen dann eine weitere Therapie ab oder nutzen das Gerät nur unzureichend. Eine erste motivierende Kontrolle nach sollte daher in den ersten drei Monaten angestrebt werden. Hier sollten mögliche Probleme eruiert und wenn möglich behoben werden (Maskenkorrektur, Befeuchter etc.), um den Komfort und die Effektivität zu steigern und so auch die Adhärenz zu sichern. Im Übrigen hat sich bewährt, bei Problemen, spätestens jedoch alle zwölf Monate, eine Kontrolle durchzuführen. Eine erneute Polygrafie mit PAP-Gerät ist nur bei besonderen Fragestellungen nötig, da die Geräte mittlerweile intern eine Flussanalyse mit Bestimmung eines AHI durchführen, der regelmäßig abgelesen werden kann. Es darf nicht außer Acht gelassen werden, dass sich auch die Umstände ändern können, die eine Anpassung erforderlich machen, z. B. eine signifikante Gewichtsänderung nach oben oder unten.

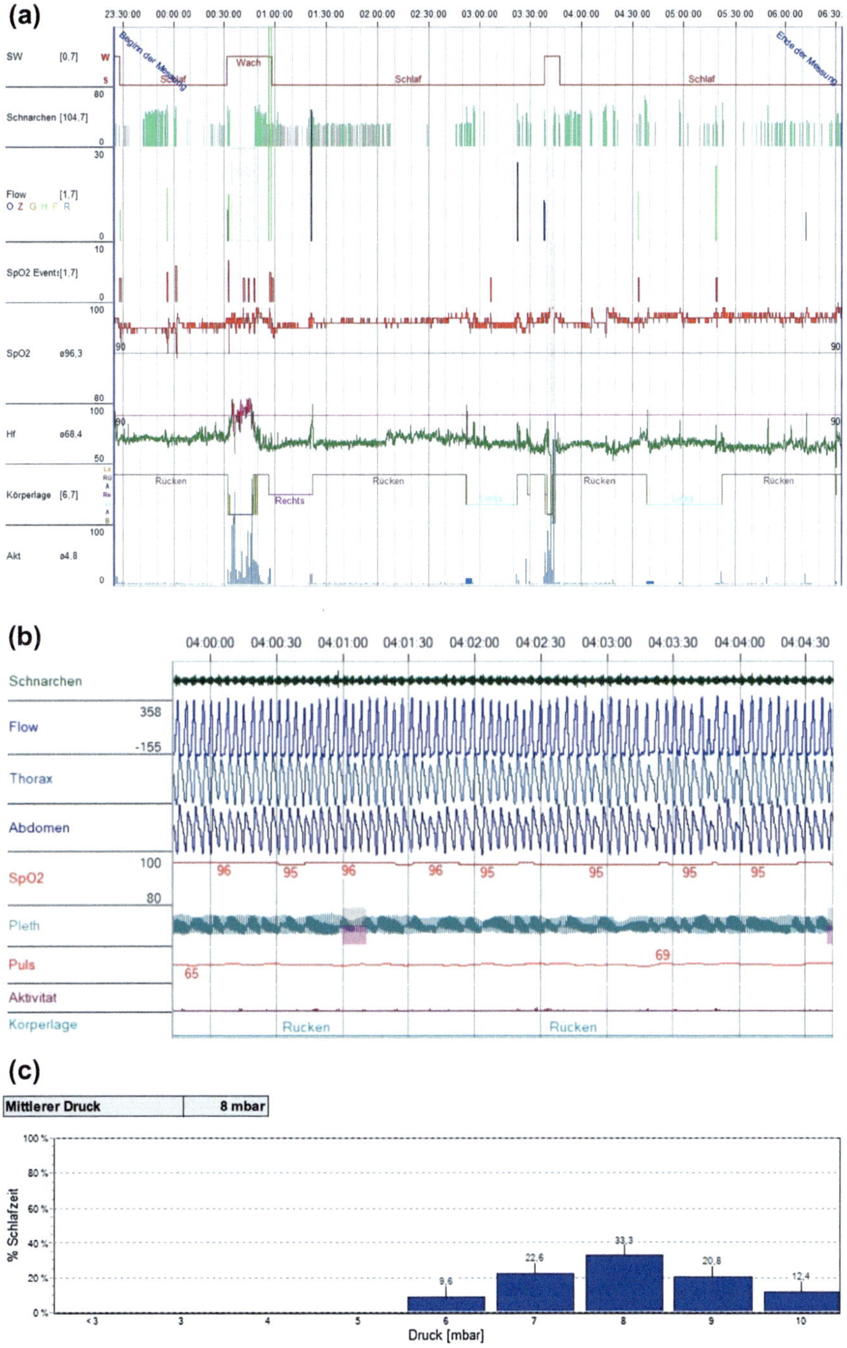

Abb. 26.3 Nächtliche Polygrafie mit APAP (6–10 mbar) über 7 h. In der Übersicht (**a**) sind nur noch vereinzelte Flussereignisse sichtbar, trotz überwiegender Lage auf dem Rücken. Ein repräsentativer Moment im Fünf-Minuten-Fenster (**b**) zeigt die regelmäßige ungestörte Atmung unter APAP. Der applizierte Druck (**c**) verteilt sich optimal über die Nacht mit Werten zwischen 6 und 10 mbar, Mittelwert 8 mbar

Clinical Pearls

- Die Prävalenz der OSA wird bei einer sehr hohen Dunkelziffer deutlich unterschätzt. Laut epidemiologischen Studien liegt sie bei bis zu 20 % bei Menschen im Alter zwischen 20 und 80 Jahren. Dies liegt unter anderem daran, dass viele Patienten keine klassischen Symptome aufweisen (im Sinne eines OSAS).
- Die Auswirkungen einer unbehandelten OSA für das Wohlbefinden und die Gesundheit sind sehr bedeutend, die Abklärung und Behandlung daher von großer Tragweite.
- Das Auftreten von Tagesschläfrigkeit (mit einem ESS von über 10 Punkten), Schnarchen und beobachteten nächtlichen Atemaussetzern geht mit einer hohen Wahrscheinlichkeit für das Vorliegen einer OSA einher.
- Mittels Polygrafie oder Polysomnografie werden Atemaussetzer als über zehn Sekunden anhaltende Apnoen oder Hypopnoen detektiert. Die durchschnittlichen Ereignisse pro Stunde bestimmen den Apnoe-Hypopnoe-Index. Dem Atemereignis folgend ist meist eine Entsättigung (über 3 %) festzustellen, die in einem eigenen Index ausgedrückt wird, dem Oxygen Desaturation Index (ODI).
- Die Schwere der OSA wird an der Höhe des AHI sowie dem Ausmaß der Entsättigungen gemessen. Eine AHI >30/h und Entsättigungen <80 % gelten als schwergradig.
- Eine Gewichtsreduktion sollte, sofern eine Adipositas vorliegt, angestrebt werden und geht meist mit einer signifikanten Verbesserung des Befindens einher.
- Die Meidung der Rückenlage ist bei lageabhängigen Befunden vielfach hilfreich und mitunter auch ausreichend, um die OSA zu bessern, hierzu gibt es einige technischen Hilfen.
- Für die meisten Patienten ist eine CPAP- bzw. APAP-Therapie das Mittel der Wahl, um die OSA effektiv zu behandeln. Sie ist indiziert ab einem AHI von 15/h.
- Die Adhärenz der PAP-Therapie ist maßgebend für den Therapieerfolg und gleichzeitig häufig kritisch, sodass eine frühzeitige motivierende und problemorientierte Kontrolle oft entscheidend ist.
- Eine schlafbezogene Atmungsstörung ist nicht selten kombiniert, das heißt neben der OSA besteht z. B. noch ein Obesitas Hypoventilationssyndrom (OHS).

► **Kapitelhinweis für weiterführende Informationen** Chronisch hypoxämische respiratorische Insuffizienz, COPD

Weiterführende Literatur

Becker HF et al (2009) S3-Leitlinie Nicht erholsamer Schlaf/Schlafstörungen der DGSM. Somnologie 13:4–160
Koehler U et al (2011) Tagesschläfrigkeit bei obstruktiver Schlafapnoe (OSA) – pathogenetische Faktoren. Pneumologie 65:137–142
Stuck BA et al (2020) Teil-Aktualisierung S3-Leitlinie Schlafbezogene Atmungsstörungen bei Erwachsenen. Somnologie 24:176–208
Veasey SC, Rosen IM (2019) Obstructive sleep apnea in adults. N Engl J Med 380:1442–1449

Exogen allergische Alveolitis

27

27.1 Einleitung

Der Begriff der exogen allergischen Alveolitis (EAA) steht für eine Gruppe von Lungenerkrankungen mit immunologisch bedingter Entzündungsreaktion des Lungenparenchyms und der terminalen Bronchiolen auf verschiedene Allergene, meist organische Stäube. Voraussetzung ist, dass sich im Vorfeld durch wiederholte Inhalationen des Antigens eine Sensibilisierung entwickelt hat. Zudem werden interne Triggerfaktoren (z. B. genetische Prädisposition) diskutiert. Bei weiteren und wiederholten Kontakten kommt es dann zu einer komplexen Immunantwort mit kombinierter humoraler Typ-III-Reaktion (über Immunkomplexe aus Antigen und IgG-Antikörper) und zellulärer Typ-IV-Spätreaktion (über T-Lymphozyten). Im angloamerikanischen Sprachraum wird die Erkrankung als Hypersensitivitätspneumonitis bezeichnet. Da eine Sensibilisierung im Allgemeinen nur bei regelmäßigem Kontakt über einen längeren Zeitraum entsteht, tritt die EAA zumeist im Zusammenhang mit einer beruflichen Tätigkeit, einem Hobby oder einem regelmäßigen Aufenthalt in einer bestimmten Umgebung (insbesondere dem persönlicher Haushalt) auf. Eine Erkrankung entwickelt sich daher oft erst nach jahrelanger Exposition. Eine EAA ist selten, sie manifestiert sich meist zwischen der 50. und 60. Lebensjahr, kann jedoch auch jüngere Menschen und selbst Kinder betreffen. Männer erkranken häufiger als Frauen. Die meisten Patienten sind Nichtraucher. Es wird postuliert, dass der Tabakrauch die Produktion antigenspezifischer IgG-Antikörper hemmt. In bestimmten Personengruppen ist die EAA recht häufig, z. B. bei Taubenzüchtern (ca. 20 %) oder Landwirten (ca. 5 %) – hier bestehen starke Unterschiede gemäß der Klimaregion.

Im Gegensatz zu einer IgE-vermittelten allergischen Typ-I-Sofortreaktion, etwa nach einem Wespenstich, kommt es bei der EAA typischerweise zu einer um mehrere Stunden verzögerten Beschwerdesymptomatik.

D. Bösch, *Pneumologie*, https://doi.org/10.1007/978-3-662-71444-7_27

Bei ständigem Antigenkontakt (z. B. bei Vogelhaltern) kann die EAA chronisch verlaufen und zu einer Lungenfibrosierung führen.

Grundlegende Überlegungen und vertiefende Diskussionspunkte:

1. Was sind typische auslösende Antigene einer EAA?
2. Welche Verlaufsformen der EAA werden unterschieden?

27.2 Diskussion

1. *Was sind typische auslösende Antigene einer EAA?*
   Antigene sind überwiegend organische Stäube aus Bakterien, Pilzen oder Proteinen und selten auch Gase/Dämpfe von chemischen Substanzen. Heute sind über hundert Allergene bekannt, die eine EAA auslösen können. Je nachdem, welches Allergen die Erkrankung auslöst, werden unterschiedliche Formen unterschieden. Eine Übersicht über verschiedene Krankheitsbilder gibt Tab. 27.1. Die häufigste Form ist die Farmerlunge mit Reaktion auf thermophile Actinomyzeten u. a. Bakterien sowie Sporen von Schimmelpilzen (z. B. Aspergillen) in Staub von verschimmelten Futter- und Einstreumitteln (Heu, Stroh u. a.). Viele Antigene sind heute als potenzielle Auslöser bekannt und dennoch kann das Antigen und die Expositionsquelle in über der Hälfte der Fälle nicht identifiziert werden (kryptogene EAA).

2. *Welche Verlaufsformen der EAA werden unterschieden?*
   Klassischerweise wird die exogen allergische Alveolitis klinisch in eine akute und eine chronische Verlaufsform eingeteilt. Der Begriff der subakuten Verlaufsform wurde weitestgehend aufgegeben, da sie, anders als die akute und chronische Form, schlechter charakterisiert werden konnte.

Tab. 27.1 Übersicht häufiger EAA-Formen

Krankheitsbild	Antigen	Antigenquelle
Farmerlunge	Thermophile Actinomyzeten, Aspergillen	Heu, Stroh
Vogelhalterlunge	Vogelproteine	Vogelkot, Vogelfedern
Befeuchterlunge	Bakterien, Schimmelpilze	Befeuchterwasser (Klimaanlage, Zimmerbrunnen, Dampfbügeleisen etc.)
Bettfedern-Alveolitis	Enten- und Gänsefedern	Federfüllung (Kissen, Decken, Jacken etc.)
Holzarbeiterlunge	(tropische) Hölzer, Schimmelpilze	Holzstäube
Innenraum-Alveolitis	Schimmelpilze	Schimmelbefall in Innenräumen
Chemie-Alveolitis	Isozyanate, Anhydride	Klebstoffe, Lacke, Plastik etc.

Die akute Verlaufsform der EAA ist dadurch charakterisiert, dass es vier bis zwölf Stunden nach einer starken Allergenexposition zu plötzlichen grippeähnlichen Symptomen kommt. Nach Allergenkarenz werden die Patienten in der Regel innerhalb von 24 bis 48 Stunden spontan wieder beschwerdefrei. Bei einer eher chronischen Exposition kleiner Allergenmengen (z. B. Wellensittichhaltung) kann sich eine chronische Verlaufsform entwickeln, bei der eher leichte chronische Beschwerden wie Belastungsdyspnoe, trockener Husten aber auch ganz unspezifische Symptome wie Müdigkeit im Vordergrund stehen.

Sowohl die chronische Verlaufsform mit ständiger leichter Allergenexposition als auch die rezidivierende akute Verlaufsform mit Exposition großer Allergenmengen kann über die Zeit zu erheblichen strukturellen Veränderungen führen. Neben der historischen Einteilung gemäß den klinischen Verlaufsformen wird daher nunmehr empfohlen, zwischen einer fibrosierenden und nicht-fibrosierenden (also rein inflammatorischen) EAA zu unterscheiden. Neben einer Lungenfibrosierung kann es auch zur Entwicklung eines Lungenemphysems und/oder zystischen Veränderungen kommen, siehe auch Abb. 27.1.

► **Merke** Eine exogen allergische Alveolitis kann durch zahlreiche Antigene in Stäuben oder Aerosolen ausgelöst werden und nach oft mehrjähriger Exposition eine Sensibilisierung und Entwicklung akuter oder chronischer Symptome hervorrufen. Vielfach handelt es sich um eine berufsbedingte Allergenexpositionen und die EAA ist eine der häufigsten berufsbedingten Lungenerkrankungen. Unentdeckt kann sie zu schweren fibrosierenden Lungenveränderungen führen.

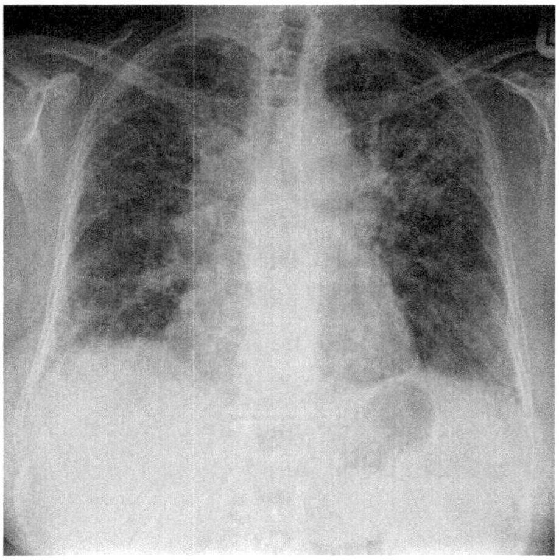

Abb. 27.1 Röntgen-Thoraxbild (p.a.) einer älteren Patientin mit chronischer EAA im Sinne einer Vogelhalterlunge. Beidseits zeigen sich ausgeprägte diffuse lungenfibrotische Veränderungen

27.3 Klinische Falldiskussion

Fallschilderung

Eine 69-jährige Patientin (161 cm, 62 kg, BMI 24 kg/m^2) wird mit zunehmender Belastungsdyspnoe, Abgeschlagenheit und Leistungsminderung vorstellig. Zudem habe sie seit Monaten einen (überwiegend) trockenen Husten. Vor Jahren sei eine Herzinsuffizienz festgestellt worden. Der Kardiologe habe jedoch vor Kurzem einen stabilen Zustand attestiert und ausgeschlossen, dass die zunehmenden Beschwerden kardial bedingt seien.

Die Patientin berichtet zeitlebens noch nie relevant lungenkrank gewesen zu sein. Sie habe zudem noch nie geraucht. Gemeinsam mit ihrem Ehemann betreibe sie seit über 50 Jahren eine Landwirtschaft (Ackerbau sowie Milchvieh- und Hühnerhaltung). Die Heufütterung gehöre seit Jahrzehnten zu ihren Aufgaben. Auf Nachfrage erklärte sie, seit Jahren abends nach der Stallarbeit mitunter leichte Grippesymptome zu haben (Frösteln, diskrete Temperaturerhöhung, Kopfschmerz). Sie habe dem nie viel beigemessen, da die Beschwerden am nächsten Tag stets vergangen seien.

Erster Untersuchungsbefund

Auskultatorisch ergab sich beidseits diskretes Knisterrasseln. Herztöne waren indes rein aber arrhythmisch, HF 80/min, RR 140/90 mmHg, AF 14/min, SpO_2 94 % unter RL, Temperatur 36,8 °C, keine Ödeme. ◄

Fall-Diskussion

1. Was sind die typischen Symptome einer EAA?
2. Wie lässt sich eine EAA nachweisen?

1. *Was sind die typischen Symptome einer EAA?*

   Das Beschwerdebild einer EAA ist nicht einheitlich und abhängig von der Intensität und Häufigkeit der Allergenexposition. Bei einer akuten Verlaufsform kommt es bei sensibilisierten Menschen nach dem Allergenkontakt zu Symptomen wie Kurzatmigkeit, Husten, Temperaturerhöhung und Krankheitsgefühl im Sinne von Kopf- und Gliederschmerzen. Typischerweise treten die Beschwerden vier bis zwölf Stunden nach dem Antigenkontakt auf undverlieren sich spontan nach ca. einem Tag wieder. Häufig wird das Beschwerdebild als beginnender Atemwegsinfekt fehlgedeutet.

   Bei der chronischen Verlaufsform ist der Allergenkontakt schwächer aber konstanter, sodass es eher zu allgemein einschränkenden unspezifischen Symptomen wie Abgeschlagenheit, Belastungsdyspnoe und chronischem Husten kommt. Die Beschwerden verschlechtern sich eher schleichend und werden nicht selten als Alterserscheinungen interpretiert. Letztlich kann es, wie in unserem Fall, auch durch rezidivierende intensivere Allergenkontakte eine Misch- bzw. Übergangsform geben, bei der akute und chronische Beschwerden nebeneinander in einer vielleicht zunächst eher moderaten Form auftreten.

2. *Wie lässt sich eine EAA nachweisen?*
   Die Diagnosesicherung ist mitunter schwierig. Zunächst ist es wichtig, überhaupt an eine EAA zu denken. Unklare Belastungsdyspnoe und trockener Husten sollten bei Hinweisen auf eine interstitielle Lungenerkrankung (Diffusionsstörung, interstitielle radiologische Veränderungen), insbesondere bei unklaren Temperaturerhöhungen und entsprechender Exposition (potenzielle Allergene) bedacht und weiter verfolgt werden. Die Diagnose wird letztlich durch Evaluation von Diagnosekriterien gestellt, da es keinen allein beweisenden Befund für die EAA gibt. Der Diagnosebeweis für die akute Verlaufsform verlangt eine Antigenexposition mit entsprechenden Symptomen, die örtlich und/oder zeitlich einen entsprechenden Bezug aufweisen. Zudem kann ein Nachweis spezifischer IgG-Antikörper im Serum zum Nachweis einer Sensibilisierung erfolgen, ebenso ein auskultatorischer Nachweis von Knisterrasseln sowie radiologische Zeichen und/oder funktionelle Einschränkungen im Sinne einer interstitiellen Lungenveränderung. Bei Fehlen eines Kriteriums führt die Erfüllung eines Ersatzkriteriums zur Diagnose. Dies sind: Lymphozytose in der BAL, histopathologischer Nachweis eines vereinbaren Befundes, positiver Karenztest oder positiver Expositionstest. Für die chronische Verlaufsform weichen die Vorgaben etwas ab, da hier meist keine akuten, zeitbezogenen Symptome vorliegen.

   Während Auffälligkeiten im konventionellen Röntgen-Thoraxbild oft fehlen, ist der Nachweis einer unauffälligen hochauflösenden Computertomografie (HRCT) nahezu ausschließend. Je nach Verlaufsform finden sich hier ober- und mittelfeldbetonte Veränderungen im Sinne milchglasartiger oder auch mikronodulärer Verdichtungen. Bei chronischen Verlaufsformen kommen im Wesentlichen retikuläre Zeichnungsvermehrungen hinzu. Der Nachweis von Milchglas mit Mosaikmuster (head cheese sign) ist recht spezifisch für die EAA. Hier liegen Milchglastrübungen neben normaler Lunge und neben Arealen verminderter Dichte (bedingt durch Air-Trapping) vor.

   In der Lungenfunktionsprüfung imponiert meist eine frühe Diffusionsstörung (mit DLCO- und pO_2-Einschränkungen). Zudem entwickelt sich im Verlauf meist eine restriktive Ventilationsstörung. Seltener ist zusätzlich auch eine Obstruktion nachweisbar. Nicht selten liegt auch eine unspezifische bronchiale Hyperreagibilität vor, die mitunter zur Fehldiagnose eines Asthma bronchiale führen kann.

   Eine Lungenbiopsie ist selten hilfreich, häufig findet sich in der BAL jedoch eine wegweisende Lymphozytose (>15 %) mit typischerweise vermindertem CD4/CD8 Quotienten.

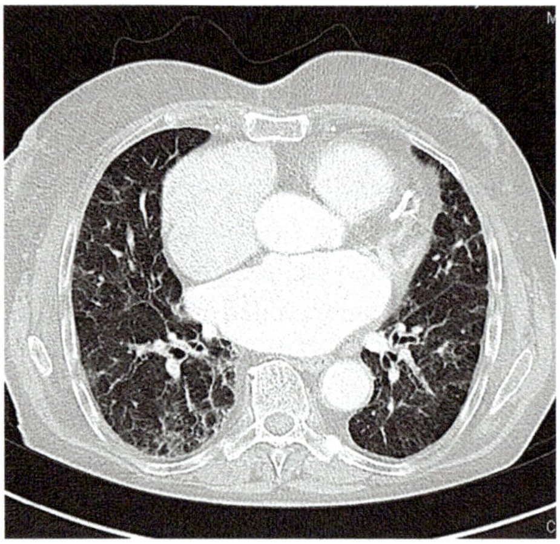

Abb. 27.2 Computertomografie des Thorax (Weichteilfenster) mit dem Nachweis von Retikulationen und vereinzelten kleinen Arealen von Milchglaskonsolidierungen, gut vereinbar mit einer EAA

Fallbericht Fortsetzung

In laborchemischen Untersuchungen zeigte sich ein unauffälliges Blutbild, das CRP war mit 6,2 mg/l diskret erhöht In einem IgG-AK-Suchpanel ergaben sich erhöhte Spiegel für Saccharopolyspora rectivirgula (ehemals Micropolyspora faeni) sowie Thermoactinomyces vulgaris und Aspergillus fumigatus. Lungenfunktionell konnte zudem der Nachweis einer beginnenden Restriktion mit einer Vitalkapazität von 81 %vS und einer verminderten Diffusionsleistung (DLCO) von 70 %vS erbracht werden. Computertomografisch zeigte sich eine retikuläre Zeichnungsvermehrung über die gesamte Lunge mit vereinzelten Arealen von Milchglasverdichtungen, jedoch kein Mosaikmuster, siehe Abb. 27.2. In der Zusammenschau mit der regelmäßigen beruflichen Exposition und den assoziierten Beschwerden wurde die Diagnose einer EAA im Sinne einer Farmerlunge gestellt und der Verdacht auf das Vorliegen einer Berufserkrankung (nach Ziffer 4201) der Berufsgenossenschaft angezeigt. ◄

Weiterführende Fall-Diskussion

3. Welche Therapie sollte eingeleitet werden und wie sind die prognostischen Aussichten?
4. Welche Differenzialdiagnosen zur EAA gilt es im Besonderen zu beachten?

3. *Welche Therapie sollte eingeleitet werden und wie sind die prognostischen Aussichten?*
Das Wichtigste ist das Aufdecken aller Allergenquellen und die konsequente Allergenkarenz. Dies erscheint einfach, ist aber aufgrund der Tragweite für die Betroffenen oft schwierig umzusetzen und bedarf manchmal einer wiederholten Motivation. In unserem Fall konnte das Tätigkeitsfeld umorganisiert werden und so eine weitestgehende Karenz gewährleistet werden. Nicht zu vernachlässigen sind jedoch auch indirekte Kontakte etwa über verunreinigte Kleidung.

Eine kurze Behandlung mit Glukokortikosteroiden kann die Rekonvaleszenz bei akuten Verlaufsformen beschleunigen. Bei chronischen Verlaufsformen sollte zudem eine initiale Immunsuppression erwogen werden, um die Rückbildung funktioneller und klinischer Einschränkungen zu verbessern. Häufig empfiehlt sich eine initiale Prednisolondosis von etwa 40 mg, die möglichst über die nächsten drei Monate reduziert und abgesetzt werden sollte. Eine gewisse Dosis sollte zumindest belassen werden, solange Besserungstendenzen zu erkennen sind. Dies ist jedoch nicht immer der Fall. Selten kommt es auch zu chronisch progredient fibrosierenden Verläufen, trotz Allergenkarenz. In solchen Fällen mag die antifibrotische Therapie mit Nintedanib hilfreich sein.

4. *Welche Differenzialdiagnosen zur EAA gilt es im Besonderen zu beachten?*
Aufgrund ihrer Komplexität und Vielschichtigkeit ist die exogen allergische Alveolitis eine diagnostische Herausforderung. Die akute Symptomatik muss häufig von rezidivierenden viralen oder bakteriellen Atemwegsinfekten abgegrenzt werden, vor allem wenn die Beschwerden sich nicht innerhalb von 24 Stunden zurückbilden. Zudem können die Symptome asthmatischen Beschwerden ähneln und funktionell kann eine unspezifische bronchiale Hyperreagibilität nachweisbar sein, was eine Differenzierung weiter erschwert.

Rezidivierende typische unspezifische EAA-Symptome können auch bei irritativtoxischer Alveolitis auftreten. Auslöser sind zum einen organische Stäube, z. B. beim Organic Dust Toxic Syndrome (ODTS), auch Drescherfieber genannt. Entgegen der EAA finden sich hier jedoch weder radiologische noch funktionelle Veränderungen und die spezifischen Serumantikörper sind, wenn überhaupt, meist nur leicht erhöht. Es gibt aber auch anorganische Gase und Dämpfe, z. B. beim Metallrauchfieber, die eine entsprechende Symptomatik auslösen können. Des Weiteren kann eine EAA-ähnliche Erkrankung auch durch eine Reihe medikamentöser Substanzen ausgelöst werden, z. B. verschiedene Zytostatika.

Bei der chronisch fibrosierenden Verlaufsformen sind es in erster Linie interstitielle Lungenerkrankungen, insbesondere die idiopathische pulmonale Fibrose die mitunter nur schwer von einer EAA abgegrenzt werden kann.

Clinical Pearls

- Die EAA ist eine heterogene Gruppe verschiedener Erkrankungen, die auf einer komplexen allergischen Reaktion der Lunge basieren, aufgrund einer Sensibilisierung auf meist organische Stäube.
- Die häufigsten Krankheitsbilder sind die Farmerlunge und die Vogelhalterlunge, es bestehen jedoch unzählige weitere EAA-Formen und über hundert verschiedene potenzielle Allergene.

- Nicht selten kann die Antigenquelle trotz großer Bemühungen nicht identifiziert werden. Die Exposition kann mitunter auch okkult sein, etwa über kontaminierte Kleidung.
- Es wird klinisch zwischen einer akuten und einer chronischen Verlaufsform unterschieden. Während die akute EAA typischerweise vier bis zwölf Stunden nach der Antigenexposition mit Atemnot, Husten und grippeartigen Beschwerden imponiert, sind es bei der chronischen Form eher chronische unspezifische Beschwerden wie Belastungsdyspnoe, Husten und Abgeschlagenheit, die die Symptomatik aufgrund einer schwächeren aber zugleich konstanteren Allergenexposition prägen.
- Eine Unterscheidung in einen nicht-fibrosierenden bzw. einen fibrosierenden Verlauf hat erhebliche Bedeutung.
- Eine EAA muss nicht mit einem auffälligen Röntgen-Thoraxbild einhergehen, ein unauffälliges HRCT schließt eine EAA jedoch nahezu aus.
- Neben der Antigenexposition, den zeitlich und örtlich assoziierten Beschwerden ist der Nachweis spezifischer IgG-Antikörper ein wichtiges Diagnosekriterium. In seltenen Fällen lässt sich jedoch kein erhöhter AK-Spiegel nachweisen.
- Es gibt keinen einzelnen Befund, der die Diagnose mit ausreichender Sicherheit beweisen kann, vielmehr ist es die Kombination von Diagnosekriterien und optimalerweise das Votum eines ILD-Boards, welches die Diagnose sichert.
- Die Allergenkarenz ist die wichtigste therapeutische Maßnahme und ein relevanter Prognosemarker. Zudem darf nicht versäumt werden, weitere Allergenquellen aufzudecken, z. B. bei Bettfedern-Alveolitis neben den Bettfedern auch etwaige Sofakissen, Daunenjacken u. ä. zu entfernen.
- Es gibt vielfältige Differenzialdiagnosen (Atemwegsinfekt, Asthma bronchiale, ODTS, IPF usw.), die beachtet und sorgfältig abgegrenzt werden sollten.
- Die EAA gehört zu den häufigsten berufsbedingten Lungenerkrankungen. Der Verdacht auf das Vorliegen einer beruflichen Assoziation im Sinne einer Berufskrankheit ist meldepflichtig.

▶ **Kapitelhinweis für weiterführende Informationen** Asthma bronchiale, Akute Dyspnoe, Interstitielle Lungenerkrankung

Weiterführende Literatur

Hamblin M et al (2022) Diagnosis, course and management of hypersensitivity pneumonitis. Eur Respir Rev 31:210169

Koschel D (2015) Exogen-allergische. Alveolitis Pneumologe 12:308–316

Raghu G et al (2020) Diagnosis of hypersensitivity pneumonitis in adults. An official ATS/JRS/ALAT clinical practice guideline. Am J Respir Crit Care Med 3:e36–e69

Sennekamp J et al (2007) Empfehlungen zur Diagnostik der exogen-allergischen Alveolitis. DGP/DGAKI Pneumologie 61:52–56

Zystische Fibrose 28

28.1 Einleitung

Die zystische Fibrose (auch als Mukoviszidose bezeichnet) gehört zu den häufigsten autosomal-rezessiven Erbkrankheiten in Deutschland. Sie hat eine Inzidenz von etwa 1:4000 Neugeborenen. In Deutschland ist etwa jeder 25. Mensch heterozygoter Merkmalsträger und dabei phänotypisch gesund. Neben der Lunge sind bei der zystischen Fibrose (CF) viele weitere Organe betroffen, das Ausmaß ist hierbei jedoch variabel. Die Multisystemerkrankung ist lebensverkürzend, hat jedoch in den letzten Jahren einen beispiellosen medizinischen Wandel erfahren und ihren Schrecken so weitestgehend verloren. Noch vor 50 Jahren erreichten CF-Patienten kaum das Erwachsenenalter. Die Mehrheit der Betroffenen kann heute, dank früher Diagnosestellung und bahnbrechender neuer Therapiemöglichkeiten, vielfach ein nahezu normales Leben führen. Betrug die Lebenserwartung eines Neugeborenen im Jahre 2000 noch ca. 30 Jahre, liegt sie heute bereits bei über 60 Jahren.

Der zystischen Fibrose liegt eine mutationsbedingte Funktionsstörung des sog. CFTR-Proteins zugrunde. CFTR steht für Cystic Fibrosis Transmembrane Conductance Regulator, ein Chloridkanal der Zelloberfläche exokriner Drüsen. Der Funktionsdefekt führt zu einer verminderten Chloridsekretion mit verstärkter Natriumrückresorption und resultierender extrazellulärer Dehydratation. Die Sekretionsstörung führt zur Eindickung des Sekrets bzw. Schleims und führt an den verschiedenen Organen zu unterschiedlichen Folgen. In den Schweißdrüsen der Haut hingegen dient der CFTR-Chloridkanal nicht der Abgabe von Chlorid in den Schweiß, sondern der Rückresorption von Chlorid aus dem Schweiß, um einen Salzverlust beim Schwitzen gering zu halten. Bei verminderter Chloridreabsorption kommt es daher zu vermehrten Salz- und Flüssigkeitsverlusten über die Haut, was im Schweißtest Diagnose-weisend genutzt wird.

D. Bösch, *Pneumologie*, https://doi.org/10.1007/978-3-662-71444-7_28

Die zystische Fibrose beruht auf Mutationen des CFTR-Gens auf Chromosom 7. Bis heute wurden mehr als 2200 verschiedene Genmutationen identifiziert, von denen jedoch weniger als Hälfte eine pathogene Relevanz besitzen. Die verschiedenen Genveränderungen ziehen unterschiedliche funktionelle Beeinträchtigungen nach sich, die in sechs Mutationsklassen eingeteilt werden. F508del ist mit über 70 % die häufigste zur CF führende Mutation in Deutschland. F508del hat vornehmlich zur Folge, dass das CFTR-Protein nicht richtig gefaltet werden kann und frühzeitig abgebaut wird, noch bevor es die Zelloberfläche erreicht (Klasse-2-Defekt). In geringem Umfang führt es jedoch auch zu Einschränkungen der Klasse IV (eingeschränkte Kanalleitfähigkeit) und VI (eingeschränkte Membranstabilität). Diese Einschränkungen definieren potenzielle Ziele für CFTR-Modulatoren, die jeweils bestimmte Funktionsstörungen ausgleichen können.

Grundlegende Überlegungen und vertiefende Diskussionspunkte:

1. Was sind die Auswirkungen der zystischen Fibrose auf die Lunge bzw. Atemwege?
2. Welche weiteren Organe sind neben der Lunge bei CF zumeist betroffen?
3. Wie wird eine zystische Fibrose diagnostiziert?

28.2 Diskussion

1. *Was sind die Auswirkungen der zystischen Fibrose auf die Lunge bzw. Atemwege?*
   Die Bezeichnung Mukoviszidose entstammt den Begriffen „mucus" für Schleim und „viscidus" für zäh/klebrig. Der CFTR-Protein-Defekt führt über verschiedene Mechanismen zu einer Eindickung des Bronchialsekrets. Durch den zähen Bronchialschleim kommt es zu einer erheblichen Einschränkung der mukoziliären Clearance mit Schleimretention und konsekutiver Obstruktion, chronischer Entzündung, Ausbildung von Bronchiektasen, chronischen Infekten bzw. Kolonisationen und rezidivierenden Pneumonien und Atelektasen, Entwicklung von Lungenemphysem und komplikatorisch vereinzelt Hämoptysen und Pneumothoraces. Chronische bakterielle Infektionen haben zur Folge, dass durch die Zersetzung angehäufter Leukozyten extrazelluläre DNA sowie das Strukturprotein Aktin akkumuliert wird, was die Viskosität weiter erhöht. Chronische Entzündungen fördern zudem die Entwicklung von Bronchiektasen, die wiederum die Mukostase und weitere Infektionen begünstigen. Ein Kreislauf mit schwerwiegenden Folgen entsteht.

   Der zunehmende strukturelle Umbau geht darüber hinaus mit einem progredienten Funktionsverlust sowie der Entwicklung eines Cor pulmonale und einer chronisch respiratorischen Insuffizienz einher. Im Laufe der Erkrankung kommt es zur chronisch obstruktiven Ventilationsstörung, die Dynamik des FEV1-Abfalls stellt dabei einen wichtigen Prognosefaktor dar.

2. *Welche weiteren Organe sind neben der Lunge bei* CF *zumeist betroffen?*
   Die Lunge und die Schweißdrüsen sind bei der zystischen Fibrose obligat betroffen. Eine exokrine Pankreasinsuffizienz gehört zu den charakteristischen Organ-

beteiligungen bei der CF und tritt in ca. 90 % der Fälle auf. Sie führt zu Steatorrhö mit Maldigestion und rezidivierenden abdominellen Schmerzen. Nach der Geburt kommt es zudem bei einigen Neugeborenen zum Mekoniumileus und ab dem Schulalter entwickelt sich bei vielen ein distales intestinales Obstruktionssyndrom mit chronischer Obstipation. Vielfach kommt es zur Gedeihstörung mit Untergewichtigkeit. Das Risiko für rezidivierende Pankreatitiden ist erhöht und mitunter entwickelt sich ein Diabetes mellitus. Die Gallenwege sind ebenfalls gehäuft betroffen und können zu Cholestase und Cholangitiden führen, später steigt das Risiko für eine biliäre Leberzirrhose. Etwa die Hälfte der Betroffenen leiden auch an chronischen Störungen der oberen Atemwege, häufig zeigt sich eine chronische Pansinusitis und gehäuft entwickelt sich eine Polyposis nasi mit beeinträchtigter Nasenatmung. Aufgrund einer beidseitigen Obliteration des Vas deferens mit Azoospermie kommt es bei fast allen männlichen CF-Patienten zu Infertilität. Bei Frauen mit Mukoviszidose ist die Fertilität hingegen meist nur leicht eingeschränkt. Mit steigendem Alter kann bei einigen Patienten zudem eine Osteopenie bzw. Osteoporose nachgewiesen werden. Eine Übersicht ist in Tab. 28.1 zusammengestellt.

Es muss zudem ergänzt werden, dass die individuelle Krankheitsausprägung nicht nur von dem primären Gendefekt und der assoziierten Funktionseinschränkung abhängt, sondern auch von anderen krankheitsmodifizierenden Genveränderungen sowie dem sozioökonomischen Umfeld des Patienten.

3. *Wie wird eine zystische Fibrose diagnostiziert?*
Vor Einführung des Neugeborenen-Screenings wurden nur etwa 50 % der Fälle im ersten Lebensjahr diagnostiziert. Nach Einführung des Screenings 2016 konnte die Zahl auf mittlerweile 80 % gesteigert werden. Der Zeitpunkt der Erstdiagnose ist besonders wichtig, da die Lungenstrukturen in der frühen Entwicklungsphase besonders vulnerabel sind und ein Langzeitschaden durch eine frühzeitige Intervention vielfach verringert werden kann. Beim Neugeborenen-Screening werden zunächst alle Proben auf

Tab. 28.1 Organbeteiligung und Auswirkungen bei unbehandelter zystischer Fibrose

Organ	Auswirkung	Häufigkeit
Lunge, untere Atemwege	Chronische Atemwegsinfektion, Pneumonie, Bronchiektasen, Atelektasen, obstruktive Atemwegserkrankung	100 %
Obere Atemwege	Chronische Sinusitis, Polyposis nasi	ca. 50 %
Pankreas	Exokrine Insuffizienz, Maldigestion, Diabetes (endokrine Insuffizienz)	ca. 90 % bzw. 10 %
Leber	Cholestase, Cholezystolithiasis, biliäre Zirrhose	ca. 20 %
Darm	Mekonium-Ileus, chronische Obstipation	ca. 10 %
Reproduktionsorgan	Männliche Infertilität, weibliche verminderte Fruchtbarkeit	ca. 95 % bzw. 50 %
Knochen	Osteoporose	ca. 10 %
Haut	Salzverlust mit Dehydrierung	100 %

immunreaktives Trypsin (IRT) untersucht, je nach Ergebnis werden ggf. weitere Tests ergänzt (Test auf Pankreatitis-assoziiertes Protein und/oder DNA-Mutationsanalyse). Eine positive Testung ist noch nicht mit der Diagnosesicherung einer CF gleichzusetzen. In der anschließenden Konfirmationsdiagnostik wurden bisher nur etwa 20 % bestätigt. Daher wurde vom Gemeinsamen Bundesausschuss (GBA) 2025 der Algorithmus der Vortests angepasst, um die Rate falsch positiver Screening-Tests zu reduzieren. Der Goldstandard für die Diagnosestellung ist der Schweißtest, bei dem die Schweißproduktion durch Pilocarpin-Lösung und zwei Hautelektroden stimuliert und sodann die Chloridkonzentration direkt über die Sammlung etwa auf einem Filterpapier oder einer Kapillarschnecke mit anschließender Laboranalyse bestimmt wird. Bei positivem oder unklarem Ergebnis wird der Test sicherheitshalber wiederholt. Erhöhte Schweiß-Chloridwerte ≥60 mmol/l aus mindestens zwei unabhängigen Messungen belegen eine CFTR-Funktionsstörung. Werte <30 mmol/l machen eine zystische Fibrose hingegen unwahrscheinlich. Werte von 30–59 mmol/l erfordern eine weitergehende Diagnostik. Mittels Schweißtest bestätigte Patienten sollen eine molekulargenetische Untersuchung zur Diagnosesicherung und Identifizierung der zugrunde liegenden Genetik erhalten.

Ein negatives Screening macht das Vorliegen sehr unwahrscheinlich, schließt dieses aber nicht gänzlich aus, sodass bei klinischen Anhaltspunkten eine weitere Diagnostik veranlasst werden sollte.

Derzeit wird mit dem Beta-adrenergen-sweat-secretion-test (SST) eine weitere Methode eines Schweißtests in einigen Zentren etabliert. Hierbei werden die Schweißtröpfen fotografisch erfasst und automatisiert ausgewertet. Insbesondere bei unklaren Befunden im Pilocarpin-Schweißtest kann dies vorteilhaft sein. Zudem wird geprüft, ob der SST auch zur Therapiekontrolle bei einer Modulatortherapie eingesetzt werden kann.

▶ **Merke** Der zystischen Fibrose liegt eine mutationsbedingte Funktionsstörung des CFTR-Proteins zugrunde, die als Multisystemerkrankung neben der Lunge verschiedene Organsysteme in unterschiedlichem Ausmaß beeinträchtigen kann. Zentrale Funktionsstörung ist eine wasserarme Sekretbildung sämtlicher exokriner Drüsen mit erhöhter Viskosität und multiplen sekundären Folgen und Komplikationen. Eine Früherkennung und Einleitung einer spezifischen Therapie ist entscheidend für die Prognose der Patienten.

28.3 Klinische Falldiskussion

Fallschilderung

Ein 32-jähriger Patient (185 cm, 70 kg, BMI 20 kg/m^2) wird mit zunehmender Kurzatmigkeit und Verschleimung stationär eingewiesen. Die Beschwerden nähmen seit zwei Wochen deutlich zu. Seit gestern sei der Auswurf zeitweise leicht blutig. Seit der Kindheit ist eine zystische Fibrose mit nachgewiesener Gating-Mutation bekannt, für die er seit einigen Jahren den CFTR-Modulator Ivacaftor einnimmt. Früher sei er regelmäßig stationär behandelt worden, seit der Einnahme der spezifischen Therapie sei dies deutlich seltener geworden, er habe 5 kg an Gewicht zugenommen und seine Atembeschwerden seien deutlich verbessert. Dennoch habe er reichlich Verschleimung mit meist putridem Auswurf.

Erster Untersuchungsbefund

Auskultatorisch zeigt sich beidseits Giemen und Brummen bei deutlicher Verschleimung mit positivem Anhustversuch, Herztöne sind rein und rhythmisch, HF 95/min, AF 18/min, SpO_2 94 % unter RL, keine Ödeme. ◀

Fall-Diskussion

1. Wie sind die Hämoptysen einzuordnen?
2. Welche Untersuchungen sind zur weiteren Evaluation der Situation notwendig?
3. Wie ist die Funktionsweise von CFTR-Modulatoren?

1. *Wie sind die Hämoptysen einzuordnen?*
   Patienten mit Bronchiektasen neigen allgemein und insbesondere im Rahmen einer zystischen Fibrose zu Hämoptysen. Das Ausmaß der Hämoptysen kann dabei leicht oder auch massiv, lebensbedrohlich sein. Leichtere Blutungen sistieren meist spontan. Aufgrund des Alters des Patienten und der erst im Erwachsenenalter begonnen spezifischen Therapie ist mit erheblichen strukturellen Veränderungen zu rechnen. Atemwegsinfekte und starkes Husten begünstigen blutige Beimengungen. Auch wenn Hämoptysen bei CF-Patienten nicht ungewöhnlich sind, sollte doch auch immer an etwaige Differenzialdiagnosen wie zum Beispiel Lungenembolien gedacht werden.

2. *Welche Untersuchungen sind zur weiteren Evaluation der Situation notwendig?*
   Mittels Röntgenaufnahmen bzw. Computertomografie sollten die strukturellen Verhältnisse untersucht werden und eine Pneumonie sowie Belüftungsstörungen ausgeschlossen werden. Ein Labor gibt zudem Hinweise auf einen Atemwegsinfekt und/oder Organbeeinträchtigungen im Rahmen der CF oder auch unerwünschte Wirkung der Behandlung.

   Zudem sollte mittels mikrobiologischer Untersuchung des Sputums oder einer Bronchiallavage eine Infektion oder auch Kolonisation der Atemwege ausgeschlossen werden bzw. das Keimspektrum bestimmt werden. Im Verlauf ist zudem die Durchführung einer Lungenfunktionsprüfung erforderlich. Sämtliche Daten sollten wenn möglich mit Voruntersuchungen abgeglichen werden, um auch den Verlauf und die Dynamik zu erfassen.

3. *Wie ist die Funktionsweise von CFTR-Modulatoren?*
   Die symptomatische Therapie der verschiedenen Organmanifestationen stellt auch heute noch eine wesentliche Säule der CF-Behandlung dar. Obwohl die Therapiemöglichkeiten in den letzten Jahren stetig verbessert werden konnten, bedeutete erst die Einführung der CFTR-Modulatoren eine substanzielle Verbesserung für die meisten Patienten. Je nach Mutation bzw. Mutationsklasse werden CFTR-Modulatoren alleine oder in Kombination eingesetzt. Über verschiedene Effekte verbessern sie die Funktion des CFTR-Proteins. Hierbei unterscheidet man "Potentiatoren" (wie das Ivacaftor), die die Funktion des Kanals steigern, von Korrektoren, die die Synthese der CFTR-Proteine unterstützen. Als besonders erfolgversprechend wurde zuletzt eine Dreifachkombination aus einem Potentiator und zwei Korrektoren für F508del- Mutationen zugelassen. Neben der eigentlichen Modulatorwirkung konnte für die Dreifachkombination zudem gezeigt werden, dass CF-bedingte Einschränkungen der bakteriziden Wirkung der Monozyten gegenüber Pseudomonas verbessert werden konnte, um so der häufig vorliegenden chronischen Infektion entgegenzuwirken und die Entzündungsaktivität und Lungenfunktion zu verbessern. Des Weiteren ist belegt, dass die Therapie nicht nur positive Effekte auf die Funktion der oberen und unteren Atemwege hat, sondern auch den Ernährungszustand verbessern kann. Es konnte gezeigt werden, dass sich durch die CFTR-Modulatortherapie über die letzten Jahre der Antibiotikabedarf sowie die Exazerbations- und Hospitalisationshäufigkeit in etwa halbieren ließen. Weitere Modulatoren und Behandlungskonzepte sind derzeit Gegenstand der Forschung. Mit Vanzacaftor, Tezacaftor und Deutivacaftor wurde jüngst eine zweite Triple-Therapie zugelassen.

Fallbericht Fortsetzung

Laborchemisch ergab sich der Nachweis erhöhter Entzündungswerte bei leichter Leukozytose und CRP-Erhöhung. Die übrigen Werte lagen weitestgehend im Normbereich, insbesondere die Leberwerte. Das Sputum der morgendlichen Bronchialtoilette wurde zur mikrobiologischen Untersuchung versandt, siehe Abb. 28.1. Radiologisch konnten frische Infiltrationen ausgeschlossen werden, bei Darstellung massiver Bronchiektasen beidseits, siehe Abb. 28.2. Am Folgetag wurde eine Bronchoskopie zur Säuberung des Bronchialsystems und erneuter mikrobiologischer Materialgewinnung durchgeführt, siehe Abb. 28.3. ◄

Weiterführende Fall-Diskussion

4. Welche antibiotische Therapie empfiehlt sich bei dem Patienten?
5. Welche supportiven Maßnahmen sollte zudem durchgeführt werden?

4. *Welche antibiotische Therapie empfiehlt sich bei dem Patienten?*
   Bei der CF kommt es meist zur Entwicklung einer chronischen bakteriellen Infektion. Während im Kindesalter meist Staphylokokken und Haemophilus influenzae im Spu-

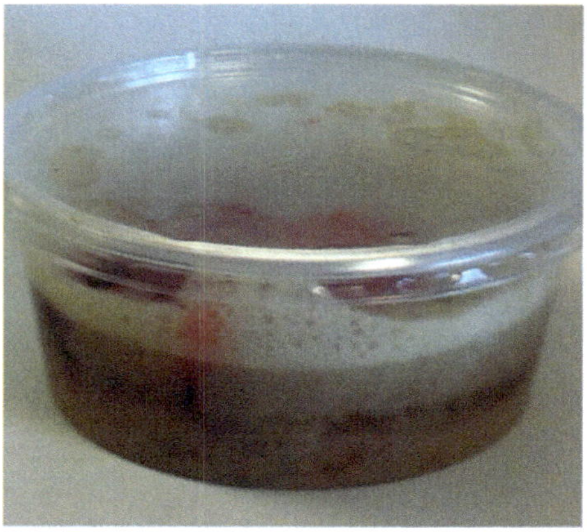

Abb. 28.1 Morgendlicher Auswurf eines voluminösen und purulenten Sputums mit leichten Blutbeimengungen

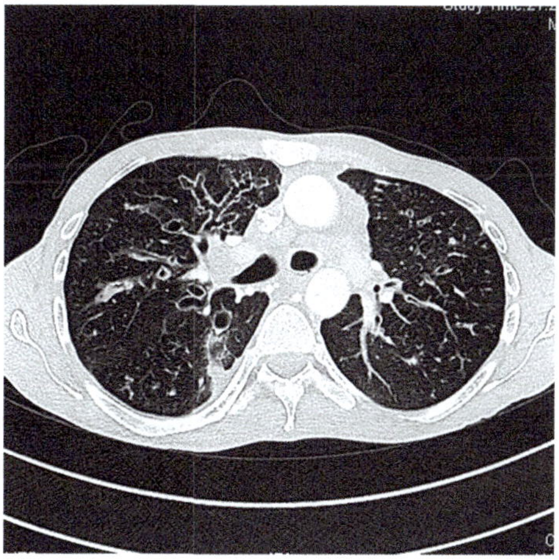

Abb. 28.2 In der Computertomografie Nachweis massiver Bronchiektasen rechts und auch links, zum Teil wandverdickt, vereinzelt schleimverlegt (mucus plugging). Links etwas verkleinerte Lunge bei Zustand nach Teilresektion

tum bzw. Trachealsekret gefunden werden, lässt sich im Erwachsenenalter vornehmlich Pseudomonas aeruginosa nachweisen. CF-Registerdaten von 2021 zeigen, dass etwa 10 % der Kinder und 50 % der Erwachsenen eine chronische Infektion mit Pseudomonas haben. Eine chronische Infektion liegt definitionsgemäß dann vor, wenn in mindestens die Hälfte von sechs Proben pro Jahr positiv waren. Beim Erstnachweis von Pseudomonas ist empfohlen, den Versuch einer Eradikationstherapie durchzuführen, z. B. mit Tobramycin inhalativ für vier Wochen. Bei chronischer Besiedelung wird im Übrigen eine Suppressionstherapie angeraten. Diese erfolgt inhalativ, oral, i.v. oder in Kombination und soll die langfristige pulmonale Verschlechterung verlangsamen und die Bakterienlast reduzieren. Inhalativ stehen z. B. Levofloxacin, Tobramycin oder Colistin zur Verfügung.

Im vorliegenden Fall muss jedoch von einer Infektexazerbation ausgegangen werden. Ergebnisse vorheriger Sputumproben waren nicht bekannt und die letzte antibiotische Behandlung lag wohl Jahre zurück. Mit hoher Wahrscheinlichkeit darf von

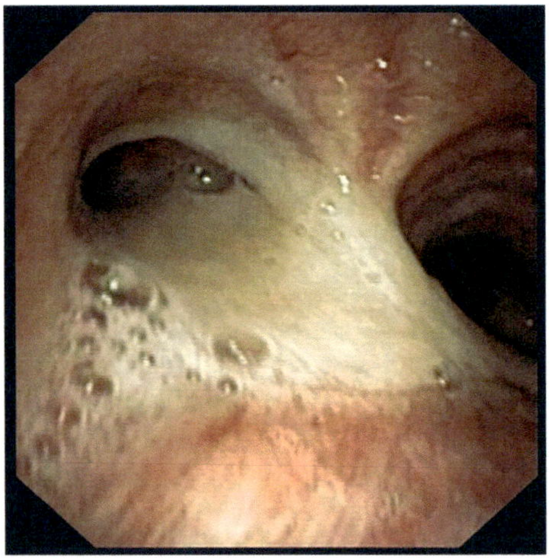

Abb. 28.3 Bronchoskopischer Blick auf die Hauptcarina mit reichlich purulentem zähem Sekret, aus dem rechten Bronchialsystem kommend. Keine sichtbare Blutungsquelle

einer Pseudomonasinfektion ausgegangen werden. Eine Behandlung mit Meropenem i.v. und Ciprofloxacin p.o. wurde begonnen. Die vorherige Materialgewinnung ermöglichte es, die Therapie im Verlauf antibiogrammgerecht anzupassen, sonst ist eine Therapiedauer von mind. 14 Tagen angeraten. Bei Bestätigung einer Pseudomonasinfektion wäre zudem die anschließende inhalative Therapie mit Tobramycin über vier Wochen zu erwägen, um den Erfolg der Eradikation zu verbessern.

5. *Welche supportiven Maßnahmen sollte zudem durchgeführt werden?*
   Die Verbesserung der eingeschränkten mukoziliären Clearance steht im Mittelpunkt der symptomatischen bzw. supportiven Maßnahmen. Durch tägliche Feuchtvernebelung, Anwendung oszillierender PEP-Systeme und weitere physikalische Atemtherapie soll die Mukostase reduziert werden. Der regelmäßige Einsatz sekretolytischer Inhalationen mit hyperosmolarer Kochsalzlösung (3 oder 6 %) kann bei chronischer Pseudomonasbesiedelung unter Umständen sinnvoll sein und um die inhalative Therapie mit rhDNase ergänzt werden. Für den oralen Einsatz von Acetylcystein, Ambroxol oder anderen Mukolytika gibt es gemäß mehreren Studien keinen messbaren klinischen Benefit. Oft ist jedoch die antibiotische Suppression einer chronischen bakteriellen Entzündung ratsam. Ergänzt werden sollten die Maßnahmen durch eine moderate körperliche Trainingstherapie, regelmäßige Schutzimpfungen sowie bedarfsgerechte ernährungsmedizinische Maßnahmen. Bei Patienten mit exokriner Pankreasinsuffizienz ist zudem die Substitution der fehlenden Pankreasenzyme essenziell. Rehabilitation und psychologische Beratung können unter Umständen ebenfalls hilfreich sein.

Clinical Pearls

- Die zystische Fibrose ist eine Multisystemerkrankung mit unterschiedlicher Ausprägung der einzelnen Organbeeinträchtigungen, die jeweils auf verschiedene Funktionsstörungen des CFTR-Ionenkanals zurückzuführen sind.
- CF führt bei der Lunge zu zähem Bronchialschleim mit einer stark eingeschränkten mukoziliären Clearance, die wiederum chronische bakterielle Entzündungen, Infektexazerbationen, Bronchiektasen und andere Lungenstrukturveränderungen zur Folge hat und diverse Komplikationen begünstigt.
- Die Lebenserwartung konnte in den letzten Jahren durch Verbesserung einer Früherkennung und die Zulassung von mutationsspezifischen CFTR-Modulatoren erheblich gesteigert werden.
- Ein Neugeborenen-Screening wird seit 2016 routinemäßig durchgeführt, schließt eine CF jedoch nicht mit 100%iger Sicherheit aus. Bei klinischem Verdacht sollte daher ein Schweißtest durchgeführt werden.
- Der Pilocarpin-Schweißtest misst die Chloridkonzentration des Schweißes. Er dient der Sicherung der Diagnose, hat jedoch einen relativ großen Intervallbereich der Unsicherheit, sodass ggf. eine weiterführende Diagnostik angezeigt ist.
- Die molekularpathologische Untersuchung des Genstatus ist auch hinsichtlich der Steuerung mutationsspezifischer Therapien mittels CFTR-Modulatoren von großer Bedeutung.
- Der Nachweis einer CF-typischen Mutation beweist die Erkrankung, während der fehlende Nachweis aufgrund möglicherweise vorliegender seltener Mutation kein sicherer Ausschluss ist.
- Die F508del ist die häufigste zur CF führende Mutation in Deutschland und in über 70 % der Fälle nachweisbar.
- Therapien mit CFTR-Modulatoren haben die Aussichten für viele CF-Patienten grundlegend verbessert, sie ergänzen zwar, ersetzen aber nicht die symptomatische Therapie der CF.
- Die regelmäßige symptomatische Therapie zur Verbesserung der mukoziliären Clearance ist die Hauptsäule der CF-Behandlung.
- Eine chronische bronchopulmonale Besiedelung mit opportunistischen Erregern ist charakteristisch für eine CF und beschleunigt die Lungenzerstörung.
- Eine (inhalative) antibiotische Suppressionstherapie bei chronischer Besiedelung mit Pseudomonas kann für die meisten Patienten vorteilhaft sein.
- Neben den Lungenveränderungen müssen auch die extrapulmonalen Manifestationen beachtet werden und in die Therapie eingeschlossen werden.
- Insbesondere bei fehlenden Möglichkeiten einer CFTR-Modulatortherapie ist mitunter die Lungentransplantation eine sinnvolle Option für die Betroffenen.

▶ **Kapitelhinweis für weiterführende Informationen** Bronchiektasen-Erkrankung, Hämoptysen, Pneumonie, Chronisch respiratorische Insuffizienz

Weiterführende Literatur

Grasemann H, Ratjen F (2023) Cystic fibrosis. N Engl J Med 389:1693–1707
Naehrig S et al (2017) Mukoviszidose – diagnose und therapie. Dtsch Arztebl Int 114:564–574
Schwarz C et al (2024) DGP/GPP S3-Leitlinie: Lungenerkrankung bei Mukoviszidose: Pseudomonas aeruginosa. Pneumologie, online veröffentlicht am 13:02
Stahl M (2023) Die Golden Zwanziger der Mukoviszidose. CME 20(12):73–85

COVID-19

29

29.1 Einleitung

Im Dezember 2019 wurde in China ein neues Coronavirus identifiziert, an dem innerhalb kürzester Zeit ungewöhnlich viele Menschen schwer erkrankten und verstarben. Das Virus erhielt daher die Bezeichnung SARS-CoV-2 (severe acute respiratory syndrome coronavirus 2) und eine Pandemie unvergleichbaren Ausmaßes begann. Die Pandemie dauerte Jahre. Die Zahl der weltweiten Todesopfer wird auf über 7 Mio. geschätzt. Dies wird nur durch die Influenza-Pandemie zwischen 1918 und 1920 (spanische Grippe) übertroffen, der damals zwischen 30 und 50 Mio. Menschen zum Opfer fielen.

Die Infektionskrankheit, die durch das SARS-CoV-2 ausgelöst wird, wurde COVID-19 (coronavirus disease 2019) genannt und ist hochansteckend. Gerade in den ersten Monaten kam es vielfach zu schweren Krankheitsverläufen, die die Krankenhaussysteme an ihre Grenzen brachten. COVID-19 zeichnet sich durch ein breites aber unspezifisches Symptomspektrum aus, das in einigen Fällen auch über die Infektionskrankheit hinaus als Long-COVID bzw. Post-COVID zu langanhaltenden Beschwerden führen kann. Die erworbene Bevölkerungsimmunität durch Impfungen und stattgehabte Infekte sowie weniger virulente Varianten haben dazu beigetragen, dass zunehmend weniger Menschen an COVID-19 erkranken und die Erkrankung seit 2023 endemischen Status hat.

Grundlegende Überlegungen und vertiefende Diskussionspunkte:

1. Wie ist das Beschwerdebild von COVID-19 charakterisiert?
2. Wer hat ein höheres Risiko für schwere Verläufe?
3. Was versteht man unter Post-COVID?

D. Bösch, *Pneumologie*, https://doi.org/10.1007/978-3-662-71444-7_29

29.2 Diskussion

1. *Wie ist das Beschwerdebild von COVID-19 charakterisiert?*
   Während einige SARS-CoV-2-Infektionen nahezu symptomlos verlaufen, erleiden andere Menschen einen schweren Krankheitsverlauf, mit Entwicklung eines ARDS. Durch die verschiedenen Virusvarianten hat sich das Krankheitsbild über die Jahre gewandelt, neben der Veränderung der Virulenz lag dies in erheblichem Maße an der zunehmenden Immunität der Bevölkerung. Das initiale Krankheitsbild von COVID-19 war meist geprägt durch ein buntes Bild aus Husten, Fieber, Müdigkeit, Kopfschmerz, Störung des Geruchssinns, Halsschmerz, etwas Schnupfen und Durchfällen. Nach ca. einer Woche waren die Patienten genesen oder erfuhren einen schweren oder sehr schweren Verlauf, abhängig davon, ob sich die Infektion auf die unteren Atemwege ausbreitete, siehe auch Abb. 29.1. Im ersten Jahr verlief ca. jede 5. Infektion schwer und betroffen waren nicht nur ältere morbide Menschen.

   Mittlerweile ist die Symptomatik vor allem durch trockenen Husten, Fieber und Abgeschlagenheit charakterisiert und somit kaum mehr von anderen Erkältungsviren zu unterscheiden, abgesehen von einem Schnupfen, der nur selten zur führenden Symptomatik gehört. Schwere Verläufe sind selten geworden und in etwa mit denen von Influenza zu vergleichen. Die Fallsterblichkeit fiel in Deutschland von initial fast 5 % auf unter 0,5 % (2023).

   Das Besondere an COVID-19 ist, dass auch Wochen nach der eigentlichen Infektion noch deutliche Veränderungen im Immunsystem nachweisbar sind und verschiedene inflammatorische und thrombotische Prozesse angestoßen werden, die das Krankheitsbild auch heute noch durch verschiedene Komplikationen erweitern und erschweren können. Studien konnten zeigen, dass das Thrombose- und Lungenembolierisiko nach COVID-19 bis zu drei Monate signifikant erhöht blieb, siehe Abb. 29.2 a und b.

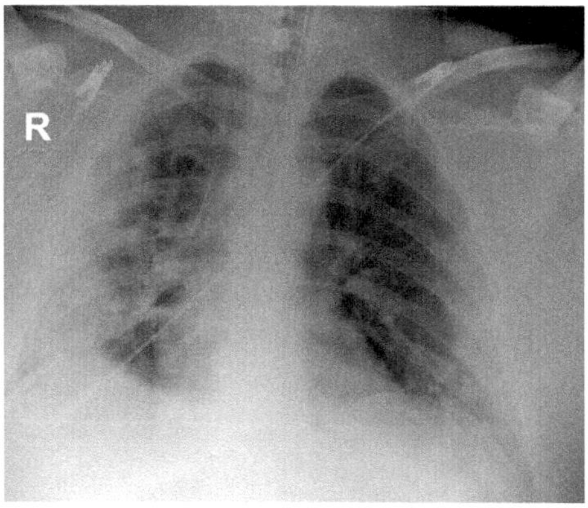

Abb. 29.1 Röntgen-Thoraxbild (a.p.) eines Patienten mit COVID-19-Pneumonie, beidseits periphere Infiltrate, ZVK von rechts, endotrachealer Tubus und Elektrodenkabel; am Vortrag war der Patient mit Husten und Fieber hospitalisiert worden. Die Beschwerden hatten eine Woche zuvor begonnen

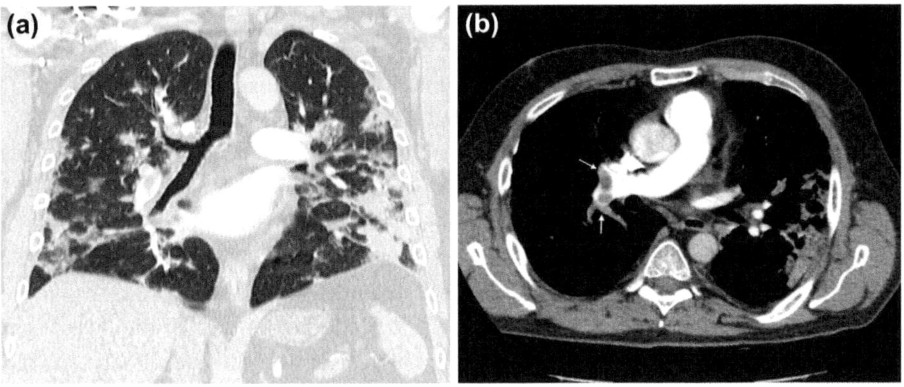

Abb. 29.2 Die Computertomografie des Thorax (**a**) zeigt im Lungenfenster beidseitige Corona-typische Infiltrationen einer COVID-19-Pneumonie. Im Weichteilfester der CT (**b**) kommen beidseits Embolien zur Darstellung, hier rechts (Pfeil). Der Patient war 14 Tage zuvor SARS-CoV-2-positiv getestet worden

2. *Wer hat ein höheres Risiko für schwere Verläufe?*
   Das Risiko, einen schweren Verlauf an einer SARS-CoV-2-Infektion zu erleiden, hat sich in den ersten drei Jahren drastisch reduziert. Nach wie vor gelten die typischen Risikofaktoren: höheres Lebensalter, Immunsuppression, chronische Erkrankungen und unzureichende Immunität. Die meisten Patienten weisen heute ein geringes Risiko auf. In der aktualisierten Leitlinie von 2024 wurde folgende Risikostratifikation empfohlen:
   - Hohes Risiko (ca. 6 %) für einen Krankenhausaufenthalt: Patienten nach Organtransplantation, nach Therapie mit Anti-B-Zell-Antikörpern, unter CAR-T-Zell-Therapie, unter starker Immunsuppression (z. B. unter laufender Chemotherapie, schwere Immundefekte, die die antivirale Immunität beeinträchtigen, nach Stammzelltransplantation vor immunologischer Rekonstitution)
   - Moderates Risiko (ca. 3 %) für einen Krankenhausaufenthalt: Patienten >65 Jahre und/oder folgende Komorbiditäten: chronische Erkrankungen wie Adipositas, Diabetes mellitus, Herz-Kreislauf-Erkrankungen, chronische Lungenerkrankungen, chronische Leber- und Nierenerkrankungen, aktive Krebserkrankungen, Trisomie 21
   - Geringes Risiko (ca. 0,5 %) für einen Krankenhausaufenthalt: diejenigen, die weder ein moderates noch ein hohes Risiko haben

3. *Was versteht man unter Post-COVID?*
   Bei dem überwiegenden Teil der Patienten kommt es nach der Infektion mit SARS-CoV-2 zu einer vollständigen Genesung. Bei einigen Patienten entwickeln sich hingegen langfristige Folgeerscheinungen, die über Monate und Jahre anhalten können. Das Auftreten eines Post-Covid-19-Syndroms (PCS) ist dabei unabhängig von der initialen Schwere der Erkrankung. Die WHO definiert das PCS folgendermaßen: „Symptome müssen später als zwölf Wochen nach der akuten Infektion noch bestehen und mindestens zwei Monate andauern. Es darf keine andere ätiologische Erklärung geben. Der

Verlauf kann persistierend, rezidivierend oder fluktuierend sein." Der Begriff des Long-COVID war verwirrend und wurde zugunsten des PCS mittlerweile weitestgehend verlassen. Das PCS trat initial bei über 10 % der ungeimpften COVID-19- Erkrankten auf. Im Verlauf der Pandemie sind die Inzidenzen stark gesunken.

Die Post-Covid-Symptome sind hierbei nicht gleich. Die meisten leiden an anhaltenden, z. T. massiven Erschöpfungszuständen und Atembeschwerden. Andere beklagen Muskel- und Gelenkbeschwerden und wieder andere berichten über starke Konzentrations- und Gedächtnisstörungen. Die Ursachen sind bis heute nicht abschließend geklärt. Da zudem bislang kein spezifischer diagnostischer Marker bekannt ist, muss die Diagnose PCS klinisch gestellt werden und sollte immer eine Ausschlussdiagnose darstellen. Gerade die Abgrenzung zu einer Depression ist hierbei vielfach schwierig.

▶ **Merke** SARS-CoV-2-Infektionen können asymptomatisch verlaufen oder innerhalb kürzester Zeit zu lebensbedrohlichen Zuständen führen. Schwere Verläufe sieht man aufgrund der Abnahme der Virulenz neuerer Virusvarianten und über die Jahre erworbene Herdenimmunität nur noch selten. Neben den Atemwegen sind bei COVID-19 häufig weitere Organsysteme betroffen. Mitunter kommt es nach der Infektion auch zu Folgeerscheinungen (Post-COVID-19-Syndrom).

29.3 Klinische Falldiskussion

Fallschilderung

Ein 60-jähriger Patient (182 cm, 85 kg, BMI 26 kg/m^2) wird wegen zunehmender Dyspnoe seit dem Vortag in der Notaufnahme vorstellig. Kurzatmigkeit bestehe nunmehr bei leichtester Belastung. Vor einer Woche sei er bei leichtem Husten SARS-CoV-2-positiv getestet worden. Die Temperatur sei die letzten Tage wiederholt bis 38,5 °C angestiegen. Vor drei Monaten habe er die erste Corona-Impfung erhalten. Bisher sei er nicht wissentlich COVID-19 erkrankt gewesen. Relevante Vorerkrankungen oder eine Vormedikation bestünden nicht. Er sei zudem zeitlebens Nichtraucher gewesen.

Erster Untersuchungsbefund

Auskultatorisch ergab sich beidseits ein vesikuläres Atemgeräusch, keine Nebengeräusche. Die Herztöne waren zudem rein und rhythmisch, HF 90/min, RR 120/70 mmHg, AF 20/min, SpO_2 92 % unter RL, keine Ödeme, Temperatur 37,8 °C. ◀

Fall-Diskussion

1. Welche weiteren diagnostischen Maßnahmen sollten eingeleitet werden?
2. Gibt es eine Indikation zur antiviralen Therapie?

1. *Welche weiteren diagnostischen Maßnahmen sollten eingeleitet werden?*
   Offensichtlich handelt es sich um ein COVID-19. Bei unklarem Status wäre initial ein Nase-/Rachenabstrich für einen Antigen-Schnelltest, ergänzt um eine PCR angezeigt.

Mittels Multiplex-PCR können heute innerhalb kürzester Zeit verschiedene virale respiratorische Erreger nachgewiesen werden. Im vorliegenden Fall war das Coronavirus bereits nachgewiesen. In diesem recht frühen Stadium von COVID-19 kann dieses weiter voranschreiten, Komplikationen bilden oder auch durch weitere Diagnosen (z. B. kardial) ergänzt sein. Zunächst sollte der Umfang und der Schwergrad weiter evaluiert und zudem Differenzialdiagnosen abgegrenzt werden. Hierzu ist ein Routine-Labor, ergänzt um PCT, D-Dimeren, Troponin und BNP notwendig. Des Weiteren sollte ein EKG, eine Blutgasanalyse und eine Röntgen-Thoraxübersicht angefertigt werden.

2. *Gibt es eine Indikation zur antiviralen Therapie?*
In der Frühphase, also innerhalb einer Woche nach Symptombeginn, sollen Patienten mit einem hohen Risiko für einen schweren COVID-19-Verlauf antiviral behandelt werden, um das Risiko zu senken. Hierfür stehen derzeit die Kombination Nirmatrelvir/Ritonavir (p.o.) und die Monotherapie mit Remdesivir (i.v.) zur Verfügung. Bei vorliegender COVID-19-Pneumonie mit niedrigem Sauerstoffbedarf kann die Therapie mit Remdesivir ebenfalls erwogen werden. Für rasch progrediente schwere Fälle ist die Gabe des IL-6-Antagonisten Tocilizumab zusätzlich zu Dexamethason möglich.

In unserem Fall liegt nach heutigen Gesichtspunkten kein primär erhöhtes Risiko für einen schweren Verlauf vor, eine Antikörpergabe in der Frühphase wäre also nicht indiziert. Bei sich nun anbahnendem schweren Verlauf wäre nun nach genauer Evaluation die Gabe von Remdesivir oder ggf. auch Tocilizumab zu erwägen. Die Indikation zur immunmodulatorische Therapie mit Dexamethason ist für Patienten mit sauerstoffbedürftiger COVID-19-Pneumonie seit Langem unstrittig.

Fallbericht Fortsetzung

Aufgrund der erhöhtem Atemfrequenz und verminderten Sauerstoffsättigung erhielt der Patient Sauerstoff per Nasenbrille. Eine Blutgasanalyse unter O_2 mit 2 l/min bestätigte eine Hypoxämie mit einem pO_2 von 55 mmHg trotz Hyperventilation (pCO_2 30 mmHg). Unter O_2 mit 5 l/min besserten sich die Werte zunächst auf 60/32 mmHg. Im Röntgen-Thoraxbild (siehe Abb. 29.3) ließen sich beidseits flaue Infiltrate erkennen. Das Labor ging mit einer moderaten CRP-Erhöhung (30 mg/l) einher, bei zudem negativem PCT. Somit war insgesamt von einer COVID-19-Pneumonie auszugehen, ohne Anhalt für eine bakterielle Superinfektion. Das Blutbild zeigte eine Corona-typische Konstellation mit recht niedrigen Leukozyten von 5/nL bei zusätzlicher Lymphopenie von 7 %. Die Werte für die LDH und D-Dimere waren jeweils leicht erhöht. Troponin, BNP und die übrigen Organparameter waren hingegen unauffällig. Es folgte die Durchführung einer Computertomografie des Thorax, die in Abb. 29.4 a und b gezeigt ist. ◄

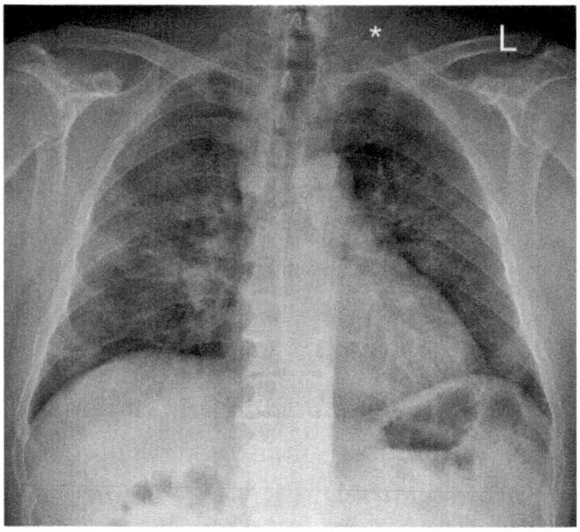

Abb. 29.3 Das Röntgen-Thoraxbild zeigt beidseitige flaue periphere Infiltrate einer COVID-19-Pneumonie

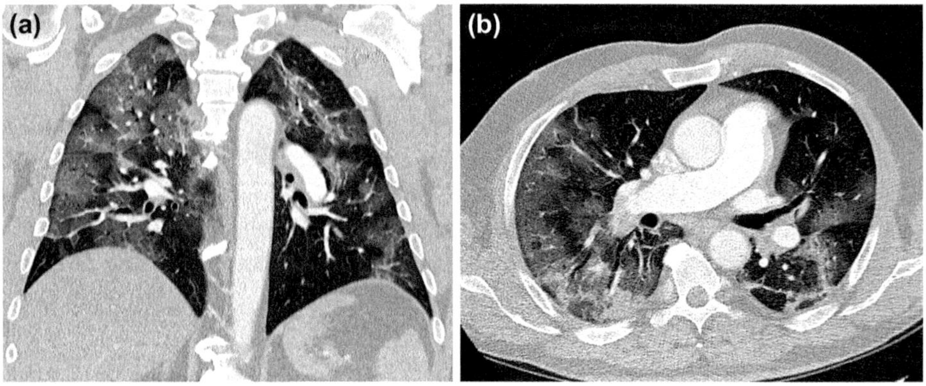

Abb. 29.4 In der Computertomografie des Thorax Darstellung Corona-typischer Infiltrate beidseits peripher betont (COVID-19-Pneumonie)

Weiterführende Fall-Diskussion

3. Wie ist der weitere therapeutische Ansatz bei dem Patienten?
4. Sind nach Beendigung der Corona-Pandemie weiterhin SARS-CoV-2-Impfungen empfohlen?

3. *Wie ist der weitere therapeutische Ansatz bei dem Patienten?*
   Der Patient sollte eine prophylaktische Antikoagulation mit Heparin in Standarddosis oder auch doppelter Standarddosis (halbtherapeutisch) erhalten sowie Dexamethason. Eine antibiotische Therapie scheint momentan entbehrlich. Die Gabe von Tocilizumab wäre indes zu überlegen, da sich offenbar ein rasch progredienter schwerer Verlauf abzeichnet. Bei Überwachung auf der Intensivstation mit Intubationsbereitschaft sollte der Patient bauchgelagert und adäquat oxygeniert werden. Hierzu ist zunächst der Versuch einer Sauerstoff-High-Flow-Therapie oder nicht-invasiven Beatmung (NIV) an-

gezeigt. In unserem Fall erhielt der Patient eine NIV in überwiegender Bauchlagerung. Nach drei Tagen war eine stetige Besserung zu erkennen, so dass die Therapie rasch deeskaliert werden konnte.

4. *Sind nach Beendigung der Corona-Pandemie weiterhin SARS-CoV-2-Impfungen empfohlen?*
   Die STIKO hat ihre Corona-Impfempfehlung seit Beginn der Pandemie fortwährend angepasst. Bei nunmehr endemischem Status und guter hybrider Grundimmunisierung der Bevölkerung (Mehrfachimpfungen gegen COVID-19 und vielfach wiederholt durchgemachte SARS-CoV-2-Infektionen) wird für die meisten Menschen nun eine Basisimmunität empfohlen – mindestens drei SARS-CoV-2-Antigenkontakte, davon mindestens eine Impfung. Lediglich Kindern und Jugendlichen unter 18 Jahren und ohne Grundkrankheit wird derzeit keine COVID-19-Impfung empfohlen. Zudem werden jährliche Auffrischungen für Personen ab 60 Jahren und bei spezieller Indikation empfohlen. Dies sind beispielsweise Personen mit erhöhtem gesundheitlichen Risiko oder erhöhtem arbeitsbedingten Infektionsrisiko. Die Auffrischung soll vorzugsweise mit einem varianten-angepassten Impfstoff und im Herbst erfolgen, für Immungesunde, die im laufenden Jahr bereits eine SARS-CoV-2-Infektion hatten, ist die Auffrischung im Herbst meist nicht notwendig.

Clinical Pearls

- Mit abnehmender Virulenz neuer Virusvarianten und zunehmender Grundimmunisierung sind schwere Verläufe deutlich seltener und etwa auf dem Niveau der Influenza-Epidemien.
- Die meisten COVID-19-Erkrankungen gehen heute mit leichten Erkältungserscheinungen einher, wobei Temperaturerhöhungen häufiger und rhinitische Beschwerden seltener sind als bei den meisten grippalen Infekten.
- Beachtet werden muss das inflammatorische und thrombotische Potenzial gehäufter Komplikationen, die auch nach Monaten noch auftreten können.
- Neben der Basisimmunität wird weiten Teilen der Bevölkerung eine jährliche Auffrischung der COVID-19-Impfung empfohlen.
- Eine antivirale Therapie geht vor allem in der Frühphase mit einem klinischen Nutzen für Patienten mit einer hohen Risiko für einen schwere Verlauf einher.
- Bei Patienten mit COVID-19-Pneumonie ist vor allem die immunmodulatorische Behandlung mit Dexamethason und die Heparinisierung in mindestens prophylaktischer Dosis etabliert.
- Nach SARS-CoV-2-Infektionen entwickeln einige Patienten asthmatische Beschwerden, die gut auf eine Asthmatherapie ansprechen.
- Das Post-COVID-19-Syndrom beginnt definitionsgemäß drei Monate nach durchgemachter Infektion und kann verschiedene Organsysteme betreffen. Besonders häufig werden Erschöpfungszustände beobachtet, die zum Teil schwer von Depressionen zu differenzieren sind.

▶ **Kapitelhinweis für weiterführende Informationen** Asthma bronchiale, Pneumonie, Akute Dyspnoe, Lungenembolie

Weiterführende Literatur

Hallek M et al (2023) Post-COVID-Syndrome. Dtsch Arztebl Int 120:48–55
Kluge S et al S3-Leitlinie – Empfehlungen zur Therapie von Patienten mit COVID-19. AWMF-Register-Nr. 113/001. Stand 31.01.2024
Koczulla AR et al (2022) S1-Leitlinie long-/post-COVID. Pneumologie 76:855–907
RKI (2024) Aktualisierung der COVID-19-Impfempfehlung in den allgemeinen Empfehlungen der STIKO 2024. Epidemiologisches Bulletin 2:3–19

Nicht-tuberkulöse Mykobakteriose/ Aspergillose

30

30.1 Einleitung

Nicht-tuberkulöse Mykobakterien (NTM) sind Verwandte der TBC-auslösenden Tuberkulosebakterien. Mittlerweile werden rund 200 verschiedene Arten und Unterarten differenziert, die jedoch nur teilweise humanpathogene Bedeutung haben. Die Keime kommen ubiquitär, etwa in Erdböden, Naturgewässern aber auch in Haushaltswasserleitungen vor und können durch kontaminierte Aerosole oder Staubpartikel vom Menschen aufgenommen werden. Erregerkontakte führen jedoch nur selten zu Infektionen und Infektionen müssen keine Lungenerkrankung auslösen. Eine Übertragung von Mensch zu Mensch findet nicht statt. In Deutschland werden NTM verursachte Lungenerkrankungen (NTM-LD) am häufigsten durch Mykobakterium avium bzw. Mykobakterien des M.-avium-Komplexes (MAC) ausgelöst. Zum MAC gehören neben M. avium zusätzlich M. intracellulare und M. chimaera. Die verschiedenen Spezies unterschieden sich zum Teil deutlich voneinander. Bei unterschiedlicher Pathogenität und Antibiotikaempfindlichkeit ist eine genaue Differenzierung daher von großer klinischer Relevanz. Während M. gordonae beispielsweise eine sehr geringe pathogene Bedeutung hat, löst M. kansasii in ca. 75 % eine Erkrankung aus. Die Erkrankungszahlen von NTM-LD steigen seit Jahren deutlich an, was zum einen durch eine alternde Bevölkerung, zum anderen auch durch ein steigendes Bewusstsein seitens der Medizin bedingt sein dürfte. Die Inzidenzen sind vermutlich vergleichbar mit denen der Tuberkulose, eine fehlende Meldepflicht macht die genaue Bestimmung jedoch schwierig. Es ist zudem von einer hohen Dunkelziffer auszugehen. Aufgrund der unspezifischen Beschwerden und der symptomatischen Überlagerung häufig vorliegender (prädisponierender) Vorerkrankungen ist die Diagnostik einer NTM-LD zumeist herausfordernd. Nicht selten wird eine NTM-LD daher erst in einem deutlich fortgeschrittenen Stadium diagnostiziert.

D. Bösch, *Pneumologie*, https://doi.org/10.1007/978-3-662-71444-7_30

Grundlegende Überlegungen und vertiefende Diskussionspunkte:

1. Wer ist gefährdet, an einer nicht-tuberkulösen Mykobakteriose zu erkranken?
2. Was sind die charakteristischen Manifestationsformen einer NTM-LD?
3. Wann spricht man von einer nicht-tuberkulösen Mykobakteriose?
4. Welche extrapulmonalen lokalen Infektion mit NTM gibt es?

30.2 Diskussion

1. *Wer ist gefährdet an einer nicht-tuberkulösen Mykobakteriose zu erkranken?*
   Von einer NTM-bedingten Lungenerkrankung sind vor allem Menschen mit Immunschwäche (z. B. HIV, TNF-Alpha- oder Kortisonbehandlung) oder vorbestehenden Lungenerkrankungen mit pulmonalen Strukturdefekten wie COPD, ILD, Bronchiektasen oder zystische Fibrose betroffen. Auch genetische Veränderungen mit erhöhter Suszeptibilität wurden diskutiert. Selten gibt es jedoch auch Patienten mit NTM-LD, bei denen keine prädisponierenden Faktoren nachgewiesen werden konnten. Dies hängt auch von der stark unterschiedlichen Virulenz der verschiedenen NTM-Spezies ab.

2. *Was sind die charakteristischen Manifestationsformen einer NTM-LD?*
   Klinisch wird meist ein chronischer wenig produktiver Husten sowie Abgeschlagenheit beklagt. Manchmal werden zudem Gewichtsverlust, Thoraxschmerzen, Dyspnoe, Temperaturerhöhungen oder auch Hämoptysen beobachtet. Die Symptome lassen sich häufig von den Beschwerden der pulmonalen Grundkrankheit kaum unterscheiden, zumal der Prozess schleichend über Monate und Jahre voranschreitet. Auch erinnert die Symptomatik bisweilen an Tuberkulose, ist im Gegensatz meist jedoch deutlich schwächer und daher nicht so augenscheinlich. Letztlich sollte insbesondere bei chronischen Lungenerkrankungen auch immer an die Möglichkeit einer NTM gedacht werden, vor allem wenn die Symptomatik vom üblichen Maß abweicht oder durch adäquate Therapie keine ausreichende Besserung erfährt, z. B. chronisch produktiver Husten, Temperaturerhöhungen etc.

   Neben der unspezifischen Klinik gibt es verschiedene radiologische Veränderungen, die eine NTM-LD jedoch ebenfalls nicht eindeutig kennzeichnen können. Charakteristischerweise finden sich computertomografisch multifokale Bronchiektasen mit multiplen kleinnodulären oder auch kavernöse Veränderungen. Es werden zwei typische Muster beschrieben: die nodulär-bronchiektatische Form sowie die fibro-kavernöse Form. Nicht selten lassen sich jedoch auch Mischformen sowie infiltrative Verschattungen nachweisen. Für das Beispiel eines typischen nodulär-bronchiektatischen Musters siehe Abb. 30.1.

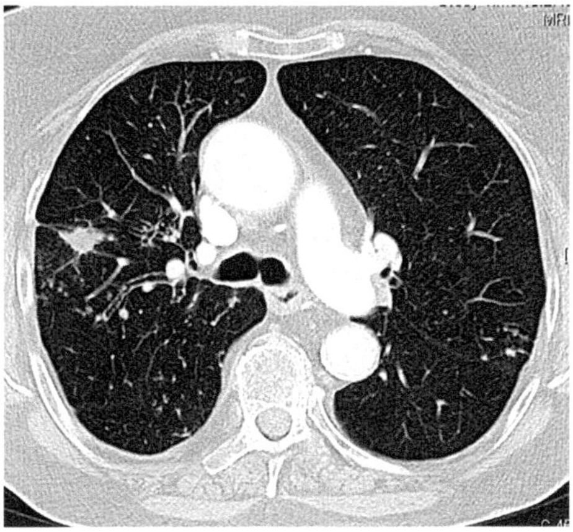

Abb. 30.1 Computertomografie des Thorax einer Patientin mit Nachweis von M. avium. Neben den Bronchiektasen zeigen sich multiple kleine Herde sowie größere Noduli, zudem vereinzelt Tree-in-bud-Muster

3. *Wann spricht man von einer nicht-tuberkulösen Mykobakteriose?*
Neben entsprechenden pulmonalen Symptomen und radiologischen Veränderungen ist für die Diagnose einer NTM-LD ein mikrobiologischer Erregernachweis unerlässlich. Hierfür wird der Nachweis aus zwei unabhängigen Sputumproben oder einer bronchoskopisch gewonnen Probe gefordert. Bei einmaligem Keimnachweis aus einer Sputumprobe kann eine Kontamination mit den ubiquitär vorkommenden NTM jedoch nicht ausgeschlossen werden, daher ist der mehrfache Nachweis aus unsterilen Untersuchungsproben für die Diagnose gefordert. Andererseits ist der Beleg von NTM indes nicht gleichbedeutend mit einer Infektion oder dem Vorliegen einer NTM-LD. Bei einer Besiedelung ohne Krankheitszeichen handelt es sich lediglich um eine Kolonisation. Aufgrund dessen müssen gemäß den Diagnosekriterien zusätzlich vereinbare Symptome und radiologische Veränderungen vorliegen. Zudem sollen andere Ursachen für die Auffälligkeiten ausgeschlossen sein.

4. *Welche extrapulmonalen lokalen Infektionen mit NTM gibt es?*
Pulmonale Erkrankungen (NTM-LD) sind mit rund 75 % die häufigste Manifestationsform NTM-bedingter Erkrankungen. Neben dem pulmonalen Befall können jedoch auch eine Reihe weiterer lokaler Infektionen auftreten. Hier sind insbesondere Haut- und Weichteilinfektionen sowie muskuloskelettale Infektionen zu nennen. Eine häufige extrapulmonale Manifestationsform ist die zervikale Lymphadenitis, die meist einseitig auftritt und fast ausschließlich bei Kindern unter fünf Jahren, die sonst gesund sind. Die schmerzlose chronische Lymphadenitis wird überwiegend durch M. avium ausgelöst. Die Keime werden vermutlich über Läsionen im Mundbereich aufgenommen.

Von lokalen Infektionen abzugrenzen ist die disseminierte Verlaufsform die bei schwerer Abwehrschwäche (HIV, TNF-Alpha-Blocker etc.) beobachtet wird.

▶ **Merke** Verschiedene nicht-tuberkulöse Mykobakterien treten regelmäßig in unserer Umwelt auf, führen aber selten zu Erkrankungen, wobei die pulmonale Infektion die häufigste Manifestationsform darstellt. Die Diagnose erfordert eine vereinbare Symptomatik, entsprechende radiologische Veränderungen sowie den kulturellen Keimnachweis. Ein mikrobiologischer Keimnachweis allein ist jedoch nicht beweisend für eine Erkrankung, da es sich nicht selten um eine Kontamination der Probe oder Kolonisation der Atemwege handelt.

30.3 Klinische Falldiskussion

Fallschilderung

Vorstellung eines 66-jährigen Patienten (181 cm, 60 kg, BMI 18 kg/m^2) mit leichten Hämoptysen seit mehreren Tagen. Zwei Wochen zuvor war bei dem Patienten eine duale antithrombotische Behandlung nach Stentimplantation bei peripherer arterieller Verschlusskrankheit begonnen worden. Aus der Vorgeschichte war bei dem Patienten eine leichte COPD sowie eine nicht-tuberkulöse Mykobakteriose der Lunge (NTM-LD) bekannt. 20 Monaten zuvor war diese bei zunehmender pulmonaler Symptomatik, ausgeprägten radiologischer Veränderungen und kulturellem Nachweis von M. kansasii festgestellt worden. Der Patient erhielt daraufhin zwölf Monate eine Dreifachtherapie mit Azithromycin, Rifampicin und Ethambutol. Drei Monate nach Therapiebeginn war die Kulturkontrolle damals negativ gewesen. Der radiologische Verlauf ist in Abb. 30.2 und 30.3 dargestellt.

Aus dem weiteren Vorfeld war bei dem Patienten ein Zustand nach Zigaretten rauchen und Alkoholabusus mit chronischer Pankreatitis bekannt gewesen.

Erster Untersuchungsbefund

Auskultatorisch ergab sich beidseits ein vesikuläres Atemgeräusch, keine Nebengeräusche, die Herztöne waren zudem rein und rhythmisch, HF 80/min, AF 14/min, RR 120/60 mmHg, SpO_2 97 % unter RL, kachektischer Ernährungszustand, keine Ödeme. ◀

Fall-Diskussion

1. Ist die nicht-tuberkulöse Mykobakteriose der Lunge bei dem Patienten ausbehandelt?
2. Wodurch sind die Hämoptysen bei dem Patienten aufgetreten?

1. *Ist die nicht-tuberkulöse Mykobakteriose der Lunge bei dem Patienten ausbehandelt?*
   Je nach Spezies unterscheiden sich die Therapievorgaben in einigen Punkten. Die Ergebnisse der Empfindlichkeitstestungen, etwaige Komorbiditäten und die Ausprägung der pulmonalen Veränderungen (insbesondere kavitär oder nicht-kavitär) spielen eine Rolle für das Therapieregime. Meist ist eine medikamentöse Drei- oder Vierfachtherapie empfohlen. Für alle Spezies gilt, dass nach spätestens sechs Monaten eine kul-

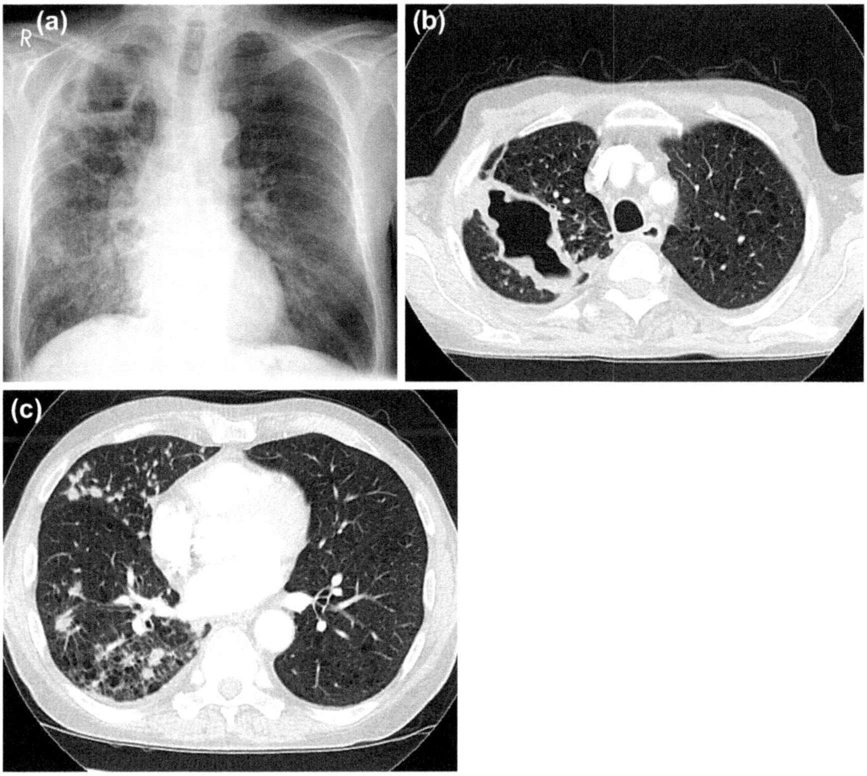

Abb. 30.2 Vorbilder: (**a**) Röntgen-Thoraxübersicht mit infiltrativ nodulären Verdichtungen rechts und apikaler großer Kaverne, (**b**) computertomografisch große Kaverne im rechten Oberlappen und (**c**) multiple noduläre Verdichtungen im Mittel- und Unterlappen rechts

turelle Konversion stattgefunden haben sollte, d. h. mikrobiologische Kulturen als Zeichen der Therapieansprache nun negativ bleiben. Für M. kansasii wird eine Therapiedauer von mindestens zwölf Monaten empfohlen, während bei M. avium Komplex und einigen anderen Spezies die Therapie für zwölf Monate nach kultureller Konversion fortgesetzt werden soll, da es sonst gehäuft zu Rückfällen kommt.

Bei unzureichender Ansprache oder Unverträglichkeiten kann im Verlauf der Wechsel einzelner Substanzen oder auch die Ergänzung weiterer Medikamente nötig sein. Selten ist auch eine chirurgische Maßnahme mit Teilresektion ratsam. Nicht außer Acht gelassen werden sollte zudem die optimale Behandlung der prädisponierenden Grunderkrankung, etwa mit atemphysikalischen Maßnahmen zur Verbesserung der mukoziliären Clearance etc. Da sich die Diagnostik und Therapie bei Patienten mit HIV, abhängig vom Immunstatus, teils deutlich unterscheidet, sollte initial stets eine HIV-Testung durchgeführt werden.

Bei unserem Patienten wurde die Therapie gemäß den Empfehlungen komplettiert und eine kulturelle Sputumkonversion, einhergehend mit einer klinischen und radio-

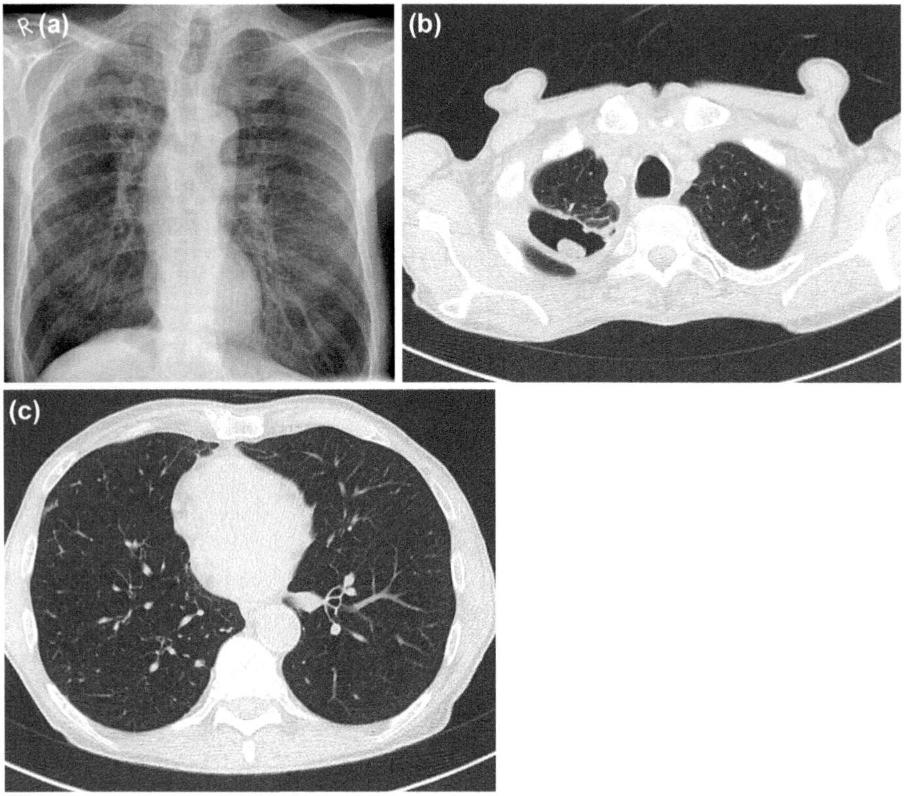

Abb. 30.3 Aktuelle Bilder: (**a**) Röntgen-Thoraxübersicht mit residueller Kaverne und neuer Binnenstruktur, (**b**) computertomografisch geschrumpfte Kaverne mit Aspergillom und (**c**) im Vergleich zu den Vorbildern rückgebildeten Noduli rechts

logischen Besserung gesichert. Insofern darf davon ausgegangen werden, dass die NTM-LD bei dem Patienten ausbehandelt ist. Die aktuellen CT-Bilder geben keine Hinweise auf eine erneute oder persistierende NTM. Die residuelle Kaverne scheint nun offensichtlich im Sinne einer chronischen pulmonalen Aspergillose (CPA) pilzbesiedelt zu ein. Eine CPA wird in ca. 10 % der NTM-LD Fälle nach einer Latenz von eineinhalb bis fünf Jahren gesehen.

2. *Wodurch sind die Hämoptysen bei dem Patienten aufgetreten?*
   Bei Aspergillomen kommt es gelegentlich zu Hämoptysen. Dies ist sind meist Blutungen durch reaktives gefäßgranulierendes Gewebe der Umgebung oder auch Gefäßarosionen der entzündlichen Wand der Kaverne. In unserem Fall ist die Blutungsneigung durch eine orale Antikoagulation und Thrombozytenaggregationshemmung zusätzlich begünstigt. Anhaltspunkte für weitere vermeintliche Ursachen (Lungenkarzinom, Tuberkulose, erneute nicht-tuberkulöse Mykobakteriose, Pneumonie o. ä.) liegen nicht vor.

Fallbericht Fortsetzung

Bei weitestgehend unauffälligem Labor und bildgebendem Verdacht auf ein Aspergillom nach ausbehandelter NTM-LD erfolgte eine Bronchoskopie. Diese zeigte diskrete Blutspuren aus dem rechten Oberlappen kommend und ergab keine Anhaltspunkte für weitere Blutungsquellen bzw. strukturelle Veränderungen. Mikrobiologische Kulturen blieben negativ. Die Bestimmung von Galactomannan (Aspergillus-Antigen) aus der Bronchiallavage des rechten Oberlappens ergab einen deutlich erhöhten Index-Wert von 4,6. ◄

Weiterführende Fall-Diskussion

3. Was sagt ein erhöhter Galactomannan-Testwert aus?
4. Welche Formen Aspergillus-assoziierter Erkrankungen werden unterschieden?
5. Wie sollte der Patient weiter behandelt werden?

3. *Was sagt ein erhöhter Galactomannan-Testwert aus?*
   Der immunologische Nachweis von Galactomannan (Aspergillus-Antigen) aus einem Serum oder einer Bronchiallavage deutet auf eine Aspergillose hin. Der besondere Wert liegt in der frühen Nachweisbarkeit bei invasiver Aspergillose, wo jeder Tag zählt. Der Test gilt als sehr wertvoll zumal der mikrobiologische Nachweis von Aspergillen häufig schwierig ist. Es muss jedoch bedacht werden, dass der Test auch falsch positiv sein kann, etwa bei Einnahme von Beta-Laktam-Antibiotika, wie Piperacillin/Tazobactam oder Amoxicillin/Clavulansäure.

   Die Wertausgabe erfolgt in Form eines sog. Index in Bezug zu einem Standardserum. Ein Index von 0,5 wird gemeinhin als cut off gewertet, ab dem ein Wert als positiv gewertet wird. Je höher der Wert, desto sicherer liegt eine Aspergillose vor. Ein Wert von 1,0 geht mit einer Spezifität von ca. 90 % und einem positiven Vorhersagewert für eine Aspergillose von ca. 75 % einher.

4. *Welche Formen Aspergillus-assoziierter Erkrankungen werden unterschieden?*
   Aspergillus-Spezies sind ubiquitäre Schimmelpilze. Trotz regelmäßiger Exposition gegenüber den Sporen führen sie bei immunkompetenten Personen nur selten zu Erkrankungen.

   Die allergische bronchopulmonale Aspergillose (ABPA) führt zu einer immunologischen Inflammation der Atemwege und betrifft vornehmlich Asthmatiker oder Patienten mit zystischer Fibrose.

   Eine invasive Aspergillose ist selten und betrifft fast ausschließlich Patienten mit schwerer Immunsuppression. Es handelt sich um ein schweres Krankheitsbild mit stark eingeschränkter Prognose. Ein Beispiel ist in Abb. 30.4 a und b gezeigt.

   Die chronisch pulmonale Aspergillose (CPA) beschreibt eine größere Gruppe verschiedener Manifestationsformen. Häufig liegt ein einfaches Aspergillom vor, bei dem ein Pilzbefall über Monate ohne größere radiologische Veränderungen in einer Kaverne

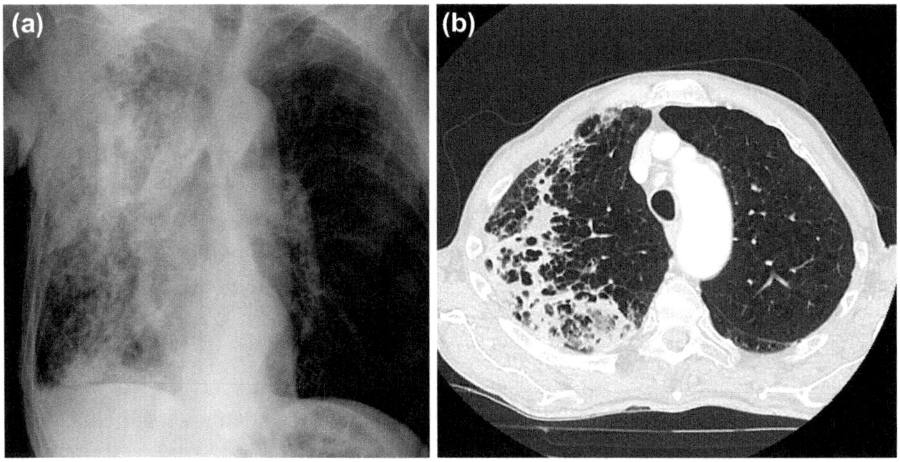

Abb. 30.4 Röntgen-Thoraxbild (**a**) und Computertomografie des Thorax (**b**) eines kachektischen COPD-Patienten, der an Fieber, Husten mit putridem Auswurf, Dyspnoe und Abgeschlagenheit litt. Zwei Wochen zuvor prolongierte Neutropenie bei zytostatischer Behandlung einer extrapulmonalen malignen Erkrankung. Einleitung einer antimykotischen Behandlung mit Voriconazol bei Nachweis von Galactomannan-Index >5. Im Weiteren Bestätigung durch mikrobiologischen Nachweis von Aspergillen und langsame Rückbildung der radiologischen Konsolidierungen unter antimykotischer Therapie

nachgewiesen werden kann und welches meist ohne jegliche Symptome bleibt. Bei der chronisch cavitären pulmonalen Aspergillose (CCPA) kommt es hingegen innerhalb von wenigen Monaten zu einem Progress und gewisser Symptomatik. Es besteht hierbei ein fließender Übergang zur subakuten invasiven Aspergillose (SAIA) mit beginnend gewebeinvasivem Wachstum und entsprechender klinischer und radiologischer Progression. Dies setzt jedoch bereits eine deutliche Abwehrschwäche bei dem Patienten voraus.

5. *Wie sollte der Patient weiter behandelt werden?*
In unserem Fall ist zunächst von einem einfachen Aspergillom auszugehen, wobei wohl eine gewisse Abwehrschwäche vorliegt, bei Zustand nach Alkoholabusus, chronischer Pankreatitis, COPD und Mangelernährung. Letztlich ist der weitere Verlauf entscheidend. Eine spezifische Behandlung ist in unserem Fall zum aktuellen Zeitpunkt nicht angezeigt. Die Antikoagulation sollte nach Möglichkeit reduziert werden. Zudem führen meist einfache symptomatische Behandlungsansätze z. B. Hustenstiller, zu einer raschen Besserung leichter Hämoptysen.

Bei komplizierten, symptomatischen chronischen Aspergillosen, z. B. bei Patienten mit rezidivierenden schweren Hämoptysen, aber auch bei dauerhaft immunsupprimierten Patienten mit progressivem Verlauf kann eine chirurgische Resektion hilfreich sein. Eine medikamentöse antimykotische Therapie ist langwierig und sollte sorgfältig mit anderen Therapieformen abgewogen werden. Letztlich sollte stets versucht werden, den körperlichen Grundzustand des Patienten zu verbessern.

▶ **Merke** Pulmonale Aspergillosen werden durch Schimmelpilze der Gattung Aspergillus hervorgerufen. Abhängig vom Immunstatus ist hierbei ein breites Spektrum von Krankheitsmanifestationen möglich – von der einfachen asymptomatischen Kolonisation, allergischen Asthma-ähnlichen Formen bis zur lebensbedrohlichen Infektion.

Clinical Pearls

- NTM kommen ubiquitär vor, nicht alle Spezies sind pathogen. Ein Kontakt führt selten zur Infektion und eine Infektion ist nicht mit einer Erkrankung gleichzusetzen.
- Bei einem Nachweis von NTM muss zwischen einer Kontamination, Kolonisation oder Infektion mit Erkrankung unterschieden werden.
- Eine NTM-LD ist laut Infektionsschutzgesetz nicht meldepflichtig, da die Übertragung nicht von Mensch zu Mensch erfolgt.
- NTM manifestiert sich vornehmlich bei Menschen mit Risikofaktoren, neben einer Immunsuppression sind dies vor allem Erkrankungen mit strukturellen Lungenveränderungen wie Bronchiektasen, zystische Fibrose, COPD, ILD etc.
- Die NTM-verursachte Lungenerkrankung (NTM-LD) ist die häufigste Manifestationsform der NTM, seltener können auch extrapulmonale Infektionen auftreten. Eine NTM-LD betrifft meist Patienten mit strukturellen Vorschädigungen, insbesondere Bronchiektasen.
- NTM-LD sind ohne eine adäquate Therapie meist progredient und können zu schweren strukturellen pulmonalen Veränderungen führen.
- Die Diagnose beruht auf einer passenden Symptomatik, zu vereinbarenden radiologischen Veränderungen und einem sicheren kulturellen Nachweis. Meist ist die Diagnose schwierig, zumal die klinischen und radiologischen Veränderungen unspezifisch und oft dezent sind.
- Die meisten Mykobakterien wachsen sehr langsam, weshalb analog zur Tuberkulose auch bei der NTM lange Behandlungszeiten notwendig sind. Vielfach orientiert man sich am Zeitpunkt der kulturellen Konversion der monatlichen Kontrollen, mit Fortsetzung für weitere zwölf Monate.
- Die Anzahl und Auswahl der Medikamente sowie die Dosisintervalle (täglich oder intermittierend) richten sich nach der Spezies, der Ausdehnung der Veränderungen und dem Ansprechen und der Verträglichkeit im Verlauf.
- Da sich das Vorgehen bei Patienten mit HIV teils deutlich unterscheidet, sollte stets eine Testung des HIV-Status erfolgen.

- Bei sehr alten und/oder multimorbiden Patienten sollten vor Beginn der langen Therapie stets der Nutzen mit den Nachteilen abgewogen und der Patientenwunsch berücksichtigt werden.
- Bei der Behandlung sollte auch der Allgemeinzustand, die Immunkompetenz und etwaige zugrunde liegende pulmonale Vorerkrankungen des Patienten bedacht und behandelt werden.
- Manchmal kommt es im Anschluss an eine NTM-LD zu einer Aspergillose, die wiederum gesundheitliche Beschwerden nach sich ziehen kann, aber oft asymptomatisch bleibt.
- Die Bandbreite der Aspergillus-assoziierten Erkrankungen ist breit und reicht von allergischen Reaktionen (ABPA) bis hin zu lebensbedrohlichen Infekten (invasive Aspergillose). Die Manifestationsform ist oft eine Frage der Immunkompetenz.
- Der Nachweis von Galactomannan aus Serum oder Bronchiallavage deutet auf eine Aspergillose hin. Bei Einnahme von Beta-Laktam-Antibiotika kann der Test jedoch falsch positiv sein. Der mikrobiologische Nachweis von Aspergillen ist oft schwierig.

► **Kapitelhinweis für weiterführende Informationen** COPD, Bronchiektasie, Tuberkulose, Zystische Fibrose, Hämoptysen

Weiterführende Literatur

Daley CL et al (2020) Treatment of nontuberculous mycobacterial pulmonary disease: an official ATS/ERS/ESCMID/IDSA clinical practice guideline. Eur Respir J 56:2000535

Malhotra AM et al (2024) Extrapulmonary nontuberculous mycobacterial infections: a guide for the general physician. Clin Med 24:100016

Phoompoung P, Chayakulkeeree M (2020) Chronic pulmonary Aspergillosis following Nontuberculous mycobacterial infections: an emerging disease. J Fungi 6:346

Schönfeld N et al (2013) Empfehlungen zur Diagnostik und Therapie nichttuberkulöser Mykobakteriosen des Deutschen Zentralkomitees zur Bekämpfung der Tuberkulose (DZK) und der Deutschen Gesellschaft für Pneumologie und Beatmungsmedizin (DGP). Pneumologie 67:605–633

Welte T et al (2022) Versorgung von Patienten/innen mit einer durch nichttuberkulöse Mykobakterien verursachten Lungenerkrankung in Deutschland – ein transsektorales patientenorientiertes Versorgungskonzept. Pneumologie 76:534–546

Palliativmedizinische Situation

31

31.1 Einleitung

Unter Palliativmedizin versteht man im Kern die Behandlung von Patienten mit einer nicht-heilbaren und meist progredienten Erkrankung, die mit einer verkürzten Lebenserwartung einhergeht. Im Fokus der Maßnahmen stehen die Symptomlinderung sowie der Erhalt bzw. die Verbesserung der Lebensqualität der Patienten. Hierbei beschränkt sich die palliative Versorgung keineswegs auf die letzte Lebensphase, sondern sollte möglichst frühzeitig und auch zusammen mit kausalen Therapieansätzen eingeleitet werden. Aus der Definition wird klar, dass es sich nicht nur um Patienten mit malignen Tumorerkrankungen handelt, sondern eine Vielzahl von pneumologischen Erkrankungen betrifft. Neben der fortgeschrittenen COPD, fibrosierenden interstitiellen Lungenerkrankungen und anderen chronischen Lungenerkrankungen sind auch neuro-pneumologische Patienten mit chronisch hyperkapnischem Atemversagen (etwa bei amyotropher Lateralsklerose) zu nennen.

Betrachtet man beispielsweise Patienten, bei denen ein Lungenkarzinom neu diagnostiziert wird, so muss festgestellt werden, dass die meisten bereits bei der Diagnosestellung erhebliche Beschwerden aufweisen und sich in einem fortgeschrittenen Stadium befinden. Eine frühe palliativmedizinische Integration wäre daher wünschenswert, ist aber trotz aller Fortschritte noch keine Selbstverständlichkeit. Dabei konnte gezeigt werden, dass eine frühe palliativmedizinische Versorgung, zusätzlich zur kausalen Therapie eines Lungenkarzinoms, im Vergleich zu einer rein onkologischen Behandlung sogar zu einer Lebensverlängerung führen kann. Die Lebensverlängerung ist jedoch nicht das primäre Ziel der Palliativmedizin. Im Mittelpunkt steht vielmehr die Lebensqualität der Patienten, auch wenn dies vielleicht mit einer verkürzten Lebenszeit einhergeht. Die Maßnahmen gehen dabei weit über die Kontrolle der Symptome hinaus. Das Zitat von Cicely Saunders, der Pionierin der Palliativversorgung, „Es geht nicht darum, dem Leben mehr Tage zu geben, sondern den Tagen mehr Leben“, ist auch heute noch wegweisend.

D. Bösch, *Pneumologie*, https://doi.org/10.1007/978-3-662-71444-7_31

Grundlegende Überlegungen und vertiefende Diskussionspunkte:

1. Welches sind die Kernelemente der palliativmedizinischen Versorgung?
2. Welche Beschwerden stehen bei der Symptomkontrolle in der Pneumologie im Vordergrund?

31.2 Diskussion

1. *Welches sind die Kernelemente der palliativmedizinischen Versorgung?*
   Die palliativmedizinische Versorgung hat eine Verbesserung der Lebensqualität der Patienten zum Ziel und schließt dabei auch deren Angehörige bzw. Zugehörige mit ein. Neben Maßnahmen zur Symptomlinderung bzw. -kontrolle stehen dabei eine offene Kommunikation und Aufklärung sowie die Versorgungsplanung im Fokus. Zudem sollen die Patienten fortwährend nach Bedarf psychosozial unterstützt werden.

   Advanced Care Planning (ACP) ist ein wichtiges Element und meint die vorausschauende Versorgungsplanung, bei der die Erwartungen und Wünsche des Patienten nach strukturierter Beratung und Aufklärung frühzeitig erfasst und dokumentiert werden, um etwaige zukünftige Behandlungsfragen im Vorfeld zu klären, z. B. Therapiebegrenzungen. Offene Gespräche helfen aber auch, falsche Vorstellungen aufseiten der Patienten oder Missverständnisse zwischen dem Patienten und dessen Angehörigen abzubauen. Die positiven Effekte solcher Gespräche sind nicht zu unterschätzen, setzen jedoch einen angemessenen zeitlichen und atmosphärischen Rahmen voraus.

2. *Welche Beschwerden stehen bei der Symptomkontrolle in der Pneumologie im Vordergrund?*
   Sowohl Patienten mit thoraxonkologischen als auch mit nichtmalignen Erkrankungen leiden an einer Reihe verschiedener Symptome. Die Symptomlast ist bei Patienten mit fortgeschrittener COPD hierbei häufig höher als bei Patienten mit einem Lungenkarzinom. Für die Symptomkontrolle steht vor allem die Dyspnoe im Vordergrund. Darüber hinaus sind Angst, Depression, Husten, Fatigue und Schmerzen weitere wichtige Symptome. Meist ergeben sich gewisse Möglichkeiten durch eine Optimierung der Therapie bzw. eine kausale Behandlung des Grundleidens eine Symptomverbesserung zu erzielen. Die symptomortientierte Behandlung wird häufig ergänzend eingesetzt und muss fortwährend kontrolliert und ggf. angepasst werden. Die isolierte symptomorientierte Behandlung im Sinne eines "Best Supportive Care" ist meist der Finalphase vorbehalten. Die Behandlung der Dyspnoe stellt eine besondere Herausforderung dar. Es bestehen einige Analogien zum Schmerz, jedoch sind Atembeschwerden meist deutlich komplexer und schwieriger zu behandeln. Nicht selten gibt es auch gewisse Überlagerungen von Symptomkomplexen, etwa aus Dyspnoe, Fatigue und Angst, die sich gegenseitig verstärken können und mitunter schwer voneinander zu differenzieren sind.

Selbst bei einer prinzipiellen Therapiebegrenzung hat es mitunter Sinn, über die reine symptomorientierte Behandlung hinauszugehen, um eine rasche Symptomverbesserung zu erwirken. Eine antibiotische Behandlung einer komplikatorischen Pneumonie kann zum Beispiel Fieber, Verschleimung und Dyspnoe rückbilden und so rasch lindern, auch wenn der Patient vielleicht in Kürze aufgrund seiner schweren Grunderkrankung versterben wird. Die Voraussetzung ist jedoch, dass eine realistische Chance auf Erfolg besteht und keine Leidensverlängerung provoziert wird, weil der Patient sich bereits in einer unmittelbaren Finalphase befindet.

▶ **Merke** Palliativmedizinische Maßnahmen stellen die Lebensqualität des Patienten in den Mittelpunkt. Neben der Symptomkontrolle geht es auch um Kommunikation, Aufklärung der Patienten und Angehörigen sowie die Versorgungsplanung und bedarfsorientierte Etablierung psychosozialer Unterstützung. Die palliative Versorgung soll dabei frühzeitig und ergänzend zu etwaigen kausalen Therapieansätzen eingeleitet und konzeptionell abgestimmt werden.

31.3 Klinische Falldiskussion

Fallschilderung

Ein 79-jähriger Patient (179 cm, 80 kg, BMI 25 kg/m^2) wird erneut wegen starker Ruhedyspnoe und Abgeschlagenheit stationär eingewiesen. Die Beschwerden haben sich in den letzten Wochen deutlich verstärkt. Es besteht überdies wenig Verschleimung aber kein Fieber. Schmerzen werden zudem verneint.

Bei dem Patienten ist seit fast zwei Jahren ein nichtkleinzelliges Lungenkarzinom (NSCLC) bekannt. Das Plattenepithelkarzinom war primär lebermetastasiert und wurde mit palliativer Intention initial mit Carboplatin, Paclitaxel sowie Pembrolizumab behandelt. Nach erfolgreicher Induktion erhält der Patient seit nunmehr 15 Monaten eine regelmäßige Erhaltungstherapie mit dem Anti-PD1-AK Pembrolizumab. Den letzten Termin hatte der Patient vor zwei Wochen wegen Atembeschwerden erstmals abgesagt. Bis auf leichte Hautirritationen wurde die Immuntherapie über die Monate gut vertragen und der Tumor ist seit nunmehr über einem Jahr in Remission. Zudem leidet der Patient jedoch an einer COPD (GOLD 4 E), für die er eine inhalative Dreifachtherapie (LAMA, LABA, ICS) erhält. Seit drei Jahren häufen sich die Exazerbationen und bei dem Patienten wurde vor sechs Monaten im Rahmen einer exazerbationsbedingten Hospitalisation eine Sauerstofflangzeittherapie sowie eine intermittierende NIV-Therapie eingeleitet (O_2-Flussrate: 1 l/min in Ruhe und nachts sowie 2 l/min unter Belastung, NIV: 8 h nachts). Roflumilast wurde nach wenigen Wochen wegen Übelkeit abgesetzt.

Der Patient lebt mit seiner Ehefrau und gehe seit der letzten Hospitalisation nur noch zu wichtigen Terminen aus dem Haus. Ein Pflegedienst unterstütze täglich. Der Patient beklagt eine deutliche Antriebsarmut und Abgeschlagenheit und leide zudem oft an Angst und Panik. Vor einigen Wochen wurde ihm daher Mirtazapin zur Nacht verordnet, darunter könne er besser schlafen. Eine weitere Medikation bestehe nicht. Den Sauerstoff hatte der Patient in letzter Zeit öfter eigenständig erhöht und die NIV nutze er seit Wochen auch tagsüber zunehmend häufiger. Das Zigaretten rauchen wurde vor sechs Monaten nach 50 Packungsjahren eingestellt. Bei der letzten ambulanten Gabe der Immuntherapie vor fünf Wochen wurde eine Spirometrie durchgeführt, die in Abb. 31.1 gezeigt ist.

Erster Untersuchungsbefund

Auskultatorisch findet sich beidseits ein abgeschwächtes Atemgeräusch, keine Nebengeräusche. Die Herztöne sind rein und rhythmisch, HF 104/min, RR 100/60 mHg, AF 18/min, SpO_2 91 % unter O_2 mit 2 l/min; leichte Exsikkosezeichen, keine Ödeme, Temperatur 36,4 °C. ◄

Fall-Diskussion

1. Was ist das führende klinische Problem bei dem Patienten?
2. Wie ist die Prognose für den Patienten?
3. Wie ist die Situation aus palliativmedizinischer Sicht einzuschätzen?
4. Welche palliativmedizinischen Behandlungsansätze gibt es?

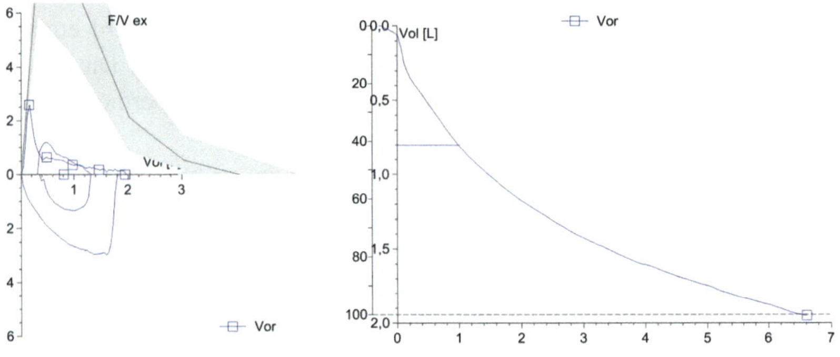

		Soll	Soll uG	Ist	% vom Soll	Z-Score	Author
VC MAX	L	4.05	2.93	1.94	48.0		Quanjer GLI (2012)
FVC	L	4.05	2.93	1.94	48.0		Quanjer GLI (2012)
FEV 1	L	3.00	2.09	0.80	26.8		Quanjer GLI (2012)
FEV 1 % FVC	%	73.17	61.38	41.37	56.5		ECCS (1993)
PEF	L/s	7.85	5.86	2.58	32.9		ECCS (1993)
FEF 25	L/s	7.10	4.28	0.63	8.9		ECCS (1993)
FEF 50	L/s	2.12	0.82	0.35	16.5		Quanjer GLI (2012)
FEF 75	L/s	0.53	0.18	0.17	31.9		Quanjer GLI (2012)
PIF	L/s			2.99			

Abb. 31.1 Spirometrie mit schwergradiger Obstruktion (FEV1 von 27 %vS), Zeichen der bronchialen Instabilität (Kollapszeichen des exspiratorischen Schenkels der Fluss-Volumen-Kurve), verlängertem Exspirium (Volumen-Zeit-Kurve) und deutlich verminderter VC als Zeichen des Airtrappings bzw. der Überblähung. In Voruntersuchungen mit ergänzender Bodyplethysmografie war keine zusätzliche Restriktion nachweisbar

1. *Was ist das führende klinische Problem bei dem Patienten?*
Aus der Vorgeschichte ist ein metastasiertes Lungenkarzinom bekannt, welches dank moderner Therapieformen seit Monaten in Remission ist, ohne dass der Patient nennenswerte Nebenwirkungen der Behandlung hätte. Zudem ist jedoch auch eine fortgeschrittene COPD mit chronisch hyperkapnischer respiratorischer Insuffizienz und gehäuften Exazerbationen bekannt. Außerdem leidet der Patient an einer assoziierten Angststörung und Depression. Die zunehmende Fatigue ist am ehesten ebenfalls der COPD zuzuschreiben und ist nur schwer von der Depression zu differenzieren. Das führende Problem ist daher aktuell eindeutig die progrediente und fortgeschrittene COPD, die durch assoziierte Komplikationen bzw. Komorbiditäten erschwert wird. Im Hintergrund besteht zudem die pulmonale maligne Erkrankung, die jederzeit rezidivieren oder über Nebenwirkungen der Therapie erschwerend hinzukommen kann.

2. *Wie ist die Prognose für den Patienten?*
Die Prognose für einen älteren Patienten mit progredienter und bereits deutlich fortgeschrittener COPD, die zudem gehäuft exazerbiert und bereits mit einer chronisch respiratorischen Insuffizienz einhergeht, ist denkbar schlecht. Der Patient hat keinerlei Reserven, so dass jegliche Komplikationen rasch zum Tode führen können. Paradoxerweise ist die Prognose seitens des primär metastasierten Lungenkarzinoms momentan für den Patienten besser als die der COPD.

3. *Wie ist die Situation aus palliativmedizinischer Sicht einzuschätzen?*
Der Patient ist seit Jahren schwer erkrankt. Die Symptomlast seitens der COPD ist beträchtlich. Der Patient leidet primär an schwerer Ruhedyspnoe, fühlt sich abgeschlagen und kraftlos und beklagt zudem rezidivierende Angst und Unruhe. Die medizinische Behandlung der Grunderkrankung ist ausgereizt. Die Nahrungszufuhr ist meist beschwerlich und wurde daher auf ein Minimum beschränkt, zumal der Patient nun gehäuft die Maskenbeatmung nutzt. Hierunter hat der Patient einiges an Gewicht verloren. Schlafstörungen wurden mit einem Antidepressivum ausreichend behandelt. Schmerzen wurde nicht beklagt. Der Patient lebt mit der Ehefrau zusammen. Häufig sind die Lebenspartner/innen selbst stark belastet und mitunter mit der bedrohlichen Situation und den pflegerischen Aufgaben überlastet. Ein Pflegedienst hilft bei der pflegerischen Grundversorgung.

4. *Welche palliativmedizinischen Behandlungsansätze gibt es?*
Das Lungenkarzinom ist gut behandelt und aktuell kein größeres Problem. Die COPD scheint medikamentös und nicht-medikamentös ausbehandelt. Die regelmäßige und korrekte Anwendung der Inhalatoren sollte jedoch hinterfragt und überprüft werden. Es sollte nach einer Ursache der Exazerbation gesucht werden. Zudem sollte allein aufgrund der starken Raucheranamnese auch immer an eine zusätzliche kardiale Komplikation gedacht werden. Wenn man davon ausgeht, dass es keine nennenswerten medikamentösen oder interventionellen kardiopulmonalen Behandlungsansätze gibt, sollte

auch erwogen werden, dass es möglicherweise weniger eine Exazerbation als vielmehr eine Progression der schweren Grunderkrankung ist, die ihren natürlichen Verlauf nimmt und möglicherweise in ein terminales Stadium eingetreten ist. In dieser Phase ist es von besonderem Wert, wenn im Rahmen eines Advanced Care Planning die Situation vorgedacht wurde und der Patient klare Vorstellungen hinsichtlich gewünschter Maßnahmen sowie von Therapiebegrenzungen hat. Im Vorfeld ist es hierzu jedoch erforderlich, offen zu kommunizieren, welche Maßnahmen Sinn haben und welche nicht und was etwaige Konsequenzen sind. Im vorliegenden Fall wäre wohl eine ergänzende symptomorientierte Therapie angezeigt, wobei im Verlauf hinsichtlich der NIV auch ein Therapieabbruch besprochen werden sollte. Bei fehlendem kausalen Behandlungsansatz läuft eine solche Situation sonst häufig auf eine dauerhafte nichtinvasive Beatmungssituation hinaus, falls dies nicht klar begrenzt wird. Eine etwaige Intubation würde unweigerlich zu einem Weaning-Versagen mit dauerhafter Beatmung über ein Tracheostoma führen, was wohl nicht im Sinne eines älteren Patienten mit Lungenkarzinom und terminaler COPD wäre.

Fallbericht Fortsetzung

Eine Laboranalyse, Röntgen-Thoraxbild und EKG ergaben keine Hinweise auf neue bzw. behandelbare Aspekte. Die arterielle Blutgasanalyse unter laufender NIV/O_2-Gabe zeigte eine grenzwertig kompensierte Situation mit einem pO_2 von 60 mmHg, pCO_2 von 53 mmHg und pH von 7,32 sowie einem Hb von 12 g/dl.

Die Situation wurde mit dem Patienten und der Ehefrau offen besprochen und der Patient äußerte, wie schon im Vorfeld (im Rahmen eines APC), klar den Wunsch nach einem Therapieabbruch. Er sei dankbar für die erfolgreiche Behandlung des Lungenkarzinoms, die ihm fast zwei Jahre geschenkt habe, sehe aber auch, dass es hinsichtlich der COPD nicht weitergehe. Er äußerte zudem seine Angst, qualvoll ersticken zu müssen.

Der Patient wurde zunächst auf die IMC-Station verlegt und weiter nichtinvasiv beatmet, der Sauerstoff wurde auf 1 l/min begrenzt. Die Maske konnte aufgrund der Dyspnoe lediglich für Gespräche für jeweils 10 min entfernt werden. Zur Entspannung und gegen die Dyspnoe erhielt er dreimal täglich niedrigdosiert Morphin s.c. sowie Lorazepam s.l. Kleinigkeiten (Öffnen der Fenster für leichte Luftstöße und Vogelgezwitscher, Anpassung der Beleuchtung, Reduktion Hintergrundgeräusche etc.) verbesserten die Atmosphäre. Wohltuende Mund- und Nasenpflege wurde etabliert. Es folgten Gespräche mit dem Patienten und der Ehefrau. Wunschgemäß kamen zudem weitere Angehörige hinzu und der Pastor wurde auf Verlangen des Patienten eingeladen. Im Verlauf wurde ein Morphinperfusor angelegt und bedarfsgerechte Raten verabreicht. Der Patient war anhaltend wach, jedoch ruhig und entspannt. Im Beisein der Familie nahm sich der Patient am vierten Tag die NIV-Maske ab und machte klar, dass er die Maske nun nicht mehr tragen wolle. Wenig später trübte er ein und verstarb schließlich im Beisein seiner Familie. ◀

Weiterführende Fall-Diskussion

5. Welche symptomorientierten Behandlungsoptionen der Dyspnoe gibt es?
6. Was ist in einer terminalen Phase neben der eigentlichen medizinischen Versorgung im Wesentlichen noch zu bedenken?

5. *Welche symptomorientierten Behandlungsoptionen der Dyspnoe gibt es?*
Dyspnoe ist definiert als eine subjektive Erfahrung einer unangenehmen Atmung, die entweder kontinuierlich vorliegt oder anfallsartig auftritt bzw. sich verstärkt. Die Atemnot ist ein mehrdimensionales Symptom, dessen verschiedene Facetten erfasst werden sollten, da die objektiven Beeinträchtigungen einzelner Parameter (Sauerstoffsättigung etc.) häufig nur mäßig mit den subjektiven Beschwerden korrelieren. Die wesentlichen Dimensionen sind das sensorische Erleben der Atemnot (also die Intensität), die emotionale Belastung (Angst etc.) und die Beeinträchtigung durch die Atemnot (Sprechen, Körperpflege etc.). Die differenzierte Erfassung gibt Auskunft über die erlebten Beschwerden, individuelle Auswirkungen, etwaige verstärkende Faktoren und gibt Hinweise auf benötigte Hilfestellungen.

Bei zunehmender Dyspnoe sollte bei Patienten mit Lungenkarzinom, COPD oder anderen chronischen pulmonalen Erkrankungen zunächst überprüft werden, ob behandelbare Ursachen zugrunde liegen. Neben primär assoziierten Veränderungen wie Tumor- oder Schleimverlegung zentraler Atemwege können dies auch Manifestationen assoziierter Komorbiditäten, z. B. Herzinsuffizienz mit Pleuraergüssen oder auch Nebenwirkungen der Therapie, z. B. Anämie im Rahmen einer Chemotherapie sein.

Bei der rein symptomorientierten Behandlung ist zwischen medikamentösen und nichtmedikamentösen Maßnahmen zu unterscheiden. Für eine pharmakologische Linderung von Atemnot stellen Morphingaben die wichtigste Therapieoption dar. Die erforderlichen Dosen sind deutlich niedriger als in der Schmerztherapie. Häufig angeführte Bedenken hinsichtlich sedierender und atemdepressiver Effekte sind bei sorgsamem Umgang meist unbegründet. Im Gegensatz zur Opioidtherapie ist der Nutzen von Benzodiazepinen nicht evidenzbasiert. Bei unzureichender Wirkung von Opiaten, insbesondere bei zusätzlich verstärkter Angst und Unruhe, hat sich der ergänzende Einsatz jedoch bewährt und auch in den Leitlinien als Zweit- oder Drittlinientherapie empfohlen. Bei Einsatz von Opiaten und Benzodiazepinen zur Linderung von Atemnot ist der Off-Label-Use-Status zu beachten. Bei vereinzelten Patienten kann auch der Einsatz von Steroiden empfohlen werden, positive Effekte werden z. B. häufig bei Lungenkarzinompatienten mit Lymphangiosis carcinomatosa gesehen.

Ein unreflektierter Einsatz von Sauerstoff zur Linderung von Atemnot wird nicht empfohlen, da es keinen Nutzennachweis für nicht hypoxämische Patienten gibt. Bei ausgeprägter Hypoxämie ist die Sauerstoffgabe indes eine leitliniengerechte etablierte Therapieform. Die Kühlung des Gesichtes und Applikation eines Luftstroms im Bereich von Gesicht und Nase, z. B. mit Hand- oder Standventilatoren, hat für viele Patienten eine symptomlindernde Wirkung, auch mit Raumluft. Aufklärende Gespräche, Beruhigung und Entspannungsübungen sind ebenfalls häufig hilfreich, da die emotionale Belastung durch die Atemnot häufig ein führendes Element der Beschwerden ist, die die erlebte subjektive Dyspnoe in einer Wechselwirkung weiter verstärken kann.

Neben der Dyspnoe liegen häufig eine Reihe weiterer Beschwerden (Husten, Fatigue, Schmerzen etc.) vor, die selbstverständlich ebenfalls regelmäßig erfasst und therapiert werden sollten. Zudem darf nicht unbeachtet bleiben, dass einige Maßnahmen regelmäßig mit unangenehmen Nebenwirkungen einhergehen, die gleichermaßen behandelt werden müssen, z. B. trockene Nasenschleimhäute durch Sauerstoffapplikation, Obstipation durch Opiate etc.

6. *Was ist in einer terminalen Phase neben der eigentlichen medizinischen Versorgung im Wesentlichen noch zu bedenken?*
Die Sterbephase beschreibt die letzten Tage des Lebens. Meist geht sie mit einer Veränderung der Atmung (z. B. Rasselatmung, Cheyne-Stokes-Atmung), zunehmender Schwäche, Bewusstseinseinschränkungen und weiteren Zeichen der abnehmenden Körperfunktionen einher. Neben der körperlichen und medizinischen Versorgung der Bedürfnisse, z. B. Versuch der Butylscopolamingabe bei Rasselatmung etc., sollte die empathische Begleitung der Sterbenden und seiner Angehörigen im Mittelpunkt stehen und sich Entscheidungen und Maßnahmen an den Bedürfnissen orientieren. Neben einer ruhigen und angenehmen Atmosphäre spielen eine vertrauensvolle möglichst kontinuierliche Betreuung sowie eine Reihe optionaler Maßnahmen, wie Aromatherapie, leichte Massagen etc. oft eine entscheidende Rolle. Vielfach wird auch eine spirituelle Begleitung gewünscht. Ein Seelsorger begleitet hierbei oft nicht nur die Patienten und deren Angehörige sondern auch die multiprofessionellen Mitglieder des Palliativteams. Zuletzt sollte nicht außer Acht gelassen werden, dass bei der Begleitung der Sterbenden und deren Angehörigen das wahrhaftige Anwesendsein des Begleiters oft entscheidender ist als das gesprochene Wort.

Clinical Pearls

- In der Pneumologie gibt es viele chronische Erkrankungen, die die Kriterien einer palliativmedizinischen Situation erfüllen und frühzeitig auch unter palliativmedizinischen Gesichtspunkten (mit)behandelt werden sollten.
- Wichtig ist das regelmäßige Hinterfragen der Sinnhaftigkeit medizinischer Maßnahmen in einer pneumologischen palliativmedizinischen Situation, etwa von Chemotherapien oder Beatmungen etc.
- Die Sicherung bzw. Verbesserung der Lebensqualität steht im Mittelpunkt der palliativmedizinischen Versorgung.

- Neben der Symptomlinderung sind Kommunikation und Aufklärung sowie die Versorgungsplanung und psychosoziale Betreuung die elementaren Maßnahmenbereiche.
- Neben den Patienten selbst sollen auch die Angehörigen bzw. Zugehörigen begleitet werden.
- Die häufigsten relevanten Symptome sind Dyspnoe, Husten, Fatigue, Angst, Panik, Depression und Schmerzen.
- Bei Verschlechterung der Beschwerden sollte zunächst überprüft werden, ob eine neue behandelbare Ursache, z. B. Pleuraerguss etc. zugrunde liegt.
- Das Behandlungsrepertoire umfasst neben pharmakologischen Maßnahmen eine Reihe nichtmedikamentöser Behandlungsformen. Eine umfassende palliativmedizinische Versorgung erfordert meist ein multiprofessionelles Team.
- Neben dem technischen Rüstzeug der Begleitenden ist die patientenorientierte innere Haltung eine Grundvoraussetzung für eine gute palliativmedizinische Versorgungsqualität.

► **Kapitelhinweis für weiterführende Informationen** COPD, Lungenkarzinom, Interstitielle Lungenerkrankung, Chronisch respiratorische Insuffizienz, Akute Dyspnoe

Weiterführende Literatur

Barchfeld T (2016) Palliativmedizin bei nichtmalignen chronisch pulmonalen Erkrankungen. Pneumologe 13:96–103

Nehls W, Heigener D (2016) Was sollte der Pneumologe über Palliativmedizin wissen? Pneumologe 13:80–87

Leitlinienprogramm Onkologie (Deutsche Krebsgesellschaft, Deutsche Krebshilfe, AWMF): S3-Leitlinie: Palliativmedizin für Patienten mit einer nicht heilbaren Krebserkrankung. Langversion 2.2 2020; AWMF-Registernumer: 128/001OL

Michels G et al (2023) Palliativmedizinische Aspekte in der klinischen Akut- und Notfallmedizin sowie Intensivmedizin. Med Klin Intensivmed Notfmed 118(Suppl 1):14–38

Leitlinienprogramm Onkologie (Deutsche Krebsgesellschaft, Deutsche Krebshilfe, AWMF): S3-Leitlinie: Prävention, Diagnostik, Therapie und Nachsorge des Lungenkarzinoms, Langversion 2.2. 2023; AWMF-Registernummer: 020/007OL

Heigener D, Delis S (2024) Palliativmedizinische Aspekte der Pneumo-Onkologie. Pneumologie 78:325–329

Stichwortverzeichnis

D. Bösch, *Pneumologie*, https://doi.org/10.1007/978-3-662-71444-7

D

E

M

N

R

GPSR Compliance

The European Union's (EU) General Product Safety Regulation (GPSR) is a set of rules that requires consumer products to be safe and our obligations to ensure this.

If you have any concerns about our products, you can contact us on ProductSafety@springernature.com

In case Publisher is established outside the EU, the EU authorized representative is:

Springer Nature Customer Service Center GmbH
Europaplatz 3
69115 Heidelberg, Germany

Batch number: 10564907

Printed by Printforce, the Netherlands